Hillert Schmitz

Psychosomatische Erkrankungen bei Lehrerinnen und Lehrern

Psychosomatische Erkrankungen bei Lehrerinnen und Lehrern

Herausgegeben von **Andreas Hillert**
Edgar Schmitz

Unter Mitarbeit von Oliver Christ, Rolf van Dick,
Bärbel Gayler, Helmut Heyse,
Peter Jehle, Rudolf Kretschmann,
Andreas Kretschmer, Hermann Lange,
Dirk Lehr, Jens C. Pruessner,
Martin Rothland, Uwe Schaarschmidt,
Gerhard Seidel, Bernhard Sieland,
Carl Thora, Ulrich Wagner,
Andreas Weber

Mit 36 Abbildungen
und 50 Tabellen

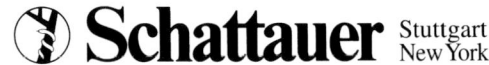 Schattauer Stuttgart New York

Bibliografische Information der Deutschen Bibliothek
Die Deutsche Bibliothek verzeichnet diese Publikation in der Deutschen Nationalbibliografie; detaillierte bibliografische Daten sind im Internet über <http://dnb.ddb.de> abrufbar.

Besonderer Hinweis:
Die Medizin unterliegt einem fortwährenden Entwicklungsprozess, sodass alle Angaben, insbesondere zu diagnostischen und therapeutischen Verfahren, immer nur dem Wissensstand zum Zeitpunkt der Drucklegung des Buches entsprechen können. Hinsichtlich der angegebenen Empfehlungen zur Therapie und der Auswahl sowie Dosierung von Medikamenten wurde die größtmögliche Sorgfalt beachtet. Gleichwohl werden die Benutzer aufgefordert, die Beipackzettel und Fachinformationen der Hersteller zur Kontrolle heranzuziehen und im Zweifelsfall einen Spezialisten zu konsultieren. Fragliche Unstimmigkeiten sollten bitte im allgemeinen Interesse dem Verlag mitgeteilt werden. Der Benutzer selbst bleibt verantwortlich für jede diagnostische oder therapeutische Applikation, Medikation und Dosierung.
In diesem Buch sind eingetragene Warenzeichen (geschützte Warennamen) nicht besonders kenntlich gemacht. Es kann also aus dem Fehlen eines entsprechenden Hinweises nicht geschlossen werden, dass es sich um einen freien Warennamen handelt.

© 2004 by Schattauer GmbH, Hölderlinstraße 3, 70174 Stuttgart, Germany
E-Mail: info@schattauer.de
Internet: http://www.schattauer.de
Printed in Germany

Lektorat: mariscript Lektorat, Marianne Schmidt M.A., Mössingen
Umschlagabbildung: Miniatur-Figuren auf einem Rechenschieber (© Matthias Tunger, über fotofinder.net)
Satz: Fotosatz Sauter GmbH, Mittelmühlgasse 1, 73072 Donzdorf
Druck und Einband: AZ Druck und Datentechnik GmbH, Heisinger Str. 14, 87437 Kempten/Allgäu
Gedruckt auf chlor- und säurefrei gebleichtem Papier.

ISBN 3-7945-2259-1

Vorwort

Unter den Patienten ambulanter und stationärer Psychotherapie sind Lehrerinnen und Lehrer auffallend häufig. Derzeit scheiden bis zu 90% der Lehrkräfte vorzeitig aus ihrem Beruf aus. Die meisten aus medizinischen und psychischen Gründen und davon wiederum bis zu 50% aufgrund psychosomatischer/psychiatrischer Erkrankungen. Neben den individuellen Schicksalen, oftmals im Sinne des Scheiterns einer aus idealistischen Motiven heraus eingeschlagenen beruflichen Karriere, sind die sozialpolitischen und finanziellen Folgen gravierend. Die hohe praktische Bedeutung dieses Problems steht in deutlichem Kontrast zu seiner wissenschaftlichen Bearbeitung. Dezidierte Forschung, zumal von Seiten der Psychotherapie – die sich mit berufsbezogenen Perspektiven offenbar weiterhin schwer tut – gibt es bisher nur in Ansätzen; Arbeitsmedizin und Schulpsychologie bilden lediglich Teilaspekte des Problems ab. Das vorliegende Buch versucht diese Lücke zu schließen.

Als Herausgeber danken wir den Autoren, die neben dem jeweiligen aktuellen Forschungsstand eigene Ergebnisse referieren und dabei die verschiedenen, mit der Thematik psychosomatisch belasteter und erkrankter Lehrkräfte beschäftigten Disziplinen vertreten, für ihre engagierten Beiträge. Nur so konnte es gelingen, das für die Problematik der Lehrkräfte relevante Spektrum, von der Arbeits- und Sozialmedizin über neurophysiologische Grundlagenforschung, Schul- und Organisationspsychologie bis zur ambulanten und stationären Psychotherapie, angemessen darzustellen. Neben Implikationen für die Schulpolitik ergeben sich daraus präventive und vor allem therapeutische Ansatzpunkte. Wir hoffen, dass dieses Buch hilft, die komplexen Interaktionen zwischen individueller Disposition, beruflichen Belastungen und sozialer Situation im Lehrerberuf transparenter zu machen und damit – präventiv wie therapeutisch – zur Verbesserung der Situation von Lehrerinnen und Lehrern beiträgt.

Prien und München, im Herbst 2003

**Andreas Hillert und
Edgar Schmitz**

Anschriften der Herausgeber und Autoren

Dipl.-Psych. Oliver Christ
Philipps-Universität Marburg
Fachbereich Psychologie
Gutenbergstraße 18
35037 Marburg

E-Mail: christ@staff.uni-marburg.de

Dr. rer. nat. Rolf van Dick
Aston Business School, Work and
Organisational Psychology Group
Room SW 715, Aston University
Aston Triangle, Birmingham B4 7ET, UK

E-Mail: r.vandick@aston.ac.uk

Dipl.-Psych. Bärbel Gayler
Deutsches Institut für Internationale Pädagogische Forschung
Schlossstraße 29
60486 Frankfurt

E-Mail: gayler@kdt.de

Dipl.-Psych. Helmut Heyse
Projekt Lehrergesundheit
Balduinstraße 6
54290 Trier

E-Mail: Projekt.Lehrergesundheit@add.rlp.de

Dr. med. Dr. phil. Andreas Hillert
Medizinisch-psychosomatische Klinik
Roseneck
Am Roseneck 6
83209 Prien

E-Mail: ahillert@schoen-kliniken.de

Dr. phil. Peter Jehle
Deutsches Institut für Internationale
Pädagogische Forschung
Schlossstraße 29
60486 Frankfurt

E-Mail: jehle@dipf.de

Prof. Dr. paed. Rudolf Kretschmann
Universität Bremen
Erziehungs- und Bildungswissenschaften,
FB 12
28359 Bremen

E-Mail: rudolf.kretschmann@t-online.de

Andreas Kretschmer
Pflegedienstleitung
Medizinisch-psychosomatische Klinik
Roseneck
Am Roseneck 6
83209 Prien am Chiemsee

E-Mail: akretschmer@schoen-kliniken.de

Dr. h.c. Hermann Lange
Falkentaler Weg 17
22587 Hamburg

E-Mail: ursulalange@gmx.de

Dipl.-Psych. Dirk Lehr
Philipps-Universität Marburg
Fachbereich Humanmedizin, Institut
für Medizinische Psychologie
Bunsenstraße 3
35037 Marburg

E-Mail: dirk.lehr@med.uni-marburg.de

Dr. rer. nat. Jens C. Pruessner
LMU – Klinikum der Universität München
Klinik und Poliklinik für Psychiatrie und
Psychotherapie
Nussbaumstraße 7
80336 München

E-Mail: Jens.Pruessner@psy.med.uni-muenchen.de

Martin Rothland
Westfälische Wilhelms-Universität Münster
Institut für Schulpädagogik und
Allgemeine Didaktik
Bispinghof 5/6
48143 Münster

E-Mail: Martin.Rothland@uni-muenster.de

Prof. Dr. rer. nat. Uwe Schaarschmidt
Universität Potsdam
Institut für Psychologie
Postfach 601 553
14415 Potsdam

E-Mail: schaar@rz.uni-potsdam.de

apl. Prof. Dr. rer. nat. Edgar Schmitz
Technische Universität München
Lehrstuhl für Psychologie
Lothstraße 17
80335 München

E-Mail: schmitz@wi.tum.de

Dr. phil. Gerhard Seidel
Deutsches Institut für Internationale
Pädagogische Forschung
Schlossstraße 29
60486 Frankfurt

E-Mail cu.g.seidel@t-online.de

Prof. Dr. phil. Bernhard Sieland
Institut für Psychologie
Universität Lüneburg
Scharnhorststraße 1
21335 Lüneburg

E-Mail: sieland@uni-lueneburg.de

Dr. med. Carl Thora
Tinnitus Beratungszentrum München –
TIBEZ
Wagmüllerstraße 21
80538 München

E-Mail: info@tibez.de

Prof. Dr. phil. Ulrich Wagner
Philipps-Universität Marburg
Fachbereich Psychologie
Gutenbergstraße 18
35037 Marburg

E-Mail: wagner1@staff.uni-marburg.de

Priv.-Doz. Dr. med. Andreas Weber
Facharzt für Arbeitsmedizin, Sozialmedizin,
Umweltmedizin
Neue Straße 38
91054 Erlangen

E-Mail: andreas.a.weber@gmx.de

Inhalt

Teil II

Evaluation belasteter
und erkrankter Lehrerinnen
und Lehrer

Teil IV

Prävention und Therapie

Ausblick und Implikationen

Einführung

Zur Entstehungsgeschichte des Buches

Angesichts der Tatsache, dass die Problematik psychosomatisch belasteter und erkrankter Lehrkräfte aktuell immense gesellschaftliche wie therapeutische Relevanz besitzt, mag es zunächst verwundern, dass dieses Buch seine Existenz (nur) einer Reihe glücklicher Umstände und Zufälle verdankt. Es ist weder die reife Frucht einer langjährig etablierten oder gar institutionalisierten Forschungstradition noch das Produkt einer politischen Entscheidung staatlicher Stellen, welche die Fürsorge für die ihnen anvertrauten Lehrerinnen und Lehrer ausdrückt. Ganz im Gegenteil. Eine wissenschaftliche Disziplin, die sich mit dem Thema identifizieren würde, gibt es nicht. Psychosomatisch erkrankte Lehrpersonen werden bislang aus unterschiedlichen, sich überschneidenden Blickwinkeln betrachtet: Schul- und andere Psychologen sowie Pädagogen selbst interessieren sich für die Belastungen des Lehrerberufes, hatten aber bisher nur theoretisch mit den tatsächlich erkrankten Lehrern zu tun. Mediziner und Psychotherapeuten wiederum beschäftigen sich mit erkrankten Personen, wobei es bislang weniger interessierte, welchen Beruf diese ausüben. Einer in Ärzte- und Therapeutenkreisen – zumeist nur hinter vorgehaltener Hand – häufig geäußerten Einschätzung nach sind Lehrer eher schwierige Patienten („Lehrer ist bereits eine Diagnose"). Untersuchungen zu den besonderen Problemen von Patienten dieser Be-rufsgruppe gab es hingegen nicht. Die Schulpolitik interessiert sich seit erst wenigen Jahren intensiver für das Massenphänomen frühzeitiger Pensionierungen aus Krankheitsgründen. Und wenn aktuell, nach PISA und Erfuhrt sowie angesichts gähnender Leere der Staatskassen, auf Bundes- wie Landesebene Arbeitskreise einberufen und Konferenzen abgehalten werden, dann gilt das primäre Interesse – begreiflicherweise – schnellen, einfachen und möglichst kostengünstigen Lösungen. Für eine Grundlagenforschung, die diesen Namen verdient, sind dabei die Zeit, das Geld und auch ein diesbezüglicher dezidierter politischer Wille recht knapp bemessen. Es besteht die Gefahr eines parteipolitisch mitmotivierten Aktionismus, der schon mittelfristig wieder im Tagesgeschäft unterzugehen droht.

In psychosomatischen Kliniken, so auch in der medizinisch-psychosomatischen Klinik Roseneck in Prien am Chiemsee, waren Lehrerinnen und Lehrer unter den Patienten wohl von jeher häufig. Wie häufig, war jedoch unbekannt, da entsprechende Kategorien in der Basisdokumentation nicht vorkamen (was bis heute für die weit überwiegende Zahl deutscher Kliniken gilt!). Für einen der Herausgeber, Oberarzt in der genannten Klinik, lag es aufgrund seines persönlichen Umfeldes (als Sohn einer Lehrerin und mit weiteren Lehrerinnen im engeren Bekanntenkreis) nahe, sich detaillierter mit dieser Patientengruppe zu befassen, sodass er trotz gelegentlicher Ironien von Kollegen (s.o.) und des Desinteresses etablierter psychotherapeutischer Kreise mit systematischen Dokumentationen der Lehrer-klientel begann. Aus methodischen Gründen bot es sich an, erkrankte Lehrpersonen mit nach Alter, Geschlecht sowie u. a. Schultyp parallelisierten gesunden Lehrern zu verglei-chen. Zwar reagierte das Kultusministerium auf solche Anliegen anfangs passiv-auswei-chend. Es ergaben sich aber, nach ersten zö-gernden Telefonaten über die disziplinären Grenzen hinweg, schnell anregende und herz-liche Kontakte. Peter Jehle vom Deutschen Institut für Internationale Pädagogische For-schung in Frankfurt wurde dabei zum ent-scheidenden Vermittler. Es kam zu einem intensiven und offenen Austausch, wie er fachintern – wo unter einigen Kollegen eher Abgrenzung und Konkurrenz vorherrschen – wohl nur schwer möglich gewesen wäre. Ent-sprechend groß, spontan und engagiert war die Bereitschaft, sich an diesem Buch zu beteili-gen.

Der zweite Herausgeber hat das Schulsys-tem aus verschiedensten Perspektiven kennen gelernt, als Klinischer Psychologe und Berater von Eltern, Lehrern, Schulleitern, als Vater, als Ausbilder von Studierenden unterschiedli-cher Lehrämter und – nicht zuletzt – aus der Sicht des Forschers. Er begleitete u. a. das in-terdisziplinäre, jenseits der üblichen adminis-trativen Schubladen angesiedelte Projekt der Montessori-Schule des Kinderzentrums Mün-chen, wo unter Leitung von Professor Dr. med. Th. Hellbrügge erstmals nichtbehinderte und behinderte Kinder gemeinsam gefördert wurden und werden. Aus diesen Erfahrungen ergeben sich genügend Gründe, um am Thema zu arbeiten.

Und schließlich war es Wulf Bertram, Geschäftsführer des Schattauer Verlages und selbst therapeutisch tätig, der die Brisanz des Lehrer-Themas aus eigener Anschauung kannte und – ohne dass externe Gelder zur Verfügung standen – bereit war, die Veröffent-lichung dieses Buches zu wagen; eines Bu-ches, das in seiner Thematik und interdiszipli-nären Ausrichtung nicht seinesgleichen hat. Dieses schließt alle Vorzüge eines solchen in-terdisziplinären Projektes, aber auch alle da-mit potenziell verbundenen, aus heterogenen Traditionen und Perspektiven resultierenden Schwierigkeiten ein. Zwar war der Zuspruch und das vorab geäußerte Interesse von Minis-terien und Lehrerverbänden groß. Die Tatsa-che, dass keine von den um einen Druckkos-tenzuschuss angesprochenen Stellen, die sich mit Kommissionen etc. intensiv um die Lehrer bemühen, Geld für das Buchprojekt übrig hatte, ist hoffentlich nicht programmatisch für den tatsächlichen politischen Willen, die Pro-blematik beruflich belasteter Lehrpersonen ei-ner Lösung näher zu bringen. Diese Situation erklärt jedoch den nicht unerheblichen Preis des vorliegenden Buches. Die Autoren und die Herausgeber hoffen, ihn gleichwohl voll zu rechtfertigen.

Anliegen, Ziele und Adressaten des Buches

Wie dargelegt wurde die Problematik psycho-somatisch erkrankter Lehrerinnen und Lehrer bislang aus verschiedenen, mit ganz unter-schiedlichen Interessen verbundenen Blick-winkeln gesehen, erforscht, verwaltet, poli-tisch-konzeptionell diskutiert, begutachtet und therapiert. Kommunikation zwischen den ein-zelnen Vertretern dieser Perspektiven gab es bislang kaum. Der Versuch, die verschiedenen Standpunkte, Methoden und Ergebnisse zu ei-nem Gesamtbild zusammenzufügen und damit eine Standortbestimmung, einen Ausgangs- und Bezugspunkt für weitere Bemühungen in diesem Bereich zu schaffen, wurde nicht un-ternommen. Ebendies will nun das vorlie-gende Buch – im Rahmen seiner Möglichkei-ten – leisten.

Entsprechend der Bandbreite der potenziel-len Rezipienten sind die Ziele weit gefasst:
Psychotherapeutisch tätige Ärzte und Psy-chologen: Angesichts von Patienten, die in hohem Maße ihre berufliche Belastung als Ur-

sache ihrer Symptomatik erleben, ist es unangemessen, diese vitalen Anliegen auszublenden, und gleichzeitig unmöglich, diesbezüglich einen neutralen Standpunkt zu beziehen. Haben Lehrer einen Halbtagsjob und es gelernt, „zu klagen ohne zu leiden", oder sollte man Lehrer in jedem Falle krankschreiben und zur Frühpensionierung drängen, weil Schule so schlimm ist, dass sie niemanden ein volles Berufsleben lang zugemutet werden kann? Solange man Informationen hierzu vor allem durch die Betroffenen selbst erhält, ist zu erwarten, dass der im betreffenden Fall sichtbare therapeutische Spielraum eben so klein ist, wie er sich für die meisten Lehrer-Patienten darstellt. Ein Anliegen des Buches besteht somit in der Vermittlung von möglichst vieldimensionalen Informationen über die Realität deutscher Schulen, soweit es den Bereich Lehrerbelastung und Lehrergesundheit anbelangt. Darüber hinaus werden die aktuell noch in den Anfängen stehenden Ansätze zu berufsbezogenen therapeutischen Interventionen dargestellt.

Amtsärzte und Gutachter: Dezidierte Entscheidungskriterien für die Begutachtung von erkrankten Lehrpersonen, insbesondere wenn es um die Frage der Dienstfähigkeit und Belastbarkeit geht, gibt es bislang nicht. Die diesbezügliche Problematik wird ausgehend von unterschiedlichen Perspektiven auf das Thema deutlich, zudem werden aktuell verwendete Instrumente dargestellt, mit denen sich Belastungserleben abbilden lässt.

Psychotherapeutische Forschung: Verglichen mit symptom-, syndrom- und/oder diagnosebezogenen Strategien sind berufsbezogene Ansätze hier bislang rar. Als exemplarisches Beispiel macht die Situation der psychosomatisch erkrankten Lehrkräfte deutlich, welche Relevanz der berufliche Kontext für epidemiologische wie therapeutische Studien besitzt und inwiefern die Notwendigkeit eines entsprechenden Paradigmenwechsels besteht.

Lehrerinnen, Lehrer, Schulleiter und Supervisoren können die verschiedenen Beiträge anregen, ihre zwangsläufig subjektive Perspektive zu erweitern, einen ungeschönten Blick auf die Situation des Lehrerberufes zu werfen und weiterführende individuelle wie politische Möglichkeiten zu entwickeln.

Allen im Bereich der Schulpolitik engagierten Personen und Institutionen soll ein substanzieller Überblick über die bislang zu dieser Thematik vorliegende Forschung gegeben werden, der auch den – beträchtlichen – Forschungs- und Entwicklungsbedarf darlegt. Dies geschieht nicht zuletzt angesichts der bereits angesprochenen Befürchtung, dass aus aktuellem politischem Interesse ein entsprechend kurzlebiger Aktivismus resultieren könnte, in dessen Rahmen das Rad einige Male neu erfunden und gedreht wird, ohne letztlich vom Fleck zu kommen. Zudem soll deutlich werden, dass halbherzige Projekte, um zum wiederholten Male herauszufinden, wo Lehrpersonen der Schuh drückt, überflüssig sind. Nicht zuletzt gilt es bewusst zu machen, wie erheblich und einschneidend ein politischer Wille sein muss, der über Kosmetik hinaus auf notwenige systemische Veränderungen abzielt.

Angesichts der skizzierten Ausgangssituation wird es unmöglich sein, alle Erwartungen der Leser zu erfüllen. Wenn nach der Lektüre der Beiträge Ihre Ausgangsfragen konkreter formuliert werden können, wäre das in einigen Punkten schon viel. Was dies Buch nicht sein will und kann, ist ein Manual, nach dem sich erkrankte Lehrpersonen strukturiert behandeln lassen. Zwar erscheint es gerade im stationären psychotherapeutisch-psychiatrischen Bereich perspektivisch sinnvoll, solche Programme zu konzipieren und zu evaluieren. Angesichts des aktuellen Wissens- und Forschungsstandes sind derzeit kaum mehr als konzeptuelle Überlegungen hierzu vertretbar. Vor werbewirksamen, intuitiven und ungesicherten Schnellschüssen sei gewarnt.

Nichts Neues unter der Sonne?

Bevor wir uns mit den aktuellen Facetten der Thematik befassen, ist zumindest ein punktueller Rückblick auf ihre Geschichte wichtig. Im Rahmen der aktuellen Diskussion um die Belastungen des Lehrerberufes ist vielfach geäußert worden, dass das Problem psychosomatisch belasteter Lehrpersonen neu sei und unter anderem durch die gegenwärtige, wenig disziplinierte, unkonzentrierte und unmotivierten Schülergeneration sowie die dahinter stehende Gesellschaft verursacht werde. Stimmt das wirklich, oder konkreter: Was ist wirklich neu? Ist es das Phänomen an sich, sind es bestimmte Teilaspekte, die sich verändert haben, oder ist es nur bzw. auch das schiere Ausmaß der Problematik? Diese Fragen sind keineswegs rhetorischer Art, wie es ein 1906 publizierter Text zum Thema der „Hygiene des Lehrerberufes" exemplarisch deutlich macht (Burgerstein 1906, S. 116ff.).

„Die Arbeit des Lehrers ist eine anerkannt anstrengende, welche sich durch die ständige, nicht in der Willkür gelegene intensive Inanspruchnahme von jener etwa eines Bureaubeamten unterscheidet und durch die neuere Entwicklung der Unterrichtsmethode eine beträchtliche Verschärfung erfahren hat. Anhaltend in großen Räumen vernehmlich zu sprechen, dabei eine große Anzahl Jugendlicher scharf im Auge halten und beherrschen und dazu noch immer den einzelnen mitbeschäftigen. Sich eine als notwendig empfundene Rastpause immer versagend, auch andere natürliche Bedürfnisse oft und oft unterdrückend, bedeutet eine Summe von Angriffen auf das Nervensystem überhaupt und einzelne Organe (Sprechwerkzeuge) im besonderen, welche, wie jeder eifrige Lehrer aus Erfahrung weiß, erschöpfend wirken. Die Inanspruchnahme von Auge und Ohr während des immer wieder ruckweise unterbrochenen Bemühens, den Gedankenablauf zahlreicher zu

leiten, mag nun vorgetragen oder geprüft werden, das erfordert einen Arbeitsaufwand, von welchem der Fernstehende sich schwer eine klare Vorstellung machen kann. [...] Der Unterrichtende beginnt morgens 7 h mit einer bereits etwas erhöhten Anfangszahl [bezogen auf gemessene Ermüdungssymptome], die Ermüdungskurve steigt von Stund zu Stund und erreicht nach 4 Lehrstunden in der Schulklasse eine bedeutende Höhe; das folgende Herabgehen der Kurve weist auf den beträchtlichen Unterschied der Arbeitsleistung in der folgenden Privatstunde.

Außer der eigenartigen Arbeit im Schulzimmer haben viele Lehrer als Besonderheit noch Korrekturen der schriftlichen Schülerarbeiten, welche bis zu einer Art geistiger Tortur gedeihen können, wenn Klassenzahl, Schülerzahl, Unterrichtsgegenstand in dieser Hinsicht besonders ungünstig werden. Kommt zu alledem noch ein peinlich kleinliches Verhalten Vorgesetzter, so ist eine Überbürdung gegeben, welche auf die Dauer der Gesundheit Schaden bringen muß [...] Die Gesundheitsschädlichkeiten, welche im Berufe und im besonderen Hause für Lehrer liegen, wird er [der Schularzt] bemerken sollen und können und, wenn der Lehrer ihn persönlich um Rat frägt, einen solchen nicht verweigern, Schädlichkeiten, welche der Lehrer wahrzunehmen meint, genauer verfolgen; es ist zu vermuten, daß auf diesen Wegen sowohl dem einzelnen Lehrer ein erhöhter Gesundheitsschutz zukommt, als neues Material zur Hygiene des Lehrerberufes gewonnen wird, welches in erster Linie dazu führen kann, dass die oberste Amtsstelle, fachmännischen Beistand daselbst vorausgesetzt, auf Grund der Sichtung des gesammelten Materials Verbesserungen vornimmt, welche schließlich wieder allen einzelnen Lehrern zugute kommen."

Gesetzt den Fall, die Wortwahl wäre weniger antiquiert – für wie alt hätten Sie den Text gehalten? Sehr aktuell, nicht wahr? Vieles, was in der Lehrerbelastungsforschung der Gegenwart „entdeckt" wird, war offenbar schon früher vorhanden. Die permanente psychische und physische Belastung als charakteristisches Merkmal der Tätigkeit, fehlende Pausen, zu große Klassen, schwierige Interaktionen mit der Schulleitung bis hin zu Hypothesen, wie sich ebendiese Belastungskonstellation negativ psychosomatisch auswirkt, sowie darüber hinaus Ansätze dazu, dieses mit standardisierten naturwissenschaftlichen Methoden abzubilden – all das war bereits vor annähernd hundert Jahren, in der „guten alten Zeit" im Gespräch!

Der Text von Leo Burgerstein ist diesbezüglich durchaus kein Einzelbeleg. Das Phänomen psychosomatischer Belastungen von Lehrpersonen wurde seinerzeit vorzugsweise unter dem Begriff „Neurasthenie" subsumiert. Als „moderne Lehrerkrankheit" beschrieben, reichte das Symptomspektrum einer solchen „Nervenerschöpfung" vom Kopfdruck über gestörten Schlaf, schnelle Ermüdung, Gedächtnis- und Konzentrationsschwierigkeiten bis zu verminderter Leistungsfähigkeit und niedergeschlagener Stimmung in jeweils unterschiedlich akzentuierter Konstellation (Beispiele bei Barth 1992, S. 13ff.). Das Gesamtphänomen war somit nicht weit von dem entfernt, was heute als Stressfolgen beschrieben und unter Burnout zusammengefasst wird.

Der an dieser Stelle nur punktuell mögliche Rückblick soll keineswegs die aktuelle Problematik bagatellisieren. Sicher war die Situation der Lehrerinnen und Lehrer in der Kaiserzeit eine andere. Lehrpersonen waren in viel (für viele traumhaft?) höherem Maße als heute Autoritätspersonen. Gleichwohl wird deutlich, dass ein nicht unerheblicher Teil der Problematik eben nicht nur auf aktuelle gesellschaftliche Entwicklungen zurückgeht, sondern im Berufsbild gewissermaßen systemisch angelegt ist. Angesichts dessen stellt sich die Frage, warum es ausgehend von den seinerzeit gemachten Beobachtungen nicht zu einer stringenteren wissenschaftlichen Tradition kam, die diese Probleme systematisch bearbeitete. Blieb zwischen Schulalltag und Schul-

politik einfach kein Raum für Wissenschaft? Waren die verschiedenen Disziplinen schon so sehr in ihrem methodischen wie inhaltlichen Eigenleben befangen, dass niemand mehr ernsthaft über den Tellerrand sah?

Nicht als Antwort auf diese Fragen, eher als Erläuterung, liegt der Hinweis auf ein geflügeltes Wort nahe, wonach der Lehrerberuf als *semiprofessionell* charakterisiert ist. Angesichts einer schier unendlichen pädagogischen Literatur, auch zu mannigfaltigen Aspekten des „Lehrerseins", haben sich viele am Vorwurf des *Semi*professionellen gestoßen. Wie viele Semester sollen Lehramtskandidaten studieren, um wirklich professionell zu sein? Dass es nicht um die Menge des angesammelten inhaltlichen und pädagogischen Wissens geht, dürfte bereits der Text von Leo Burgerstein deutlich gemacht haben. Professionalität im Lehrerberuf besitzt offenbar neben der inhaltlichen auch eine instrumentelle Komponente. Dieses Instrument ist der Lehrer selbst, der eben nicht mit einer abstrakten Lehrerprofessionalität, sondern mit seiner Person erfolgreich ist – oder scheitert. Es gibt sicher Lehrerpersönlichkeiten, die ohne weiter gehende Selbstreflexion, gewissermaßen naiv, die besten Lehrer sind. Mit Professionalität hat dies wenig zu tun und es ist – zumal in Zeiten des Wechsels, sei es aufseiten der Schülergenerationen, der gesellschaftlichen Normen wie auch des eigenen Lebensalters – potenziell gefährlich. Professioneller wäre es, sich vor dem Hintergrund geeigneter Bezugssysteme und Modelle die eigenen Anteile, Motive, Schwächen, aber auch die Stärken soweit bewusst zu machen, dass man hiervon ausgehend geplant handeln kann. Dieses will gelernt und erfahren sein, etwa im Rahmen von Supervisionen. Bislang ist es nur eine Minorität deutscher Lehrer, die diesen Schritt geht. Gleiches gilt für alle anderen oben aufgeführten Berufsgruppen zwischen Wissenschaft und Schulpolitik, denen es bislang an dezidierten Modellen und Konzepten mangelte, in denen sich das Zusammenwirken von Lehrerindividuum und Belastungsfaktoren in realitätsnaher Weise abbilden ließe. Wenn die folgenden Beiträge aus unterschiedlichen Perspektiven heraus Grundlagen liefern, auf denen sich solche Modelle erarbeiten lassen, dann wäre dies – so hoffen zumindest Autoren und Herausgeber – ein relevanter Schritt über den von Leo Burgerstein 1906 dargelegten Stand hinaus, hin zur Professionalisierung des Lehrerberufes und damit gleichzeitig auch zur Prävention und angemessenen Behandlung von psychosomatischen Erkrankungen bei Lehrpersonen.

Im ersten, einführenden Beitrag zum Forschungsstand skizziert Andreas Hillert die unterschiedlichen Perspektiven und Disziplinen, die sich mit der Thematik psychosomatisch erkrankter Lehrkräfte beschäftigen. Hieran anknüpfend werden die sich aus dieser Situation ergebenden methodischen, inhaltlichen und nicht zuletzt politischen Grenzen und Möglichkeiten eines interdisziplinären Zuganges zum Thema aufgezeigt.

Die weiteren Beiträge lassen sich vier Themenbereichen zuordnen. Im **ersten Teil** geht es vor allem um Ansätze, die Belastungen des Lehrerberufes und die daraus für Lehrerinnen und Lehrer resultierenden psychischen und medizinischen Folgen zu erfassen, die aktuelle Situation aufzuzeigen und konzeptuell greifbar zu machen. Von der amtsärztlichen Begutachtung über verschiedene *standardisierte* Fragebögen bis zu physiologischen und endokrinologischen Parametern wird dabei auf ein breites, mehr oder weniger elaboriertes Spektrum von Methoden und Verfahren zurückgegriffen.

Andreas Weber zeigt die begrifflichen, rechtlichen und sozialmedizinischen Aspekte von vorzeitiger Pensionierung auf. Ausgehend von mehreren systematischen Dokumentationen, insbesondere auch einer prospektiven Totalerhebung aller zwischen 1996 und 1999 in Bayern durchgeführten Begutachtungen von Beamten zur Frage der Dienstfähigkeit, wird die zentrale Bedeutung psychischer und psychosomatischer Belastungen deutlich. Von den 7103 begutachteten Lehrkräften mit einem Durchschnittsalter von 54 Jahren wurden

78 % als dienstunfähig beurteilt, 52 % davon aufgrund psychischer Probleme!

Rolf van Dick, Ulrich Wagner und Oliver Christ gingen demgegenüber von in Schulen tätigen Lehrkräften aus, deren berufliche Situation mittels mehrerer systematischer Befragungen dokumentiert wurde. Neben schulbezogenen Einstellungen, Bewertungen und konkreten Handlungsstrategien (u. a. Teilnahme an Fortbildungen) wurden die psychosomatischen Belastungen anhand objektiver (Fehltage, Pensionierungsquote) und subjektiver Aspekte (u. a. Beschwerdelisten, Pensionierungsabsicht) abgebildet. Eine schlüssige Analyse der Daten setzt dabei eine mehrdimensionale Perspektive voraus, in der zum einen die individuell wahrnehmende, bewertende und handelnde Lehrperson, zum anderen die Ebene der Einzelschule mit den hier angesiedelten Interaktionen und darüber das Schulsystem als Ganzes durch die jeweilige Varianzaufklärung respektive Relevanz deutlich wird.

Im folgenden Beitrag beschäftigt sich Edgar Schmitz mit dem derzeit im Rahmen der Lehrerbelastung wohl bekanntesten Paradigma: Burnout. Einerseits als Begriff unmittelbar anschaulich, ist das Konstrukt aus psychologischer Perspektive nicht unproblematisch. Zudem bleibt das Verhältnis zu den psychischen und psychosomatischen Erkrankungen, die entsprechend aktuellen Diagnosemanualen diagnostiziert werden, unklar.

Zusammen mit Peter Jehle und Bärbel Gayler widmet sich Edgar Schmitz anschließend einem weiteren, in der aktuellen Diskussion um die Berufssituation von Lehrpersonen häufig verwendetem Begriff, dem der inneren Kündigung. Die konzeptuellen Grundlagen des Begriffes, Möglichkeiten der Operationalisierung, die Grenzen zu anderen Konzepten wie eben Burnout sowie mögliche Konsequenzen werden diskutiert.

Der Abschluss des ersten Teils ist dem aktuellen Forschungsstand bezüglich neuroendokrinologischer und physiologischer Aspekte der Lehrerbelastung gewidmet. Jens

Pruessner, der unter anderem im Rahmen der Arbeitsgruppe von Professor Dirk Hellhammer an der Universität Trier Untersuchungen auf neurophysiologischem Gebiet durchführte, skizziert zunächst aktuelle neurophysiologische Konzepte und Methoden. Im Folgenden geht es um die Frage, in wieweit bestimmte hormonelle Faktoren, etwa Cortisolspiegel, mit psychologischen Konstrukten korrelieren. Oder umgekehrt: Inwieweit lässt sich subjektive berufliche Belastung im Lehrerberuf objektiv-medizinisch nachweisen? Welche Konsequenzen lassen sich daraus auf individueller wie organisatorischer Ebene ableiten?

Der **zweite Teil** des Buches gilt primär dem psychologisch-methodischen Zugang zur Thematik. Uwe Schaarschmidt war maßgeblich an der Entwicklung des AVEM, des arbeitsbezogenen Verhaltens- und Erlebensmusters, beteiligt, einem Instrument, dass mehrdimensional Engagement, Widerstandskraft und berufsbegleitende Emotionen erfasst. Ausgehend hiervon lassen sich günstige und ungünstige Typologien im Umgang mit beruflichen Belastungen differenzieren, die auch im präventiven wie therapeutischen Kontext aufgegriffen werden können. Das umfangreiche bislang mit dem AVEM erhobene Datenmaterial ermöglicht es zudem, verschiedene Gruppen von Lehrern, etwa bezüglich (Dienst-)Alter, Geschlecht oder auch nach Bundesländern, aber auch unterschiedliche Berufsgruppen miteinander zu vergleichen.

Dass Lehrerbelastung durchaus nicht nur aus Dienstjahren, Klassengröße und Fächerkombination resultiert, sondern die Be- und Überlastung determinierenden Muster bereits bei Lehramtsstudenten angelegt sind, zeigen Oliver Christ, Rolf van Dick und Ulrich Wagner anhand einer Untersuchung an Ausbildungskandidaten unterschiedlicher Stufen auf.

Dirk Lehr schließlich versucht anhand von Vergleichen psychosomatisch erkrankter und gesunder Lehrpersonen, wobei unter anderem auch der AVEM eingesetzt wurde, die für psychosomatische Störungen prädisponierenden

Faktoren darzustellen. Dabei geht es auch um die Interaktionen von verschiedenen Dimensionen der beruflichen Belastung mit den individuellen Wahrnehmungs-, Bewertungs- und Bewältigungsstrategien und den daraus ableitbaren Ansätzen für Prävention und Behandlung belasteter Lehrer.

Der **dritte Teil** des Buches fokussiert Schule als interaktionelles und politisches System. Bernhard Sieland geht dabei zunächst den individuellen Biographien in ebendiesem System nach, wobei er einerseits auf die bislang diesbezüglich entwickelten Typologien und Konzepte, andererseits auf die Ergebnisse verschiedener Befragungen eingeht.

Martin Rothland skizziert den aktuellen, sich zumeist im deskriptiv-qualitativen Bereich bewegenden Forschungs- und Diskussionsstand zu Interaktionen im Lehrerkollegium. Dabei geht es auch um die Bedeutung des Kollegiums als stützenden wie belastenden Faktor. Letzteres wurde durch die Diskussion um Mobbing populär.

Peter Jehle, Andreas Hillert, Gerhard Seidel und Bärbel Gayler beschäftigen sich mit der Rolle der Schulleitung und deren formaljuristischer wie praktischer Rolle in Bezug auf psychosomatische Belastungen der Lehrpersonen, die in ihrem Kollegium arbeiten. Dabei wird nicht zuletzt das Dilemma deutlich, gleichzeitig Dienstvorgesetzter, Berater und Vertrauensperson sein zu müssen.

Die Bedeutung sozialer Netzwerke von Lehrern, als ein wichtiger, gegen die Belastungen des Schulalltages stabilisierender Faktor wurde im Rahmen der Lehrerdiskussion wiederholt betont. Andreas Kretschmer legt konzeptuelle Grundlagen der Netzwerkforschung dar und zeigt anhand von Daten psychosomatisch erkrankter Lehrer auf, dass soziale Netzwerke zwar eine hohe Relevanz besitzen, aber auch eine Komplexität, die im Einzelfall schwer kalkulierbar ist.

Herrmann Lange, von 1997 bis 2002 Vorsitzender der Staatssekretärskommission „Qualitätssicherung in Schulen" und des PISA-Beirats sowie PISA-Koordinator der

Kultusministerkonferenz, nähert sich dem Thema schließlich gewissermaßen von oben, aus der Perspektive der Schulpolitik, die das System als Ganzes betrachtet und nach realisierbaren Veränderungsmöglichkeiten sucht.

Der **vierte und letzte Teil** gilt den – auf Grundlage der in den vorangegangenen Teilen dargelegten Situation – aktuell vertretenen und praktizierten Strategien zur Prävention und Therapie psychischer und psychosomatischer Belastungen. Rudolf Kretschmann stellt ein elaboriertes Selbsthilfekonzept für Lehrkräfte da, in dem Strategien zur Verbesserung des Stressmanagements sowie des effizienten, auch Freizeit als solche erlaubenden Zeitmanagements und vor allem die Supervision im Sinne einer systematischen, geleiteten Selbstreflexion in den Kontext der schulischen Tätigkeit integriert sind.

Helmut Heyse leitet derzeit ein von der Landesregierung Rheinland-Pfalz initiiertes „Projekt Lehrergesundheit". Perspektivisches Ziel des Projektes ist es, die Frühpensionierungsquote durch Einflussnahme auf die Gestaltung der Arbeitsbedingungen in der Schule zu reduzieren sowie die Berufszufriedenheit von Lehrkräften durch gezielten Umgang mit den eigenen Ressourcen und die Förderung von Kompetenzen zu erhöhen. Die verschiedenen Ansatzpunkte und Bausteine des Projektes, einschließlich Einschätzungen zur Praktikabilität und Akzeptanz der Umsetzung, werden dargestellt.

Wenn sich Lehrkräfte aufgrund schwer wiegender, im schulischen Kontext nur noch schwer oder dann nicht mehr erträglicher psychischer und psychosomatischer Symptome in Behandlung begeben, dann sind sie mit Ärzten und Therapeuten konfrontiert, in deren Ausbildung die spezifischen Belastungen des Lehrerberufes nicht vorkamen. Carl Thora, als niedergelassener Facharzt für psychotherapeutische Medizin tätig, beschreibt die Voraussetzungen und Abläufe ambulanter Psychotherapie von Lehrkräften. Aus der Erfahrung seiner Praxis heraus skizziert er anschließend charakteristische Problemkon-

stellationen von Lehrer-Patienten sowie therapeutische Strategien, Möglichkeiten und Grenzen des Umganges mit diesen Schwierigkeiten.

Im abschließenden Beitrag gehen Andreas Hillert und Dirk Lehr auf Lehrpersonen ein, die sich aufgrund entsprechender Symptomatik in stationäre psychotherapeutische Behandlung begeben mussten. Zum einen wird die aktuelle Situation berufsbezogener Behandlungsangebote für Lehrkräfte dargelegt. Entsprechend den versicherungstechnischen Gegebenheiten, die beispielsweise für Beamte intensive Rehabilitationsmaßnahmen dieser Art gar nicht vorsehen, muss ein weitgehendes Fehlen berufsbezogener Therapieangebote in psychosomatischen Kliniken konstatiert werden. Zum anderen werden aktuelle Daten von 208 im Jahr 2002 in einer Klinik behandelten Lehrern vorgestellt, welche die Heterogenität dieser Gruppe hinsichtlich der Diagnosen, insbesondere aber auch hinsichtlich des sozialen Kontextes aufzeigen. Vor diesem Hintergrund werden Möglichkeiten, Inhalte und konzeptuelle Grundlagen berufsbezogener Therapieangebote diskutiert.

Im **Ausblick** wird schließlich versucht, einige der zahlreichen Implikationen aufzuzeigen, die sich aus der Thematik und den vorliegenden Daten ergeben.

Zuletzt eine Anmerkung zu einem letztlich unlösbaren Problem. Die Vertreter der verschiedenen in diesem Buch vertretenen Disziplinen handhaben das Problem einer korrekten geschlechtsneutralen Diktion – auch ihrer jeweiligen beruflichen Herkunft entsprechend – unterschiedlich. Im pädagogischen Bereich ist die Schreibweise „LehrerInnen" oder auch „Lehrer/innen" etabliert, wenn auch kaum (vor)lesbar. Einige Kollegen behalfen sich mit neutralen Begriffen („Lehrpersonen"), was zwar unangreifbar scheint, aber auch nicht wirklich überzeugt, denn geschlechtsneutral sind Lehrerinnen und Lehrer nun einmal nicht. Die übrigen Autoren legen Wert auf den – hiermit erfolgten – Hinweis, dass die männliche Form („Lehrer") selbstverständlich auch die weiblichen Lehrpersonen einschließt, und, sollte nur ein Geschlecht gemeint sein, dies im Kontext deutlich gemacht wird. Angesichts dessen, dass die überwiegende Zahl der deutschen Lehrer klar und eindeutig Lehrerinnen sind, ist Letzteres nicht gerecht. Da es dennoch bislang dem etablierten Sprachduktus entspricht, wäre auch das umgekehrte Vorgehen („Lehrerinnen" als alles umfassend gemeinter Begriff) kaum überzeugend. Wie bei vielem, was mit Schule zu tun hat, hoffen wir auf einen problembewussten, aber flexiblen Umgang der geneigten Leserinnen und Leser bzw. „Lesepersonen" mit diesem Problem!

Die Herausgeber

Psychosomatisch erkrankte Lehrkräfte: vom praktischen Problem zu wissenschaftlichen Konzepten und therapeutischen Konsequenzen

Andreas Hillert

Derzeit sind in Deutschland mehr als 700 000 Lehrerinnen und Lehrer tätig. Weniger als 10 % von ihnen erreichen den Altersruhestand. Das durchschnittliche Alter für Pensionierungen aus Krankheitsgründen liegt bei etwa 54 Jahren. Hierfür sind mit Abstand am häufigsten psychosomatische Erkrankungen verantwortlich.

Entsprechend dem Aufbau von Fachbüchern müssten im ersten Beitrag die Konzepte und Methoden dargelegt werden, die aktuell in der wissenschaftlichen Auseinandersetzung mit dem Gegenstand etabliert sind. In unserem Themenbereich, den psychosomatischen Erkrankungen von Lehrerinnen und Lehrern, wäre derzeit jedoch lediglich eine Auflistung höchst unterschiedlicher, mehr oder weniger nah um das Thema zu gruppierender Ansätze realisierbar. Da die Autoren in den Beiträgen dieses Buches die unterschiedlichen Facetten der Thematik jeweils einschließlich relevanter Vorarbeiten ausführlich referieren, wäre eine einführende, eher trockene Überblicksdarstellung hier redundant. Spannender erscheint die Frage, warum unser Thema, an dessen praktischer, oben skizzierter und im Rahmen dieses Buches vielfach beleuchteter Relevanz heute niemand ernsthaft zweifeln kann, eben nicht auf eine stringente Tradition – in der Praxis wie in der Wissenschaft – zurückblicken kann. Eine Reflexion dieser Gründe ist wichtig, um Stellenwert, Möglichkeiten und Grenzen der unterschiedlichen Ansätze einschätzen zu können, die jeweils Teilaspekte des Themas spiegeln. Einer dieser Aspekte ist die medizinisch-therapeutische Perspektive. Das Fehlen einer etablierten oder gar institutionalisierten Forschungstradition hat zumindest einen Vorteil: Die Relativität einzelner Perspektiven wird so auf eine Art und Weise deutlich, die angesichts von Disziplinen, deren Existenz und Relevanz uns bereits selbstverständlich geworden sind, nicht möglich wäre.

Schule macht Lehrer krank – unausweichlich?

Lehrerinnen und Lehrer, Ärzte und Therapeuten, Politiker und wohl auch ein erheblicher Teil der Bevölkerung würden die Frage, ob Schule krank mache, mit einem klaren „Ja" beantworten. Als Erläuterung lägen die Begriffe „Schulstress" und vor allem „Burnout" nahe. Hinter vorgehaltener Hand bekäme man vielleicht noch zu hören, dass Lehrer eine besondere Spezies seien im mehrdimensionalen Spektrum von hochengagierten und idealistischen Pädagogen bis zu „armen Schweinen" und „faulen Säcken". Unabhängig davon würde die These, dass Schule krank mache, auf breite Akzeptanz stoßen. Ist die Sachlage wirklich so klar?

Schule wurde und wird aus den unterschiedlichsten Perspektiven heraus erforscht. Allein die Aufzählung, welche Aspekte, von der pädagogischen Grundlagenforschung bis zur PISA-Studie, von Charakteristika der „gesundheitsfördernden" Schule (im Sinne der seit 1993 in Deutschland durchgeführten Modellversuche) bis zu geschlechtsspezifischen Aspekten der Lehrerbildung, Gegenstand von Erörterungen und Untersuchungen wurden, würde vermutlich mehr Seiten füllen, als dieses Buch hat. Substanzielle Untersuchungen zur Lehrerbelastung und Lehrergesundheit, von denen derzeit die weitaus meisten um die Begriffe Stress und Burnout kreisen, sind in diesem Kontext zwar keine Raritäten, aber auch nicht übermäßig zahlreich. Wenn man sich dezidiert über psychosomatisch kranke Lehrkräfte informieren will, also über diejenigen, die entsprechend den aktuellen medizinischen Diagnosesystemen, der *Internationalen Klassifikation psychischer Störungen* der WHO (ICD-10; Dilling et al. 2000) oder auch dem *Diagnostischen und statistischen Manual psychischer Störungen* (DSM-IV; Saß et al. 1996), manifest unter einer solchen Störung leiden, dann findet man kaum ein Duzend Veröffentlichungen. Praktische Relevanz, öffentliche Einschätzung und wissenschaftlich fundierte Erkenntnis klaffen hier offenbar diametral auseinander.

Erklärungen dafür, warum es bislang kaum Publikationen über psychosomatisch erkrankte Lehrkräfte gibt, sind auf unterschiedlichen Ebenen zu suchen. Zum einen im Bereich Politik, Recht und Verwaltung. Die Mehrzahl der Untersuchungen zu beruflichen Belastungen von Lehrkräften stammt von Schul- und Sozialpsychologen. Die Belastungen – respektive das Belastungserleben – der Lehr-

personen werden dabei üblicherweise mittels Fragebögen erfasst. Zur Durchführung solcher Forschungsarbeiten ist das Einverständnis des zuständigen Kultusministeriums, der Schulbehörde und des Schulleiters einzuholen. Zudem ist der Forscher auf die freiwillige Mitarbeit der Lehrpersonen angewiesen. Manifest psychosomatisch erkrankte Lehrpersonen entziehen sich diesem Ansatz. Wenn sie krank und krankgeschrieben sind, dann sind sie naturgemäß mit den in Schulen verteilten Fragebögen nicht mehr erreichbar. Schon aus datenschutzrechtlichen Gründen dürften Schulleiter die Adressen erkrankter Kollegen nicht ohne Rücksprache mit diesen herausgeben. Welcher Schulleiter hätte Zeit für solche Projekte? Wenn nun in der Schule tätige Lehrer auf Fragebögen erhebliche psychosomatische Belastungen angeben, dann bleibt in der Regel offen, inwieweit dies tatsächlich die Kriterien psychosomatischer Störungsbilder erfüllt. Fachärztliche Untersuchungen oder strukturierte diagnostische Interviews wurden in diesem Kontext bislang nicht durchgeführt, weil sie zu aufwendig waren oder aber außerhalb des schulpsychologischen Arbeitsbereichs lagen. Aus der schulpsychologischen Perspektive heraus endet die Thematik somit – zumindest aus praktischen Gründen – an der Schultür respektive an den skizzierten organisatorisch-politisch-fachlichen Grenzen.

Ähnlich – unter entgegengesetzter Perspektive – stellte sich die Situation bisher für Ärzte und Psychotherapeuten dar, die sich ausgehend von ihren Lehrer-Patienten mit der Thematik beschäftigen wollten. Hier schienen Schulen gewissermaßen Burgen zu sein, durch Mauern und Wassergräben vor unbefugtem Zutritt geschützt. Mitunter erhielt man die lapidare Antwort, dass in den Schulen alles in Ordnung und die Lehrer gesund seien, zumindest bestehe kein Forschungsbedarf. Ergänzend wurde darauf hingewiesen, dass unautorisierte Befragungen in Schulen einen schweren Verstoß gegen verschiedene Gesetze bedeuteten. Wenn auch diese Mauer derzeit fällt, ist dies keineswegs Vorstößen von Ärzten und Psychotherapeuten zu verdanken. Forschungsanfragen zu solchen Themen dürften selten gewesen sein, obgleich Lehrerinnen und Lehrer in der Klientel ambulanter und stationärer Therapeuten vermutlich von jeher häufig waren. Zahlen hierzu fehlen bezeichnenderweise. Wenn im Jahr 2002 in den Medien berichtet wurde, dass etwa die Hälfte der Patienten in der Depressionsambulanz der Klinik und Poliklinik für Psychiatrie und Psychotherapie der Charité, Berlin, den Lehrerberuf ausübt, stellt sich die Frage, warum dies über Jahre hinweg nicht auffiel. Es ehrt die genannte Klinik sehr, hier näher hingeschaut zu haben. Letztlich muss eine hochgradig selektive Wahrnehmung – respektive Blickeinengung – aufseiten der Psychiater und Psychotherapeuten diesem langjährigen Ignorieren zugrunde liegen. So gibt es abertausende Therapiestudien zur medikamentösen und/oder psychotherapeutischen Behandlung von Depressionen, Ängsten, Zwängen und allen denkbaren Formen psychischer wie psychosomatischer Störungen, in denen der Beruf der Patienten nicht einmal am Rande Erwähnung findet, geschweige denn in seiner Bedeutung für das Auftreten oder den Verlauf der Störung diskutiert wird. Implizit wurde offenbar davon ausgegangen, dass der von seiner Symptomatik geheilte (oder als gebessert entlassene) Patient diesen Fortschritt mehr oder weniger nahtlos in allen Lebensbereichen, also auch im Beruf, umsetzen kann. Bei jedem, der einmal auf die berufsbezogene Perspektive aufmerksam geworden ist, dürfte die Realitätsferne einer diesbezüglich abstinenten psychotherapeutischen Grundhaltung Befremdung auslösen.

Medizinhistorisch betrachtet wird unsere Gegenwart retrospektiv vermutlich als Umbruchzeit charakterisiert werden, in der traditionelle somatisch-medizinische Modelle neben komplexeren Konzeptionen von Gesundheit und Krankheit tradiert wurden. Ansichten wie „Depression ist eine Erkrankung, die auf eine Stoffwechselstörung im Gehirn zurückgeht, wird diese Störung medikamentös ausgeglichen, dann ist der Patient wieder symptomfrei" stehen biopsychosozialen Modellen gegenüber. Psychische Störungen – und Krankheiten schlechthin – werden hier als multidimensionale Phänomene aufgefasst. Neben der Veranlagung im Sinne einer biologisch angelegten Vulnerabilität und der Persönlichkeit, die hierauf aufbauend durch die individuelle Entwicklungs- und Lerngeschichte geprägt ist, werden auslösende und aufrechterhaltende Faktoren der jeweiligen Symptomatik unterschieden. Aus der Perspektive des nächsten Jahrhunderts würde vermutlich auffallen, dass es unterschiedliche Interessengruppen sind, die eher zu medizinischen respektive biopsychosozialen Konzepten tendieren. Zudem sind zahlreiche individuell akzentuierte Abstufungen zwischen den genannten Extremen zu konstatieren, meist motiviert von der Hoffnung, die Vorteile des medizinischen Modells, das im Sinne naturwissenschaftlicher Hypothesen klar definierbar ist, mit denen der biopsychosozialen Modelle verbinden zu können, die für alle potenziellen Einflussgrößen aufgeschlossen, in vielen Hinsichten plausibel, letztlich aber unbegrenzt offen sind. Auch die Auseinandersetzung mit dem Phänomen der psychosomatisch belasteten Lehrkräfte ist – mit entsprechenden Vor- und Nachteilen – ein Schritt in die letztgenannte Richtung.

Bislang wurde der Beruf als der Faktor, der den Tagesablauf, den Lebensunterhalt und die soziale Identität der meisten Menschen prägt (zur arbeits- und organisationspsychologischen Perspektive vgl. etwa Kastner und Vogt 2001; Havers 1986), allerdings selbst von bekennenden Vertretern des biopsychosozialen Ansatzes kaum thematisiert. So findet sich exemplarisch in einem wichtigen, unlängst erschienenen, viele hundert Seiten starken kognitiv-verhaltenstherapeutischen Lehrbuch (Ehlert 2003) zwar der Begriff „Belastung, posttraumatische", aber kein mit beruflichen Aspekten in Zusammenhang stehendes Stichwort. Berufsbezogene Aspekte scheinen bislang nur im umschriebenen Bereich der Rehabilitation und Rehabilitationsforschung von Interesse zu sein (vgl. Bürger 1997; zusammenfassend Neuderth u. Vogel 2000). Dies bleibt angesichts von mehr als 4 Millionen Arbeitslosen und einem für jeden – vermutlich auch die meisten Ärzte und Psychotherapeuten persönlich – spürbaren Druck auf dem Arbeitsmarkt zumindest erstaunlich. Patienten erleben ihre berufliche Situation dagegen erwiesenermaßen deutlich direkter. Zumindest solche, die sich in stationäre psychotherapeutische Behandlung begeben, berichten übereinstimmend, dass – ihrer Einschätzung nach – einerseits berufliche Belastung erheblichen negativen Einfluss auf ihre Gesundheit hat und andererseits die Symptomatik erheblichen negativen Einfluss auf ihre Möglichkeiten, berufliche Belastungen zu bewältigen (Bürger 1997; Hillert et al. 1999a; vgl. Hillert et al. 2002). Letztlich kann die Wahrnehmung in Medizin und Psychotherapie, die berufliche Aspekte ausblendet, nur historisch erklärt werden: So wird in der tiefenpsychologischen Tradition – zumindest gelegentlich – die Annahme vertreten, dass aktuellen Problemen ursächlich frühkindliche Konstellationen zugrunde liegen und letztere der einzig entscheidende Fokus einer Therapie sein können. Kognitive Verhaltenstherapeuten wiederum sind möglicherweise durch eine Fixierung auf die vom Patienten zu bewältigenden Symptomkonstellationen so gebannt, dass berufliche Belastungen neben vielem anderen in der Kategorie „auslösende und aufrecht erhaltene Faktoren" subsumiert werden.

Möglicherweise haben die Patienten und wir alle, die in Zeiten eines blühenden Arbeitsmarktes und des Wirtschaftswachstums sozialisiert wurden, die diesbezüglich veränderten Vorzeichen noch nicht wirklich realisiert. Die Aussage „Ein guter Lehrer (was auch für andere Berufsgruppen gelten dürfte) hat keine Probleme" führt in die falsche Richtung. Welcher Therapeut will seinem Patienten unterstellen, kein guter Lehrer zu sein? Fragen nach dem Beruf werden offenbar bis heute von vielen Menschen als schambesetzt erlebt. Der Beruf, zumindest wenn es um dabei auftretende Probleme geht, gehört im Rahmen unser Leistungsgesellschaft gewissermaßen zur Intimsphäre. Was nach außen getragen wird, orientiert sich weitgehend am sozial Erwünschten (vgl. Jaufmann und Pfaff 2000). Nicht wenigen fällt es heute vermutlich schwerer, über ihren Beruf zu sprechen, als etwa über Sexualität. Auch dies mag dazu beitragen, dass Schule krank macht.

Lehrer als Klienten, Patienten und als Forschungsgegenstand von Medizin und Psychotherapie

Lehrerinnen und Lehrer können natürlich krank werden wie andere Menschen auch, von blanden Infektionen bis hin zu malignen Karzinomerkrankungen. Der Patient ist dann „nur" zufällig Lehrperson und der Beruf – abgesehen vielleicht vom damit verbundenen Versicherungsstatus – per se uninteressant. Konstellationen dieser Art interessieren uns an dieser Stelle (noch) nicht (diesbezüglich anregend u. a. Mohren et al. 2001). In dem vorliegenden Buch geht es primär um die spezifischen medizinisch-therapeutischen Perspektiven auf Lehrpersonen und ihren Beruf. Mit inhaltlichen und auch personellen Überschneidungen sind es gegenwärtig vor allem Arbeits-, Betriebs- und Sozialmediziner, Psychiater und medizinische wie psychologische Psychotherapeuten, die als Amtsärzte, Hausärzte, Therapeuten, Supervisoren oder auch aus wissenschaftlichen Fragestellungen heraus mit Lehrpersonen und deren Problematik zu tun haben.

- **Arbeitsmedizin** als schwerpunktmäßig präventiv ausgerichtetes Fachgebiet beschäftigt sich definitionsgemäß mit den Wechselwirkungen von Arbeitswelt und Gesundheit. Während der traditionelle Arbeits- und Gesundheitsschutz (in Deutschland historisch gewachsen im System der gesetzlichen Unfallversicherung und zahlreicher staatlicher Regeln) primär auf die Verhütung von Arbeitsunfällen und Berufskrankheiten abzielte und auf chemische, physikalische oder biologische Risiken des Berufslebens fokussierte, ist seit etwa einem Jahrzehnt eine Entwicklung der Arbeitsmedizin zu beobachten, die versucht, sich dem Wandel von Arbeitswelt und gesellschaftlichen Rahmenbedingungen anzupassen. In diesem Zusammenhang kommt insbesondere psychosozialen und mentalen beruflichen Belastungen sowie den daraus resultierenden arbeitsbedingten Gesundheitsgefahren bzw. negativen Auswirkungen auf die Arbeitnehmergesundheit wachsende Bedeutung zu. Derzeit fließen zunehmend auch salutogenetische Ansätze in die in Deutschland diskutierten arbeitsmedizinischen Konzepte ein. Dies betrifft vor allem die praktische Arbeitsmedizin (betriebsärztliche Versorgung) und findet seinen Niederschlag in Begriffen wie „betriebliche Gesundheitsförderung" oder „integriertes betriebliches Gesundheitsmanagement" (Rüdiger 2000, Albrod 2001). Rechtlich ist der betriebliche Arbeits- und Gesundheitsschutz im Arbeitssicherheitsgesetz (ASIG) von 1973 bzw. im Arbeitsschutzgesetz (ArbSchG) von 1996 verankert. Das ArbSchG bezieht ausdrücklich auch den öffentlichen Dienst, Verwaltungen und Schulen mit ein. So ist nach §16 des Arbeitssicherheitsgesetzes ein gleichwertiger Arbeitsschutz zu gewährleisten. Mit der Verabschiedung des Arbeitsschutzgesetzes (ArbSchG) 1996 wurde gleichzeitig die EG-Rahmenrichtlinie 89/391/EWG in nationales Recht überführt. In einigen Bundesländern wurde dies allerdings bis heute nicht umgesetzt. Auch im Rahmen des Gesundheitsschutzes am Arbeitsplatz Schule stehen häufiger noch toxikologische, physikalische (u. a. Lärm), ergonomische und physiologische Belastungen

des arbeitenden Menschen im Mittelpunkt der arbeitsmedizinischen Perspektive. Die hohe Relevanz etwa von asbestbelasteten Schulgebäuden oder von Lärmproblemen in hyperakustischen Turnhallen (s. etwa Tiesler et al. 2002b) ist offenkundig. Gleichwohl wird nicht zuletzt angesichts der Diagnosen, die anlässlich von Untersuchungen zur Feststellung der Dienstfähigkeit erkrankter Lehrpersonen gestellt werden (s. Kap. 1 S. 32 ff. in diesem Band), deutlich, dass diese Arten der gesundheitlichen Gefährdung nicht die Kernproblematik des Lehrerberufes betreffen. Zum einen wird folgerichtig hierzu – nicht nur auf Lehrpersonen bezogen – die arbeitsmedizinische Praxis zunehmend auf psychosoziale Belastungsfaktoren ausgerichtet (Weber und Kraus 2000). Ungeachtet dessen ist die Zahl der Arbeitsmediziner, die für die jeweiligen Schulen zur Verfügung stehend und speziell für den Problembereich psychosomatischer Belastungen qualifiziert sind, jedoch noch so gering, dass hiervon nachhaltige Effekte auf die psychische Situation der Lehrer kaum zu erwarten sind. Zum anderen sind die der Arbeitsmedizin bislang konzedierten Einsatzzeiten derartig kurz, dass eine sachkompetente, flächendeckende betriebsärztliche Betreuung kaum zu erbringen ist.

● **Amtsärzten** begegnen Lehrpersonen zum ersten Mal im Rahmen der Einstellungsuntersuchung. Neben dem Ausschluss ansteckender Erkrankungen geht es dabei um die Feststellung der medizinischen Eignung der Kandidaten für den Lehrerberuf. Die der amtsärztlichen Entscheidung zugrunde liegenden Kriterien – etwa Ausschluss starken Übergewichtes – zielen bislang in erster Linie auf Aspekte der allgemeinen körperlichen und psychischen Gesundheit ab. Weniger als ein Prozent der Kandidaten wird abgelehnt (Lederer et al. 1997). Kriterien, anhand derer die Eignung der Betreffenden unter Berücksichtigung der spezifischen beruflichen Belastungen prognostisch beurteilt werden könnte, gibt es bislang nicht. Die Diskussion um Kriterien dieser Art beinhaltet neben den damit verbundenen inhaltlichen Fragen, die letztlich nur durch breit angelegte Verlaufsuntersuchungen fundiert zu beantworten wären, auch erheblichen politischen Sprengstoff. Einerseits sind kritische Punkte etwa auf Persönlichkeitsebene nur schwer trennscharf operationalisierbar, andererseits wird im individuellen Fall der prognostische Wert von Einzelaspekten stets relativ bleiben müssen. Von Untersuchungen im Kontext beihilfefähiger Heilkuren oder Sanatoriumsaufenthalte abgesehen findet sich die Lehrperson dann erst Jahre später, wenn es um die Feststellung der (vorzeitigen) Dienstunfähigkeit geht, im Untersuchungszimmer eines Amtsarztes wieder. In der Mehrzahl der Fälle stehen dann Symptome aus dem psychosomatischen Fachgebiet, wie Erschöpfung, Depression oder Schmerzen, im Vordergrund (Weber 1998; Lederer et al. 2001; Weber et al. 2002). Der Amtsarzt hat in dieser Situation die schwere Aufgabe, unter anderem den Schweregrad der Einschränkungen, die Zumutbarkeit der Dienstbelastungen unter den gegebenen schulischen Umständen sowie die Notwendigkeit und Zumutbarkeit von Behandlungsmaßnahmen zu beurteilen (s. Allgemeine Anweisung 1997). Die grundsätzliche Problematik der gutachterlichen Beurteilung psychosomatischer Störungsbilder, bei denen es ja definitionsgemäß – abgesehen von testpsychologischen Verfahren – keine objektiv messbaren Parameter (Laborwerte, Röntgenbilder etc.) gibt, lässt zwangsläufig in erheblichem Maße die Erfahrung und die subjektiven Maßstäbe des einzelnen Beurteilers zum Tragen kommen (Plassmann und Schepank 1998; Schneider et al. 2000; Verband Deutscher Rentenversicherungsträger 2001; Hausotter 2002). Eine möglichst stringente Strukturierung des Vorgehens und operationalisierte Kriterien sind anzustreben, bislang aber

oft nur ansatzweise realisiert. Vergleichende Untersuchungen, unter Anwendung standardisierter Dokumentationen, zur Reliabilität der Begutachtungspraxis unterschiedlicher Stellen wären wichtig, um den hier realiter vorauszusetzenden Spielraum aufzuzeigen. Zur Vereinheitlichung der Begutachtungspraxis wurden in den vergangenen Jahren bereits erhebliche Änderungen vorgenommen. In Bayern wurde die Dienstunfähigkeitsbegutachtung im Jahre 1996 zentralisiert und sieben medizinischen Untersuchungsstellen (MUS) übertragen, die bei den Bezirksregierungen angesiedelt sind.

- **Epidemiologische Untersuchungen** zur Frage, ob Lehrpersonen kränker sind, ob sie an anderen Krankheiten leiden und/oder längere Arbeitsunfähigkeitszeiten haben als Mitglieder anderer Berufsgruppen, gibt es bislang erst in Ansätzen. Untersuchungen an größeren Gruppen von Lehrern verschiedener Schultypen erbrachten zwar mehrfach auffallende Häufungen etwa von Bluthochdruck (etwa Tiesler et al. 2002a), orthopädischen, vor allem aber psychischen und psychosomatischen Beschwerden (u. a. Müller-Limmroth 1980; Scheuch et al. 1995; Rudow 1999; Tiesler 2002). Die Bewertung solcher Zahlen bleibt schwierig, hängt sie doch im Wesentlichen von der Frage ab, mit welchen Berufsgruppen Lehrer sinnvollerweise zu vergleichen wären (vgl. Havers 1986; Fleischer et al. 1999; Akermann 2002; zu interpretatorischen Grenzen von Routinedaten der Krankenkassen s. Meierjürgen u. Paulus 2002).
- Zusammenhänge zwischen beruflichen Belastungen und der Symptomatik bei Lehrkräften können mit **physiologischen und endokrinologischen Methoden** im Sinne experimenteller berufsbezogener Grundlagenforschung aufgezeigt werden (etwa Nyklicek et al. 1997; zusammenfassend Kap. 5 S. 82 ff. in diesem Band).
- Bei den dezidiert **auf den Beruf fokussierenden psychologischen Modellen,** die

zumeist im arbeits- und organisationspsychologischen Kontext evaluiert sind, lassen sich solche mit eher auf das Individuum und solche mit eher auf das System gerichteter Perspektive unterscheiden. Zu Ersteren gehören etwa Burnout, innere Kündigung, Mobbing, zu Letzteren das Enviroment-fit-Modell oder auch das der beruflichen Gratifikationskrise (Theorell u. Karasek 1996; Siegrist 1997; zusammenfassend: Peter 2002). Die beiden letztgenannten Modelle wurden bislang jedoch noch nicht auf Lehrer übertragen und evaluiert (vgl. Schaarschmidt u. Fischer 2001).

- Wenn sich psychosomatisch erkrankte Lehrkräfte in **ambulante oder auch stationäre Behandlung** begeben, ist – zumindest aus Sicht der Betroffenen selbst (etwa Hillert et al. 1999a sowie Kap. 17 S. 248 ff. in diesem Band) – in vielen Fällen die berufliche Situation Teil der Problematik. Der jeweils behandelnde Arzt oder Therapeut kommt nicht umhin, Stellung hierzu zu beziehen. Zwischen den Extremen des Ignorierens berufsbezogener Aspekte und der automatischen Krankschreibung, weil Schule als unzumutbarer Stress angesehen wird, ergibt sich ein weites Spektrum möglicher Vorgehensweisen. Dieses Spektrum aufzuzeigen ist ein zentrales Anliegen des vorliegenden Buches.

Die obige Auflistung erhebt keinen Anspruch auf Vollständigkeit. Auch die Häufigkeit, Intensität und Qualität der jeweiligen Arzt- bzw. Therapeut-Lehrer-Kontakte bleibt offen. Dennoch wird ein zentrales Problem deutlich: Zwischen den verschiedenen Arbeitsbereichen, die jeweils ihren eigenen Traditionen und teils institutionalisierten Organisationsformen verpflichtet sind, findet bislang kaum Kommunikation statt. Zudem kann in vielen Bereichen – gerade denen, die für das Schicksal des einzelnen Lehrers entscheidende Bedeutung haben – kaum von einer wissenschaftlich gesicherten Datenlage die Rede sein. Foren, in denen sich die mit dem Lehrer-

beruf aus unterschiedlichen Perspektiven beschäftigten Ärzte und Therapeuten austauschen könnten, fehlen. Gemeinsame Kriterien und Begriffe existieren bestenfalls in Ansätzen. Selbst im Zeitalter einer High-Tech-Medizin, die Störungen von Überträgerstoffen im Gehirn aufzeigen kann, sind etwa Daten über die Wirksamkeit der oft praktizierten stufenweisen Wiedereingliederung nach längerer Erkrankung oder auch operationalisierte Kriterien für die Dienstunfähigkeit von Lehrkräften nicht in Sicht.

Diagnostische Standards und Belastungen im Lehrerberuf

Vor dem Hintergrund historisch-ideologischer Aspekte, die die Zurückhaltung von Psychiatrie und Psychotherapie gegenüber den beruflichen Belastungen ihrer Klienten begünstigt haben, kommt den aktuellen psychiatrischen Diagnosesystemen besondere Bedeutung zu. Psychiatrische Klassifikationssysteme gingen ehemals von hypothetischen Krankheitsmodellen aus, die dann in mehr oder weniger intuitiver Weise mit den beobachteten Symptomen korreliert wurden (zusammenfassend: Wittchen 1994; vgl. Houts 2002). Die bis heute tradierte Diagnose „endogene Depression" kann als klassisches Beispiel hierfür gelten. Über allgemein depressive Aspekte hinausgehende Symptome, wie Häufung von Erkrankungsfällen in der Familie, unvermittelt-plötzliches Einsetzen der Störung, Morgentief und das Empfinden einer Gefühllosigkeit, wurden als charakteristisch beschrieben. Ursächlich wurde eine genetisch angelegte Erkrankung vermutet, die mit „Funktionsstörungen" im Gehirn einhergehe. Im Gegensatz dazu sollte die neurotische Depression stehen, die ohne die markanten Symptome der endogenen Depression verlaufe und die Folge von Fehlentwicklungen insbesondere in der frühen

Kindheit sei. In der Wahrnehmung ebendieser Kategorien geschult, wurden solche Muster im klinischen Alltag von Generationen von Ärzten als selbstverständlich angesehen und entsprechend in ihrer Klientel wiedererkannt. Neuere systematische Untersuchungen zeigten schließlich, dass die Zuordnung eines Einzelfalles – trotz vermeintlicher Klarheit der Kategorien – von verschiedenen, ihre Entscheidung unabhängig treffenden Ärzten durchaus nicht einvernehmlich getroffen wurde. Die Interrater-Reliabilität war niedrig. Offenbar blieben die individuellen Kriterien des jeweiligen Beurteilers entscheidend. Zudem konnten die genannten Kategorien auch in epidemiologischen Studien nicht als solche bestätigt werden. Vielmehr fand sich ein Kontinuum unterschiedlicher Abstufungen der genannten Symptome. Hiervon ausgehend bemühten sich die Autoren des aktuellen von der Weltgesundheitsorganisation herausgegebenen Manuals (ICD-10; Dilling et al. 2000) darum, auf ätiologische Hypothesen nach Möglichkeit zu verzichten und die Diagnosen als deskriptive Kategorien zu formulieren. Dies war und ist unabdingbar, wenn es um die Vereinheitlichung diagnostischer und therapeutischer Standards geht. Die auf diese Weise per Konsensentscheidung gebildeten neuen Diagnosekategorien, etwa Major Depression als schwere und Dysthymie als leichtere, längerfristig verlaufende Form, sind klar operationalisiert, die Zuweisung eines Einzelfalles damit unter hoher Übereinstimmung möglich. Dieser in der Idealform theoriefreie Ansatz hat zudem den Vorteil, offen für das aktuelle, komplexe Verständnis psychischer Störungen als biopsychosoziale Phänomene zu sein. Gleichwohl können diese ICD-10-Diagnosen zu dem Fehlschluss verleiten, dass mit dem Stellen einer Diagnose so etwas wie ein Verständnis der Problematik verbunden sei. Die Feststellung, jemand habe eine Major Depression, sagt nur, dass der Betreffende eben die hierfür von Fachleuten definierten Kriterien erfüllt. Weder ist damit etwas über die Ursache noch etwas Konkretes

über die Einschränkungen gesagt, die sich im praktischen Leben für den Betreffenden ergeben. Letzteres näher zu definieren ist die WHO mit der International Classification of Functioning (ICF) bemüht (World Health Organisation 2001). Dieses System, in dem auf verschiedenen Ebenen mehr als 1000 Kategorien vorgesehen sind, ist in der Rohform unhandlich. Aktuell gab dies Anlass dazu, diagnosebezogene „core sets" zu definieren (Stucki et al. 2002).

Was für epidemiologische und sozialpolitische Fragestellungen sowie klinische Studien unabdingbar ist, muss letztlich für die Betroffenen und deren Therapeuten unbefriedigend bleiben. Das Bedürfnis, eine psychische Beeinträchtigung nicht nur klassifizieren, sondern „verstehen" zu können, auch wenn sich dies gegebenenfalls wissenschaftlich nicht beweisen lässt, hat in der Praxis, gewissermaßen unter der Hand, zu einer Relativierung der ICD-10(bzw. DSM-IV)-Kategorien geführt. So ist „Burnout" im ICD-10 nur als Restkategorie zu finden („Probleme verbunden mit Schwierigkeiten bei der Lebensbewältigung, Z 73.0 Erschöpfungssyndrom [Burnout-Syndrom]"). Gleichwohl wurde der Begriff zum zentralen Paradigma der Lehrerforschung, wohl nicht zuletzt deshalb, weil sich viele Lehrpersonen in den mit diesem Begriff verbundenen Vorstellungen wiederfinden, in denen – wie ehemals bei der endogenen Depression – Hypothesen zur Genese und Symptomatik ineinander fließen (s. Kap. 3 S. 51 ff. in diesem Buch). Ähnliches gilt u. a. für Phänomene wie Mobbing oder auch den auf breiter Front tradierten „Nervenzusammenbruch". Dabei wird deutlich, warum eine nahtlose Übersetzung von Begriffen wie Burnout in Diagnosen wie Major Depression unmöglich ist. Bislang werden Lehrer hinsichtlich Burnout erforscht, Depressions-Scores – also die erreichten Punktzahlen von Fragebögen – mit verschiedenen Parametern korreliert, Major-Depressionen mit Psychopharmaka behandelt, Lehrer nach ICD-10 und in naher Zukunft auch nach ICF begutachtet. Missverständnisse und unsystematische Kontaminationen der verschiedenen Konzepte erscheinen unausweichlich, auch wenn alles jeweils im eigenen Bezugssystem richtig und gut begründet ist. Dass diese Situation, in der konzeptuell getrennte Welten aufeinander stoßen, problematisch ist, spiegelt sich nicht zuletzt angesichts manifest erkrankter Lehrpersonen, etwa wenn es um die Frage geht, ob eine überlastungs(mit)bedingte depressive Symptomatik als akute Erkrankung oder als Rehabilitationsfall einzustufen ist (s. Kap. 17 S. 253 ff. in diesem Band).

Wer interessiert sich für psychosomatisch erkrankte Lehrer?

Forschung kann nicht neutral sein. Sie setzt Interesse und Bewertungen voraus und ist an Methoden und Forschungsmittel – Zeit und Geld – gebunden. Forschung kommt zumeist dann in Gang, wenn etwas zum Problem wird. Lehrer im Allgemeinen und psychosomatisch erkrankte Lehrpersonen im Speziellen wurden aktuell für unterschiedliche Interessengruppen zum Forschungsthema. Das politische Interesse an der Problematik, zu Zeiten wohl gefüllter Staatskassen nur eher lau zu spüren und auch durch intermittierend auftretende Probleme wie den Lehrermangel nur kurzfristig entflammbar, musste in der aktuellen wirtschaftlichen und schulpolitischen Situation früher oder später ansteigen. Die aktuelle Konstellation gleicht einer Zwickmühle, seitdem Frühpensionierung zum Regelfall und damit zur milliardenschweren Kostenfrage wurde, während gleichzeitig Lehrermangel herrscht und die Konturen des Lehrerbildes unscharf geworden sind. Es besteht unmittelbarer politischer Handlungsbedarf, wobei die Richtung üblicherweise durch die Finanzen bestimmt

wird. Aus Sicht der Ministerien muss es die zentrale Aufgabe der Forschung sein zu beantworten, wie das sozialpolitisch Notwendige erreicht werden kann. Diesen Weg gilt es durch möglichst schnell verfügbare wissenschaftliche Daten vorab plausibel zu machen. Es ist zu vermuten, dass sich angesichts steigender Ausgaben für medizinisch-therapeutische Behandlungen und damit in Zusammenhang stehende Aufwendungen auch die Versicherungsmedizin näher mit dem Bereich beschäftigen wird. In der Forschungsarbeit der Schulpsychologen, deren Personalausstattung wiederum in erheblichem Maße von der politischen Konstellation abhängt, geht es demgegenüber eher um die im Beruf tätigen Lehrpersonen und die Frage der Determinanten günstigerer oder weniger günstiger Belastungsbewältigung, der Prädiktoren von Ausfallzeiten und der Burnout-Prävention. Lehrerverbände sind wiederum am Wohl und der Zufriedenheit der in ihnen organisierten Lehrer interessiert, was in Forderungen nach Entlastung, vor allem nach geringeren Klassengrößen und reduziertem Stundendeputat, seinen Ausdruck findet. Und selbstverständlich handeln auch Mediziner und Therapeuten aus Eigeninteresse. Dieses reicht von wissenschaftlicher Neugier an den im Lehrerberuf anzutreffenden Belastungen und deren Bewältigung, etwa auf welche Weise Schulstress zu Erkrankungen führt, bis zu den vitalen Interessen der Praxen und Kliniken. Forschungsstrategien und Ergebnisse, die allen Interessen gleichermaßen gerecht werden, sind nicht zu erwarten. Alle genannten Perspektiven und Interessen sind dabei per se weder gut noch schlecht. Angesichts der Tatsache, dass die Problematik der psychosomatisch erkrankten Lehrkräfte nicht zuletzt durch die aktuelle politische Konstellation ins Bewusstsein der Öffentlichkeit getragen wurde, ist eine Klarstellung und Reflexion der jeweiligen Interessenlagen jedoch in besonderem Maße angebracht.

Grundlegende konzeptionelle Schwierigkeiten bei der Beschäftigung mit psychosomatisch erkrankten Lehrpersonen

Zunächst einmal sind psychosomatische Erkrankungen von Lehrpersonen ein praktisches Problem, für die Lehrer selbst, ihre Schüler, Ärzte und Therapeuten und letztlich die Gesellschaft. Im Kontext einer wissenschaftlichen und therapeutischen Annäherung an das Phänomen werden zwangsläufig unterschiedliche, jeweils in anderen Zusammenhängen entwickelte Konzepte und Begriffe angewendet, die wiederum der Lehrer-Problematik nur bedingt gerecht werden können. Exemplarisch wurden aktuelle psychiatrische Diagnosekategorien skizziert. Aber auch problemspezifischere Annäherungen, etwa in Form des Burnout-Begriffes, der ursprünglich auf die Belastungen von Personen in Sozialberufen hin konzipiert war, bleiben schwierig. Der hierdurch mögliche Erkenntniszugewinn wird durch mangelnde Vergleichbarkeit mit anderen Berufsgruppen limitiert. Entsprechend ist ein Balanceakt unvermeidlich, im Sinne der Anwendung naturwissenschaftlicher Standards bei gleichzeitigem Versuch, der Eigendynamik des Themas gerecht zu werden. Konkret geht es um folgende Punkte:

Lehrer versus Bevölkerung: Selektionsaspekte

Lehrpersonen sind keine nach Zufallsprinzip aus der Allgemeinbevölkerung ausgewählte Gruppe und damit nicht für diese repräsentativ. Jede Bewertung von Befunden, die an Lehrpersonen erhoben wurden, setzt konkretes Wissen darüber voraus, worin sich diese Gruppe von der übrigen Bevölkerung unterscheidet. Dieses beginnt mit der Frage, wer Lehrerin oder Lehrer wird, einschließlich der geschlechtsspezifischen Aspekte (Hillert et al. 2001a). Natürlich sind es – von wenigen Ausnahmen abgesehen – Abiturienten, die sich aus verschiedenen Gründen für diesen Beruf entscheiden. Worin unterscheiden sich Lehramtsstudenten von Studenten der Medizin, Psychologie, Rechtswissenschaft, Politologie oder Archäologie? Sind sie eher sozial, eher leistungs- und/oder karriereorientiert? Welche persönlichen Voraussetzungen und Erwartungen bringen sie mit? Hypothesen hierzu liegen teils auf der Hand. Auf Daten gestützte Antworten auf diese Fragen sind jedoch bislang selten (Havers 1986; vgl. Mayr 1994). Solange es um Studenten geht, sind Gruppenvergleiche angesichts ähnlicher Rahmenbedingungen noch recht einfach möglich. Handelt es sich hingegen um etablierte Berufsgruppen, ergibt sich das Problem, überhaupt solche zu finden, die sich sinnvoll mit Lehrpersonen vergleichen ließen. Wenn akademische Ausbildung, hoher Frauenanteil, eher geringe körperliche und hohe psychomentale Belastung, Gruppengröße sowie Status als Beamter bzw. Staatsangestellter als Kriterien formuliert werden, dann bleibt streng genommen gar keine vergleichbare Berufsgruppe mehr übrig. Allenfalls wäre an Richter zu denken, wozu sich jedoch unschwer Gegenargumente finden ließen (andere Anforderungen im Studium, zahlreiche berufliche Alternativen etc.). Polizisten wiederum sind nur teilweise Akademiker und überwiegend männlich. Jeder Vergleich wird hinken.

Ein weiterer wichtiger Aspekt wird angesichts nationaler Besonderheiten besonders deutlich. Inwieweit hat der Beamtenstatus oder die ähnlich weit gehende Absicherung von Staatsangestellten im Sinne eines „goldenen Käfigs" Einfluss auf Genese und Verlauf psychosomatischer Störungen? Gegenüberstellungen der Lehrer unterschiedlicher Staaten sind bislang zumeist nur in deskriptiven Annäherungen, kaum in parallelisierten systematischen Erhebungen versucht worden. In den USA beispielsweise ist die Lehrerbelastung vermutlich ebenso relevant wie in Deutschland. Lehrpersonen, die sich im Beruf überlastet und unzufrieden fühlen, sind in den USA allerdings gezwungen, sich selbst um ihren weiteren beruflichen Weg – zumeist einen Berufswechsel – zu kümmern, weshalb Frühpensionierungen dort „kein Thema" sind.

Spezifische schulische Belastungen

Die Situationen, denen Lehrpersonen in der Schule ausgesetzt sind, können deskriptiv erfasst und vermessen werden, Belastungserleben kann systematisch erhoben und mit medizinischen Parametern, etwa Stresshormonspiegeln, korreliert werden. Dabei kann man Schule gewissermaßen als naturalistisches, gesellschaftlich determiniertes Stressexperiment betrachten. Methoden hierzu werden in mehreren Beiträgen dieses Buches referiert.

Interaktion aus Selektion und Belastung

Die besondere Problematik der Lehrererkrankungen ergibt sich jedoch aus der Interaktion des Selektions- und des Belastungsaspektes. Diese zu trennen ist zumindest im Kontext des Schulalltages, zumal bei der Betrachtung einzelner Lehrpersonen, de facto unmöglich. Die hierbei relevanten Bedingungsfaktoren zu definieren und ihren Stellenwert annäherungsweise zu evaluieren ist eine spannende, wissenschaftlich gesehen auch über das konkrete Thema hinaus relevante Herausforderung. Wie lassen sich theoretische Konzepte einschließlich psychotherapeutischer Modelle – von der Reaktualisierung frühkindlicher Konflikte im Schulkontext bis zu lerngeschichtlich angelegten Verhaltensdefiziten – in ein real existierendes Lebensumfeld mitsamt seinen politischen Bewertungen übertragen und vor diesem Hintergrund tragfähige und vor allem praktikable Lösungsstrategien ableiten?

Interdisziplinäre Erforschung und Lösung der Probleme psychosomatisch belasteter Lehrpersonen: Traum und Wirklichkeit

Dieses einführende Kapitel sollte vor allem darlegen, warum die so offensichtlich notwendige Forschung zu psychosomatischen Erkrankungen von Lehrern bislang praktisch nicht funktionieren konnte. Zu unterschiedlich waren die Interessen und damit die methodischen, perspektivischen und ideologischen Grundvoraussetzungen der verschiedenen Untersucher, die sich mit jeweils unterschiedlichen Aspekten des Problems befassten. Annäherungen blieben sporadisch (vgl. Müller-Limmroth 1980) und verebbten nach Ausschöpfung des politischen Potenzials. Bestenfalls – wie in interdisziplinären Anliegen anderswo nicht selten – standen die unterschiedlichen Perspektiven assoziativ nebeneinander. Die aktuelle, in vielen Hinsichten schwierige, in jedem Fall verbesserungsbedürftige Situation der psychosomatisch erkrankten Lehrpersonen birgt nicht zuletzt durch die darin enthaltene politische Sprengkraft erhebliches dynamisches Potenzial. Dieses ließe sich vielleicht konstruktiv nutzen, um aus dem Nebeneinander und der teils „babylonischen Sprachverwirrung" der beteiligten Standpunkte (respektive Disziplinen) heraus zu einer Annäherung und tatsächlichen Integration zu kommen. Letzteres erfordert zwangsläufig ein zumindest partielles Hinterfragen eigener Wahrheiten, verspricht aber dafür neue, weiterführende Perspektiven für alle Beteiligten, insbesondere für die psychosomatisch belasteten und erkrankten Lehrerinnen und Lehrer.

Teil I

Lehrerbelastung: Fakten und Konzepte

1

Krankheitsbedingte Frühpensionierungen von Lehrkräften

Andreas Weber

Hintergrund und Entwicklung krankheitsbedingter Frühpensionierungen

Dem Thema Schule und der Berufsgruppe der Lehrkräfte kommt nicht erst seit PISA und Erfurt großes öffentliches Interesse zu. Dabei wird in den Medien insbesondere über berufliche Belastungen und gesundheitliche Beeinträchtigungen nicht immer vorurteilsfrei berichtet („Lehrer haben vormittags Recht und nachmittags frei"). Pädagogen wird – im Gegensatz zu vielen anderen Berufsgruppen – sehr gerne a priori Leistungsunwilligkeit unterstellt („faule Säcke"), „Nicht-Können" wird in diskriminierender Weise pauschal mit „Nicht-Wollen" gleichgesetzt. Daneben finden sich neuerdings aber auch zunehmend differenziertere Darstellungen, die die spezifischen Probleme und zahlreichen Anforderungen des Arbeitsplatzes Schule näher beleuchten (Weber et al. 2001; 2002).

Nach Angaben des Statistischen Bundesamtes sind in Deutschland an allgemein bildenden und beruflichen Schulen gegenwärtig etwa 793 000 hauptberufliche Lehrerinnen und Lehrer beschäftigt. In den alten Bundesländern sind Lehrkräfte überwiegend verbeamtet (Anteil über 90 %), in den neuen Bundesländern arbeiten sie dagegen in der Regel im Angestelltenverhältnis (mit Versicherungspflicht in der gesetzlichen Rentenversicherung der Angestellten [BfA]). Unter **arbeitsmedi-**

zinischen Gesichtspunkten ist der Lehrerberuf sehr heterogen und durchaus nicht als „ruhiger Halbtagsjob" zu klassifizieren. Potenzielle Gesundheitsgefährdungen im Betrieb Schule sind vielfältig und real (s. hierzu auch Tab. 1-1). Sie verlangen ein kompetentes (Gesundheits-)Management (Kentner u. Koerber 2002; Weber 2002). Dies umso mehr, wenn man sich die statistischen Daten zur Frühinvalidität – im Sinne einer vorzeitigen Dienstunfähigkeit – von (beamteten) Lehrkräften vor Augen hält: So liegt der Anteil krankheitsbedingter vorzeitiger Pensionierungen an den jährlichen Ruhestandseintritten von Lehrkräften, bezogen auf die gesamte Bundesrepublik Deutschland, seit 10 Jahren

Tab. 1-1 Gesundheitsgefährdungen am Arbeitsplatz Schule.

- psychomentale/psychosoziale Belastungen (z. B. Stress, Mobbing)
- Stimm- und Sprachstörungen
- Lärm (z. B. Turnhallen)
- Infekte (allgemein – speziell: Hepatitis A, Epstein-Barr)
- Fach- spezifische Gefährdungen (z. B. Chemische Gefahrstoffe, Bildschirmarbeit)
- Ergonomische Probleme (z. B. Arbeitsplatzeinrichtung)
- Gebäude:
  - Gestaltung (z. B. Farben, Räumlichkeiten)
  - Altlasten (z. B. Asbest, PCB)

zwischen 50 und 60 %. Ein „Peak" von 64 % im Jahr 2000 und der rückläufige Wert (4 %) aus dem Jahr 2001 erklären sich durch eine ab 2001 in Kraft getretene Versorgungsreform mit Pensionsabschlägen (Statistisches Bundesamt 2003). Konkret bedeuten diese Daten, dass in Deutschland jährlich zwischen 5 000 und 9 000 verbeamtete Lehrkräfte *aus gesundheitlichen Gründen vorzeitig* – durchschnittlich 10 Jahre vor Erreichen des 65. Lebensjahres – ihren Beruf aufgeben (müssen). Gleichzeitig arbeiten seit Jahren nur noch ca. 6 % aller verbeamteten Lehrkräfte bis zur Regelaltersgrenze von 65 Jahren (die leichte „Steigerung" auf 9 % im Jahr 2001 lässt sich wohl auf die o.g. Versorgungsreform zurückführen). Hierbei handelt es sich zumeist um Funktionsträger, die nicht mehr den vollen Unterricht absolvieren. Einen Überblick über den zeitlichen Verlauf von vorzeitiger Dienst-

unfähigkeit und Erreichen der Regelaltersgrenze seit 1993 gibt Abbildung 1-1.

Auf den ersten Blick erscheinen die vorgenannten Zahlen nicht außergewöhnlich, ist doch in Deutschland seit Jahrzehnten quer durch alle Berufsgruppen ein Trend in die Frührente zu verzeichnen. Bis in die 1990er-Jahre war dieser als „Ventil" für einen immer engeren Arbeitsmarkt politisch durchaus gewollt. Dennoch bleibt zu konstatieren, dass der Anteil eines krankheitsbedingten vorzeitigen Berufsausstieges bei Lehrkräften im Vergleich mit anderen Beamten und akademischen Berufen ungleich höher ist. So erreichen nur ca. 15 % der sonstigen Beamten (Nicht-Lehrer) und ca. 20 % aller in der gesetzlichen Rentenversicherung (GRV) versicherten Erwerbspersonen derzeit noch die Altersgrenze von 65 Jahren. Die allgemeine Erwerbsquote der 55- bis 64-Jährigen – in dieser

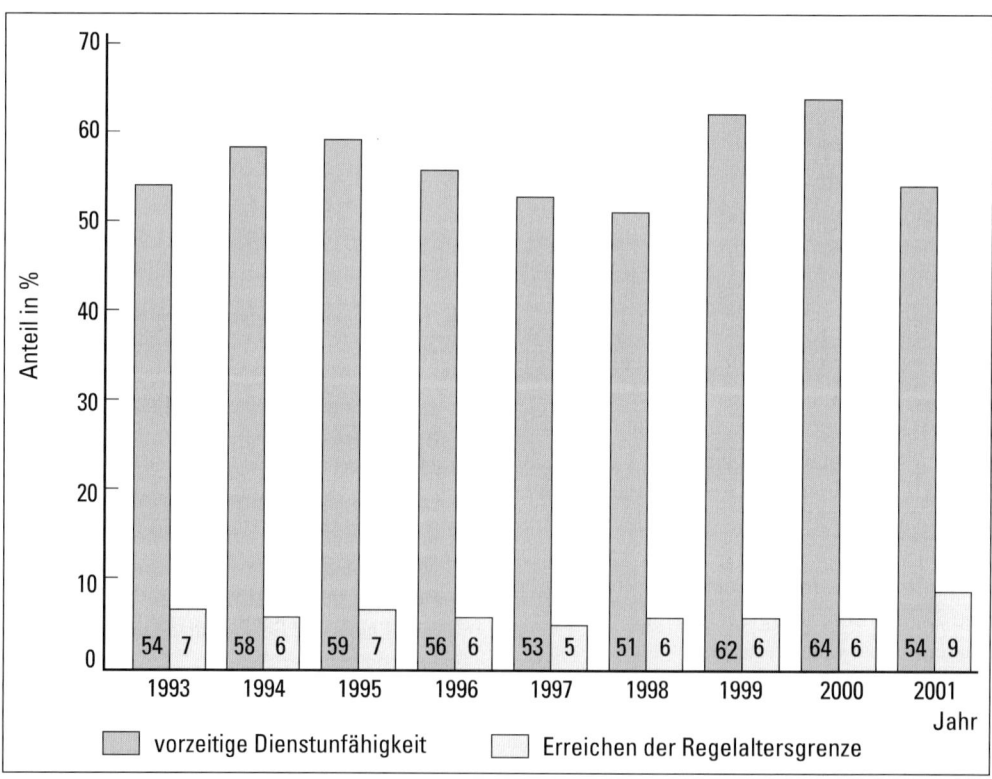

Abb. 1-1 Vorzeitige Dienstunfähigkeit und Erreichen der Regelaltersgrenze bei Lehrkräften in Deutschland.

Altersspanne ist ein Großteil der Lehrkräfte schon frühpensioniert – liegt in Deutschland bei ca. 39 % (Schweiz bei 72 %, Norwegen bei 67 %) (Ueberschär u. Heipertz 2002). Vergleiche von Beamten und verbeamteten Lehrkräften mit sonstigen Erwerbstätigen, unabhängig von Variablen wie Bildung, Schichtzugehörigkeit, Arbeitsbelastungen etc., werden allerdings schon aufgrund unterschiedlicher normativer Rahmenbedingungen immer hinken.

Die aufgezeigte Entwicklung des Frühpensionierungsgeschehens zieht **ökonomische Folgen** in Milliardenhöhe für die Volkswirtschaft nach sich. So beliefen sich nach dem aktuellen Versorgungsbericht des Bundesinnenministers die Versorgungsausgaben im Jahr 2000 auf ca. 22 Mrd. Euro. Die durchschnittliche Pension eines Beamten beträgt dabei in Abhängigkeit von Laufbahnart und Dienstjahren etwa 2000 Euro (Bundesministerium des Innern 2001). Bei begrenzten finanziellen Ressourcen favorisiert die Politik (u. a. die Rürup-Kommission) derzeit eine „formale Verlängerung" der Lebensarbeitszeit („Rente erst mit 68 oder 70"), was im Gegensatz zur Lebensplanung vieler Wähler steht. Traut man neueren Meinungsumfragen, ist der Wunsch der Bundesbürger, spätestens mit 60 Jahren in Rente zu gehen, offensichtlich auch in Krisenzeiten ungebrochen (repräsentative Umfrage für das Magazin Focus im April 2002). Aus sozialmedizinischer Sicht bliebe der Politik eher anzuraten, verstärkt in die Prävention von Dienstunfähigkeit bzw. in die Reintegration leistungsgeminderter Lehrkräfte zu investieren, um wenigstens bis zum 60. Lebensjahr einen tatsächlichen Verbleib im Berufsleben zu ermöglichen. Lebens- und berufserfahrene Pädagogen sollten in Zeiten eines aufkommenden Lehrermangels eigentlich unersetzlich sein. Neben Gerontologen weisen neuerdings auch Arbeitsmediziner verstärkt auf die positiven Effekte von Arbeit im Sinne einer „Geroprophylaxe" hin. Last but not least sollten gerade Ärzte ebenfalls nicht außer Acht lassen, dass hinter jeder Frühpensionierung ein Einzelschicksal steht. Entgegen häufigen Vorurteilen stellt ein vorzeitiger Ruhestandseintritt keinesfalls für jede Lehrkraft die Lösung aller Probleme dar. Zudem ist die individuelle wirtschaftliche Situation nicht immer sorgenfrei. Vor diesem Hintergrund können Frühpensionierungen sowohl für die Gesellschaft als auch für den Einzelnen immer nur eine „Ultima Ratio" sein.

Mögliche Ursachen krankheitsbedingter Frühpensionierungen

Bei der skizzierten erheblichen gesellschaftlichen, ökonomischen und sozialmedizinischen Bedeutung der Frühpensionierung von Lehrkräften besteht großes Interesse an der Ursachenklärung, um evidenzbasierte Präventions- und Interventionsmaßnahmen entwickeln zu können. Der gegenwärtige wissenschaftliche Kenntnisstand zur Ätiopathogenese fokussiert im Wesentlichen auf die in Tabelle 1-2 aufgelisteten Faktoren, wobei eine Diskrepanz zwischen gesichertem Wissen und veröffentlichten Meinungen auffällt. In Abhängigkeit von Interessenlagen, Strömungen des Zeitgeistes oder politischen Standorten wird jeweils das eine oder andere Ursachenbündel favorisiert. Weitgehender Konsens besteht unter den mit der Materie befassten Wissenschaftlern (u. a. Soziologen, Psychologen, Sozial- und Arbeitsmedizinern) heute dahingehend, dass Frühpensionierung ein *multidimensionaler Prozess* ist, für den (sozial-)medizinische, gesellschaftliche, normativ-rechtliche und individuelle Rahmenbedingungen von Relevanz sind (Weber 1998). Dabei geht in der überwiegenden Mehrheit der endgültigen Ruhestandsversetzung eine längere **„Rentenkarriere"** mit diversen Auffälligkeiten bzw. Brüchen in der Gesundheits- (z. B. häufig wiederkehrende oder länger dauernde krankheitsbedingte Ausfallzeiten, erfolglose

Tab. 1-2 Postulierte Ursachen krankheitsbedingter Frühpensionierungen von Lehrkräften.

A. Berufliche – gesellschaftliche Faktoren

- zunehmende berufliche Belastungen/schlechte Rahmenbedingungen (Klassengröße, Stundenzahl, Schülerverhalten – „Schule macht krank")
- Image des Lehrerberufs (mangelnde Anerkennung, fehlender Leistungsanreiz)
- Schulklima (Personalführung, Schulleitungen, fehlender Teamgeist)
- gesellschaftlicher Wandel (mangelhafte Elternverantwortung, Wertekrise)
- Doppelbelastungen (insbesondere für Lehrerinnen)
- rechtliche Rahmenbedingungen (Regelaltersgrenzen, Versorgungsreformen, Dienstrecht)

B. Sozial- und arbeitsmedizinische Faktoren

- zunehmende „berufstypische" arbeitsbedingte Erkrankungen (u. a. stressassoziierte Leiden: Burnout, depressive Syndrome)
- fehlende/falsche Prävention („Versorgung statt Vorbeugung")
- unausgeschöpftes Rehabilitationspotenzial („Versorgung statt Reintegration")
- Versorgung/Begutachtung (Qualitätsaspekte – „Alibidiagnose Psyche", „Medikalisierung" von Personalproblemen)

C. Persönliche Faktoren

- geringere individuelle Belastbarkeit (defizitäre Bewältigungsstrategien)
- persönliche Lebenssituation („Ausweg Frühpensionierung")

Behandlungen und/oder Rehabilitationsmaßnahmen) und Arbeitsbiografie (z. B. Probleme mit Kollegen oder Vorgesetzten, Arbeitsplatz- oder Aufgabenwechsel) voraus. Aus sozialmedizinischer Sicht ist es daher von Bedeutung, beruflich relevante gesundheitliche Leistungseinschränkungen zeitgerecht zu erkennen und einem adäquaten „Disability-

Management" zuzuführen. Den behandelnden Haus- und Fachärzten kommt hierbei eine Schlüsselrolle zu. Nicht selten sind sie die „Weichensteller" in Hinblick auf die erfolgreiche Bewältigung einer Krankheit, das weitere Berufsleben und die soziale Lage. Behandelnde Ärzte sollten sich bewusst sein, dass eine ausschließliche Langzeitkrankschreibung ohne gleichzeitige Angebote von Unterstützung und Therapie zu ungünstigen psychosozialen Entwicklungen beitragen kann (z. B. Entwöhnung vom Arbeitsprozess, soziale Isolation, Verlust der Tagesstrukturierung) und sich damit auch hinsichtlich der beruflichen Perspektive kontraproduktiv auswirkt. Erfahrungsgemäß wird eine erfolgreiche Reintegration in das Arbeitsleben mit zunehmender Dauer einer Arbeitsunfähigkeit immer unwahrscheinlicher (Weber 2003).

Juristische und sozialmedizinische Erläuterungen zum Verständnis von Frühpensionierungen

Frühinvalidität – Begriffsklärung

Nach allgemeiner sozialmedizinischer Definition versteht man unter „Frühinvalidität" (wobei „Frühinvalidisierung" das Prozesshafte besser zum Ausdruck bringt) das krankheitsbedingte Ausscheiden aus dem Erwerbsleben *vor* dem Erreichen gesetzlich festgelegter Altersgrenzen. Bei dem Begriff handelt es sich also nicht um einen spezifischen rechtlichen Terminus technicus. Scheidet ein Beamter vor dem Erreichen der Regelaltersgrenze für seine Berufsgruppe aus, spricht man von „Frühpensionierung", wobei dieser Begriff a priori noch keine krankheitsbedingte Ursache des vorzeitigen Berufsausstiegs impliziert. Frühinvalidität zählt neben Krankheit, Alter und Tod zu den so genannten elementaren Lebensrisiken. Das Risiko für Frühinvalidität wird dabei für den überwiegenden Teil der erwerbstätigen Arbeiter und Angestellten durch die gesetzliche Rentenversicherung (GRV) getragen, Beamte werden von Staats wegen alimentiert (Beamtenversorgung). Daneben existieren heute zahlreiche Möglichkeiten einer privatwirtschaftlichen Absicherung. In der GRV gibt es den Invaliditätsbegriff bereits seit 1957 nicht mehr. Der Tatbestand einer „vorzeitigen krankheitsbedingten Erwerbsminderung" wurde bis zur Rentenreform im Jahr 2001 durch die Begriffe „Berufsunfähigkeit" bzw. „Erwerbsunfähigkeit" erfasst, seit dem 01.01.2001 wird nunmehr zwischen *teilweiser* und *voller Erwerbsminderung* unterschieden, wobei die täglich zumutbare Arbeitszeit den wesentlichen Bezugspunkt darstellt (Weber 2003).

Unabhängig vom System der sozialen Sicherung (dies gilt für die GRV genauso wie für die Beamtenversorgung oder Privatversicherungen) ist ein krankheitsbedingtes vorzeitiges Ausscheiden aus dem Berufsleben immer an das Vorliegen definierter rechtlicher und sozialmedizinischer Voraussetzungen gebunden. Insofern ist in jedem Einzelfall eine differenzierte Prüfung nach festgelegten Kriterien notwendig. Neben dem krankheitsbedingten vorzeitigen Ausscheiden aus dem Erwerbsleben lassen sich unter generellen Aspekten weitere Formen des Ruhestandseintritts abgrenzen. Nach wie vor am häufigsten sind dabei „starre" Modelle (Regelaltersgrenze oder vorgezogener Antragsruhestand). Sie haben den Vorteil von (relativer) Planungssicherheit auf Kosten der Individualität und Flexibilität („alles oder nichts"). Eine *belastungsorientierte Altersgrenze* gibt es u. a. für Polizei oder Feuerwehr (60 Jahre). Seit einigen Jahren verstärkt diskutiert und politisch propagiert, aber noch zögerlich umgesetzt werden „flexible" Modelle des Ruhestandseintritts wie Altersteilzeit oder (Lebens-)Arbeitszeitkonten. Die Diskussion um die bestmögliche Art des Berufsausstiegs von leistungsgeminderten Lehrkräften bezieht die

vorgenannten Alternativen ein und ist keineswegs abgeschlossen.

Gesetzliche Ruhestandsregelungen für Lehrkräfte

Da Lehrkräfte in den alten Bundesländern in der überwiegenden Mehrheit als Landesbeamte tätig sind, fokussieren die folgenden Ausführungen auf die derzeit maßgeblichen beamtenrechtlichen Rahmenbedingungen, wie Beamtenrechtsrahmengesetz (BRRG), Bundesbeamtengesetz (BBG) bzw. Landesbeamtengesetze (in Bayern BayBG). Bei der Ruhestandsversetzung von beamteten Lehrkräften kann grundsätzlich zwischen Möglichkeiten ohne bzw. mit der Erfüllung bestimmter sozialmedizinischer Voraussetzungen unterschieden werden.

Ohne das Vorliegen sozialmedizinischer Voraussetzungen ist ein Ruhestandseintritt möglich:
- bei Erreichen der Regelaltersgrenze für Lehrkräfte (65. Lebensjahr), was in der Praxis wie eingangs erwähnt die große Ausnahme, aber keineswegs die Regel ist,
- vorzeitig auf Antrag nach Vollendung des 64. Lebensjahres, wobei bis zum Erreichen der Regelaltersgrenze ein Versorgungsabschlag zu entrichten ist. Dieser Weg ist in der Praxis der zweithäufigste nach der vorzeitigen Dienstunfähigkeit.

Mit der Erfüllung bestimmter sozialmedizinischer Voraussetzungen ist ein Ruhestandseintritt möglich:
- vorzeitig auf Antrag für Schwerbehinderte ab dem 60. Lebensjahr; dies verlangt die Feststellung des Schwerbehindertenstatus (GdB $\geq$ 50) durch das zuständige Versorgungsamt,
- vorzeitig aufgrund dienstlich relevanter gesundheitlicher Leistungseinschränkungen (Vorliegen von *Dienstunfähigkeit*), was in der Praxis seit Jahren die häufigste Art

des Ruhestandseintrittes von Lehrkräften ist.

Ein weiterer Weg eines flexiblen Berufsausstiegs für Lehrkräfte ist die seit 1999 mögliche Altersteilzeit. Das bedeutet, dass Beschäftigte ab einem bestimmten Lebensalter die Arbeitszeit bis zum Beginn des Ruhestands reduzieren können. Dabei sind zwei Varianten möglich: Im Teilzeitmodell arbeitet der Beamte bis zum Ruhestand die Hälfte der in den letzten fünf Jahren geleisteten Arbeitszeit (50%-Arbeitszeit), im Blockmodell wird in der ersten Hälfte Vollzeit gearbeitet, in der zweiten Hälfte wird der Beamte vollständig vom Dienst freigestellt. Nachdem als Altersvoraussetzung für die Altersteilzeit im Schulbereich zunächst die Vollendung des 56. Lebensjahres galt, wurde die Grenze zum 01.01.2003 auf 60 Jahre heraufgesetzt. Von Betroffenen und Berufsverbänden wird die Altersteilzeit als Instrument zur Reduzierung von Belastungen und krankheitsbedingten Frühpensionierungen positiv bewertet. Auch aus arbeitsmedizinischer Sicht sind derartige Modelle durchaus sinnvoll (Nitschke 2002).

Dienstunfähigkeit – Definition und rechtliche Grundlagen

Hinsichtlich der krankheitsbedingten Frühpensionierungen von Lehrkräften ist der Begriff *Dienstunfähigkeit* von zentraler Bedeutung. Aufgrund des Beamtenrechtsrahmengesetzes erfolgt bei Beamten, Richtern und Soldaten in Bund und Ländern eine einheitliche Anwendung. Im Beamtenrecht wird unter Dienstunfähigkeit die „dauernde Dienstunfähigkeit" (§42 BBG) verstanden, im allgemeinen Sprachgebrauch wird gelegentlich auch noch der Terminus „vorübergehende Dienstunfähigkeit" im Sinne einer krankheitsbedingten Abwesenheit vom Dienst (entsprechend dem Terminus „Arbeitsunfähigkeit" in der gesetzlichen Krankenversicherung) verwendet.

Die Legaldefinition der (dauernden) Dienstunfähigkeit gemäß §42 BBG (entsprechend Art. 56 BayBG) lautet wie folgt:

> „Der Beamte auf Lebenszeit ist in den Ruhestand zu versetzen, wenn er infolge eines körperlichen Gebrechens oder wegen Schwäche seiner körperlichen oder geistigen Kräfte zur Erfüllung seiner Dienstpflichten dauernd unfähig (dienstunfähig) ist [...]."
>
> „Als dienstunfähig kann der Beamte auch dann angesehen werden, wenn er infolge einer Erkrankung innerhalb eines Zeitraumes von 6 Monaten mehr als 3 Monate keinen Dienst geleistet hat und keine Aussicht besteht, dass er innerhalb weiterer 6 Monate wieder voll dienstfähig wird [...]."

Somit ist für das Vorliegen von Dienstunfähigkeit zum einen die **Leistungsunfähigkeit im konkreten Amt**, zum anderen eine **Langzeiterkrankung mit negativer Prognose** maßgeblich (Weber 1998; Lederer 2000). Für die Feststellung von dauernder Dienstunfähigkeit sind nicht nur Merkmale der Person, sondern auch Erfordernisse des Dienstherrn zu berücksichtigen, etwa wenn häufige Fehlzeiten die Aufgabenerledigung der Dienststelle erheblich beeinträchtigen. Damit unterscheidet sich das Beamtenrecht hier wesentlich von den Kriterien der Gesetzlichen Rentenversicherung (GRV) bei der Prüfung einer vorzeitigen Erwerbsminderung. Wesentliche Bedeutung in Dienstunfähigkeitsverfahren kommt der (amts-)ärztlichen Prognose zu, insbesondere dann, wenn lange Fehlzeiten Anlass für eine Begutachtung waren. Durch eine Gesetzesänderung Anfang der 1990er-Jahre wurde erstmalig auch im Beamtenrecht (wie von jeher in der GRV) das Prinzip der *Verweisbarkeit* eingeführt: Demnach können Beamten, um eine Versetzung in den Ruhestand bei krankheitsbedingten Leistungseinschränkungen zu vermeiden, nicht nur gleichwertige, sondern auch geringerwertige Tätigkeiten innerhalb ihrer

Laufbahngruppe übertragen werden, wenn das Restleistungsvermögen für das neue Amt ausreicht. Zur Prüfung einer alternativen Verwendung muss dem amtsärztlichen Gutachter dezidiert vorgegeben werden, welche Einsatzmöglichkeiten für den Beamten überhaupt infrage kommen und welches Anforderungsprofil zu erfüllen ist (Lederer 2000).

Nach der bereits eingangs erwähnten Versorgungsreform wurde mit Beginn des Jahres 2001 bei „dauernder Dienstunfähigkeit" ein *Versorgungsabschlag* von 3,6 % vom Ruhegehalt für jedes Jahr bis zur Vollendung des 63. Lebensjahres eingeführt. Bereits 1999 wurden die beamtenrechtlichen Vorgaben um den Tatbestand der „*begrenzten Dienstfähigkeit*" ergänzt (Teildienstfähigkeit). So soll von der Versetzung in den Ruhestand dann abgesehen werden, wenn der Beamte das 50. Lebensjahr vollendet hat und unter Beibehaltung seines Amtes seine Dienstpflichten noch während mindestens der Hälfte der regelmäßigen Arbeitszeit erfüllen kann. Die Arbeitszeit wird dabei entsprechend der begrenzten Dienstfähigkeit herabgesetzt. Die Dienstbezüge werden im gleichen Verhältnis wie die Arbeitszeit gekürzt, jedoch mindestens in Höhe des Ruhegehalts gewährt, das bei Versetzung in den Ruhestand zustehen würde (Nitschke 2002). Im Zuge der Novellierungen der Beamtengesetze von Bund und Ländern wurde auch die „*Reaktivierung*" dienstunfähiger Beamter neu geregelt. Ein wegen Dienstunfähigkeit in den vorzeitigen Ruhestand versetzter Beamter kann demnach bei Wiedererlangung seiner Dienstfähigkeit erneut in das Beamtenverhältnis berufen werden. Dies entspricht gewissermaßen einer „Rente auf Zeit" (die nach der Rentenreform 2001 in der GRV der Regelfall ist). Eine Reaktivierung ist grundsätzlich auch gegen den Willen des Beamten möglich, wobei die frühere Befristung einer derartigen „Zwangsreintegration" auf die ersten fünf Jahre nach einer Frühpensionierung weggefallen ist. Ebenso hat der Beamte die Möglichkeit, eine Wiederbeschäftigung von sich aus zu beantragen. Sind seit der Ruhestandsversetzung noch keine fünf Jahre vergangen, ist diesem Antrag zu entsprechen, soweit dem nicht dienstliche Gründe entgegenstehen. Darüber hinaus ist bei Beamten, die das 50. Lebensjahr vollendet haben, auch eine Reaktivierung im Rahmen der begrenzten Dienstfähigkeit möglich. Jede Reaktivierung setzt voraus, dass zum einen wieder Leistungsfähigkeit für die dienstlichen Verrichtungen besteht und zum anderen von einer positiven Prognose ausgegangen werden kann, die beinhaltet, dass bis zum Erreichen der Regelaltersgrenze nicht mehr mit dem Eintritt dauernder Dienstunfähigkeit zu rechnen ist (Lederer 2000).

Verfahrensablauf bei der Frühpensionierung wegen Dienstunfähigkeit

Auch die Feststellung von Dienstunfähigkeit ist in den einschlägigen Bundes- und Landesgesetzen geregelt und unterliegt in vollem Umfang der verwaltungsgerichtlichen Nachprüfbarkeit. In den Ruhestand mit Bezügen kann nur ein Beamter auf Lebenszeit versetzt werden. Ein dienstunfähig gewordener Beamter auf Probe oder auf Zeit wird aus dem Beamtenverhältnis entlassen, es sei denn, die Ursache für die Dienstunfähigkeit liegt in einem Dienstunfall. Der Verfahrensweg ist für den Fall, dass der Beamte die Ruhestandsversetzung eigeninitiativ beantragt hat, in §43 BBG (Art. 57 BayBG) festgelegt. So können Lehrkräfte auch selbst einen Antrag auf Feststellung der Dienstunfähigkeit bei der zuständigen Regierung einreichen. Für den Fall, dass Dienstunfähigkeit auf Veranlassung der Behörde (auch gegen den Willen des Beamten als „Zwangspensionierung") festgestellt werden soll, ist § 44 BBG (Art. 58 BayBG) maßgeblich. Nach den vorgenannten Bestimmungen ist der Dienstvorgesetzte verpflichtet, vor einer vorzeitigen Ruhestandsversetzung ein *amtsärztliches Gutachten* über den Gesundheitszustand des Beamten einzuholen. Wesentliche Grundlage der Feststellung von Dienstunfähigkeit ist also das amtsärztliche Gutachten (Weber 1998; Lederer 2000). Dennoch bleibt an dieser Stelle zu betonen, dass die *Entscheidung* über das Vorliegen von Dienstunfähigkeit de jure weder vom Amtsarzt noch vom Dienstvorgesetzten getroffen wird, sondern letztlich von der Behörde, die für die Ernennung des Beamten zuständig ist. Die Durchführung sozialmedizinischer Begutachtungen nach beamtenrechtlichen Vorschriften zählt zu den ältesten Dienstaufgaben von Amtsärzten. Begutachtungen nach dem Beamtenrecht betreffen z.B. die folgenden Fragen: Übernahme in das Beamtenverhältnis auf Lebenszeit, Beihilfe, Dienstunfall und Dienstunfähigkeit. Dabei gilt das Prinzip der örtlichen und sachlichen Zuständigkeit, d.h., für die Begutachtung ist der Amtsarzt zuständig, in dessen Bezirk der erste Wohnsitz des zu begutachtenden Beamten liegt. Damit hält der Amtsarzt das „Begutachtungsmonopol" bei allen Fragestellungen, die die gesundheitliche Eignung von Beamten berühren. Dem amtsärztlichen Dienst obliegen dabei besondere Sorgfaltspflichten. So muss nach höchstrichterlicher Rechtssprechung die amtsärztliche Begutachtung regelmäßig eine eigene Untersuchung beinhalten. Der Amtsarzt hat dann gegebenenfalls weitere Zusatzuntersuchungen vorzuschlagen (Weber 1998). In Bayern erfolgt seit 1996 die Begutachtung zur Frage der vorzeitigen Dienstunfähigkeit bei Landesbeamten, also auch Lehrkräften, zentralisiert in den Medizinischen Untersuchungsstellen (MUS) der Bezirksregierungen. Mit dieser Maßnahme soll durch einheitliche Bewertungsmaßstäbe („Gutachten-Standards") sowie Bündelung von Erfahrungen und fachärztlichen Kompetenzen insbesondere die Qualität amtsärztlicher Gutachten verbessert werden (Lederer 2000).

Für eine qualitativ gute amtsärztliche **Begutachtung in Dienstunfähigkeitsverfah-** ren sind zunächst ausreichende *Vorabinformationen* vonseiten der Verwaltung bzw. des Dienstvorgesetzten notwendig. So ist nicht nur die bisher ausgeübte Funktion des Beamten (der Lehrkraft) mit dem spezifischen Anforderungsprofil darzustellen, es ist auch auf dienstlich relevante Einschränkungen, Verhalten und Fehlzeiten einzugehen. Anzugeben sind ferner bisherige Maßnahmen zur Reintegration sowie in Betracht kommende alternative Verwendungsmöglichkeiten. Darüber hinaus sollten im Gutachtenauftrag differenzierte und konkrete Fragen gestellt werden. Das amtsärztliche Gutachten muss dann dezidiert auf folgende Aspekte eingehen (Weber 1998; Lederer 2000):

- Angabe funktioneller Diagnosen
- Erstellung eines positiven und negativen Leistungsbildes (qualitative und quantitative Beschreibung des Leistungs- bzw. Restleistungsvermögens)
- Stellungnahme zur Dienstfähigkeit (Ist der Beamte noch in der Lage, den Aufgaben seines Amtes nachzukommen?)
- Notwendigkeit therapeutischer oder rehabilitativer Maßnahmen
- Notwendigkeit einer Zusatzbegutachtung
- Prognose im Hinblick auf die Wiederherstellung der Leistungsfähigkeit innerhalb der nächsten 6 Monate
- gesundheitliche Eignung für mögliche andere Dienstposten
- Erforderlichkeit einer Nachuntersuchung

Auch wenn heute nach wie vor nicht davon ausgegangen werden kann, dass bei der Klärung der Frage einer vorzeitigen Dienstunfähigkeit die oben genannten Punkte immer ausreichend berücksichtigt werden, ist dennoch festzustellen, dass qualitätssichernde Maßnahmen auch in der amtsärztlichen Begutachtung an Wertigkeit gewinnen und zunehmend in die Praxis umgesetzt werden.

Differenzierte Analyse krankheitsbedingter Frühpensionierungen

Im Rahmen einer weiter gehenden medizinischen Erforschung des Phänomens Frühinvalidität kommt insbesondere der Sozial- und der Arbeitsmedizin – als den Fachgebieten, die sich definitionsgemäß mit den Wechselwirkungen von Gesellschaft und Arbeitswelt auf Krankheit und Gesundheit beschäftigen – eine wichtige Rolle zu. Neben der Objektivierung und Quantifizierung spezifischer Risiken des Berufsalltags (u. a. psychosoziale bzw. mentale Belastungen) interessieren vor allem auch Art und Ausprägung leistungsmindernder Gesundheitsstörungen (maßgebliche Frühpensionierungsleiden). Hierbei ist es wichtig, sowohl das Morbiditätsspektrum bestimmter Berufsgruppen als auch etwaige Veränderungen im zeitlichen Verlauf zu erfassen. Zudem ist festzustellen, inwieweit therapeutische und/oder rehabilitative Maßnahmen ausgeschöpft wurden. Zentrale Punkte im Zeitalter der evidenzbasierten Medizin sind dabei u. a. Qualität, Effektivität und Effizienz der (fach-)ärztlichen Versorgung. Darüber hinaus sind im Zusammenhang mit einem krankheitsbedingten vorzeitigen Berufsausstieg natürlich auch Aspekte der sozialmedizinischen Leistungsbeurteilung (Qualität der Begutachtung) und des sozialmedizinischen Case- bzw. Disability-Managements von Bedeutung. Last but not least geht es um die Entwicklung und Implementierung evidenzbasierter Präventionsstrategien, bei der den präventiv orientierten Fächern Sozial- und Arbeitsmedizin eine Schrittmacherfunktion zukommen sollte (Weber 1998; Weber u. Lehnert 1999). Vor diesem Hintergrund mag es verwundern, dass die bislang publizierte Literatur zu krankheitsbedingten Frühpensionierungen von Lehrkräften nicht sehr umfangreich ist. Unter praktischen Gesichtspunkten lassen sich statistische (nicht-medizinische) Erhebungen von amtsärztlichen und wissenschaftlichen sozialmedizinischen Untersuchungen abgrenzen.

Statistische und amtsärztliche Untersuchungen

Seit Anfang der 1990er-Jahre beschäftigen sich verschiedene amtliche Institutionen (u. a. Ministerien, Landesrechnungshöfe) verstärkt mit der Frühpensionierung von Beamten und Lehrkräften (vorzugsweise mit dem Ziel, die ökonomische Belastung zu erfassen). Die durch die Verwaltung gewonnenen Daten sind jedoch oft lückenhaft, zudem fehlen in der Regel Angaben zum Morbiditätsspektrum. Eine Ausnahme bildet diesbezüglich die differenziertere Untersuchung des Bayerischen Obersten Rechnungshofes. Danach erfolgte bereits im Jahre 1993 bei 51 % der 311 erfassten dienstunfähigen Lehrkräfte die Frühpensionierung aufgrund einer psychischen oder psychosomatischen Erkrankung (BayORH 1994). Besondere Erwähnung verdient an dieser Stelle auch eine sehr sorgfältige und umfangreiche Arbeit aus dem Deutschen Institut für internationale pädagogische Forschung (Jehle 1997b). Sie lieferte wichtige Erkenntnisse zum Ausmaß krankheitsbedingter Frühpensionierungen von Lehrkräften in den alten Bundesländern. Aufgrund ihrer Konzeption als Analyse routinemäßig erhobener statistischer Verwaltungsdaten (u. a. von Ministerien) fehlen jedoch detailliertere bzw. ärztlich abgesicherte medizinische Informationen.

Medizinische Untersuchungen zur Problematik krankheitsbedingter Dienstunfähigkeit von Lehrkräften lagen bis zum Ende der 1990er-Jahre nur in sehr begrenzter Zahl vor. Dabei handelte es sich im Wesentlichen um vier amtsärztliche Untersuchungen, von denen drei als schriftliche Arbeit im Rahmen der staatlichen Amtsarztprüfung angefertigt und nicht in allgemein zugänglichen medizinischen Fachzeitschriften publiziert wurden. Aufgrund kleiner Fallzahlen (die Kollektive umfassen weniger als 50 Lehrpersonen), kurzer Beobachtungszeiträume sowie teilweise erheblicher methodischer Defizite lassen sich aus diesen „Amtsarzt-Studien" nur begrenzte Rückschlüsse ziehen. Als wesentliches Fazit kann man jedoch konstatieren:

Psychische und psychosomatische Erkrankungen stellten bei Lehrkräften in dem untersuchten Beobachtungszeitraum (Anfang der 1990er-Jahre) die häufigsten Frühpensionierungsleiden dar (Anteil am Morbiditätsspektrum 44–65 %, wobei wegen der kleinen Fallzahlen nicht weiter nach einzelnen Diagnosen differenziert wurde). Das Durchschnittsalter bei Eintritt von Dienstunfähigkeit lag für Lehrer durchweg 10 Jahre, bei Lehrerinnen 12 Jahre unter der Regelaltersgrenze von 65 Jahren (Weidner 1994).

Wissenschaftliche sozialmedizinische Studien

Die ersten größeren wissenschaftlichen sozialmedizinischen Untersuchungen zu krankheitsbedingten Frühpensionierungen von Beamten wurden von einer interdisziplinären Arbeitsgruppe des Erlanger Universitätsinstitutes für Arbeits-, Sozial- und Umweltmedizin und des bayerischen Öffentlichen Gesundheitsdienstes (ÖGD) in den 1990er-Jahren durchgeführt (Arbeitsgruppe Weber/Lederer/Weltle). Dabei stellten Lehrkräfte das größte Teilkollektiv innerhalb der Beamtenschaft dar. In einer ersten retrospektiven Studie erfolgte die Evaluation aller Fälle von krankheitsbedingter Dienstunfähigkeit (DU) bei Beamten und Lehrkräften im Einzugsbereich zweier großer mittelfränkischer Gesundheitsämter (Erlangen und Fürth). Der Beobachtungszeitraum betrug 10 Jahre (1985–1995). Erfasst wurden 232 Lehrkräfte (135 Frauen und 97 Männer). Die wesentlichen Ergebnisse lassen sich wie folgt zusammenfassen:

Das mediane **Lebensalter zum Zeitpunkt der Dienstunfähigkeitsbegutachtung** betrug bei Lehrerinnen 53, bei Lehrern 54 Jahre. Grund- und Hauptschullehrkräfte waren mit 35 % am häufigsten vertreten. Unter den diagnostizierten Erkrankungen dominierten mit 39 % *psychische und psychosomatische Erkrankungen* (Gruppe F-ICD 10), wobei derartige Leiden bereits seit 1985 die größte Diagnosegruppe darstellten. Am häufigsten wurden psychische Störungen in der Altersgruppe der 40- bis 49-Jährigen diagnostiziert. Dabei war der Anteil bei Lehrerinnen höher als bei Lehrern (41 vs. 37 %). Im Hinblick auf etwaige schulartspezifische Besonderheiten konnte infolge geringer Fallzahlen lediglich zwischen Grund-/Hauptschule sowie Realschule und Gymnasium differenziert werden. Hierbei ergaben sich in der Prävalenz psychischer Störungen keine signifikanten Unterschiede unter den vorgenannten Schultypen. Die Diagnosen hinsichtlich der Psyche waren ausreichend valide, d. h. in der Regel durch fachärztliche Zusatzgutachten oder viele einschlägige Vorbefunde abgesichert. Häufigste *somatische Leiden* waren Muskel-/Skelett- (17 %) sowie Herz-Kreislauf-Erkrankungen (14 %). 50 % der untersuchten Lehrkräfte hatten vor der Dienstunfähigkeitsbegutachtung wenigstens eine medizinische Rehabilitationmaßnahme in Form einer Kur oder eines Sanatoriumsaufenthaltes absolviert (dabei kennt das Beamtenrecht streng genommen den Begriff der medizinischen Rehabilitation nicht, hier wird lediglich zwischen Heilkur und Sanatoriumsbehandlung unterschieden).

Die **Dienstunfähigkeitsquote** betrug *83 %,* d. h., dass von 232 Lehrkräften 192 amtsärztlich für dienstunfähig erachtet wurden (das Verfahren erfolgte hierbei noch nach dem alten System mit einer wohnortnahen Begutachtung durch das zuständige Gesundheitsamt). **Häufigste Frühpensionierungsleiden** bei dienstunfähig beurteilten Lehrkräften waren psychische und psychosomatische Erkrankungen mit einem Anteil von 42 %, wobei sich auch hier der vorgenannte Geschlechterunterschied aufzeigen ließ. Bei der retrospektiven Prüfung des erwerbsbezogenen Leistungsvermögens bzw. einer potenziellen Verweisbarkeit auf alternative Tätigkeiten zeigte sich, dass 65 % der dienstunfähig beurteilten Lehrpersonen offenbar derartige gesundheitliche Leistungseinschränkungen aufwiesen, dass ihnen keinerlei Erwerbs- oder Alternativtätigkeiten mehr zugemutet werden konnten (entsprechend dem Tatbestand der Erwerbsunfähigkeit des bis 2001 geltenden Rechts der Gesetzlichen Rentenversicherung) (Weber 1998).

Die aus dieser ersten retrospektiven Untersuchung gewonnenen Erkenntnisse waren Grundlage für die Durchführung einer sozialmedizinischen Feldstudie der Erlanger Arbeitsgruppe. Dabei war es das primäre Ziel, anhand größerer Fallzahlen und repräsentativer Daten differenzierte Erkenntnisse über Frühpensionierungsleiden und mögliche Determinanten zu gewinnen. Im Rahmen einer **prospektiv angelegten Totalerhebung** erfolgte eine Evaluation aller DU-Begutachtungen (n = 11 528) von Beamten (inkl. Lehrkräften), die im Zeitraum von 1996–1999 im Freistaat Bayern durchgeführt wurden. 7 103 Fällen betrafen Lehrkräfte, die somit das größte Teilkollektiv darstellten. Davon waren 57 % Frauen (n = 4 049) und 43 % Männer (n = 3 054). Die Datengrundlage bildete ein standardisierter, anonymisierter Erhebungsbogen, der unmittelbar nach Abschluss der amtsärztlichen Begutachtung vom jeweiligen Gutachter entsprechend datenschutzrechtlichen Bestimmungen ausgefüllt und kodiert wurde. Die wichtigsten Ergebnisse lassen sich wie folgt zusammenfassen:

Das mediane Lebensalter lag für das Lehrkräftekollektiv bei 54 Jahren (Lehrerinnen: 53, Lehrer: 56). Von den Schultypen waren Grundschule (31 %), Hauptschule (20 %) und Gymnasium (11 %) am häufigsten vertreten; die Verteilung der Schularten war repräsentativ für Bayern. Vorangegangene Konflikte am Arbeitsplatz Schule (z. B. mit Schulleitungen oder Kollegien) ließen sich bei der amtsärztli-

chen Untersuchung in 13 % der Fälle eruieren. Unter den anlässlich der Begutachtung diagnostizierten Erkrankungen überwogen *psychische und psychosomatische Leiden* (Gruppe F-ICD 10) mit einem Anteil von 48 %. In der Prävalenz psychischer Störungen ergaben sich zwischen den Schularten keine signifikanten Unterschiede. Unabhängig vom Schultyp wurden derartige Erkrankungen jedoch bei Lehrerinnen durchweg häufiger festgestellt als bei Lehrern (vorbeschriebene gender difference). Als häufigste *somatische Leiden* wurden Muskel-/Skelett- (14 %) sowie Herz-Kreislauf-Erkrankungen (9 %) objektiviert, wobei der Anteil von Herz-Kreislauf-Leiden in der Gruppe der leitenden Lehrkräfte (Rektoren, Konrektoren) mit 18 % deutlich höher war. Die Hauptdiagnosen in Dienstunfähigkeitsverfahren, auch die psychischen und psychosomatischen Diagnosen, waren in der Regel durch fachärztliche Befunde oder Zusatzgutachten untermauert. Von den Untersuchten wurden insgesamt 78 % als dienstunfähig eingestuft, wobei sich signifikante Unterschiede in der DU-Quote weder zwischen Lehrerinnen und Lehrern noch zwischen den verschiedenen Schularten ergaben. Unter den maßgeblichen Erkrankungen, die zu einer vorzeitigen Dienstunfähigkeit führten, überwogen psychische und psychosomatische Leiden mit einem Anteil von 52 % („Frühpensionierungsleiden Nummer eins").

Mit weitem Abstand folgten Muskel-/Skelett sowie Herz-Kreislauf-Erkrankungen (zum Morbiditätsspektrum siehe auch Abb. 1-2). Die geschlechtsbezogene Auswertung ergab bei dienstunfähigen Lehrerinnen mit 56 % (im Vergleich zu 47 % bei Lehrern) ein noch deutlicheres Überwiegen psychischer Gesundheitsstörungen.

Eine weiter gehende Differenzierung der Hauptdiagnosegruppe „Psyche" nach einzelnen Erkrankungen (gemäß ICD-10) erbrachte bei dienstunfähigen Lehrpersonen als häufigste Leiden:

- depressive Störungen
- Erschöpfungssyndrome (Burnout)

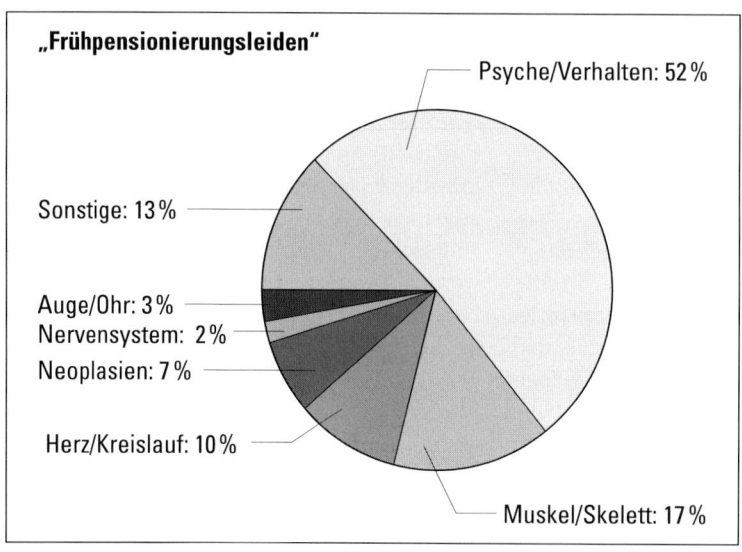

„Frühpensionierungsleiden"

Psyche/Verhalten: 52 %

Sonstige: 13 %

Auge/Ohr: 3 %
Nervensystem: 2 %
Neoplasien: 7 %

Herz/Kreislauf: 10 %

Muskel/Skelett: 17 %

Abb. 1-2 Morbiditäts-spektrum dienstunfähi-ger Lehrkräfte (n = 5 548); Hauptdiagnose-gruppen nach ICD-10.

● Belastungs- und Anpassungsstörungen (siehe hierzu auch Abb. 1-3)

60 % der Lehrkräfte hatten im Zeitraum vor einer erstmaligen DU-Begutachtung mindestens eine medizinische Rehabilitationsmaßnahme absolviert, wobei die Reha-Frequenz bei Männern und Frauen annähernd gleich war. Die DU-Quoten von Lehrpersonen mit bzw. ohne vorangegangene Rehabilitation zeigten ebenso keine relevanten Unterschiede.

Im Rahmen einer abschließenden Leistungsbeurteilung wurde auch eine potenzielle Verweisbarkeit kranker Lehrerinnen und Lehrer auf alternative Berufstätigkeiten geprüft. Dabei wurden die objektivierten Gesundheitsstörungen bei 66 % der als dienstunfähig beurteilten Lehrkräfte als derartig schwer wiegend eingestuft, dass *keine Verweisungstätigkeit* mehr in Betracht kam (Weber et al. 2001; 2002).

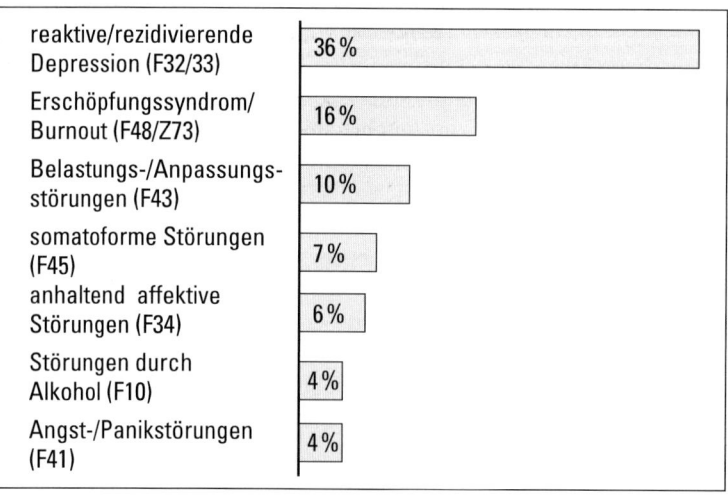

reaktive/rezidivierende Depression (F32/33)	36 %
Erschöpfungssyndrom/ Burnout (F48/Z73)	16 %
Belastungs-/Anpassungs-störungen (F43)	10 %
somatoforme Störungen (F45)	7 %
anhaltend affektive Störungen (F34)	6 %
Störungen durch Alkohol (F10)	4 %
Angst-/Panikstörungen (F41)	4 %

Abb. 1-3 Hauptdiagnose „Psyche" (F-ICD-10) bei dienstunfähigen Lehr-kräften (n = 2 885).

Zusammenfassend belegen die vorgenannten Untersuchungen die **herausragende Bedeutung psychischer und psychosomatischer Erkrankungen** für einen krankheitsbedingten vorzeitigen Berufsausstieg beamteter Lehrerinnen und Lehrer. Im zeitlichen Verlauf (seit 1985) ist dabei – mit allen methodischen Einschränkungen, die bei einem Vergleich der beiden Erlanger Studien zu berücksichtigen sind – eine Zunahme in der Prävalenz psychischer Gesundheitsstörungen um etwa 10 Prozentpunkte zu beobachten. Darüber hinaus sind derartige Leiden bei Lehrkräften von erheblicher sozialmedizinischer Relevanz: Sie führen nicht nur zu einer Vorverlegung des Ruhestandseintritts um durchschnittlich 10 Jahre, sondern zeigen auch deutliche Auswirkungen auf das erwerbsbezogene Leistungsvermögen. So war etwa zwei Dritteln der erkrankten Lehrkräfte keinerlei regelmäßige Erwerbstätigkeit mehr zuzumuten. Schließlich unterstreichen die Studien, dass Fragen der Qualität und Effektivität interventioneller bzw. rehabilitativer Maßnahmen (sog. Case- bzw. Disability-Management) dringend weiter bearbeitet werden müssen. Dies umfasst auch eine Überprüfung der gegenwärtigen (nicht mehr zeitgemäßen) gesetzlichen Rahmenbedingungen der „medizinischen Rehabilitation" bei Beamten (Weber 2002).

Die Bedeutung psychischer und psychosomatischer Erkrankungen im Frühinvalidisierungsgeschehen

Psychischen und psychosomatischen Erkrankungen kommt eine seit Jahren wachsende **sozialmedizinische und sozioökonomische Bedeutung** zu. Nicht psychotische Störungen wie depressive Entwicklungen, Erschöpfungssyndrome (Burnout), Belastungsreaktionen oder Angststörungen sind in der Allgemeinbevölkerung offenbar nicht nur wesentlich häufiger als früher angenommen, sondern auch von erheblicher Relevanz für die bestehenden

sozialen Sicherungssysteme (Weber u. Lehnert 1999). So stieg z. B. im Bereich der gesetzlichen Krankenversicherung (GKV) nach Beobachtungen von Krankenkassen der Anteil krankheitsbedingter Fehlzeiten durch psychische Gesundheitsstörungen in den letzten 10 Jahren deutlich an. Zudem entfielen auf die stationäre Behandlung derartiger Leiden mit durchschnittlich 27,4 Tagen mehr Leistungstage als auf Krebserkrankungen (Weber et al. 2002). Einen noch größeren Einfluss haben psychische Leiden jedoch auf eine vorzeitige Minderung der Erwerbs- und beruflichen Leistungsfähigkeit, insbesondere von Lehrkräften und Beamten (wie oben dargestellt). So sind psychische Erkrankungen nicht nur in Bayern die häufigste Ursache für eine krankheitsbedingte Frühpensionierung von beamteten Lehrkräften. Entsprechende Beobachtungen liegen mittlerweile aus fast allen alten deutschen Bundesländern vor (Weber 1998; Bauer et al. 2001).

Laut Angaben des Statistischen Bundesamtes (2003) schieden im Jahr 2000 deutschlandweit 40 300 Beamte aus gesundheitlichen Gründen vorzeitig aus dem Dienst aus. Unter den maßgeblichen Erkrankungen wurden die höchsten Anteile (45 %) an psychischen Hauptdiagnosen bei Lehrkräften objektiviert, bei Vollzugsbeamten betrug der diesbezügliche Anteil 35 %, bei Richtern 27 %. Dabei nehmen psychische und psychosomatische Erkrankungen als Ursache einer Frühpensionierung auch in der übrigen Beamtenschaft seit Jahren zu (Lederer et al. 2001).

Nach einer aktuellen laufbahnbezogenen Analyse der Daten der Erlanger Studie sind psychische Gesundheitsstörungen in allen Laufbahngruppen und Tätigkeitsbereichen das „Frühpensionierungsleiden Nummer eins". Im Vergleich zu Lehrkräften sind die Prävalenzraten in den anderen Verwendungen jedoch durchweg niedriger. So betrug der Anteil psychischer Hauptdiagnosen bei dienstunfähigen Beamten im einfachen Dienst 31 %, im mittleren Dienst 43 % und im gehobenen Dienst 46 %. Bei Lehrkräften war dagegen ein

Anteil von 52 % zu verzeichnen (Lederer et al. 2003).

Im Weiteren handelt es sich keineswegs nur um ein Problem, das im Beamtenstatus begründet liegt, sondern – wie die nachfolgenden Ausführungen verdeutlichen werden – für angestellte Lehrerinnen und Lehrer genauso evident ist. Zu berücksichtigen bleibt dabei jedoch, dass ein Vergleich der Frühinvalidisierung von beamteten und angestellten Lehrkräften aufgrund unterschiedlicher rechtlicher und sozialmedizinischer Beurteilungskriterien nicht ganz unproblematisch ist. Angestellte Lehrkräfte sind in der Regel bei der Bundesversicherungsanstalt für Angestellte (BfA) rentenversichert, krankheitsbedingte Frühinvalidität unterliegt somit den rechtlichen Rahmenbedingungen der gesetzlichen Rentenversicherung (GRV). Bis zum Jahre 2001 waren dafür die Tatbestände Berufs- und Erwerbsunfähigkeit maßgeblich, nach der Rentenreform wird nunmehr zwischen voller bzw. teilweiser Erwerbsminderung unterschieden, wobei das wesentliche Kriterium neben der Schwere der Gesundheitsstörung vor allem die täglich zumutbare Arbeitszeit ist. Im Vergleich mit der Dienstunfähigkeit im Beamtenrecht spielen in der GRV betriebliche Belange des Arbeitgebers (Dienstherrn) oder die vorangegangene Dauer einer krankheitsbedingten Abwesenheit des Arbeitnehmers (Beamten) keine entscheidende Rolle (Weber 2003).

Unter diesen Prämissen ist festzuhalten: Nach der Rentenzugangsstatistik des Verbandes Deutscher Rentenversicherungsträger (VDR 2002) gingen im Jahr 2001 in Deutschland insgesamt 1 645 angestellte Lehrkräfte wegen Krankheit in Frührente. Das Morbiditätsspektrum dieser frühberenteten Lehrpersonen zeigte ein *deutliches Überwiegen von psychischen und psychosomatischen Erkrankungen*, wenngleich der relative Anteil mit 41 % etwas geringer ausfiel als bei dienstunfähigen beamteten Kollegen. Ferner ließ sich bei erstmalig berenteten angestellten Lehrkräften ein leichtes „West-Ost-Gefälle" in Hinblick auf die Prävalenz psychischer Leiden beobachten.

Sowohl in den alten als auch in den neuen Bundesländern waren derartige Erkrankungen die häufigsten Frühberentungsleiden, ihr Anteil im Westen lag jedoch 5 Prozentpunkte höher als im Osten (43 % vs. 38 %), was möglicherweise auch an der unterschiedlichen Altersstruktur liegen könnte (VDR 2002). Diese Daten zeigen, dass die gelegentlich immer noch geforderte Abschaffung der Verbeamtung für Lehrkräfte das Problem der krankheitsbedingten Frühinvalidität offensichtlich nicht lösen wird.

Die Relevanz psychischer Erkrankungen beschränkt sich jedoch keineswegs nur auf die Frühinvalidität von Lehrkräften und Beamten. Unabhängig vom ausgeübten Beruf nimmt der Anteil psychischer und psychosomatischer Leiden als Hauptursache für eine vorzeitige Berentung in der Angestellten-Rentenversicherung (BfA) ständig zu (derzeitiger Anteil: 31 %). Dabei stehen derartige Erkrankungen bei Frauen mit 35 % an der Spitze des rentenrelevanten Morbiditätsspektrums, bei Männern nehmen sie mit 22 % den zweiten Rangplatz ein (Schütz 2002). Seit Jahren ist zudem bei Frauen – auch bei Lehrerinnen im Angestelltenverhältnis – eine durchweg höhere Prävalenz auffällig. Diese „gender-difference" ist nicht nur in der BfA, sondern auch in der Arbeiter-Rentenversicherung, der Beamtenversorgung und in der privaten Versicherungswirtschaft zu objektivieren (Akermann 2002; Weber et al. 2002). In unseren Studien konnten wir diese Beobachtung sowohl für die Beamtenschaft (ohne Lehrkräfte) als auch für beamtete Lehrkräfte bestätigen (Anteil bei dienstunfähigen Lehrerinnen: 56 %, bei Lehrern: 47 %) (Weber et al. 2001; Lederer et al. 2003). Mit dem Phänomen einer offenbar erhöhten „Anfälligkeit" von Frauen zum Erwerb psychischer Erkrankungen beschäftigte sich kürzlich auch der „First World Congress on Women's Mental Health" in Berlin. Als mögliche Ursachen werden derzeit vor allem biologisch-hormonelle Einflüsse (u. a. geschlechtsdifferente Serotoninspiegel, Auswirkungen von Geschlechtshormonen), Rollenverhalten (so sollen Frauen u. a. aufmerksamer für Symptome sein, eher bzw. häufiger [Fach-] Ärzte aufsuchen und ihre Beschwerden besser verbalisieren können) und beruflich-soziale Belastungen (u. a. Doppelbelastungen durch Haushalt, Kindererziehung sowie höhere Ansprüche an Frauen) diskutiert (Richter 2001; Weber et al. 2002).

Unabhängig von Fragen der „gender-difference" richtet sich der Blick im Rahmen einer weiteren Klärung der besonderen Bedeutung psychischer Erkrankungen zunehmend auch auf mögliche ätiopathogenetische Faktoren des Berufslebens. Eine wesentliche Rolle wird dabei psychosozialen und psychomentalen Arbeitsbelastungen (u. a. Stress am Arbeitsplatz, Betriebsklima, Arbeitsorganisation, Kommunikationskultur) zugeschrieben (Cropley et al. 1999; Weber und Kraus 2000). Neuere methodisch valide Längsschnittuntersuchungen legen einen Zusammenhang zwischen negativem beruflichem Stress (bzw. defizitärer Unterstützung und Bewältigungsstrategien) und dem Auftreten psychischer Störungen, insbesondere depressiver Syndrome, nahe (Niedhammer et al. 1998; Stansfeld et al. 1999). Interessanterweise waren depressive Leiden auch im Kollektiv vorzeitig dienstunfähiger Lehrkräfte der Erlanger Studie die häufigsten psychischen Erkrankungen (Weber et al. 2001).

Fazit und Ausblick

Die Ausführungen haben deutlich gemacht, welche zentrale Rolle psychischen und psychosomatischen Erkrankungen im Rahmen einer krankheitsbedingten Frühinvalidität von Lehrkräften zukommt. Dabei sind derartige Leiden für eine Frühinvalidisierung von Lehrerinnen noch relevanter als für Lehrer, während der berufliche Status (Tätigkeit im Beamten- oder Angestelltenverhältnis) offensichtlich zu vernachlässigen ist. Darüber hinaus kann ein (unfreiwilliger) durch Krankheit

begründeter, teilweise um bis zu 10 Jahre vorverlegter Berufsausstieg qualifizierter Akademiker weder für die Gesellschaft noch für die einzelne Lehrkraft eine lohnende Perspektive sein. Vor diesem Hintergrund interessieren aus wissenschaftlicher Sicht insbesondere die Ursachen für eine derartige Häufung psychischer Erkrankungen. Diese Frage ist letztlich nur durch breit angelegte **analytisch-epidemiologische Studien** zu beantworten. Diese kosten einige Zeit und viel Geld und bedürfen einer entsprechenden Förderung, die man bislang noch weitgehend vermisst. Zur Wahrung der wissenschaftlichen Seriosität ist an dieser Stelle anzumerken, dass es sich bei den oben beschriebenen Erlanger Untersuchungen nicht um derartige Studien handelt. Insofern kann ein kausaler Zusammenhang zwischen dem Auftreten psychischer Störungen und vorangegangenen (Stress-)Belastungen im Schulalltag nicht hergestellt werden. Auch wenn sich somit der provokative Slogan „Schule macht krank" nicht ableiten lässt, können die Ergebnisse in Verbindung mit ähnlichen Beobachtungen aus verschiedenen Fachdisziplinen und Ländern durchaus als gewichtiges Argument dafür gewertet werden, dass arbeitsbedingte Faktoren bzw. berufliche Belastungen in der Genese und Manifestation psychischer und psychosomatischer Erkrankungen von Lehrkräften erhebliche Bedeutung besitzen – oder um es plakativer zu formulieren: Schule kann durchaus krank machen. Wenngleich einige Fragen offen bleiben, begründen die vorliegenden Erkenntnisse doch einen dringenden Handlungsbedarf. Prioritär erscheint insbesondere die Erhaltung bzw. Wiederherstellung der *seelischen Gesundheit* von Lehrkräften. Dabei verlangen die komplexen Interaktionen zwischen berufsspezifischen Belastungen, gesellschaftlichem Kontext und persönlichen Motiven, die einer krankheitsbedingten Frühpensionierung in der Regel vorausgehen, eine intensive **interdisziplinäre Kooperation.** Aus sozial- und arbeitsmedizinischer Sicht sollte neben einer weiter gehenden Erforschung krank machender beruflicher und außerberuflicher Stressoren vor allem die Entwicklung und Implementierung wissenschaftsgestützter Präventions- und Interventionsstrategien vorangetrieben werden. Diese beinhalten u. a. auch eine problemorientierte **arbeitsmedizinische und -psychologische Betreuung** von Lehrkräften im Betrieb Schule, über deren Konzeption in der Fachwelt gegenwärtig intensiv diskutiert wird (Weber 2002).

2

Belastung und Gesundheit im Lehrerberuf: Betrachtungsebenen und Forschungsergebnisse

Rolf van Dick, Ulrich Wagner, Oliver Christ

Einleitung

In diesem Beitrag werden Ergebnisse einer Serie von Befragungen vorgestellt, die von den Autoren seit einigen Jahren mit Lehrerinnen und Lehrern im gesamten Bundesgebiet durchgeführt wurden. Zentrale Merkmale, die in diesen Untersuchungen erklärt werden sollten, waren Fehltage, die Absicht, sich vorzeitig pensionieren zu lassen, und die Wahrnehmung körperlicher Beschwerden. Diesen „negativen" Phänomenen wird als weiteres Merkmal ein „positives" Konzept an die Seite gestellt, nämlich die Bereitschaft, sich im Beruf besonders zu engagieren. Bei der Darstellung der Ergebnisse werden jeweils exemplarische Ausschnitte präsentiert, die zeigen sollen, dass die oben genannten Phänomene von Gesundheit und Krankheit im Lehrerberuf nur zu verstehen sind, wenn drei verschiedene Analyseebenen in den Blick genommen werden.

- Zunächst steht das **Individuum**, also die einzelne Lehrkraft, im Vordergrund. Hier lässt sich zeigen, dass es bestimmte „Typen" von Lehrpersonen gibt, die sich hinsichtlich ihrer Zufriedenheit und ihrem Umgang mit Problemen sowie in der Wahrnehmung von Beschwerden unterscheiden.
- Die zweiten Ebene bildet die **einzelne Schule**. Hier sind die Rolle der Schulleitung, Mobbing im Kollegium oder der Umgang mit Fehltagen wichtige Faktoren, die die Gesundheit der Lehrkräfte beeinflussen.
- Auf der dritten Analyseebene spielt das **Schulsystem als Ganzes** eine wichtige Rolle bei der Aufklärung der Phänomene.
- Schließlich werden zwei Faktoren betrachtet (**berufliche Identifikation** und **Teilnahme an Fortbildungen**), die auf allen drei Ebenen relevant sind. Im vorliegenden Beitrag werden Möglichkeiten zur Verbesserung der Situation diskutiert.

Lehrerinnen und Lehrer sind in ihrer täglichen Arbeit großen Belastungen ausgesetzt (siehe z.B. van Dick u. Wagner 2001b), die in den letzten 10 bis 15 Jahren zu teilweise dramatisch gestiegenen Zahlen an physischen und psychischen Erkrankungen und in der Folge zu einem massiven Anstieg der Zahl vorzeitiger Pensionierungen aufgrund von Dienstunfähigkeit geführt haben (Jehle 1997b; vgl. Kap. 1 S. 24, Abb. 1-1 in diesem Band). Gleichzeitig führen Beschwerden und Krankheiten der Lehrkräfte zu Fehltagen, die mit Unterrichtsausfall für die Schüler, Mehrarbeit für die Kollegen und Koordinierungsaufwand für die Schulleitung verbunden sind. In der Forschung konnte eine Reihe von Merkmalen identifiziert werden, die aufseiten des einzelnen Lehrers dazu beitragen, dass nicht alle Lehrkräfte unter den Belastungen in gleichem

Ausmaß leiden und krank werden. Dazu gehören z. B. Selbstwirksamkeitsüberzeugungen, soziale Unterstützung oder adaptive Stressbewältigung (van Dick 1999a). Eine hohe Ausprägung dieser und anderer Merkmale führt dazu, dass diese Lehrer nicht resignieren, sondern sich verstärkt engagieren und Extra-Rollen-Verhaltensweisen zeigen. Darunter versteht man Verhaltensweisen, die nicht formal belohnt werden oder deren Ausbleiben nicht formal bestraft wird, die in der Summe aber zu einem effizienteren Funktionieren der Organisation – hier der Schule – beitragen. Organ (1997), der die Forschung zu diesem Thema wesentlich strukturiert und beeinflusst hat, prägte dafür den Begriff „organizational citizenship behavior" (OCB). Im Lehrerberuf besteht ein solches besonders engagiertes Verhalten z. B. darin, innovative Vorschläge zu machen, sich in Konferenzen aktiv einzubringen, sich an der Referendarsausbildung oder bei der Einarbeitung neuer Kollegen zu beteiligen (van Dick 1999b).

Über individuelle Einstellungen und Kompetenzen hinaus muss bei der Analyse allerdings auch berücksichtigt werden, dass Lehrerinnen und Lehrer zunehmend im Team agieren und Mitglieder von Schulkollegien

sind. Die Einzelschule und ihr Kollegium haben daher einen Einfluss auf die Einstellungen der Lehrkräfte und müssen bei der Aufklärung von Lehrergesundheit mit betrachtet werden. Schließlich sind die individuellen Lehrkräfte – wie auch die Einzelschulen – von Vorgaben des gesamten Schulsystems betroffen. Zu nennen sind hier z. B. Vorgaben bezüglich der Klassengrößen oder Äußerungen von Schulpolitikern, die sich positiv oder negativ auf das Ansehen des Lehrerberufs auswirken können.

Im Folgenden werden Ausschnitte der eigenen Forschung zum Lehrerberuf dargestellt. Zum überwiegenden Teil handelt es sich dabei um Ergebnisse von Befragungen mit standardisierten Messinstrumenten, die hauptsächlich Lehrkräften vorgelegt wurden, aber auch Mitgliedern von Schulleitungen und schließlich Personen, die keine Lehrkräfte sind. Wir konzentrieren uns auf die Beleuchtung eines Phänomens mit derselben Methode, aber auf unterschiedlichen Analyseebenen. Die Betrachtung dieser Ebenen erscheint uns vor allem deshalb notwendig, weil sich – je nachdem, auf welcher Ebene die Ursachen für problematische Phänomene ausgemacht werden – auch Lösungen auf genau diesen Ebenen

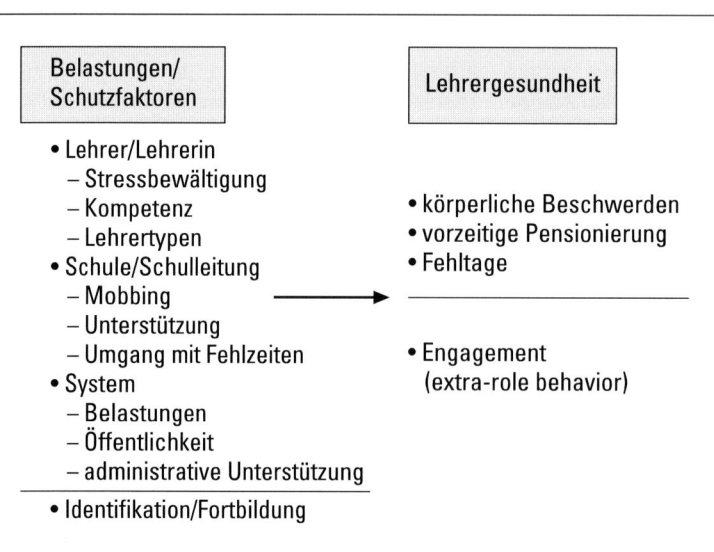

Abb. 2-1 Aufzuklärende Phänomene im Bereich Lehrergesundheit und Ebenen der Analyse.

anbieten: Ein Problem, das auf der Ebene des Schulsystems angesiedelt ist, kann kaum mit Trainingsmaßnahmen bei den einzelnen Lehrkräften gelöst werden. Auf der anderen Seite ist das Schulsystem nicht geeignet, Defizite bei den individuellen Lehrpersonen zu beseitigen. Es ist aber auch klar, dass die Ebenen zusammenwirken und dass die Gesamtproblematik von Krankheit und vorzeitiger Pensionierung im Lehrerberuf nur gelöst werden kann, indem man die Situation auf allen Ebenen optimiert. Wir werden darauf an verschiedenen Stellen dieses Beitrages eingehen.

Abbildung 2-1 zeigt die vier Merkmale, die wir unter dem Begriff „Lehrergesundheit" zusammenfassen, und skizziert die Belastungen und Schutzfaktoren, die diese Merkmale auf den verschiedenen Ebenen beeinflussen.

Wie Abbildung 2-1 verdeutlicht, soll in unseren Analysen aufgeklärt werden, wie häufig Lehrkräfte unter körperlichen Beschwerden leiden, wie häufig sie sich vorzeitig pensionieren lassen wollen und wie viele Fehltage sie haben. Gleichzeitig wird untersucht, in welchem Ausmaß sich Lehrer in Schule und Beruf besonders engagieren. Im ersten Teil der Ergebnisdarstellung werden wir zunächst auf unsere Befunde zu diesen Merkmalen von Lehrergesundheit eingehen. Danach werden wir den Einfluss der in der linken Hälfte der Abbildung aufgelisteten Schutz- und Belastungsfaktoren auf die Lehrergesundheit schildern. Diese Schutz- und Belastungsfaktoren haben wir nach den bereits angesprochenen Ebenen angeordnet:

1. Auf der **Ebene der einzelnen Lehrkraft** spielen in unseren Untersuchungen Faktoren wie Stressbewältigung oder Kompetenzen eine Rolle. Wir werden uns hier allerdings aus Platzgründen auf die Einflüsse unterschiedlicher Lehrertypen beschränken.
2. Auf der **Ebene der Einzelschule** ist es nach unseren Befunden bedeutsam, ob Lehrkräfte sich von Kollegen gemobbt fühlen und ob sie sich von der Schulleitung praktisch und emotional unterstützt fühlen.

In diesem Beitrag werden wir als Beispiel darstellen, welche Auswirkungen der Umgang mit Fehlzeiten im Kollegium auf die Gesundheit und das Engagement der Lehrer hat.
3. Auf der **Ebene des Schulsystems** werden wir skizzieren, welche Befunde unsere Untersuchungen zum Thema Belastungen im Lehrerberuf erbracht haben, und dann auf das Ansehen des Lehrerberufs in der Öffentlichkeit eingehen.

Ein weiterer Aspekt, der sich ebenfalls als wichtig erwiesen hat, die administrative Unterstützung, kann hier aus Platzgründen nicht weiter dargestellt werden. Schließlich werden wir zwei Faktoren ansprechen, die auf allen drei Ebenen angesiedelt werden können, nämlich berufliche Identifikation und Teilnahme an Fortbildungen.

Befunde zu Lehrergesundheit und Engagement im Beruf

In mehreren Studien haben wir die Lehrkräfte gebeten, in Fragebögen anzugeben, wie häufig sie unter verschiedenen **körperlichen Beschwerden** leiden. Sie hatten dazu eine sechsstufige Antwortskala mit den Endpolen „nie" und „sehr häufig" zur Verfügung. In Abbildung 2-2 haben wir die prozentualen Verteilungen derjenigen Befragten gegenübergestellt, die mit einer 6 geantwortet haben (also sehr häufig unter den jeweiligen Beschwerden leiden), oder mit einer 1, also von den angegebenen Beschwerden überhaupt nicht betroffen sind. Befragt wurden im Zeitraum zwischen 1996 und 1998 insgesamt 992 Lehrerinnen und Lehrer (für Details siehe van Dick 1999a).

Wie aus Abbildung 2-2 ersichtlich ist, sind es besonders zwei Bereiche, unter denen Lehrer mehr leiden als nicht leiden. Zum einen sind dies Nacken- und Schulterschmerzen, die durch die viele Tätigkeit im Sitzen und Stehen

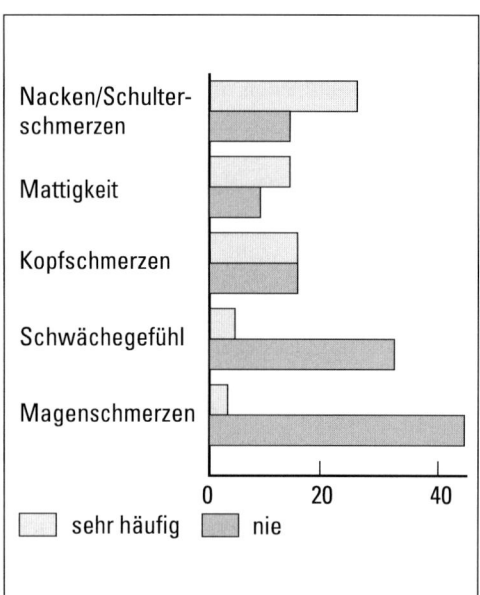

Abb. 2-2 Ausprägung körperlicher Beschwerden bei Lehrerinnen und Lehrern.

sowie durch häufige Beuge-Dreh-Bewegungen im Kontakt mit den Schülern entstehen. Zum anderen ist es die Mattigkeit, die als ein typisches Element des Burnout-Syndroms (vgl. Kap. 3 S. 51 ff. in diesem Band) begriffen werden kann. Unter diesen Störungen leiden immerhin 23 % bzw. 11 % der Befragten *sehr häufig*.

Zur Aufklärung von **Pensionierungsabsichten** und **Fehltagen** haben wir ebenfalls einzelne Lehrkräfte befragt; die Zusammenhänge mit den Schutz- und Belastungsfaktoren werden weiter unten erläutert. An dieser Stelle sollen die Ergebnisse von Befragungen an Schulleitern aufgezeigt werden. In Tabelle 2-1 sind die Ergebnisse von drei Befragungen dargestellt.

Insgesamt wurden drei Befragungen in den Jahren 1999 bis 2001 an zusammen über 180 Schulen aus dem gesamten Bundesgebiet durchgeführt. Zunächst ist festzustellen (siehe dritte und vierte Spalte in Tabelle 2-1), dass es über die 3 Jahre hin nur unwesentliche Schwankungen in den durchschnittlichen Anteilen fehlender und pensionierter Lehrkräfte gibt. Durchschnittlich fehlen etwa 3–4 % des Kollegiums und durchschnittlich haben sich an den beteiligten Schulen etwa 5–6 % der Lehrer pensionieren lassen. Dieser letzte Befund ist nicht überraschend, er liegt nur leicht über den offiziellen Zahlen von Pensionierungen aufgrund vorzeitiger Dienstunfähigkeit, wenn man diese in Relation zur Gesamtzahl der beschäftigten Lehrkräfte im jeweiligen Bundesland setzt (vgl. van Dick 1999a). Was die offiziellen Statistiken aber nicht bzw. nicht ohne weiteres zeigen, sind die Schwankungen zwischen den Schulen. Wie in Tabelle 2-1 dargestellt, gibt es Schulen, an denen kaum eine Lehrkraft fehlt (minimale durchschnittliche

Tab. 2-1 Fehlzeiten und vorzeitige Pensionierungen in Schulen

Jahr der Befragung	Anzahl beteiligter Schulen	Fehlquote (in Klammern Minimum/Maximum)	Pensionierungsquote (in Klammern Minimum/Maximum)
1999	67	4,0 (0/21)	6,0 (0/25)
2000	60	4,0 (0/21)	5,6 (0/25)
2001	58	3,0 (0/25)	6,6 (0/25)

Anmerkung: Die Fehlquote wurde gebildet aus der Anzahl durchschnittlich pro Tag fehlender Lehrkräfte im Verhältnis zur Größe des Kollegiums; die Pensionierungsquote wurde errechnet aus der Anzahl vorzeitig pensionierter Lehrkräfte in den letzten 3 Jahren in Relation zur Größe des Kollegiums.

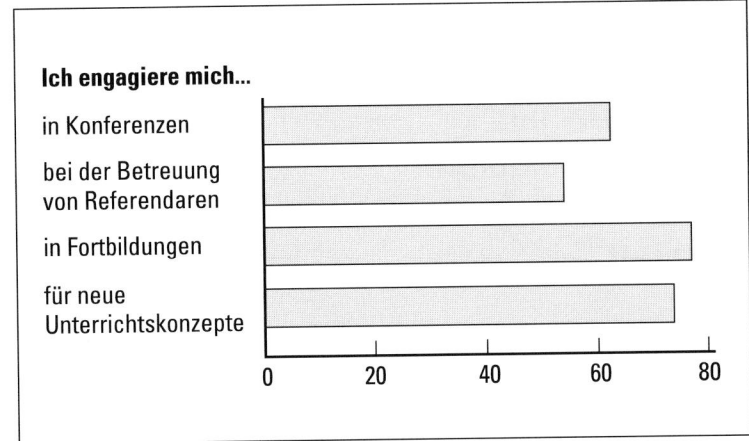

Ich engagiere mich...

in Konferenzen

bei der Betreuung
von Referendaren

in Fortbildungen

für neue
Unterrichtskonzepte

Abb. 2-3 Prozentuale
Verteilung der Antworten
auf die Fragen nach
besonderem Engagement
in der Schule.

Fehlquote 0), aber auch Schulen, an denen an jedem Tag durchschnittlich ein Fünftel des Kollegiums nicht zum Unterricht erscheint. Ebenso gibt es Schulen, an denen keine einzige Lehrkraft vorzeitig pensioniert wurde, und Schulen, an denen innerhalb von 3 Jahren ein Viertel des Kollegiums ausgetauscht wurde. Die großen Unterschiede zwischen den Schulen sind ein deutlicher Hinweis darauf, dass die Einzelschule eine wichtige Rolle bei der Erklärung von Merkmalen der Lehrergesundheit einnimmt (siehe folgender Abschnitt).

Schließlich haben wir die Lehrkräfte nach ihrer **Bereitschaft** gefragt, **sich in Schule und Unterricht zu engagieren**. Abbildung 2-3 verdeutlicht die Ergebnisse einer Befragung, die 2001 an 464 Lehrkräften durchgeführt wurde. Sie sollten Aussagen wie „Ich engagiere mich aktiv in Konferenzen" oder „Ich beteilige mich bei der Betreuung von Referendaren" auf einer sechsstufigen Skala mit den Endpolen „stimme gar nicht zu" bis „stimme voll zu" beantworten. Die Abbildung enthält die Ergebnisse auf einige ausgewählte Aussagen, dabei wurden die Antworten 4–6 der Antwortskala, also die „eher" bis „völlig zustimmenden" Aussagen, zusammengefasst.

Wie Abbildung 2-3 zeigt, ist der überwiegende Teil der Befragten bereit, sich im Beruf zu engagieren. Über 70 % geben an, regelmäßig Fortbildungen zu besuchen und sich für neue Unterrichtskonzepte zu interessieren, zwei Drittel beteiligen sich aktiv in Konferenzen und etwa die Hälfte beteiligt sich an der Ausbildung von Referendaren. Diese Befunde erscheinen zunächst positiv, sind doch die meisten der Befragten bereit, sich aktiv an der Schule zu beteiligen. Andererseits stellt sich die Frage, warum sich ein Drittel der Befragten *nicht* an Konferenzen beteiligt oder sich über 20 % der Befragten *nicht* für neue Unterrichtskonzepte interessieren, obwohl beides zentrale Bestandteile des Lehrerberufs sind. Wenn man berücksichtigt, dass es sich um Selbstauskünfte handelt, ist der Prozentsatz derjenigen, die die abgefragten Verhaltensweisen tatsächlich zeigen, vermutlich sogar noch etwas geringer. Weiterhin ist zu hinterfragen, warum manche Lehrkräfte unter bestimmten körperlichen Beschwerden leiden und andere nicht oder warum manche Schulleiter über sehr hohe Fehl- und Pensionierungsquoten berichten und andere diese Probleme nicht haben. Im Folgenden geht es um die Zusammenhänge dieser Merkmale mit den von uns analysierten Schutz- und Belastungsfaktoren.

Zusammenhänge zwischen Lehrergesundheit und Schutz- und Belastungsfaktoren auf der Ebene der einzelnen Lehrkraft

Auf individueller Ebene soll der Zusammenhang zwischen den Merkmalen von Lehrergesundheit und verschiedenen Lehrertypen erläutert werden. Wir haben in zwei Befragungen mit dem Messinstrument AVEM (arbeitsbezogene Verhaltens- und Erlebensmuster) von Schaarschmidt und Fischer (1996; vgl. Kap. 6 S. 97 ff. und Kap. 8 S. 120 ff. in diesem Band) insgesamt 717 Lehrerinnen und Lehrer befragt und diese vier verschiedenen Typen zuordnen können (van Dick u. Wagner 2001a):

- Etwa 34 % der Befragten lassen sich dem so genannten **gesunden Typ** zurechnen. Dieser zeichnet sich durch hohe Berufs- und Lebenszufriedenheit aus, zeigt im Beruf deutliches Engagement, kann sich aber auch ausreichend von der Arbeit distanzieren.
- 27 % werden dem so genannten **Schontyp** zugeordnet, der nur wenig beruflichen Ehrgeiz und eine geringe Verausgabungsbereitschaft aufweist, aber eine hohe Lebenszufriedenheit hat, die aus einem erfüllten Privatleben stammt.
- Zirka 20 % der Befragten werden einem von zwei **Risikotypen** zugeordnet: einmal dem **Burnout-Typ**, der nur (noch) geringe Berufs- und Lebenszufriedenheit zeigt, sich zwar noch engagiert, aber bei Misserfolgen schnell resigniert.
- Gleichfalls mit 20 % ist der zweite Risikotyp vertreten, der von uns als **Unzufriedener** bezeichnet wurde. Er hat ebenfalls nur eine geringe Berufs- und Lebenszufriedenheit, im Unterschied zum Burnout-Typ zeigt er aber nur geringen beruflichen Ehr-

geiz und eine sehr geringe Verausgabungsbereitschaft.

Nach Schaarschmidt und Fischer (1996) sind vor allem für die beiden Risikotypen schlechtere Werte bei den körperlichen Beschwerden zu erwarten. Abbildung 2-4 zeigt, wie sich die unterschiedlichen Typen in Bezug auf die zentralen Merkmale von Lehrergesundheit darstellen.

Für alle vier betrachteten Merkmale ergeben sich die erwarteten Unterschiede: Der gesunde Typ hat nur geringe Beschwerden, wenige Fehltage und geringe Pensionierungsabsichten. Beide Risikotypen haben im Vergleich zum gesunden Typ und Schontyp stärkere Beschwerden und höhere Pensionierungsabsichten. Der Burnout-Typ fällt durch eine besonders hohe Fehltagerate auf, mit fast 7 Tagen pro Schulhalbjahr fehlt er fast doppelt so häufig wie z. B. der gesunde Typ. Engagement im Beruf zeigt in größerem Ausmaß nur der gesunde Typ, erwartungsgemäß engagieren sich die Risikotypen und auch der Schontyp signifikant weniger. Eine Frage, die wir mit den bislang vorliegenden querschnittlich erhobenen Daten nicht beantworten können, ist, ob Lehrkräfte bereits den beschriebenen Typen angehören, wenn sie ihre Berufslaufbahn beginnen, oder ob der Beruf große Anteile (in unserer Studie insgesamt 39 %) der Lehrerinnen und Lehrer im Laufe der Zeit zu einem Risikotyp werden lässt.

Interessant sind die Ergebnisse für die Ableitung von Verbesserungsmaßnahmen. Will man Gesundheit fördern und Pensionierungsabsichten reduzieren, muss man bei beiden Risikotypen ansetzen, allerdings müssen sich Maßnahmen beim Burnout-Typ vor allem auf soziale Unterstützung und Abbau von Misserfolgen richten, während man bei dem unzufriedenen Typus erst einmal die Bereitschaft für berufliches Engagement wieder herstellen muss. Bei beiden Risikotypen sollten aber zunächst die Krankheitssymptome behandelt werden (vgl. Kap. 17 S. 259 ff. in diesem Band), damit diese Lehrkräfte physisch und

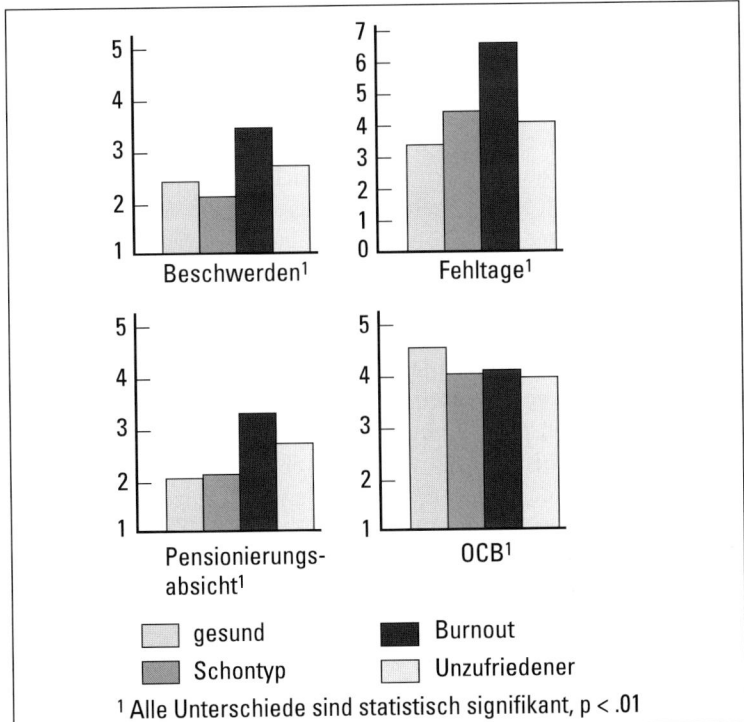

Abb. 2-4 Zusammenhänge zwischen den Lehrertypen und den Merkmalen von Lehrergesundheit.

psychisch mit den Belastungen ihres Berufs fertig werden können. Der Schontyp ist hinsichtlich körperlicher Beschwerden und Pensionierungsabsichten nicht auffällig, allerdings fehlt er deutlich häufiger als die gesunden Lehrkräfte, sodass auch hier solche Maßnahmen Erfolg versprechend sind, die sich auf die Stärkung beruflichen Ehrgeizes richten. Bei diesem Typ muss eventuell sogar mit negativen Sanktionen erreicht werden, dass der Beruf wieder eine angemessene Rolle im Leben spielt. Am positivsten stellt sich der gesunde Typ dar: Lehrkräfte diesen Typs sind nicht nur seltener krank, fehlen weniger und haben nur geringe Pensionierungsabsichten – sie sind auch diejenigen, die am stärksten bereit sind, sich zu engagieren. Dieses Engagement muss anerkannt und belohnt werden, damit die „gesunde" Lehrkraft gesund bleibt.

Zusammenhänge zwischen Lehrergesundheit sowie Schutz- und Belastungsfaktoren: die Rolle von Schule und Kollegium

Auf der Ebene der Einzelschule zeigt sich folgende Konstellation: Lehrerinnen und Lehrer agieren häufig als Einzelpersonen gegenüber einer Gruppe von Schülern. Hübner und Werle (1997) gehen sogar soweit, den Lehrerberuf als durch soziale Isolation gekennzeichnet zu charakterisieren. Auf der anderen Seite kann Schule nur funktionieren, wenn die Lehrer eines Schulkollegiums Unterrichtskonzepte miteinander abstimmen, gemeinsame Projekte durchführen, sich gegenseitig beim Umgang mit schwierigen Schülern unterstützen etc. Huber (1999) sieht in der Kollegialität und

Zusammenarbeit aller Lehrkräfte einer Schule ein ganz wesentliches Merkmal wirksamer, d. h. effektiver Schulen. Effektive Schulen in Hubers Sinne sind Schulen, die in positiver und umfassender Weise auf die Entwicklung der Schüler Einfluss nehmen. Damit gilt auch für den Lehrerberuf, was in anderen Organisationen im Profit- und Non-profit-Bereich unstrittig scheint, dass nämlich Teamarbeit einen wichtigen Erfolgsfaktor für Organisationen darstellt. Allerdings muss die Teamarbeit unter bestimmten Bedingungen stattfinden. Zu diesen Voraussetzungen gehört die Fähigkeit der Teammitglieder, produktiv und konstruktiv zusammenzuarbeiten, was wiederum ein besonderes Klima der Kooperation erfordert, nämlich „ein Klima für Unterstützung und Effektivität im Team" (Brodbeck et al. 2000). Als einen Aspekt von gutem versus schlechtem Klima im Kollegium haben wir analysiert, wie Kollegen und Schulleiter mit dem Fehlen von Kollegiumsmitgliedern umgehen. Wir haben den Lehrern hierzu wieder Aussagen vorgelegt wie „Wenn Kollegen fehlen, gibt es Spannungen im Kollegium" oder „Wenn Kollegen fehlen, werden sie vom Schulleiter ermahnt". Die Antworten zu diesen Aussagen haben wir zu einer Skala zusammengefasst und dann die Befragten (hier 105 Lehrkräfte in einer Studie 1999) in zwei Gruppen unterteilt: solche, die den Aussagen eher zustimmen („sanktionierende" Kollegien), und solchen, die die Aussagen eher ablehnend beantworten („permissive" Kollegien). Man könnte auch sagen, dass in den sanktionierenden Kollegien eher mit Druck reagiert wird, wenn Lehrkräfte (häufiger) fehlen, in den permissiven wird kein Druck ausgeübt und eher unterstützend reagiert. In Abbildung 2-5 sind die Ergebnisse im Hinblick auf die Merkmale der Lehrergesundheit zusammengefasst.

Interessant ist, dass die Lehrkräfte, die über Druck im Kollegium berichten, nicht signifikant mehr oder weniger über körperliche Beschwerden klagen und sich hinsichtlich der Fehltage nicht von den Befragten unterschei-

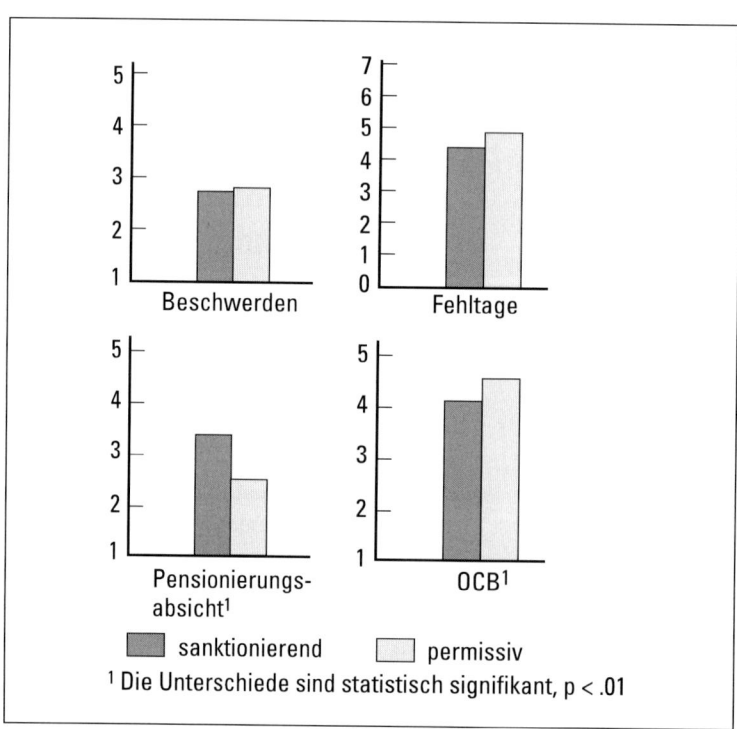

Abb. 2-5 Umgang mit Fehlzeiten in Kollegien und Zusammenhänge mit der Lehrergesundheit.

den, die in den permissiven Kollegien arbeiten. Der Druck, der von Schulleitung und Kollegen ausgeübt wird, wirkt sich also überhaupt nicht auf das tatsächliche Fehlen der Befragten aus. Es zeigen sich aber sehr wohl Effekte bei anderen Merkmalen: Befragte in sanktionierenden Kollegien wollen sich deutlich häufiger vorzeitig pensionieren lassen und engagieren sich weniger als die Befragten in permissiven Kollegien. Nimmt man den Umgang mit Fehlzeiten als einen Indikator für das Teamklima im Kollegium insgesamt, zeigt sich hier die Wirkung, die ein positives Klima haben kann, beispielsweise in den geringeren Pensionierungsabsichten und größerem Engagement. Durch Teamentwicklungsmaßnahmen können Schulen dazu beitragen, dass die Kollegien einen guten und innovativen Umgang miteinander pflegen. Bei Miller (1990) findet sich eine Reihe von Hinweisen zum praktischen Vorgehen.

Das Schulsystem

In der oben bereits erwähnten Studie haben wir die 992 Lehrer gefragt, ob sie verschiedene Faktoren im Schulalltag als belastend empfänden (Details bei van Dick 1999a). Jeweils etwa zwei Drittel der Befragten gaben an, dass unterschiedliche Lernvoraussetzungen bei den Schülern und Disziplinprobleme in der Klasse für sie belastend seien. Über 80 % der Befragten fühlten sich durch zu große Klassen belastet. Diese letzte Angabe korrelierte signifikant mit der tatsächlichen Klassengröße ($r = .40$, $p < .01$); die Befragten äußern also nicht generell eine subjektive Unzufriedenheit mit der Klassengröße, sondern ihre Belastung hat durchaus etwas mit der tatsächlichen Klassengröße zu tun. Ergebnisse wie diese sind auf der Ebene des Schulsystems anzusiedeln, da weder die einzelne Lehrkraft

noch die Einzelschule großen Einfluss auf die Bestimmung der Klassengrößen hat: Hier – wie auch bei den Problemen durch unterschiedliche Lernvoraussetzungen – sind die Kultusministerien aufgefordert, Abhilfe zu schaffen. Dies könnte z. B. geschehen über eine Senkung der Klassenfrequenzen oder die Möglichkeit der differenzierten Beschulung durch den Einsatz zusätzlicher Lehrkräfte (etwa für speziellen Förderunterricht schwacher oder leistungsstärkerer Schüler).

Ein anderer interessanter Befund ergibt sich aus einer Studie, die wir zum Thema „Ansehen des Lehrerberufs in der Öffentlichkeit" durchgeführt haben (Schäfer u. Vogel 2000). Über 80 % der von uns befragten Lehrkräfte gaben an, dass sie sich durch die ständige Kritik am Lehrerberuf und das fehlende Ansehen in der Öffentlichkeit zumindest etwas belastet fühlen. In einer Untersuchung haben wir 194 Nicht-Lehrer mit verschiedenen Aussagen konfrontiert. Dabei zeigte sich, dass 70 % der Aussage „Lehrer sind faule Säcke, die einen gut bezahlten Halbtagsjob haben" *nicht* zustimmen und 83 % der Aussage zustimmen, dass „Lehrer enormen Belastungen ausgesetzt sind". Gefragt nach dem Ansehen verschiedener Berufe, stuften die von uns befragten Nicht-Lehrer den Lehrerberuf auf einer sechsstufigen Skala (Endpole: 1 = „sehr schlechtes Ansehen", 6 = „sehr hohes Ansehen") im Durchschnitt mit einer 4,0 ein, nur knapp unter dem von Anwälten (4,8) und Ärzten (5,5) und geringfügig über dem von Polizisten (3,5). Das Ansehen des Lehrerberufs in der Öffentlichkeit ist also vielleicht nicht so schlecht, wie die Lehrkräfte selbst denken. Hier sind ebenfalls die Repräsentanten des Schulsystems aufgefordert, mit ihren Äußerungen zum Ansehen der Berufsgruppe beizutragen und sie nicht etwa abzuwerten, wie es in Wahlkämpfen vergangener Jahre leider immer wieder beobachtet werden konnte.

Identifikation und Fortbildung als Merkmale auf allen Ebenen

Abschließend sollen die Ergebnisse zu zwei Bereichen dargestellt werden, die auf allen drei Ebenen angesiedelt werden können, nämlich Identifikation und Fortbildungen.

Identifikation ist ein Merkmal, das beschreibt, wie sehr sich eine Person bestimmten Kategorien, denen sie angehört, zugehörig fühlt. Dieses Gefühl kann sich auf unterschiedliche Ziele beziehen (die Karriere, das Kollegium, den Lehrerberuf) und hat mehrere Dimensionen, nämlich affektive ("Ich bin gerne Lehrer"), kognitive ("Lehrer zu sein spiegelt meine Persönlichkeit wider"), evaluative ("Lehrer zu sein wird in unserer Gesell-

schaft positiv bewertet") und behaviorale ("Ich setze mich für das Ansehen des Lehrerberufs ein") Komponenten. Sozialpsychologische Theorien sagen vorher, dass Menschen, die sich mit ihrer Organisation identifizieren, auch stärker im Sinne der Normen und zum Wohle der Organisation agieren, also z. B. weniger fehlen oder die Organisation seltener verlassen (siehe van Dick u. Wagner 2002). Wir haben 283 Lehrpersonen nach ihrer affektiven beruflichen Identifikation befragt und die Stichprobe in drei Gruppen unterteilt: Die erste Gruppe identifiziert sich nur in ganz geringem Maße mit dem Lehrerberuf, die zweite Gruppe tut dies in einem mittleren Ausmaß und die dritte Gruppe identifiziert sich stark mit diesem Beruf. Abbildung 2-6 gibt die Zusammenhänge mit den Merkmalen von Lehrergesundheit wieder.

Bei den Merkmalen körperliche Beschwerden, Pensionierungsabsichten und Engagement zeigten sich jeweils lineare Effekte, d. h., je mehr die Befragten sich mit ihrem Beruf identifizierten, desto seltener litten sie unter körperlichen Beschwerden, desto geringer waren ihre Pensionierungsabsichten und desto stärker engagierten sie sich in der Schule. Bei den Fehltagen fiel die Gruppe heraus, die sich gar nicht mit dem Beruf identifizierte: Die Befragten dieser Gruppe fehlten fast doppelt so häufig wie diejenigen, die sich in einem mittleren oder hohen Ausmaß mit ihrem Beruf identifizierten.

Wir haben die Variable Identifikation quer zu den Ebenen angeordnet, weil hier alle drei Ebenen beteiligt sind: Natürlich muss sich die einzelne Lehrkraft mit ihrem Beruf oder ihrer Schule identifizieren. Die Einzelschule kann dabei hinderlich oder aber förderlich sein. Indem der Schule z. B. durch Schulprofil- und Schulprogrammarbeit eine positive Identität gegeben wird, ist es für die Lehrkräfte der Schule leichter, sich mit diesem positiven Image der Schule zu identifizieren. Wenn der oben berichtete Befund zum Ansehen des Lehrerberufs in der Öffentlichkeit berücksichtigt wird, bietet es sich zur Steigerung der

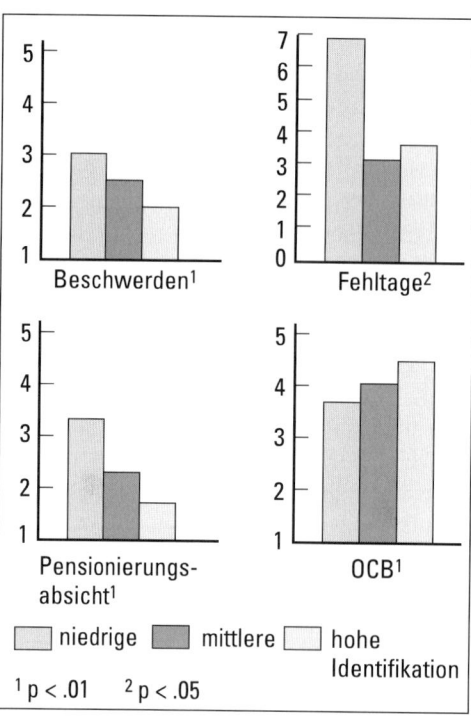

Abb. 2-6 Zusammenhänge zwischen Identifikation und Lehrergesundheit.

Identifikation mit dem Beruf an, das Ansehen zu verbessern und den Beruf insgesamt attraktiver zu machen.

Schließlich soll noch ein Faktor betrachtet werden, der auf allen Ebenen wichtig ist, nämlich die **Teilnahme an Fort- und Weiterbildungen.** Fortbildungen nützen allen drei Ebenen, weil die einzelne Lehrkraft kompetenter wird und die Schule den Schülern daher (durch kompetentere Lehrkräfte) ein besseres Angebot machen kann. Das Schulsystem wiederum profitiert von besseren Schülerleistungen und zufriedeneren Lehrkräften. Wir haben die Lehrerinnen und Lehrer nach der Anzahl der Fort- und Weiterbildungskurse gefragt, die sie in den vergangenen zwei Jahren besucht haben. In Abbildung 2-7 sind einige interessante Ergebnisse dargestellt.

Wie die erste Grafik in Abbildung 2-7 zeigt, besuchen Teilzeitlehrkräfte wesentlich häufiger Fortbildungen als Lehrkräfte, die vollzeitbeschäftigt sind. Obwohl davon auszugehen ist, dass teilzeitbeschäftigte Lehrkräfte deshalb ihre Stunden reduzieren, weil sie dafür private Gründe haben, wie z.B. Kindererziehung oder Altersgründe, ist es interessant zu sehen, dass diese Kollegen ihre Freiräume nutzen, um sich weiterzubilden. Wir sehen diesen Faktor auf der Ebene des Schulsystems angesiedelt: Das System muss auch Vollzeitlehrkräften mehr Freiräume zugestehen, um Fortbildungskurse besuchen zu können, und

vielleicht auch stärkere Anreize für die Weiterbildung anbieten. Die zweite Grafik der Abbildung illustriert, dass Lehrer in Kollegien mit einem positiv ausgeprägten Teamklima häufiger Fortbildungen besuchen als die Kollegen, die das Klima in ihrer Schule negativer bewerten. Wenn man davon ausgeht, dass der Besuch von Fortbildungen der Einzelschule zugute kommt, weil er Innovationen schafft, sollten Kollegen und Schulleiter alles tun, um Lehrkräfte zum Besuch von Weiterbildungen zu ermutigen. Auch wenn der Besuch von Fortbildungen während der Unterrichtszeit für die Kollegen kurzfristig zu Mehrarbeit führt, z.B. in Form von Vertretungsunterricht, gehen wir davon aus, dass diese negativen Begleiterscheinungen längerfristig durch die positiven Effekte (mehr Innovation und kompetentere sowie zufriedenere Lehrkräfte) kompensiert werden. Schließlich zeigt die dritte Grafik in Abbildung 2-7, dass solche Lehrkräfte mehr Fortbildungen besuchen, die ihre allgemeinen Kompetenzen hoch einschätzen. Umgekehrt formuliert: Weniger kompetente Lehrkräfte besuchen seltener Fort- und Weiterbildungen. Dies verweist auf die wichtige Rolle von Fortbildungsmaßnahmen. Insbesondere diejenigen, die geringe Kompetenzen haben, sollten kontinuierlich dazu angehalten werden, diese durch regelmäßige Weiterbildung zu verbessern.

Abb. 2-7 Zusammenhänge zwischen Belastungs- und Schutzfaktoren und der Teilnahme an Fortbildungskursen (Anmerkung: Abgetragen ist die Anzahl besuchter Fortbildungen in den letzten beiden Jahren; alle Unterschiede sind signifikant [p < .05].).

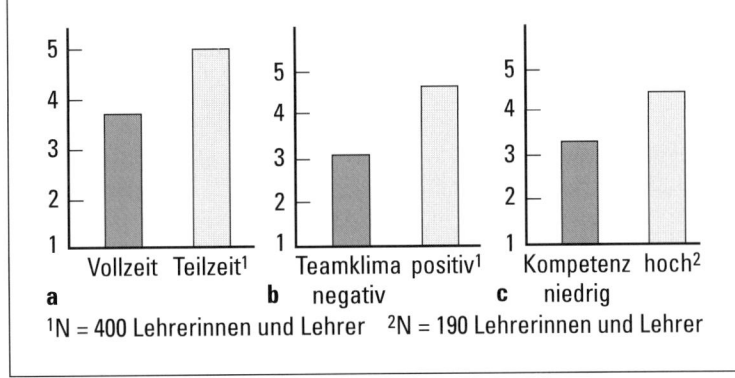

a Vollzeit Teilzeit[1]
b Teamklima positiv[1] negativ
c Kompetenz hoch[2] niedrig
[1]N = 400 Lehrerinnen und Lehrer   [2]N = 190 Lehrerinnen und Lehrer

Zusammenfassung und Ausblick

Wir haben in diesem Beitrag beschrieben, dass es in Schulen sehr unterschiedliche Quoten von Fehltagen und vorzeitigen Pensionierungen gibt (vgl. Kap. 1 S. 23 ff. in diesem Band), dass ein substanzieller Anteil der Lehrer unter bestimmten körperlichen Beschwerden leidet und dass die meisten Lehrkräfte sich stark in ihrem Beruf engagieren. Die unterschiedlichen Fehl- und Pensionierungsquoten sowie die Tatsache, dass nicht alle Lehrer unter körperlichen Beschwerden leiden und nicht alle Befragten sich gleichermaßen engagieren, versuchten wir mit verschiedenen Schutz- und Belastungsfaktoren zu erklären. Dabei ließ sich zeigen, dass sowohl die einzelne Lehrkraft und die Einzelschule als auch das Schulsystem insgesamt zu Gesundheit bzw. Krankheit im Lehrerberuf beitragen. Deshalb müssen Verbesserungsmaßnahmen auf allen Ebenen ansetzen:

- Die einzelne Lehrkraft ist aufgefordert, sich durch Fort- und Weiterbildungen für den Beruf „fit zu halten". Weitere Möglichkeiten, die die der einzelne Lehrer hat (z. B. Stress- und Zeitmanagement), und die Therapieoptionen für bereits erkrankte Lehrkräfte werden ausführlich in Teil IV dieses Bandes behandelt.
- Die Einzelschule und das Schulsystem (vgl. Kap. 9 S. 143 ff. in diesem Band)

müssen die Lehrer aber unterstützen und mit positivem Teamklima, Freiräumen und Reduzierung von Belastungen ein Umfeld schaffen, in dem die Lehrkraft gerne arbeitet und sich mit ihrem Beruf identifizieren kann. Wenn das gelingt, wird es allen Beteiligten besser gehen, den Lehrern, den Schülern und – durch sinkende Krankenstände und vorzeitige Pensionierungen – auch den öffentlichen Haushalten.

Unsere Analysen bieten eine Vielzahl von Ansatzpunkten, um die berufliche Situation der Lehrerinnen und Lehrer zu verbessern. Bei Rudow (1999) finden sich vergleichbare Hinweise: Ebenfalls gegliedert nach den Ebenen werden detailliert Maßnahmen aufgelistet, vom Stressmanagement bei der einzelnen Lehrkraft über die Teamentwicklung im Kollegium bis hin zu belastungsreduzierenden Maßnahmen im Schulsystem. Die Vorschläge liegen also seit längerer Zeit vor, alle am System Schule Beteiligten sollten endlich an die Umsetzung gehen. Allerdings sollte sich hieran auch die Wissenschaft beteiligen, indem sie einerseits die Ursachen weiter erforscht und absichert – hier fehlen bislang insbesondere kontrolliert durchgeführte Längsschnittuntersuchungen. Andererseits ist auch die wissenschaftliche Evaluation durchgeführter Maßnahmen wichtig, um abschätzen zu können, welche Vorgehensweisen tatsächlich in der Breite effizient und effektiv sind.

3

Burnout: Befunde, Modelle und Grenzen eines populären Konzeptes

Edgar Schmitz

Problemstellung

Lange Jahre der Burnout-Forschung hätten zwar viele Daten erbracht, aber nicht mehr Wissen, urteilten Maslach und Jackson (1986, S. 637). Wissen wir seither mehr? Etwa dass Idealisten anfälliger für Burnout sind als andere? Kann soziale Unterstützung Burnout puffern? Mindern Arbeitsbelastung und Zeitdruck den Eindruck eigener Leistungsfähigkeit? Ist Burnout allein auf die emotionale Last von Klientenkontakten zu beziehen? Fördert Burnout Drogenmissbrauch und verursacht Absentismus? Diese und weitere Fragen stellt Burisch (2002) und klagt – fast anrührend –, in allen Punkten gebe es widersprüchliche oder nur schwache Belege. Auch seine eigene dreijährige Langzeitstudie, mit welcher er prüfen wollte, inwiefern individuelle Variablen im Vergleich zu Umweltbedingungen zum Burnout beitragen, blieb sowohl im Längsschnitt als auch in Querschnitten ohne eindeutiges Resultat. Unbefriedigende Ergebnisse zeigt auch die Meta-Analyse von 8 Langzeitstudien zum Zusammenhang von Bedingungsfaktoren und Burnout-Prozess (Schaufeli u. Enzmann 1998): 6 Studien erwiesen sich als ergebnislos. Angesichts dieses Dilemmas raten die Autoren, die Untersuchungsmethode zu ändern und verstärkt tief gehende Interviews anzuwenden. Methodisch wären sie damit zu den Anfängen der Burnout-Forschung zurückgekehrt. Freudenberger (1974), der den Begriff „Burnout" einführte, hatte mit Tiefeninterviews begonnen. Trotz dieser zweifelsohne niederschmetternden Befunde halten die genannten Autoren und viele andere am Burnout-Konzept fest. Was spricht dafür und was sind die Grenzen dieses Konzepts?

Das Basiskonzept des Burnouts

Über Burnout kann man sich in mehreren Meta-Analysen informieren. Einen der letzten fundierten Überblicke legten Schaufeli u. Enzmann (1998) vor, die allerdings nur 8 deutschsprachige Titel zum Thema im engeren Sinne zitieren. Aktuell wäre das Buch von Rösing (2003), doch wegen ihres ausdrücklichen Desinteresses an Methodik und Theorien ist der Erkenntnisgewinn – abgesehen von begrifflichen Unklarheiten – limitiert; es eignet sich immerhin zur Titelrecherche. Ergiebig sind u. a. die neueren Kurzübersichten von Shirom (2002) und Tennant (2001), die methodische und theoretische Trends der Burnout-Forschung fundiert problematisieren.

Im Laufe der Burnout-Forschung entstand eine Reihe von Burnout-Definitionen. Schaufeli u. Enzmann (1998, S. 36) versuchen als Ergebnis ihres Reviews eine allgemein akzeptable Arbeitsdefinition zu formulieren:

> Burnout ist ein andauernder negativer, arbeitsbezogener psychischer Zustand „normaler" Personen, der primär durch Erschöpfung gekennzeichnet ist und von Überforderung (distress), dem Gefühl verminderter Wirksamkeit, abnehmender Motivation sowie der Entwicklung dysfunktioneller Einstellungen und Verhaltensweisen begleitet wird. Dieser psychische Zustand entwickelt sich langsam, kann aber von den Betroffenen lange unbemerkt bleiben. Er resultiert aus einem Missverhältnis (misfit) von Intentionen und der Arbeitswirklichkeit. Oft wird er durch inadäquate Bewältigungsstrategien aufrechterhalten.

Bis in die 1990er-Jahre wurde der Begriff des Burnouts ausschließlich auf soziale Dienstleistungsberufe bezogen, langsam erweiterte sich der Geltungsbereich auch auf nichtsoziale Tätigkeiten. Für den Lehrerberuf ist die Geber-Nehmer-Beziehung (*caregiver – recipients*) kennzeichnend. Lehrer stehen in der Öffentlichkeit und haben sich den ständig steigenden Ansprüchen der Rezipienten anzupassen. Sie arbeiten unter der typischen gesellschaftlichen Erwartung, dass sie dauernd ihre emotionale, kognitive und physische Energie in die Rezipienten zu investieren haben. Bei den Lehrern wurde der Belastungsdruck in den letzten Jahrzehnten durch immer neue Aufgaben erhöht: Integration von Migrantenkindern, Ausgleich von Sprachdefiziten und unterschiedlichen Herkunftsmilieus, Bewältigung von Fremdenfeindlichkeit und Aggressivität Heranwachsender u. a. m. Diese Konstellation wird von manchen Lehrern als schwere Beanspruchung erlebt. In diesem Kontext könne ein Prozess des Ausbrennens eingeleitet werden.

Operationalisierung und Diagnose

Das „Burnout-Syndrom" oder „Erschöpfungssyndrom" wurde von der Weltgesundheitsorganisation WHO in die Internationale Klassifikation psychischer Störungen (ICD-10) unter „Faktoren, die den Gesundheitszustand beeinflussen und zur Inanspruchnahme von Gesundheitsdiensten führen" aufgenommen (Dilling et al. 2000, Kap. XXI, Z 73.0), jedoch nicht als Diagnose. Dies hindert aber Psychiater nicht daran, Burnout als Diagnose aufzufassen (etwa Bauer et al. 2001, jedoch nicht 2003). Ob ein Syndrom als Diagnose in den ICD-Katalog aufgenommen wird oder nicht, mag für den Forscher uninteressant sein, da über die Validität dieser Diagnosen als wissenschaftlich entscheidendes Gütekriterium nichts mitgeteilt wird. Für Kliniker und Therapeuten sieht das anders aus: Offenbar orientieren sich Krankenkassen (Kostenübernahme) an diesem Katalog ebenso wie medizinische Gutachter. Im DSM-IV (Diagnostic and Statistical Manual of Mental Disorder) ist Burnout nicht genannt. Insofern ist dieses Syndrom bis heute keine Krankheit im Sinne einer medizinischen Definition. Von vereinzelten Versuchen, Burnout klinisch zu definieren, berichtet Rösing (2003). Maslach et al. (2001b) erörtern, ob und wie Burnout unter einer arbeitsbezogenen Neurasthenie subsumiert werden könnte, obwohl es im ICD als Ausschlusssyndrom der Neurasthenie (F48.0) aufgeführt ist.

Voraussetzung für diese Diskussion sind die Operationalisierung des Syndroms und das Vorliegen eines gesicherten Messinstrumentes. Es gibt mehrere Frageninventare, u. a. das Teacher Event Stress Inventory (TESI) von Pratt, das Teacher Stress Inventory von Fimian, den Heidelberger Burnout-Test von Becker und Gonschorek, die Teacher Burnout Scale von Seidmann und Zager (1987), das Teacher Attitude Survey (TAS) von Farber sowie das Oldenburg Burnout Inventory von

Ebbinghaus (weitere bei Rösing 2003). Alle diese Verfahren wurden selten angewandt. Hier sollen die beiden bekanntesten Konzepte und Verfahren dargestellt werden.

Das Maslach Burnout Inventory (MBI)

Das MBI war wohl das erste wissenschaftlich validierte Burnout-Messinstrument und wurde am häufigsten in der Forschung benutzt. Dem überwiegenden Teil aller international publizierten wissenschaftlichen Studien liegt das MBI zugrunde (Schaufeli u. Enzmann [1998] geben 90 % an). Die Definition nach Maslach: *„Burnout is a syndrome of emotional exhaustion, depersonalization, and reduced personal accomplishment that can occur among individuals who do ‚people work‘ of some kind."* ist bis heute populär. Das liegt auch darin begründet, dass die Autorinnen das Frageninventar und teststatistische Daten gleich mitgeliefert haben. Im MBI werden die drei Dimensionen der Definition verwendet:

- Die Dimension **emotionale Erschöpfung** bezeichnet das Gefühl, dass die emotionalen Ressourcen ausgelaugt sind, und wird als die individuelle Kern-Komponente des Syndroms aufgefasst (Maslach et al. 2001).
- **Depersonalization** bezeichnet negative, abgestumpfte oder zynische und distanzierte Reaktionen auf die Wünsche der Rezipienten. Im Unterschied zum psychopathologischen Begriff „Depersonalisierung" (Depersonalisationssyndrom ICD-10; F48) ist nicht an eine Entfremdung des Menschen von sich selbst und von der Welt gedacht, sondern an eine unpersönliche, entmenschlichende Wahrnehmung der Rezipienten. Deshalb wird hier der Begriff **Dehumanisierung** bevorzugt. Er repräsentiert die zwischenmenschliche Komponente.

- **Reduzierte Leistungsfähigkeit** bezeichnet Gefühle des Verfalls der eigenen Kompetenz und ein gemindertes Gefühl der Selbstwirksamkeit. Sie repräsentiert die Komponente der Selbstwertung.

Die drei Dimensionen wurden nicht theoretisch deduziert; sie sind vielmehr das Ergebnis explorativer Faktorenanalysen von ehemals über 50 Items, die zu Beginn der Konzeptentwicklung gesammelt worden waren. Typische Items für die drei Dimensionen sind (nach Maslach u. Jackson 1981; 1986; vgl. MBI-D für Pflegekräfte von Büssing u. Perrar 1992, MBI (D) für Lehrer von Barth 1991; 1992):
- Emotionale Erschöpfung
  - „Ich fühle mich durch meine Arbeit emotional ausgelaugt."
  - „Die tägliche Arbeit mit Menschen ist eine wirkliche Belastung für mich."
- „Ich fühle mich am Ende meiner Kräfte."
- Persönliche Leistungsfähigkeit
  - „Ich gehe mit den Problemen meiner Schüler sehr wirkungsvoll um."
  - „Ich fühle mich sehr energiegeladen."
- Dehumanisierung
  - „Ich habe das Gefühl, dass ich manche Schüler behandle, als ob sie unpersönliche ‚Objekte‘ wären."
  - „Seit ich in diesem Beruf arbeite, bin ich gefühlloser gegen Menschen geworden."

Die Diagnose „klinisch/psychosomatisch auffällig" bzw. „hoch betroffen" kann durch Klassifizierung anhand des Medians einer beliebigen Stichprobe oder mittels *„cut-off point"* anhand einer Drittelung der Lehrer in „nicht/kaum" – „durchschnittlich" – „stark vom Ausbrennen betroffen" erfolgen (Barth 1992); eine deutschsprachige Normstichprobe für Lehrer gibt es nicht. Die psychometrische Qualität des MBI ist gut, da die Testgütekriterien[1] erfüllt werden, zumindest bei Stichproben im sozialen Dienstleistungsbereich und bei Lehrern, auch im deutschen Sprachraum: Die drei Skalen sind in sich konsequent, die Retest-Reliabilitäten und die internen Konsistenzen liegen zwischen .70–.90 für die Teilskalen und für die Gesamtskala. Das MBI mit 22 Items (auch 21; 25; Rating 1–6, auch 1–4) ist ein standardisiertes, objektives, valides und reliables Verfahren; das gilt auch für die Versionen MBI-D und MBI (D) (Barth 1991; Büssing u. Perrar 1992; Neubach u. Schmidt 2000). Die Konstrukt- und Inhaltsvalidität des MBI ist gut, Daten zur Kriteriumsvalidität sind selten; eine Extremgruppen-Validierung für Lehrer steht aus.

Die Drei-Faktoren-Struktur wurde in mehreren konfirmativen Analysen – gelegentlich mit Item-Abweichungen (Schaufeli et al. 1993; Cordes et al. 1997, Byrne 2001) – bestätigt. Einzelne Studien fanden 4, 2 oder 5 Faktoren. In einer Studie bilden die *„depersonalization items"* keinen kohärenten und sinnvollen Faktor, die Dimension emotionale Erschöpfung könnte unter physischen und psychischen Aspekten differenziert werden in die Leistungsfähigkeit in Bezug auf „sich selbst" und „andere" (Densten 2001).

Später wurde das dreidimensionale Modell modifiziert. Nur die Dimension **emotionale Erschöpfung** blieb unverändert. Dehumani-

sierung wurde durch **Zynismus** ersetzt (Maslach et al. 2001b). Diese Umbenennung bringt neue Probleme mit sich: „Zynismus" ist ein aufkommendes Konzept in der Psychologie und wird zur Bezeichnung von negativen Attitüden benutzt, zu denen auch Frustration, Desillusionierung sowie Misstrauen gegen Organisationen, Personen, Gruppen und Dinge gehören. Abraham (2000, zit. n. Shirom 2002) meint, dass arbeitsbezogener Zynismus eine enge Beziehung zum Burnout hat. Auch scheint diese Dimension einige Haltungen wie Distanzierung, Ablehnung und Feindseligkeit zu enthalten. Die dritte Dimension wurde in **reduzierte Wirksamkeit** oder **Ineffektivität** umbenannt; sie enthält eine Selbsteinschätzung von niedriger eigener Wirksamkeit sowie von Mangel an Leistungsfähigkeit, an Leistungsvermögen und fachlicher wie sozialer Kompetenz (Maslach et al. 2001b). Alle diese Begriffe stehen für gut bekannte Forschungsfelder in der Psychologie. Es scheint, als würden die beiden letzten Dimensionen des MBI verschiedene vielgesichtige Konstrukte enthalten, von denen jedes wiederum differente Implikationen enthält. Jede der drei Dimensionen umfasst eine ganze Symptomgruppe (Cluster). Shirom (2002) fordert dazu, dass die Autoren beweisen müssten, dass diese Konzepte alle „irgendwie zusammenhängen", und meint, dass dieser Konzeption nur geringe Evidenz zukomme.

Letztlich ist die Mehrdimensionalität des Syndroms belegt. Die Diagnose „emotionale Erschöpfung" ist gesichert. Weil das Kernsymptom emotionale Erschöpfung, das die solideste Skala des MBI mit einer guten konvergenten Validität darstellt, meist gemeinsam mit psychosomatischen Beschwerden auftritt, wurde erörtert, ob diese als weiteres definierendes Merkmal des Ausbrennens betrachtet werden sollten.

Abwandlungen des MBI sind das MBI-HSS (Human Services Survey), das MBI-ES (Education Survey) und das MBI-GS (General Survey für nicht-soziale Berufe). Eine Version des MBI-GS entwickelten Taris et al. (1999)

---

1   Testgütekriterien bezeichnen die Standards, die psychodiagnostische Tests nach der American Psychological Association (APA) und dem Bund Deutscher Psychologen (BDP) erfüllen müssen. Sie sind die mit strengen Methoden überprüften Grundlagen und anhand von Kontrolluntersuchungen gesicherten Merkmale von standardisierten psychodiagnostischen Tests (Skalen): Validität, Reliabilität und Objektivität. Die Validität (Gültigkeit) sichert, dass ein Test das Merkmal misst, das zu messen vorgibt. Die Reliabilität (Zuverlässigkeit) gibt an, wie genau ein Test das misst, was er messen soll. Objektiv sind Tests, die im Unterschied zu Fragebögen vom Probanden nicht durchschaubar und deren Ergebnisse unabhängig vom Untersucher sind. Nebenkriterien sind Ökonomie, Normierung und Vergleichbarkeit.

in den Niederlanden mit je 5 Items für emotionale Erschöpfung, Zynismus und professionelle Selbstwirksamkeit. Die Struktur wurde mittels einer konfirmativen Faktorenanalyse anhand von 2 Stichproben (Softwareingenieure und Universitätsmitarbeiter) ermittelt; 7 A-priori-Modelle wurden spezifiziert. Die Autoren favorisieren ein Drei-Faktoren-Modell (p < F255.01, Residuen RMR = .07/.08; GFI = .96/.97), obwohl Ein-Faktor-Modelle eine gute Übereinstimmung von Daten und Modell enthalten (p = .5/.9; RMR = .03/.05; beide GFI = .9, aber hohe Korrelation der Residuen). Bei einem guten Fit sollte p > .05 sein, d. h., das Modell sollte sich nicht signifikant von den Daten unterscheiden. Der Index GFI sollte mindestens .90 erreichen und die Residualwerte RMR (unaufgeklärter Rest) sollten möglichst gering sein. Daten zur externen Validität liegen vor. Jedenfalls zeigt diese Version entgegen der o.g. Definition, dass Burnout nicht auf mitmenschliche Tätigkeiten eingeschränkt werden muss.

Das Modell und Verfahren von Pines

Pines et al. (1992) definieren Burnout als Zustand physischer, emotionaler und mentaler Erschöpfung, verursacht durch lang anhaltende Einbindung in emotional fordernde Situationen. Damit geht eine kausale Erklärungsskizze in die Definition mit ein. Der Ansatz beschränkt Burnout nicht auf helfende Berufe, wie es anfangs beim MBI war. Das Konzept wird nicht auf berufliche Tätigkeiten beschränkt, sondern auch auf Partnerbeziehungen bis hin zu politischen Tätigkeiten bezogen. Als Messverfahren wird das **Burnout Measure (BM)** mit 21 Items (Rating 1–7) angewandt, das sich zur Messung des Burnouts im engeren Sinne und des Tediums (Überdruss) außerhalb des humanitären Dienstleistungsbereichs eignet. In ca. 5 % der Burnout-Studien wurde das BM benutzt.

Einige Beispiel-Items: Anhand einer Skala von 1 = „niemals" bis 7 = „immer" soll eingetragen werden, ob man 1. müde ist, 2. sich niedergeschlagen fühlt, 5. emotional erschöpft ist, 6. glücklich 8. „ausgebrannt" ist, 12. sich wertlos, 17. hoffnungslos, 19. optimistisch fühlt u. a.

Die Auswertung erfolgt durch Auszählung und Addition der Werte für jede der drei Dimensionen sowie für die Gesamtskala. Das BM gilt als eindimensionales Diagnoseinstrument, obwohl dreifaktorielle Lösungen gefunden wurden. Die **drei Faktoren (demoralisation, exhaustion, loss of motivation)** wurden bestätigt. Das BM ist ein zuverlässiger Fragebogen. BM und MBI korrelieren. Pines und Kollegen haben die Definition fortentwickelt und sehen Burnout als ein Syndrom von mehreren Symptomen an, das Hilflosigkeit und Hoffnungslosigkeit, schwindende Begeisterung, Irritierbarkeit und ein Gefühl minderen Selbstwertes einschließt. Keines der Symptome ist auf berufliche Tätigkeiten beschränkt. Fraglich ist, ob der BM das breite Spektrum des Burnout erfasst. Die diskriminante Validität in Bezug auf Depression, Angst, Selbstwertschätzung ist zweifelhaft. Das hat einige Forscher bewogen, den BM als einen Index für psychische Überlastung zu sehen, die physische Ermüdung, emotionale Erschöpfung, Depression, Angst und reduzierte Selbstwertschätzung umfasst (Schaufeli u. van Dierendonck 1993, S. 645).

Die beiden Definitionen nach Maslach und nach Pines sind deskriptive, operationale Realdefinitionen mit der Einschränkung, dass die Abgrenzung zu anderen psychosomatischen Syndromen vage ist. Definitorische und theoretische Ansprüche, die anderen gängigen Diagnosebegriffen in Medizin, Psychiatrie und Psychologie gemeinsam sind, werden erfüllt.

Vorkommen und Verbreitung

Die **Verbreitung des Burnouts unter Lehrpersonen**, gemessen mit dem MBI bzw. BM, wurde mit 15–28 % in Deutschland, Österreich und der Schweiz beziffert, allerdings in nicht repräsentativen Stichproben (Barth 1992, N = 122 Lehrpersonen; Kramis-Aebischer 1995, N = 152 (BM); Gamsjäger u. Sauer 1996, N = 105; Körner 2003, N = 975 Gymnasiallehrer). Von Bauer et al. (2001) wurden 28–36 % genannt, allerdings ohne Bezug auf eine Stichprobe. In den Studien der Gruppe um Schaarschmidt (Kap. 6 S. 97 ff. in diesem Band, Abb. 6-3 S.105) neigen etwa 29 % aller Lehrer (N = 7000 Lehrpersonen aller Schultypen verschiedener Bundesländer) zum Risikomuster B, dessen Symptome weitgehend den Symptomen im fortgeschrittenen Burnout-Stadium entsprechen (Schaarschmidt u. Fischer 2001).

Ob Burnout bei Lehrpersonen in bestimmten **Altersgruppen** häufiger vorkommt oder nicht, ist ungeklärt. Die deutschsprachigen Lehrer-Stichproben sind für eindeutige Aussagen zu klein. Generell ist Burnout unter jüngeren Arbeitnehmern mit geringer Arbeitserfahrung häufiger als bei über 30- bis 40-Jährigen (Schaufeli u. Enzmann 1998). Das passt zu der Beobachtung, dass Burnout eine negative Beziehung zur Erfahrung hat. Laut mehreren Studien (Personal in der Psychiatrie, Sozialarbeiter, Rechtsanwälte) brennen Berufsanfänger bereits nach 1–4 Jahren aus (Praxisschock?). Burisch (2002) bestätigt den Befund anhand einer 3-jährigen Studie. Bei hiesigen Lehrern ist die Befundlage schwierig. Es ist wahrscheinlich, dass ältere ausgebrannte Lehrer ihren Arbeitsplatz verlassen haben bzw. im Begriff sind, dies zu tun, oder die Fragebögen seltener ausfüllen, sodass die verbleibende Gruppe der Älteren und Erfahrenen auf der Burnout-Skala „gesündere" Werte zeigt. Etliche Studien gelangen zu dem Schluss, dass Lehrpersonen zum einen häufiger erkranken als andere Berufsgruppen und dass zum anderen psychische Störungen vorherrschen (Tennant 2001).

In Bezug auf das **Geschlecht** belegen einige – nicht alle – Studien, dass Frauen häufiger von Burnout betroffen sind als Männer. Höhere Werte in den Kategorien „emotionale Erschöpfung" bei Frauen und „Dehumanisierung" bei Männern werden durch rollenspezifische Stereotype und durch ein größeres Aggressionspotenzial der Männer erklärt. Auch wurde offenbar das Geschlecht mit der beruflichen Rolle oder der hierarchischen Position verwechselt: Frauen besetzen relativ seltener eine Führungsposition (des Schulleiters), sodass sie auch seltener die Vergünstigungen einer solchen Position (hohes Einkommen, sozialer Status und Autonomie) in Anspruch nehmen können. Werden diese Variablen bei der Bewertung berücksichtigt, gibt es keine wesentlichen Unterschiede zwischen den Geschlechtern. Burnout wurde außerdem mit einem höheren **Bildungsstand** in Verbindung gebracht. Verheiratete und Eltern zeigen geringere Burnout-Werte als **Alleinstehende** ohne Kinder. Anscheinend puffert die Unterstützung des Partners die Belastung.

Burnout als Prozess

Shirom (2002) hat eine Zustandsdefinition des Burnouts vorgelegt, während die Definition von Maslach von vornherein einen Prozess einschließt: Schwere emotionale Dauerbelastung führt zu emotionaler Erschöpfung, daraus resultieren im Laufe von Bewältigungsversuchen Gefühle von Dehumanisierung. Bestehen die Belastungen fort und können keine nützlichen Bewältigungsstrategien entwickelt werden, resultieren überdauernde Beanspruchungsfolgen wie psychische, körperliche und psychosomatische Beschwerden. Im terminalen Stadium kommt das Gefühl verminderter Leistungsfähigkeit hinzu (Buunk u. Schaufeli 1993; Byrne 1994; Burke u. Greenglass 1995; Cordes et al. 1997).

Cherniss (1980) fand, dass sich die Betroffenen im fortgeschrittenem Burnout-Stadium defensiv verhalten und dann Zynismus gegen Klienten sowie emotionalen Rückzug zeigen (ähnlich Burke u. Greenglass 1995). Dieser Prozess schränkt die Effektivität der Arbeit ein und führt im Zyklus zu verstärktem Burnout und zu Problemen für die Person und die Organisation.

Die Gruppe um Golembiewski legte ein ausgefeiltes Phasensystem zum Burnout-Prozess vor (Einzelheiten bei Golembiewski u. Munzenrider 1988). Burnout wird als „virulenter" (krankheitserregender) Prozess aufgefasst, der sich progressiv über Phasen entwickelt und von verschiedenen Stressoren, wie Überlastung, Mangel an Autonomie sowie Konflikten mit Kollegen und Vorgesetzten, gespeist wird. Depersonalisation wird als unwichtiges Merkmal betrachtet. In vielen Studien wurde die Progressivität ziemlich erfolgreich validiert: Individuen in fortgeschritteneren Phasen berichteten beinahe immer von einer negativeren Arbeitserfahrung (mehr Belastung, weniger Autonomie, mehr Konflikte und Rollenprobleme, weniger Unterstützung) und über mehr negative Erscheinungen wie Unzufriedenheit am Arbeitsplatz, psychosomatische Symptome, gestiegene Absicht zu wechseln, geringere Arbeitsbezogenheit, verminderte Produktivität. Personen, die das Burnout-Niveau reduzieren konnten, berichteten über entsprechende Verbesserungen, z. B. in den Rahmenbedingungen ihrer Arbeit und den Konsequenzen, sowie über größere Befriedigung durch die Arbeit und weniger psychosomatische Symptome (Burke u. Greenglass 1995).

Die Gruppe um Schaufeli, die meist mit dem MBI arbeitet, hat in einer 5-jährigen Studie (2 Messzeitpunkte), die anhand eines Strukturgleichungs-Modells auf kausale Bezüge angelegt war, folgende Abfolge bestätigt: Durch Mangel an Reziprozität wird die protektive Wirkung der Forderungen der Klienten auf emotionale Erschöpfung der Betreuer (mit Leistungsminderung) vermittelt.

Diese bewirkt negative Gefühle im Sinne der Dehumanisierung. Das entsprechend distanzierte Verhalten evoziert verstärkte Forderungen der Klienten, sodass der Ablauf bis zur erhöhten emotionalen Erschöpfung mit Leistungsminderung von Neuem und verstärkt beobachtbar ist (Bakker et al. 2000).

Im Rahmen der Theorie der „conservation of resources" (COR) von Antonovsky (Hobfoll u. Freedy 1993, Shirom 2002) ist der Beginn des Ausbrennens dadurch gekennzeichnet, dass die Energiequellen (Ressourcen) infolge der Art der Bewältigungsversuche der bedrohlichen (beruflichen) Anforderungen vermindert oder erschöpft sind. In dieser Bewältigungsphase kann Burnout von Angst begleitet erscheinen, weil die direkten und aktiven Coping-Handlungen gewöhnlich mit hoher Erregung einhergehen. Falls diese Coping-Handlungen sich als ineffektiv herausstellen, kann die betroffene Person aufgeben und mit emotionalem Rückzug und defensiven Verhaltensweisen reagieren. Diese können dann zu depressiven Symptomen hinleiten.

Ursprünglich nahm man an, dass der eigentliche Beginn des Burnouts in der Wahrnehmung einer Diskrepanz von idealistischer Begeisterung des Individuums einerseits und der harten Wirklichkeit des beruflichen Alltags andererseits liegt. Es konnte jedoch in mehreren Studien (Schmitz u. Leidl 1999, Schmitz et al. 2002b) belegt – nicht bewiesen – werden, dass Begeisterte eben nicht ausbrennen. Vielmehr sind Menschen mit unrealistischen Erwartungen (einschließlich überhöhter, unklarer Ziele) betroffen. Diese Erwartungen beziehen sich u. a. auf die Reziprozität von Investitionen und Ertrag im Umgang mit den Rezipienten. Aus der Wahrnehmung dieser Diskrepanz folgt Stress. Die Art und Weise, wie Individuen mit diesem Stress umgehen, wird in den meisten Prozessdefinitionen als entscheidend für den Verlauf des Burnouts betrachtet (Weiteres bei Burke u. Richardson 2000).

Symptomatik

Es gibt – zumindest unkontrollierten klinischen Beobachtungen und Interviews mit unspezifischer Datenanalyse zufolge – kaum ein Symptom, das nicht mit Burnout in Verbindung gebracht wurde. Burisch (1989) sowie Schaufeli u. Enzmann (1998) zählen mehr als 130 Symptome und Folgen des Burnouts. Ihr Ansatz, Personen, die an einer psychischen oder mentalen Krankheit leiden, per definitionem auszuschließen, ist problematisch. Auch Menschen mit nur vorübergehendem Schwächegefühl oder solche, die in der Lage sind, sich von selbst zu erholen, werden nicht als „ausgebrannt" betrachtet.

Es herrscht eine gewisse Verwirrung über die Unterscheidung von Symptomen und Folgen des Burnouts. Ist zum Beispiel reduzierte Leistungsfähigkeit ein Symptom oder eine Folge? Der Grund für die Verwirrung liegt in der Methode: Querschnittsstudien erlauben korrelative, jedoch keine Ursache-Folge-Annahmen; es sei denn, man bestätigt eine solche gut begründete Möglichkeits-Annahme im Rahmen einer Erkundungsstudie anhand einer statistischen Strukturanalyse. Zur endgültigen Klärung sind Längsschnitte nötig. Im Allgemeinen können sowohl Symptome als auch Konsequenzen als Manifestation des Burnouts betrachtet werden.

Die Merkmale des Burnouts können in psychisch-mentale, physische und Verhaltensmerkmale sowie Einstellungen eingeteilt werden. Nachfolgend eine Auswahl:

- **Psychisch-mentale Merkmale:** Erschöpfung der emotionalen Ressourcen, innere Leere, chronische Ermüdung, Schwäche, Mangel an Energie und Aktivität. Affektive Symptome, die zu Depressionen führen, sind am auffälligsten: depressive Stimmung, Angst, Hilflosigkeit, Hoffnungslosigkeit und das Gefühl von Bedeutungslosigkeit; Gefühle von Versagen, Nutzlosigkeit und Unfähigkeit, verminderte Selbstwertschätzung; ferner Aggression und Angst. Die Frustrationstoleranz der ausgebrannten Person ist verringert; sie ist reizbar, übersensibel und benimmt sich feindselig, nicht nur den Rezipienten, sondern auch den Kollegen und Vorgesetzten gegenüber. Zusätzlich wurden kognitive Symptome notiert, z. B. die Unfähigkeit, sich zu konzentrieren, Vergesslichkeit oder Probleme in der Entscheidungsfindung.

- **Körperliche Merkmale:** Verschiedene Arten – teils undefinierter – physischer Beschwerden wurden beobachtet, wie z. B. Kopfschmerzen, Übelkeit, Muskelschmerzen, Rückenschmerzen, sensomotorische Symptome (etwa nervöses Zucken, Ruhelosigkeit) oder Unfähigkeit zu entspannen. Diese psychischen und sensomotorischen Symptome sind Zeichen hoher Erregung und nervöser Spannung. Gelegentlich wurden sexuelle Probleme, Schlaflosigkeit, Appetitlosigkeit, Schwindel u. Ä. genannt. Das typische physische Anzeichen des Burnouts ist jedoch die chronische Erschöpfung. Negative Auswirkungen auf Entstehung und Verlauf somatischer Erkrankungen (Magengeschwüre, koronare Herzkrankheiten u. a.) wurden beobachtet. In einer Langzeitstudie (Wolpin et al. 1991) berichteten ausgebrannte Lehrer nach einem Jahr wesentlich häufiger über psychosomatische Beschwerden als Lehrer, die nicht betroffen sind. Körperliche und psychosomatische Beschwerden, die im Lehrerberuf häufig sein sollen, sind u. a. Schlafstörungen, funktionelle Herz-Kreislauf-Beschwerden, Hypertonie, gelegentlich Hypotonie, Beschwerden im Magen-Darm-Trakt und chronische Beschwerden ohne hinreichenden organischen Befund, auch Veränderungen des Cortisolstoffwechsels.

- **Verhaltensmerkmale:** Individuelle Verhaltenshinweise zeigen sich hauptsächlich an der gesteigerten Unruhe der Person: Hyperaktivität, unkontrollierte Ausbrüche, nervöses und unkonzentriertes Verhalten. Oft wird ein erhöhter Konsum von Anregungsmitteln (Kaffee, Alkohol) beobachtet, manchmal deren Missbrauch. Am Arbeitsplatz tauchen interpersonale Probleme mit Rezipienten, mit Kollegen, Vorgesetzten und Untergebenen auf. Typisch am Verhalten ist der Rückzug von sozialen Kontakten und das abnehmende Engagement gegenüber den Rezipienten. Ein Beispiel ist das „John Wayne-Syndrom" bei Polizisten: Der Betroffene spielt den harten Kerl, der ungerührt seinen Dienst versieht, egal, was passiert. Ähnlich – vielleicht differenzierter – verhalten sich manche Lehrer. Über erhöhte Fehlzeiten wird bei Lehrern berichtet. Viele nehmen die Probleme der Arbeit – zumindest geistig – mit nach Hause (*negative spillover*); wenn diese Probleme das Familienleben beherrschen, kommt es zusätzlich zu Belastungen.

● **Merkmale einer sich verändernden Einstellung:** Neben Erschöpfung ist eine fortschreitende enthumanisierende, gefühllose, distanzierte, gleichgültige und zynische Einstellung gegenüber den zu betreuenden Menschen bzw. Schülern das charakteristische Anzeichen des Burnouts. Die negative Einstellung fällt umso stärker auf, wenn ursprünglich die Beziehung zu den Rezipienten durch Engagement, Einfühlungsvermögen etc. charakterisiert war. Die ursprüngliche intrinsische Motivation schwindet. Eifer, Hingabe, Interesse, Individualismus gehen verloren, wenn die Herausforderung der Tätigkeit verschwindet und sich Langeweile und Unzufriedenheit entwickeln. Ausgebrannte fühlen sich weder durch Kollegen noch durch die Schulleitung resp. Organisation geschätzt. Schaufeli und Enzmann (1998) nennen unter den Motivationssymptomen solche, die für die innere Kündigung typisch sind: Demoralisierung, Langeweile, Verlust der Arbeitsmotivation, geringe Arbeitsmoral, Absentismus sowie u. a. Dienst nach Vorschrift.

Bedingungen, Korrelate und Folgen des Burnouts

Zu den Bedingungen bzw. unabhängigen Variablen des Burnouts gehören die biografischen Merkmale: Alter, Geschlecht, Bildungsstand, Berufsgruppenzugehörigkeit; einige davon wurden oben im Abschnitt „Burnout als Prozess" dargestellt.

Einige – nicht alle – Studien zeigen eine klare positive Beziehung zwischen Burnout und **objektiven Indikatoren** der Arbeitsbelastung, z. B. *Anzahl der Schüler* in einer Klasse, Arbeitsüberlastung, Zeitdruck, schlechten physischen Arbeitsbedingungen. Arbeitsbelastung kann aber auch als Herausforderung wahrgenommen werden. Positiven Bezug zum Burnout zeigen die folgenden subjektiv wahrgenommenen Bedingungen, die in einigen Studien als unabhängige Variablen genutzt werden: schlechte psychische Arbeitsbedingungen, bürokratische Übergriffe, unklare Informationswege, einseitig aufgabenbezogener Führungsstil, viele tägliche Kleinlichkeiten, Unterbeschäftigung durch Routine und Monotonie, inadäquate Führung, wenige kollegiale Kontakte, Mangel an Kollegialität, unklare Definition der Spielräume, Rollenkonflikte, Mangel an Rückmeldungen über die eigene Arbeit, an Autonomie und Entscheidungsfreiheit, Unzufriedenheit am Arbeitsplatz, bei Neulingen das Fehlen an Orientierungshilfen und eben emotional belastende Beziehung zu den Rezipienten (Maslach u. Leiter 1997, 2001; Greenglass et al. 1996 u. a.). Diese Wahrnehmungsauffassungen stellen für die Betroffenen die Wirklichkeit dar, auch wenn sie von Außenstehenden nicht als objektive Indikatoren anerkannt werden können.

Die neuere Forschung zielt auf die **subjektiv erlebte Beanspruchung** durch die Arbeit. So fanden wir u. a., dass klinisch auffällige Lehrer sich in der *Anzahl der Unterrichtsstunden* nicht von den anderen unterschieden; sie unterschieden sich aber signifikant durch die Klage, zu viele Stunden geben zu müssen

(Schmitz et al. 2002b). Die subjektive Bewertung von Arbeitsbelastung korreliert höher als objektive Arbeitsbedingungen mit Burnout, auch mit Depression (u. a. Glass u. McKnight 1996).

Bei der Fülle der potenziellen Bedingungsvariablen folgern Schaufeli und Enzmann (1998, S. 84), dass die Annahme, nur eine emotional belastende Klientenbeziehung sei typisch für Burnout, zurückgewiesen werden müsse.

Einige der genannten Merkmale können auch Folgen des Burnouts sein, z. B. soziale Isolation, Unzufriedenheit am Arbeitsplatz, Gefühle von Monotonie, Probleme mit Kollegen u. a. Andere Merkmale können ebenso mit Wohlbefinden korrelieren, z. B. Arbeitsüberlastung, geringe Entscheidungsspielräume, Unterbeschäftigung. Manche Merkmale mussten differenziert werden: So zeigen eigene Befunde, dass erst eine Schülerzahl über 23 als belastend erlebt wird. Zudem tritt Burnout besonders bei Personen auf, die starken Bezug zur Arbeit mit ihren Rezipienten haben, aber nicht zu ihrem Job (Langzeitstudie von Wolpin et al. 1991). Viele dieser Merkmale können auch zur inneren Kündigung führen.

Die Wirkung der sozialen Umgebung

Aus Langzeitstudien gibt es gute Belege für eine direkte Wirkung der sozialen Unterstützung, etwa durch Kollegen, Vorgesetzte sowie Freunde und Ehepartner. Lehrerinnen berichten deutlich mehr als Lehrer von sozialer Unterstützung im Kollegium, diese scheint mit geminderter emotionaler Erschöpfung zu korrelieren. Die Unterstützung durch Vorgesetzte ist effektiver als durch gleichgestellte Mitarbeiter. Daher ist die Qualität der Interaktion mit den Mitarbeitern wichtig (u. a. Greenglass et al. 1996).

Persönlichkeitsmerkmale

Ungünstige organisatorische Bedingungen wurden als bedeutsamer für Burnout gewertet als Persönlichkeitsfaktoren (Maslach u. Leiter 1997; 2001). Burisch (2002), der die jeweiligen Anteile in einer Längsschnittstudie prüfen wollte, konnte anhand seiner Daten weder den Stellenwert von Persönlichkeitsmerkmalen noch den der organisatorischen Bedingungen konkretisieren. Weit über 100 Studien haben Persönlichkeitsmerkmale erfasst und viele belegen hohe Korrelationen zwischen Aspekten der Persönlichkeit, etwa „Mangel an Widerstandsfähigkeit", „geringe Selbstwertschätzung", „Ängstlichkeit", „Neurotizismus" und Burnout. Diese Befunde implizieren jedoch keine Kausalität. Korrelative Zusammenhänge können über so genannte „dritte Variablen" vermittelt sein; diese können eine beobachtete Beziehung von Belastung und Burnout konfundieren.

Bestimmte Arten der Belastungsbewältigung – meist defensive Strategien wie Flucht, Abwehr oder Vermeidung – wirken protektiv auf den Burnout, wohingegen problembezogene Strategien diesbezüglich schützend wirken sollen. Puffernd wirken eine persönliche Sinnkonstruktion und eine klare, Sinn gebende Definition der arbeitsbezogenen Rolle (Schmitz u. Hauke 1994). In einer Meta-Analyse von 26 Stichproben (N = 6 024) fanden Pfennig und Hüsch (1994) starke negative Korrelationen der drei MBI-Dimensionen mit Selbstvertrauen, Kompetenzgefühl und Selbstwertschätzung. Bei Personen des Typ-A-Verhaltens scheint Burnout häufiger aufzutreten (Schaufeli u. Enzmann 1998), ebenso bei Personen mit unangemessener Zielsetzung, mangelhafter Planungskompetenz und ungünstigen Attributionsmustern. Personen mit hoher Selbstwertung (Cordes et al. 1997), mit Vertrauen in die Selbstwirksamkeit, mit Optimismus (Chang et al. 2000; Brouwers u. Tomic 2000) erfahren demgegenüber seltener Burnout.

Die Rolle von personalen Merkmalen bei Burnout-Phänomenen ist komplex und mit einfachen Modellen kaum angemessen zu beschreiben. Zudem ergeben sich erhebliche methodische Probleme, etwa wenn es um die Bewertung von explorierten Symptomen geht, die als Teil der Burnout-Symptomatik oder aber als Persönlichkeitsaspekt verstanden werden können. Bestimmte Persönlichkeitsmerkmale schützen offenbar vor Burnout (günstige Attributionsmuster), einige sind Cofaktoren (berufliche Sozialisation), andere können durch Burnout verschlimmert werden.

Komplexe Zusammenhänge

Manche Variablen stehen in einem reziproken Verhältnis zum Burnout. So kann Unzufriedenheit Burnout fördern, aber auch Folge von Burnout sein. Aufklärung wird von Längsschnittstudien erwartet. Leider fanden Schaufeli und Enzmann (1998) in 8 Langzeitstudien nur zweimal hypothesenkonforme Befunde: Arbeitsbelastung erwies sich nach einem Jahr als wichtigster Prädiktor für emotionale Erschöpfung; in der zweiten Studie zeigten Zeitdruck, Mangel an Autonomie und Druck durch Klienten nach 11 Monaten signifikante Effekte auf emotionale Erschöpfung. Bemerkenswert ist die einfache Rechnung in beiden Studien (Wert in T1 minus Wert in T2) anstelle der Regressionsanalysen der 6 erfolglosen Studien.

Diese Ergebnisse lassen sich so erklären:

1. Eine Tendenz zu negativen Berichten in Querschnitten führt zu hohen Korrelationen, die in Längsschnitten schwer replizierbar sind. Für dieses Artefakt kann eine Tendenz zur negativen Affektivität verantwortlich sein.
2. Der Regressionsansatz kann die falsche statistische Methode sein.
3. Die Voraussetzung, dass den Probanden Ziel und Items des Burnout-Verfahrens unbekannt sind, ist bei Messwiederholungen kaum einzuhalten.
4. Im Kontext der öffentlichen Diskussion kann der Belastung und dem Burnout eine gewisse Attraktivität zukommen.
5. Fast alle Langzeitstudien beziehen sich auf ein Schuljahr; dabei müssten die schuljahrspezifischen Wellenbewegungen berücksichtigt werden: In Zeiten hoher Korrekturdichte, z. B. vor der Zeugnisausgabe, leiden Lehrer besonders unter Zeitdruck und Pression.

In der Meta-Analyse von Tennant (2001), der nur prädiktive Langzeitstudien geprüft hat, bedingen im Lehrerberuf geringe soziale Unterstützung außerhalb des Arbeitsplatzes, personale Merkmale und Verwaltungsaufwand so wie disruptive Schüler das Ausbrennen. Ebenso ist die Belastung durch Schüler bei Schuljahrsbeginn ein Prädiktor für spätere schlechte Gesundheit. Rollenkonflikte sind Prädiktoren exklusiv für emotionale Erschöpfung, geringe soziale Unterstützung für Leistungsunfähigkeit, aber nicht für Dehumanisierung. Bei Schulpsychologen war Neurotizismus Prädiktor aller MBI-Dimensionen; dagegen bedingt Arbeitsbelastung lediglich emotionale Erschöpfung und Leistungsunfähigkeit, nicht Dehumanisierung. Im Allgemeinen wirken Arbeitsbelastung und Burnout reziprok. Bei erfahrenen Lehrern stellen die Arbeitsumgebung und die berufliche Belastung gut belegte Prädiktoren dar (Burke u. Greenglass 1995; Burke et al. 1996). Die Schutzwirkung von Selbstwirksamkeitserwartungen konnte Schmitz (2001) in einer Längsschnittstudie anhand von Behandlungsmaßnahmen belegen.

Abgrenzung zu Stress, Depression und innerer Kündigung

Beruflicher Stress

Stress im Beruf tritt auf, wenn die Arbeitsanforderungen subjektiv als belastend wahrgenommen werden und sie die adaptiven Ressourcen der Person übersteigen. Ursache können einzelne herausragende, andauernde oder traumatische Ereignisse sein. Stress beinhaltet dabei Reaktionen auf psychischer und auf psychophysiologisch-vegetativer Ebene.

Im Gegensatz dazu wird Burnout als Endstufe des Scheiterns im Veränderungsprozess aufgefasst, als Ergebnis einer lang anhaltenden Unausgewogenheit von Anforderungen und Ressourcen. Typisch für Burnout ist die negative Einstellung mit dem entsprechenden Verhalten gegenüber den zu Betreuenden und dem Arbeitsplatz, wohingegen beruflichem Stress nicht notwendig diese Begleiterscheinungen anhaften. Im Unterschied zu Stress und Ermüdung bedürfe Burnout einer Therapie. Die Differenz zu „chronischem Stress", der ebenfalls in negative psychosomatische Reaktionen mündet, sei für das Burnout definitorisch durch die Dimension der Dehumanisierung festgelegt, die den Umgang mit Rezipienten voraussetzt (Schaufeli u. Van Dierendonck 1993; Gusy u. Kleiber 1998).

Auch Pines (1993) argumentierte, dass Individuen, die erwarteten, aufgrund ihrer beruflichen Tätigkeit ein Gefühl der Wichtigkeit zu gewinnen, anfällig für Burnout seien. Personen, die diese Erwartungen nicht hätten, empfänden anstatt Burnout eher beruflichen Stress. Nebenbei bemerkt wird durch die Argumentation von Pines die Attraktivität, die das Burnout anscheinend nach klinischer Erfahrung für manche Lehrer hat, durchaus erklärbar.

Depression

Auf den ersten Blick sind reaktive Depression (bzw. Dysthymie) und Burnout im terminalen Stadium aktuell an den Patienten kaum unterscheidbar. Dieser Eindruck wird dadurch verstärkt, dass Depressions- und Burnout-Skalen korrelieren. Depressions-Skalen (z. B. Beck 1978) enthalten Items etwa zur Passivität, Ermüdung und negativen Stimmung ähnlich dem MBI und BM. Das kann die oft berichtete Korrelation zwischen Burnout und Depression teilweise erklären.

Tatsächlich ist die depressive Symptomatik komplex, die ganze Person betreffend, situationsunabhängig und bereichsunabhängig. Burnout betrifft dagegen nicht die ganze Person, ist situationsabhängig und bereichsabhängig. Burnout-Patienten können sich – anscheinend sogar im terminalen Stadium – außerhalb des Arbeitsbereiches bzw. der Schule wohl fühlen (Aussage eines Patienten: „Als mein Arzt sagte, ich soll nicht in die Schule gehen, war ich der glücklichste Mensch."). Depression schließt generell den Mangel an erfreulichen Erfahrungen ein, an Wut, an Selbstwert und Geltung sowie Gefühle der Besorgnis und physiologische Symptome von Distress. Das alles trifft – falls überhaupt – erst auf die letzte Burnout-Phase zu. Der Zustand der Dehumanisierung setzt eine Portion Aggressivität voraus, über die der Depressive nicht verfügt. Der deutliche Bezug der emotionalen Erschöpfung zur Depression und zur „affektiven Negativität" ist belegt, während die Beziehung zu den anderen Burnout-Komponenten gering ist (Glass u. McKnight 1996). Daraus folgt, dass Burnout etwas konzeptionell anderes ist als Depression. Trotzdem bleibt eine diagnostische Differenzierung am einzelnen Patienten schwierig. Das liegt zum einen daran, dass eine psychiatrische Diagnose nach ICD primär eine Zustandsdiagnose ist, die – zumindest in unserem Themenbereich – Genese, Ursache und Verlauf weitgehend unberücksichtigt lässt, zum anderen daran, dass in der Natur die

Übergänge innerhalb wie auch zwischen Prozessen gewöhnlich fließend sind. Ähnliches gilt für die Abgrenzung zum allgemeinen Erschöpfungssyndrom (chronic fatigue syndrom), das nicht berufsbezogen ist und viel mehr physische Erschöpfung, somatische und psychosomatische Beschwerden umfasst. Ungeklärt ist auch, ob Menschen, die zu dysphorischem Erleben, zur „affektiven Negativität" oder zur Dysthymie neigen, auch eher eine Tendenz zum Ausbrennen aufweisen.

Innere Kündigung

Burnout und innere Kündigung sind unterschiedliche Reaktionen auf Belastungen bzw. auf die Wahrnehmung von Diskrepanzen zwischen den Erwartungen und der Wirklichkeit. Beim Burnout wird an den beruflich bedeutsamen Sollvorstellungen festgehalten – außer im Endstadium –, während diesen Sollvorstellungen bei der inneren Kündigung „gekündigt" wird, indem man sich aus der Verantwortung am Arbeitsplatz zurückzieht. Ein Ausgebrannter hält an seinem Anspruchsniveau und an den entsprechenden Forderungen an sich selbst fest, ein innerlich Kündigender gibt das alles auf. Ein Ausgebrannter kann im terminalen Burnout-Stadium in eine existenzielle Sinnkrise geraten, die unter Umständen bis zur Selbstaufgabe und zum Suizid führen kann (Schmidt u. Hauke 1994, Schmitz 1996). Dagegen kann die innere Kündigung eine psychische Schutzfunktion gegen derartige Zusammenbrüche enthalten. Eine Klärung der Abgrenzungsproblematik wäre von klinischen Verlaufsstudien zu erwarten.

Theoretische Erklärungsansätze

Betroffene haben das Bedürfnis zu verstehen, warum sie erschöpft sind. Therapeuten sind an der Klärung der Warum-Frage wegen der prognostischen Bedeutung interessiert. Erklärungstheorien zu finden liegt auch im Interesse der Forschung. Wenn Burnout eine verursachte Störung ist, dann sollte erklärt werden, warum sie entsteht. Mittels einer Burnout-Theorie sollte erklärbar sein, warum manche Menschen ausbrennen, während andere unter ähnlichen Bedingungen dies nicht tun. Liegen zum Burnout-Konzept Erklärungstheorien vor? Eine Theorie ist eine einheitliche, widerspruchslose Beschreibung des Zusammenspiels von beobachteten Phänomenen (z. B. Burnout) und deren Erklärung aus gesetzesähnlichen Konzepten oder Gesetzen und empirisch belegten Bedingungen. Sie hat also einen bestehenden Zusammenhang von Tatsachen zu erklären. In diesem Sinne liegen allgemein verbindliche Burnout-Theorien nicht vor, wohl aber Erklärungsansätze verschiedener Autoren im Sinne von gut begründeten Möglichkeitsbehauptungen. Allerdings arbeiten viele Studien mit Ad-hoc-Theorien, die zu den eigenen Daten passen und zu andersartigen Befunden keinen Bezug aufweisen.

Je nach Schwerpunkt wurden drei theoretische Ansätze unterschieden: **arbeitsplatzbezogene** Modelle, **intrapersonale** Ansätze mit Betonung der Prozesse innerhalb einer Person und **interpersonale** Ansätze mit Fokussierung der unausgeglichenen Beziehung zwischen „caregivers" und Rezipienten. Ein **handlungstheoretisches** Modell könnte hinzugefügt werden. Diese Ansätze schließen sich nicht gegenseitig aus; sie sind transaktional auf den Arbeitsplatz und die Person zu verstehen.

Auf den Arbeitsplatz fokussierte Ansätze

Im Kern dieses Modells wird angenommen, dass aus der Interaktion bestimmter Arbeitsplatzmerkmale mit personalen Merkmalen Stresserleben resultiert (Maslach u. Leiter 1997; 2001). Ob Burnout sich entwickelt, hängt davon ab, wie die Berufstätigen mit den Stressoren am Arbeitsplatz umgehen: Aktives Problemlösen ist weitaus effektiver als defensives Problemlösen, wie etwa Vermeidung. Cherniss (1980) beobachtete bei Berufsneulingen massive Enttäuschungen. Ihre Ideale, Absichten und Erwartungen prallten auf die betriebliche Wirklichkeit. Viele erlitten einen Praxisschock und zogen sich innerlich von Rezipienten und Job zurück.

Zusätzlich werden zwei Arten personaler Merkmale erwähnt: Ressourcen außerhalb der Arbeit und Karriereambitionen. Das letztere Merkmal schließt „soziale Aktivisten" (die die Welt verändern wollen) ebenso ein wie „Karrieristen" (die Geld machen wollen), „Handwerker" (die intrinsisch motiviert sind) und „Selbst-Investoren" (für die Arbeit ein notwendiges Übel ist). Burke u. Greenglass (1995) zeigten, dass Lehrer, die sich selbst als „soziale Aktivisten" beschrieben, die höchsten Burnout-Werte erreichten, was hinsichtlich des Burnouts mit dem Prozess der progressiven Desillusionierung einhergeht (Hillert et al. 1999a). Cherniss beschrieb sechs typische auf die Arbeit bezogene Einstellungsänderungen: reduzierte Erwartungen, steigende Indifferenz, emotionale Entfremdung, Verlust des Idealismus, Entfremdung von der Arbeit, steigende Eigeninteressen; damit wird die Differenzierung zur inneren Kündigung (vgl. Kap. 4 S. 69 ff. in diesem Band) verschwommen.

Unter wissenschaftstheoretischer Folie betrachtet ist erkennbar, dass bisher ausschließlich antezedente und Moderatorvariablen genannt wurden, jedoch keine Aussage über eine Gesetzmäßigkeit des Ablaufs gemacht wurde, nicht einmal als Skizze einer gesetzesähnlichen Aussage. Der Ansatz einer Erklärung liegt in der These, dass eine Inkongruenz (misfit, mismatch) zwischen Person und Arbeit oder eine chronische Imbalance zwischen Arbeitsanforderungen und individuellen Möglichkeiten besteht (Maslach u. Leiter 1997). Einen Standpunkt, der in den 1960er-Jahren sicher eine gewisse Resonanz ausgelöst hätte, vertrat Karger (1981) mit der marxistischen Deutung, dass hier Belastungsprobleme privatisiert würden, während sie tatsächlich eine Entfremdung von der Arbeit und somit ein gesellschaftliches Problem darstellten.

Ein Stück weiter in dem Versuch, eine wissenschaftliche Erklärung des Burnout-Prozesses zu finden, sind die Prozessbeschreibungen (vgl. Abschnitt „Burnout als Prozess" S. 56 f.). Diese bieten recht gute Skizzen genetischer Erklärungen des Burnouts (etwa Golembiewski u. Munzenrieder 1988), doch bis zur Feststellung eines erklärenden gesetzesähnlichen Zusammenhangs dringen sie nicht vor.

Intrapersonal fokussierte Ansätze

Auf die eine oder andere Weise setzen alle intrapersonalen Erklärungsansätze bei der Diskrepanz zwischen Erwartungen und Wirklichkeit an. So entstehe Burnout durch das Festhalten am idealisierten Selbstbild trotz gegenteiliger Erfahrungen, etwa an unrealistischen und überhöhten Erwartungen und an eigenen, idealisierten Eigenschaften wie Charisma, Dynamik, Superkompetenz und Unermüdlichkeit („super-achiever sickness"). Im Glauben an das idealisierte Selbstbild greift man oft zu falschen Strategien, das führt zur Reduzierung der emotionalen Ressourcen. Frustrationen kommen hinzu (niedrige Bezahlung, schlechte Karriereaussichten, niedriger sozialer Status). Anstatt mit den Energien hauszuhalten, verdoppeln die Betroffenen ihre Anstrengungen, um die unrealistischen Ziele zu erreichen. Ihre Motivierung beziehen sie aus der Angst, die „narzisstische Illusion" von

„Grandiosität" aufgeben zu müssen. Sie brennen nicht aus Mangel an Kompetenz aus, sondern weil sie die Verstärkungen, z. B. Erfolgsrückmeldungen, die sie offenbar erwarten, nicht wahrnehmen (Freudenberger u. Richelson 1980). Für Edelwich u. Brodsky (1980) ist Burnout eine progressive Desillusionierung, beginnend mit enthusiastischem Idealismus über einen seelischen Zustand der Stagnation, Frustration wegen unerfüllter Erwartungen, endend in Apathie, psychischem Rückzug und teilweise Absentismus. Nach Meier (1983) ist Burnout eine Folge unpassender Erwartungen von Bestätigungen (Mitarbeit der Schüler), von guten Ergebnissen (Lernerfolg) und Selbstwirksamkeit. In der Erklärungsskizze von Shirom (2002) anhand der Theorie der *conservation of resources* nach Hobfoll liegt der Erklärungswert in dem Motiv, die Ressourcen zu bewahren. Diese Erklärungsskizzen sind für einen Teil der Betroffenen brauchbare Möglichkeitsbehauptungen. Da die Zusammenhänge jedoch unpräzise dargestellt sind, ist der kausale Erklärungswert gering. Rösing (2003) will in diesem theoretischen Ansatz „Schuldzuweisungen" an die Betroffenen erkennen und wertet, er ergebe „kein sympathisches Bild".

Interpersonale Ansätze

Auch die folgenden Ansätze liefern nur Erklärungsskizzen mit der Angabe von Bedingungen und intrapsychischen Mechanismen in der *Caregiver-recipients-Beziehung*. Doch nicht immer sind sich die Autoren einig: Traditionell wird die emotionale Anforderung interpersoneller Beziehungen professioneller „Sozialberufler" zu den Rezipienten als die Wurzel des Burnouts betrachtet. Dennoch ist hinreichend belegt, dass die soziale Kompetenz und die Beziehungen zu Kollegen und Vorgesetzten einzubeziehen sind. Eine Einstellung der „distanzierten Betroffenheit" kann als Bewältigungsstrategie dienen. Die in diesem Bereich Tätigen lernen, sich von den

Rezipienten emotional zu distanzieren, um ihnen dadurch besser helfen zu können. Diese professionelle Überlebensstrategie ist aber nicht für alle adäquat. Einige von ihnen neigen zur Überreaktion und entwickeln eine zynische Einstellung. Anstatt die emotionale Spannung zu reduzieren, vermehrt Dehumanisierung die emotionale Erschöpfung. Wenn an diesem Punkt die Versuche, die Beziehungen zu den Rezipienten zu verbessern, erfolglos bleiben, können sich Gefühle des Misserfolgs statt der Bewältigung breit machen. Dies führt zirkulär zur Steigerung der emotionalen Erschöpfung und zur völligen Dehumanisierung (Maslach 1993). Ursprünglich war angenommen worden, dass emotionale Belastung zur emotionalen Erschöpfung führe und dann Dehumanisierung und geminderte Leistungsfähigkeit folge.

Später wurde dieses Konzept von Leiter dahingehend verändert, dass die Bewältigung durch die Präsenz von Ressourcen (soziale Unterstützung, Gelegenheit zur Verbesserung der Fähigkeiten und partizipative Entscheidungsfindung) positiv beeinflusst wird. Somit scheinen zwei Prozesse parallel zu laufen: (a) ein sequenzieller Prozess, in dem interpersonale Arbeitsanforderungen eine tragende Rolle spielen und über Erschöpfung zur Dehumanisierung führen, und (b) ein paralleler Prozess, der durch den Mangel an Ressourcen dominiert wird und zu verminderter personaler Bewältigung führt. Dieses Konzept halten einige für gut belegt (Lee u. Ashforth 1993), andere für wenig evident (Shirom 2002).

Ein eleganter Erklärungsversuch liegt in der Equity-Theorie vor: Danach achten Menschen auf die Ausgewogenheit des Gebens und Nehmens: Was sie aus einer Beziehung erhalten und was sie investieren, sollte proportional sein. Natürlich ist das im Bereich der sozialen Dienstleistung nicht der Fall; die Caregiver-recipient-Beziehung ist unausgeglichen. Dieses chronische Ungleichgewicht, bei dem die caregivers unverhältnismäßig viel mehr in die Beziehung einbringen, als dies die recipients tun, kann schließlich zu einer Verminderung der emotionalen Ressourcen des Betreuenden führen. Anhand der Equity-Theorie kann gefolgert werden, dass mangelnder Gegenseitigkeit und der daraus resultierenden emotionalen Erschöpfung z. B. durch Senkung der „Ergebnisse" für die Rezipienten entgegengewirkt werden kann; dies geschieht in einer dehumanisierenden Art und Weise. Tatsächlich wurden signifikante Korrelationen zwischen der Wahrnehmung der Unausgeglichenheit und allen drei MBI-Dimensionen festgestellt (Schaufeli u. Van Dierendonck 1993; Buunk u. Schaufeli 1993). Das Equity-Prinzip wäre damit ein brauchbares Erklärungsprinzip mit kausaler Potenz.

Handlungspsychologische Ansätze

Diese Modelle besitzen zweifellos den Vorteil, auf dem Fundament der Handlungstheorien aufbauen zu können, die eine Art „common sense" in der Psychologie darstellen. Nach Burisch (1993) können Handlungsepisoden durch vier unterschiedliche Hindernisse unterbrochen werden: Einige können mit dem Erreichen des Zieles auftreten, entweder durch unerwartet hohe Anforderungen (Zielbehinderung) oder durch generelles Blockieren (Zielvereitelung). Alternativ kann das Ziel zwar erreicht werden, aber der Lohn erfüllt die Erwartungen nicht. Schließlich können unerwartete negative Nebenwirkungen auftreten. Gestörte Handlungsepisoden, hervorgerufen durch *first-order-stress*, werden möglicherweise zu *second-order-stress*, wenn Versuche, die Situation zu beheben, wiederholt scheitern. Ein Coping mit second-order-stress und der damit auftretende Verlust von Autonomie kann erfolgreich sein und zu einem Anwachsen der Persönlichkeit, verbesserter Kompetenz etc. führen. Versagt das Coping, wird andererseits ein Burnout-Prozess in Gang gesetzt: Die Planung der Handlung wird inadäquat, Gefühle der eigenen Effizienz verringern sich und Demoralisierung tritt ein. Die Theorie von Burisch stellt eine elaborierte Er-

klärungsmöglichkeit dar, die den Ansprüchen einer Erklärungstheorie genügt.

Wenn man versucht, Burnout und innere Kündigung zu differenzieren, stößt man auf das Problem der über- und untergeordneten Erwartungen, Absichten, Ziele etc., die als Referenzwerte eine verhaltensführende Funktion haben. Hilfreich ist die Annahme von hierarchisch strukturierten Handlungssequenzen. Diese können anhand des Regelungskonzeptes nach Carver und Scheier (2001) auch für das Ausbrennen analysiert werden (Schmitz 1996).

Schaufeli und Enzmann (1998) bieten ein schlankes Integrationsmodell aus im Wesentlichen drei Elementen an, das allerdings zumindest einer Korrektur bedarf:

(1) Die Anfangsmotivation ist gekennzeichnet durch (a) hohe Ziele, Erwartungen, Absichten, Ansprüche und (b) durch Idealismus, Begeisterung und Verantwortung. Inzwischen wurde belegt, dass nicht Begeisterung zum Burnout führt, sondern die unter (1a) genannten Merkmale, insbesondere unrealistische Ansprüche.

(2) Wenn ungünstige Arbeitsbedingungen auf die in (1) genannten Merkmale stoßen, entsteht Frustration mit Gefühlen von Erschöpfung, weil die Absichten nicht zur Wirklichkeit passen (*person-job-misfit*).

(3) Die Dynamik nimmt ihren Lauf, wenn inadäquate Bewältigungsstrategien angewandt werden.

In dieser abstrakten Form passt das Modell zu den meisten Befunden der Burnout-Literatur.

Schlussbetrachtung

Kehren wir zur Eingangsfrage zurück: Sind die Befunde der bisherigen Burnout-Forschung wirklich so niederschmetternd, weil sie meist auf Daten aus Querschnittsstudien oder gar auf retrospektiven Daten beruhen, und ist das Heil alleine in Längsschnittstudien und „tief gehenden" Interviews zu suchen? Einerseits waren viele Längsschnitte hinsichtlich ihrer prospektiven Annahmen ergebnislos; andererseits wurden durch die meist korrelativen Studien Annahmen zum Prozess des Burnouts angeregt. Und schließlich sind viele Autoren, u. a. Freudenberger und Maslach, über retrospektive Befragungen zu prospektiv angelegten Konzepten gekommen. Jeder klinische Psychologe, Arzt und Therapeut arbeitet bekanntlich mit retrospektiven Daten und verwendet sie prospektiv – und sie leisten gute Dienste. Das Problem des Fremdseelischen kann nun einmal nur mit Beobachtungs- und Befragungsmethoden, seien sie prospektiv, retrospektiv oder projektiv, empirisch angegangen werden. Das Maslach-Konzept basierte lange Zeit auf ausschließlich korrelativen Studien und Faktorenanalysen, trotzdem enthielt ihre Definition von Anfang an prospektive Aussagen. Wenn man manche Kritiker beim Wort nimmt, ist mit den Burnout-Konzepten etwas entstanden, was nie hätte entstehen dürfen. Manche, die sich als Kritiker der Burnout-Forschung gerieren, machen es sich zu leicht, wenn sie auf ihre Kenntnisse in psychologischer resp. soziologischer Methodik vertrauen, ohne erkennbar wissenschaftstheoretische, logische und erkenntnistheoretische Grundlagen zu beherrschen. Das beginnt damit, dass einfache Differenzierungen nicht beachtet werden, z. B. zwischen Beleg und Beweis, zwischen Bedingung und Ursache, zwischen kausaler Möglichkeitsannahme und kausalem Befund mit Erklärungsanspruch etc. Es ist unüberlegt, den vielen Autoren, die anhand ihrer Korrelationsdaten prospektive Möglichkeitsannahmen formulieren, kausale Erklärungen zu unterstellen. Dass auf der Basis von Querschnittsstudien prädiktive Hypothesen generiert werden können, sollte bekannt sein. Unpassend ist auch, retrospektive Daten pauschal abzulehnen, weil sie „auch gegenwartslegitimierenden Charakter" hätten (so Rösing 2003, dagegen richtig u. a. Terhart 1994), ohne zu prüfen, ob und wie weit das auf diese Daten überhaupt

zutreffen kann. In künftigen kritischen Meta-Analysen sollte zuerst geklärt werden, was eine wissenschaftliche Aussage ist und mit welchen Formen wissenschaftlicher Erklärungen gearbeitet werden soll (vgl. Hempel 1977; Westermann 2000).

Bekanntlich haben wissenschaftliche Erklärungen so lange Gültigkeit, bis sie falsifiziert werden. Ob die eingangs zitierten widersprüchlichen Befunde schon deshalb Falsifizierungen darstellen, weil sie widersprüchlich sind, kann nur nach akribischer Prüfung beantwortet werden: Können die fraglichen Studien überhaupt einander zugeordnet werden, wurde dasselbe gemessen, liegen vergleichbare Konzepte vor etc.?

Eine grundsätzliche Burnout-Kritik sollte bei der Frage ansetzen, ob „das" Burnout-Konstrukt in den derzeit gängigen Messinstrumenten (es wurde bisher zu 90 % mit dem MBI und zu 5 % mit dem BM gemessen) wirklich seine kongeniale Operationalisierung erhalten hat und ob die bisherigen Konzeptionen mit den vielfältigen Schattierungen überhaupt dem von Freudenberger einst aufgeworfenen Problembereich angemessen sind. Die neueren kritischen Stellungnahmen und theoretischen Weiterentwicklungen, angefangen von Schaufeli und Enzmann (1998) bis zu Byrne (2001), Tennant (2001) und Shirom (2002), rütteln – wie oben gezeigt – mehr oder weniger deutlich am traditionellen Konzept nach Maslach, wenn z. B. die vorher definitorisch zentrale Annahme mitmenschlicher Tätigkeit aufgegeben wird.

Die Burnout-Forschung im Lehrerberuf würde jedenfalls von einem schmaler angelegten theoretischen Überbau auf breiter empirischer Basis profitieren. Prospektive Langzeitstudien mit mindestens drei Messwiederholungen, nicht auf den MBI beschränkt, mit Indikatoren „objektiver" Arbeitsbelastung und vorzugsweiser Anwendung von Strukturgleichungsmodellen (Byrne 2001) sind unverzichtbar. Diese Studien sollten auf repräsentativen Stichproben basieren, durch klinische, medizinische und selbstverständlich retrospektive Daten (z.B. Anamnese) im schulischen und klinischen Kontext flankiert sein sowie durch Außenkriterien (Fehlzeiten, Einschätzung durch Dritte) und arbeitsphysiolo-gische Daten gesichert werden. Projekte dieses Volumens sind allerdings nur möglich, wenn der politische Wille und die finanzielle Unterstützung gegeben sind.

4

Innere Kündigung im Lehrerberuf

Edgar Schmitz, Peter Jehle, Bärbel Gayler

Was ist innere Kündigung?

Die innere oder psychologische Kündigung (IK) stellt im Unterschied zur formalen Kündigung die Verweigerung derjenigen Leistungen dar, die nicht ausdrücklich formal-vertraglich festgelegt sind. Diese Leistungen umfassen u. a. Einsatzbereitschaft, Eigeninitiative und Engagement. IK wird von uns als eine kognitiv-emotionale und behaviorale Reaktion auf den Bruch des psychologischen Arbeitsvertrages betrachtet, wobei dieser Vertrag die gegenseitigen ungeschriebenen Verpflichtungen der Vertragspartner bezeichnet.

Der psychologische Vertrag

Ein **Bruch des psychologischen Vertrages** liegt vor, wenn der Vertrag – genauer: die subjektive Konstruktion dieser ungeschriebenen Verpflichtungen des Vertrages – von einer der beiden Seiten nicht mehr erfüllt wird. Ein solcher Bruch ist durch die Erschütterung des Vertrauensverhältnisses zwischen den Vertragspartnern gekennzeichnet. Im Sinne des „Equity"-Prinzips ist damit das Gleichgewicht zwischen den gegenseitigen Erwartungen der Vertragspartner gestört. Das „Equity"-Prinzip besagt, dass der Aufwand an Kosten sowie der Nutzen der beiden Vertragspartner in einem ungefähren, reziproken Gleichgewicht stehen sollte. Die Störung dieses Gleichgewichts stellt eine Belastung dar. Entscheidend ist dabei nicht das Vorliegen eines „objektiven"

Bruchs des psychologischen Vertrags, sondern die subjektive Wahrnehmung eines Bruchs (ein Überblick über die vorliegende Forschungsliteratur und Einzelheiten zur Definition und Beschreibung der inneren Kündigung sowie eine erste theoretische Systematik mit hinreichender empirischer Fundierung finden sich bei Schmitz et al. [2002a]). Coyle-Shapiro und Kessler (2000) betrachten ebenfalls beide Seiten des psychologischen Vertrags. Die Ergebnisse belegen, dass die Mehrzahl der Arbeitnehmer einen Bruch des psychologischen Vertrags erlebt hat. In der Forschung wurde mehrfach darauf verwiesen, dass innerlich Kündigende dazu tendieren, die Situation zu ihren Gunsten umzugestalten, um sie für sich wieder gerechter werden zu lassen. Diese Wiederherstellung des Gleichgewichts erfolgt nach dem „Equity"-Prinzip.

Vertragspartner beim psychologischen Vertrag im Schulbereich sind u. a. Lehrpersonen und Schulleiter. Nach unseren ersten Recherchen (Interviews) können die **Inhalte des psychologischen Vertrags** seitens der Lehrpersonen zur Veranschaulichung wie folgt beschrieben werden: Schulleiter sind aus Lehrersicht dazu verpflichtet, Lehrpersonen bei wichtigen Entscheidungen einzubinden, sie „objektiv" zu beurteilen, ihnen freien Entscheidungs- und Handlungsspielraum zu gewähren sowie die Arbeit und Eigeninitiative zu akzeptieren, ohne Rechtfertigungsdruck auszuüben. Ferner sind Schulleiter verpflichtet, den Arbeitseinsatz lobend anzuerkennen, auch frühzeitig über Wichtiges zu informieren, den Lehrkräften Fortbildung nach eigener Wahl zu ermöglichen, schwierige Probleme gleichberechtigt zu diskutieren, neue pädagogische Methoden zu unterstützen und nicht zuletzt die Höhergruppierung vorzunehmen. Lehrer erwarten einen kooperativen Führungsstil mit fachlicher Einbindung in die Entscheidungsprozesse. (Die Vorstellungen von Referendaren stellen einen Sonderfall dar und werden hier ausgespart.) Diese Lehrer-Erwartungen werden nicht immer erfüllt – einige können gar nicht erfüllt werden.

Klagen der Lehrer

Hierzu werden ausgewählte und bisher unveröffentlichte Befunde aus drei Studien an Lehrpersonen vorgestellt. Tatsächlich klagen Lehrer über Belastungen in ihrem Beruf, die meist von den Schulleitungen ausgehen. In Studie I (N = 115; 68 % Männer; durchschnittliches Alter 47 Jahre, durchschnittliche Dienstzeit 18,7 Jahre) zeigten sich folgende Aussagehäufigkeiten:

- Ich ärgere mich häufig über den Schulalltag.   68,8 %
- Das Schulklima an unserer Schule ist schlecht.   16,7 %
- An mir bleibt viel Unangenehmes hängen.   28,4 %
- Ich werde selten richtig informiert.   18,1 %
- Die Schulleitung informiert mich unvollständig.   13,0 %
- Die Schulleitung befiehlt gern.   22,9 %
- Die Schulleitung weist Änderungsvorschläge zurück.   20,8 %
- Der Schulleiter ändert Arbeitsgebiete und Aufgaben der Kollegen, ohne es vorher besprochen zu haben.   22,2 %
- Die Schulleitung entscheidet ohne Absprache mit dem Kollegium.   26,7 %

74,3 % verneinen, dass der Schulleiter bei wichtigen Entscheidungen zuerst die Zustimmung des Kollegiums einhole, 72,9 % geben an, dass der Schulleiter die Lehrkräfte nicht als gleichberechtigte Partner behandle. Nur 6,9 % bejahen, dass der Schulleiter am Wohlergehen seiner Lehrer interessiert sei, 18,8 % meinen „eher ja". 70,1 % geben an, dass ihr Schulleiter sie nicht unterstütze. 15,9 % würden kündigen, wenn sie kündigen könnten.

Die Daten unserer Studie bestätigen teilweise die Angaben von Rudow (1993, S. 86), wonach 78,3 % der Befragten unzufrieden mit dem Führungsstil der Schulleitung und unglücklich über aktuelle Konflikte mit der Leitung sind. Über die Einschränkung des Entscheidungs- und Handlungsspielraums klagen 75 %; über zeitweise Überforderung durch Anforderungsanhäufungen in bestimmten Zeitabschnitten im Schuljahr 70 %; über fehlende/unzureichende soziale Hilfe 66,6 %; über Druck zur Rechtfertigung eigener Entscheidungen 56,6 %, über unzureichende Wertschätzung eigener Arbeit 50 % und Verantwortungsdruck 46,6 %.

Wenn nach der Wahrnehmung von Gerechtigkeit im Sinne des „Equity"-Prinzips gefragt wird, geben 14,6 % unserer oben genannten 115 Studienteilnehmer an, dass sie sich ungerecht behandelt fühlen. Dass das Verhältnis von Geben und Nehmen am Arbeitsplatz ausgeglichen sei, verneinen 52,8 %, dass es Gerechtigkeit am Arbeitsplatz immer wieder gebe, bejahen nur 34,7 %. Einen Bruch des psychologischen Vertrages haben 39 % Lehrpersonen wahrgenommen, keinen Bruch 23,6 %.

Erwartungen von Schulleitern

Umgekehrt haben Schulleiter zahlreiche Erwartungen an ihre Lehrkräfte:

- Schüler motivieren können und dabei das Prinzip der Verstärkung beherrschen
- verschiedene Unterrichtsmethoden anwenden können
- gut erklären können

- im Unterricht u. a. die Probleme der Gedächtnisinterferenzen berücksichtigen und den Unterricht entsprechend präzise vorbereiten
- eine natürliche Autorität ausstrahlen und sich bei den Schülern durchsetzen, ohne tadeln und strafen zu müssen
- untereinander kollegial zusammenarbeiten
- sich u. a. bei Aktionen der Schule außerhalb des Unterrichts engagieren

Die Erwartungen der Schulleiter scheinen auch das so genannte „Extra-Rollen-Verhalten" einzuschließen, d. h. ein Verhalten, das nicht formal belohnt und dessen Ausbleiben nicht formal geahndet wird (etwa Vorschläge machen, in Konferenzen mitarbeiten, engagiert sein; s. Kap. 2 S. 39 ff. in diesem Band). Ferner glauben Schulleiter, dass manche Lehrpersonen irrationale Erwartungen an sie hegen: zum Beispiel nur „gute", kleine und pflegeleichte Klassen zu bekommen, keine Arbeit außerhalb der Unterrichtszeit zu erledigen zu haben, Nachmittage regelmäßig freihalten oder mit einem freien Tag pro Woche rechnen zu können.

Aus diesen Auflistungen ist gut erkennbar, wie die psychologischen Verträge zwiefach gegenseitige Verpflichtungs-Erwartungen enthalten – d. h., jede Partei erwartet von der anderen Seite, dass sie bestimmte unerwünschte Verhaltensweisen einschränkt oder unterlässt (Senkung der Kosten) und erwünschtes Verhalten vermehrt zeigt (Erhöhung des Gewinns) – und dass diese oft wenig kompatibel sind, sodass die subjektive Wahrnehmung eines Vertragsbruchs relativ rasch eintreten kann. Von einem Vertragsbruch ist dann zu sprechen, wenn eine intensive emotionale Reaktion auftritt.

Lehrer-Schüler-Beziehung

Auch Lehrer und Schüler haben psychologische Verträge (Schmitz et al., zum Druck eingereicht). Lehrer haben Erwartungen an ihre Schüler und diese hegen Erwartungen an sie. Lehrpersonen erwarten nach ersten Recherchen u. a., dass ihre Schüler mitarbeiten, den Unterricht nicht stören, Lehrer respektieren. Umgekehrt erwarten Schüler in erster Linie Gerechtigkeit, etwa in der Notengebung, Humor und Gelassenheit sowie – in den höheren Jahrgängen – eine gute Ausbildung. In der Lehrer-Schüler-Beziehung nehmen Lehrpersonen häufig ein Ungleichgewicht wahr, weil Schüler sich nicht so verhalten, wie es die Lehrer wegen ihrer Investition an persönlichen Kosten und Mühen erwarten. (Zitat einer Lehrerin, die wegen Burnout in klinischer Behandlung war: „Ich habe mir so viel Mühe gegeben und ich wollte doch nur ihr Bestes, aber sie waren so böse zu mir.") Selbstwertbedrohung durch Schülerverhalten geben 48,3 % an. Bei unerwünschtem Schülerverhalten ist stets zu fragen, ob eine Reaktion auf das Lehrerverhalten oder auf die Nichterfüllung berechtigter oder vermeintlich zustehender Erwartungen vorliegt.

Diagnose und Verbreitung der inneren Kündigung

Richter (1999, S. 126) stellte seinen Probanden die Frage, ob irgendwann seit Eintritt in die Organisation eine Situation bestanden habe, in der die Kündigung ernsthaft erwogen worden sei. Zusätzlich versuchte er, das Phänomen durch die Erfassung weiterer Merkmale abzusichern, z. B. über die Messung von Arbeitszufriedenheit und Kontrollüberzeugung. Krenz (1996) prüfte das Vorliegen von IK mit einer Skala aus mehreren Fragen. Sie kam für die Hauptskala „Diagnose IK" mit sechzehn Items zu einem guten Ergebnis der

Tab. 4-1 Items zur Erfassung der IK bei Lehrpersonen (Rating: 1–5).

Im Laufe der Zeit habe ich das Interesse an Auseinandersetzungen in der Schule verloren.

Wenn ich kündigen könnte, würde ich kündigen.

Ich habe mich genug für die Schule aufreiben lassen.

Früher war ich viel engagierter.

Ich mache oft Dienst nach Vorschrift.

Testgütekriterien (interne Konsistenz α = .90; Split-Half-Reliabilität r = .85; die Validität – gemessen am Item „Ich habe innerlich gekündigt" – betrug r = .78 (S. 96 f.).

Wir arbeiteten in den oben genannten drei – unveröffentlichten – Studien mit insgesamt über 700 Lehrpersonen mit fünf Items (s. Tab. 4-1): Alle Items haben folgende Mindestwerte: Trennschärfekoeffizienten ≥ .40 und Faktorladungen ≥ .60.

Die innere Konsistenz α beträgt in unseren drei Studien für die fünf Items .82 (Studie I), .84 (Studie II) und .74 (Studie III). Das Item „Ich spiele häufig mit dem Gedanken, mich

vorzeitig pensionieren zu lassen" korreliert mit der IK hochsignifikant.

Zur Verbreitung der Symptomatik der inneren Kündigung liegen wenige empirische Daten vor. Noch nie innerlich gekündigt zu haben, geben bei Krenz (1996) 52,7 % an (N = 108 Personen in verschiedenen Berufen), bei Richter (1999) 62,5 % (N = 397 Verwaltungsangestellte). Weitere Daten siehe Tabelle 4-2.

Typische Indikatoren der inneren Kündigung

Verhaltensweisen und objektive Indikatoren bei innerer Kündigung

Verhaltensweisen im Rahmen der IK sind (z.T. nach Echterhoff u. a. 1997, S. 33; Höhn 1989):
- verloren gegangenes Interesse an Auseinandersetzungen im Team
- das typische Ja-Sagen und Mitlaufen mit der Mehrheit
- es werden keine Vorschläge mehr gemacht und keine Kritik eingebracht

Tab. 4-2 Prozentsatz der Befragten/Lehrpersonen, die „noch nie innerlich gekündigt haben", und derjenigen, die sich aktuell im Zustand der inneren Kündigung befinden.

Innere Kündigung in %			
Quelle	Befragte/Lehrer[1]	nie	aktuell
Krenz (1996)	108	52.7	14.1
Richter (1999)	397	62.5	16.6
Schmitz I[2]	144	61.0	15.9
Schmitz II	106	59.4	9.4
Schmitz III	551	52.3	7.5

[1] Schmitz u. a. haben in drei Studien Lehrer befragt, Richter befragte Verwaltungspersonen, Krenz verschiedene Berufsgruppen.
[2] Schmitz et al. 2002a.

- Entscheidungen von Vorgesetzten werden kommentarlos akzeptiert
- die eigenen Kompetenzen werden nicht mehr ausgeschöpft
- Eingriffe in den eigenen Delegationsbereich werden hingenommen

Dabei werden die Grenzen der Auffälligkeit geschickt unterschritten. Die betreffenden Lehrer halten sich strikt an die Unterrichtszeit und verlassen danach sofort das Schulgebäude, persönliche Gespräche außerhalb der Arbeitszeit werden vermieden, Freiräume während der Arbeitszeit für private Interessen genutzt und jedes Engagement wird vermieden. Identifikation mit der Schule und berufliches Sinnerleben sind verschwunden. An Fortbildung besteht wenig Interesse. Typisch sind Merkmale wie „überangenehm im Umgang".

Objektive Indikatoren sind hohe Fehlzeiten, Desinteresse an Fortbildungen, Verweigern der Übernahme von Sonderaufgaben (etwa Vertretungen). Typisch sind auch Krankmeldungen bei günstigen Gelegenheiten (sog. Brückentage, Tage mit viel Unterricht), ferner Unmutsäußerungen sowie mangelndes Interesse an Betriebsfeiern, an Schulausflügen und an schulischen Aktivitäten außerhalb des Unterrichts. Von Kollegen und Schulleitern wird dieses Verhalten als „egoistisch" und „unkollegial" gewertet. Mit der IK gehen nicht selten psychosomatische Krankheiten einher. Auch Schulleiter können ihren Mitarbeitern innerlich kündigen, etwa wenn sie von ihnen enttäuscht sind: Der „Gekündigte" wird übergangen, an wichtigen Aktivitäten nicht beteiligt oder auch massiv eingeschränkt.

Verlauf der inneren Kündigung

Der Verlauf der IK ist schwer fassbar, ihre Erscheinungsformen sind bunt und uneinheitlich, ihre Ursachen vielfältig. Man kann mit Löhnert (1990) eine aktive und eine passive Spielart unterscheiden. Bei der aktiven Spielart versuchen Lehrer, ihre Arbeit mit den Schülern zu machen und die Schuladministration möglichst auszublenden. Andere sind bestrebt, ihre gesellschaftliche Position als Lehrperson systematisch auszunutzen, etwa für Nebentätigkeiten, um den Zustand für sich gerechter und zur eigenen Zufriedenheit zu gestalten. Dem steht die passive Spielart gegenüber; aufgrund der damit verbundenen funktionalen und emotionalen Hilflosigkeit besteht auch eine Tendenz zur emotionalen Erschöpfung.

Gründe für eine innere Kündigung

Die Gründe für eine innere Kündigung können sowohl in der **Person des Lehrers** (etwa in persönlichen Problemen, in mangelhafter Sozialkompetenz) als auch auf den verschiedenen **Systemebenen des Arbeitsplatzes Schule** liegen, im unmittelbaren (mikro-)sozialen Umfeld am Arbeitsplatz (etwa in Konflikten mit Kollegen, mit der Schulleitung, mit Schülern), in Bedingungen auf der Organisationsebene (zu große Klassen, zu lange Arbeitszeit, mangelhaftes Personalmanagement) oder in allgemeinen gesellschaftlichen Entwicklungstrends (etwa im Wandel schulbezogener Einstellungsmuster). Gelegentlich werden relativ einmalige Ereignisse genannt: Einer vierten Klasse wurde von der Schulbehörde eine Schülerin altersgemäß, jedoch ohne hinreichende Sprachkenntnisse, zugewiesen. Der Besuch eines Theaterstücks wird einem Lehrer mit seinen Schülern verwehrt.

In mehreren Publikationen wird innere Kündigung als Auswirkung nicht kooperativer Führung und hauptsächlich von **Fehlern im Führungsverhalten** (81 %) diskutiert. Im Einzelnen war damit ein ungenügender Informationsaustausch zwischen Vorgesetzten und Mitarbeitern (97 %) gemeint, gefolgt von Entscheidungen über den Kopf der Mitarbeiter hinweg (95 %) und mangelnder Gesprächsbereitschaft der Vorgesetzten (93 %) (Krystek et al. 1995).

Auch das **Alter** als ein allgemeiner Bedingungsfaktor wurde ins Spiel gebracht. Mehrere Befragungen von gewerblich Beschäftigten und Lehrern verschiedenen Alters bestätigten jedoch nicht die Annahme, wonach „ältere Arbeitnehmer" eher ihr berufliches Anspruchsniveau senken und in die innere Kündigung eintreten. Von Lehrern ist bekannt, dass durch vorzeitige Pensionierungen die Zahl der Betroffenen mit zunehmendem Alter abnimmt.

Folgen einer inneren Kündigung

Die Folgen einer inneren Kündigung bei Lehrpersonen sind nicht nur für die Kollegen, die Schulleitung und für die Schüler negativ, sie können auch für die Betroffenen selbst unangenehm sein. So gab in der Studie von Richter (1999, S. 130 f.) die Gruppe der aktuell innerlich Gekündigten bei 9 von 10 psychosomatischen Beschwerden statistisch signifikant höhere Werte an als die Gruppe der innerlich noch nie Gekündigten. In der Forschungsliteratur wurden u. a. genannt: Konzentrationsprobleme, Abgespanntheit bzw. Erschöpfung, Magen- und Verdauungsprobleme, Schlafstörungen, Niedergeschlagenheit, zunehmend schlechter Gesundheitszustand, reduzierte Kommunikationsfähigkeit sowie Suchttendenz, Fettleibigkeit, schlechte Laune, Überreiztheit, Schlafstörungen und andere psychosomatische Störungen (Schmitz et al. 2002a).

Theoretische Konzeption der inneren Kündigung

Das regeltheoretische Prozessmodell

Unser regeltheoretisches Prozess-Modell zur inneren Kündigung basiert auf der Annahme, dass durch Wahrnehmung einer intrapersonalen Ist-Soll-Diskrepanz im Selbst-Fokus zwischen dem derzeitigen Zustand und Ziel-Zustand eine Handlungs-Tendenz angefacht wird, diese zu reduzieren respektive zu minimieren. Dabei kann es sich um die Diskrepanz von überhöhten, ungenauen Erwartungen und der rauen Wirklichkeit ebenso handeln wie um eine Diskrepanz aufgrund widriger Bedingungen, wie sie bei der inneren Kündigung genannt wurden. Wenn dabei keine Schwierigkeiten auftreten, kommt es zur erfolgreichen Diskrepanz-Reduktion. Treten jedoch Schwierigkeiten auf, z. B. wegen mangelnder persönlicher Ressourcen oder wegen anhaltender widriger Bedingungen in der Schule, so folgt eine Unterbrechung und Neubewertung der Ergebnis-Erwartungen. Fällt diese Bewertung zuversichtlich aus bzw. besteht Hoffnung auf Erfolg, so kommt es zu einem erneuten Versuch zur Diskrepanz-Reduktion. Ist hingegen keine Zuversicht vorhanden, so folgt der Rückzug vom Versuch. Ist kein offener Rückzug möglich (z. B. durch offene Kündigung), so kommt es zu einem mentalen und emotionalen Rückzug. Das bedeutet, dass die eigenen bedeutsamen verhaltensführenden Soll-Vorstellungen aufgegeben werden. Die Folge ist eine drastische Reduzierung des persönlichen Einsatzes und ein Aufgeben von Erwartungen, Wünschen und Ansprüchen sowohl an die eigene Person als auch an den Vertragspartner. Dies äußerte sich bei unserer Befragung z. B. in Aussagen wie: „Wenn ich kündigen könnte, würde ich kündigen" bzw. „Ich habe eine Kündigung schon einmal in Erwägung gezogen" oder „Ich mache Dienst nach Vorschrift;

habe mich genug – für den Betrieb, die Organisation – aufreiben lassen" usw. Dass es sich tatsächlich um einen Rückzug handelt, zeigen Äußerungen wie: „Im Laufe der Zeit habe ich das Interesse... verloren", „Früher war ich viel engagierter".

Manche Betroffenen akzeptieren – nach meist mehreren Reduktionsversuchen – die misslichen Gegebenheiten und „erwarten nichts mehr". Sie hören auf, weiterhin eigene Anstrengung und Kosten zu investieren. Sie geben die entsprechenden verhaltensführenden Sollwerte auf, sodass eine handlungsmotivierende Diskrepanz gar nicht mehr besteht. Insofern verzichten sie auf das Handeln. In diesem psychischen Zustand des mentalen und emotionalen Rückzugs kann man den Beruf eine geraume Zeit durchstehen und emotional überleben; so kann innere Kündigung im Einzelfall subjektiv durchaus eine „attraktive" (Richter 1999, S. 121) Reaktionsform sein, wenn die Opportunitätskosten der Alternativen zu hoch sind. Man kann aber auch an der subjektiven Konstruktion des psychologischen Vertrages und an den damit verknüpften Erwartungen, Wünschen, Zielen festhalten und das Gleichgewicht einfordern. Dieser Weg kann in das Burnout führen. Gelegentlich wird versucht, durch Widerspruch im Sinne einer Reaktanz die eigene Lage zu verbessern, indem man die Freiräume eigenen Handelns erweitert. Der Begriff „Reaktanz" bezeichnet dabei den Widerstand gegen den von anderen ausgeübten Druck zur Beschränkung der eigenen Handlungsalternativen.

Für den schulischen Bereich gilt, dass die Lehrer sich „tagtäglich" (Zitat eines Betroffenen) in ihrer Arbeit über die Institution Schule, über die Schulleitung, Verordnungen usw. ärgern, weil sie sich im Umgang mit den Schülern behindert fühlen und weil aus ihrer Sicht die Lehrer-Schüler-Interaktion durch diese Einmischung gestört wird. Infolgedessen ist auch das Erleben von beruflicher Erfüllung zwiespältig.

Sicher kommt im Falle der IK bei Lehrpersonen erschwerend hinzu, dass im jahrelangen Umgang mit dem System Schule die Erfahrung gemacht wurde, dass von unten nach oben wenig verändert werden kann. Auf der anderen Seite hat diese Erkenntnis nicht dazu geführt, die Erwartungen „herunterzuschrauben". Gerade diese Unfähigkeit, das Anspruchsniveau der Realität anzupassen, kann in die innere Kündigung führen. Umgekehrt wäre eine Anpassung an die Realität eine mögliche Interventionsmethode.

Empirische Untersuchung

Unseren theoretischen Annahmen entsprechend müssten mit der IK die Skala „Bruch des psychologischen Arbeitsvertrages" und „Inequity am Arbeitsplatz" positiv korrelieren. Tatsächlich bestätigt die empirische Prüfung diese theoretische Annahme in 3 Stichproben durch Korrelationen zwischen .52 und .74 (Tab. 4-3). Ähnliches ergab sich erwartungsgemäß für die Skalen der so genannten Mangel-Faktoren, während umgekehrt die Commitment-Faktoren und die Skalen „Persönliche Erfüllung" negativ korrelierten. Die Skalen „Emotionale Erschöpfung" und „Dehumanisierung" des Maslach Burnout Inventory (MBI; Tab. 4-3) korrelieren positiv mit IK.

Negative Korrelationen weisen die Skalen des Commitment-Faktors „job involvement", „Identifikation mit der Schule" und „Loyalität" auf. Diese Befunde stammen aus unserer oben genannten Studie I (München I), aus der ursprünglichen Erhebung von Krenz (1996) mit Personen außerhalb des Schulbereichs und aus der erwähnten Erhebung mit psychosomatisch erkrankten Lehrpersonen von Jehle et al. (2002).

Das zugehörige Strukturmodell ist in Abbildung 4-1 wiedergegeben. Die Ergebnisse der Modelltestung wurden in Schmitz et al. (2002) mitgeteilt. In dieser Abbildung folgt unsere neueste Version des Modells.

Tab. 4-3 Korrelationen der Skala „Diagnose innere Kündigung" mit den Skalen zur Erkundung der Schulkultur aus der Priener (Jehle et al. 2002) und Münchener Stichprobe (Schmitz et al. 2002a) und von Krenz (1996).

„Diagnose innere Kündigung" (IK) korreliert mit	Prien (N = 29)	Krenz 1996 (N = 205)	München I (N = 115)
Bruch des psychologischen Arbeitsvertrags	.74**	.55**	.54**
Inequity am Arbeitsplatz	.52**	.58**	.65**
Mangel an kooperativer Führung	.25 n.s.	.68**	.56**
Mangel an fachlicher Einbindung in den Schulbetrieb	.59**	.46**	.44**
Mangel an Mitbestimmung und Beteiligung	.22 n.s.	.69**	.64**
Mangel an freundlicher Zuwendung	.26 n.s.	.63**	.65**
Mangel an gegenseitigem Feedback	.30 n.s.	.60**	.57**
job involvement	–.21 n.s.	–.41**	–.66**
Identifikation mit der Schule/dem Unternehmen	–.43**	–.48**	–.54**
Loyalität zur Schule/zum Unternehmen	–.51**	–.63**	–.63**
Mangel an Kontrolle im Unterricht			.51**
emotionale Erschöpfung MBI			.67**
Dehumanisierung MBI			.59**
persönliche Erfüllung MBI			–.47**
persönliche Erfüllung (Schmitz)			–.51**

** = p <.001; n.s. = nicht signifikant

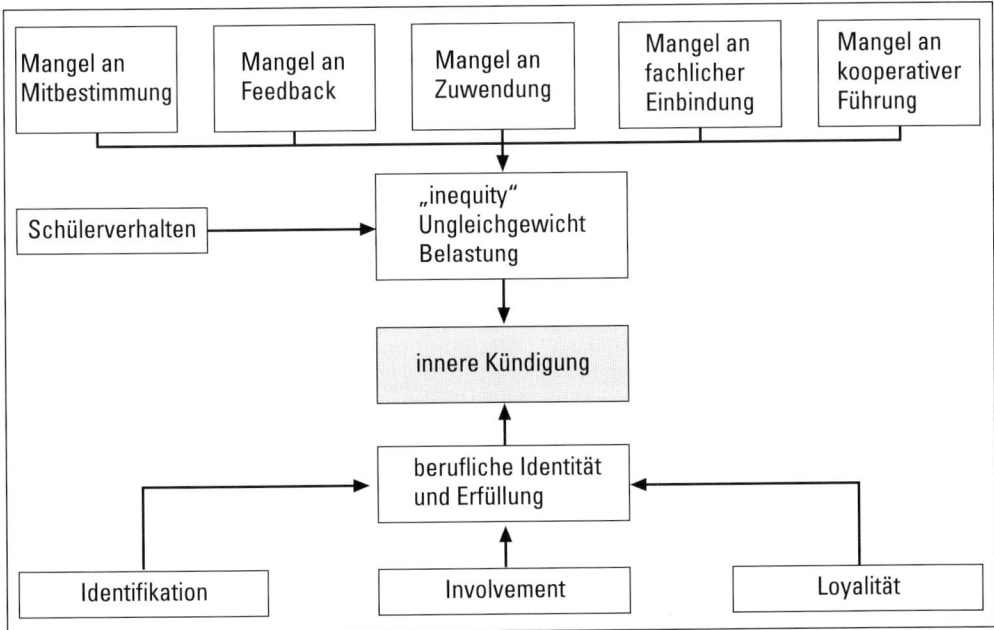

Abb. 4-1 Das Strukturmodell der inneren Kündigung bei Lehrern (N = 115; p= 0.2; χ^2/df = 1,27; CFI: .99; RMSEA: .05).

Ausgewählte Befunde

In zwei voneinander unabhängigen Studien sollte geprüft werden, ob das Verhalten der Schulleitungen und der Schüler tatsächlich als Vertragsverletzung wahrgenommen wird und entsprechend mit der inneren Kündigung zusammenhängt und ob Schulleitern und Schülern eine Bedeutung für die IK zukommt. Als objektive Ergebnisvariable wurde die Anzahl der Fehltage (Durchschnitt im letzten Schuljahr) angenommen. Die Prüfung erfolgte in beiden Studien mit statistischen Strukturgleichungsmodellen (AMOS; Byrne 2001). Die Strukturmodelle sind in Abbildung 4-2 dargestellt. Die Pfadkoeffizienten geben den Grad der Beeinflussung an. Chi-Quadrat (χ^2), Signifikanz (p), Goodness-of-fit-Index (GFI), Adjusted Goodness-of-fit-Index (AGFI) und Residualwerte (RMR) mit Berücksichtigung des Stichprobenumfangs (RMSEA) geben die Übereinstimmung der empirischen Daten mit dem Modell an. Hoelters kritischer Wert be-

zeichnet den Stichprobenumfang, für den die Werte gelten. Die Modellanpassung ist optimal ausgefallen.

Die Koeffizienten in Abbildung 4-2 sind relational, bezogen auf die gesamte Rechnung, aufzufassen: Wenn in Studie II die Beziehung zwischen Belastung und IK sehr gering ist, so ist sie im Verhältnis zur Bedeutung der Beziehung des Schüler- und des Schulleiterverhaltens zur Belastung und zur IK gering. Das bedeutet nicht, dass es zwischen Belastung und IK keine Beziehung gäbe – diese ist in Studie I belegt. Die Koeffizienten legen nahe, dass die Wege in die IK unterschiedlich sein können. Die innere Kündigung ist nicht immer einfach eine Reaktion auf das Belastungserleben. Sie kann vielmehr bei vielen Personen eine Reaktion von Wut, Ärger und Abwehr auf das enttäuschende Verhalten von Schülern und Schulleitungen im Sinne der Frustrations-Aggressions-Hypothese sein. Belastungserleben im Sinne der hier verwendeten Items hat dann eine geringere Bedeutung. (Warum die Stich-

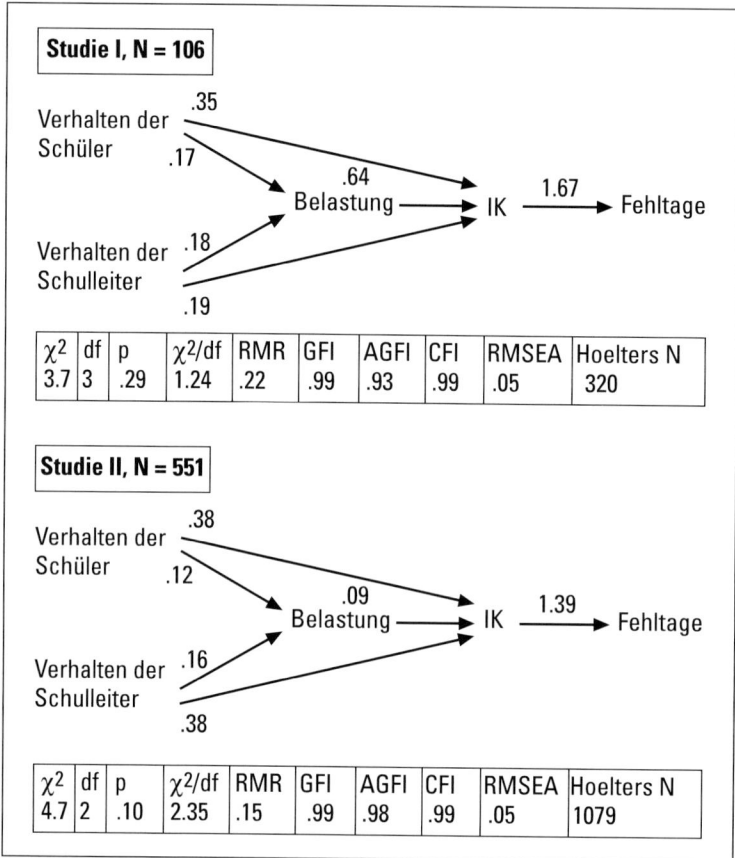

Abb. 4-2 Darstellung der Strukturmodelle mit Pfadkoeffizienten (Erläuterung der Abkürzungen siehe Text).

proben in diesem Punkt unterschiedlich sind, ist uns noch nicht erklärbar.) Obwohl keine Längsschnittserhebung durchgeführt wurde, legen die Werte in den Abbildungen eine kausale Deutung nahe.

Um detaillierter herauszufinden, welche Vorraussetzungen eine Schulleitung erfüllen muss, um präventiv steigenden Krankheitsraten und Dienstunfähigkeitsquoten zu begegnen, wurden 17 Vorgaben formuliert und für die tabellarische Darstellung (Tab. 4-4) thematisch gruppiert. Die Prozentzahlen geben die Antwortenverteilung der befragten Lehrkräfte an.

Die Klinikgruppe und die Gruppe der berufstätigen Lehrpersonen weisen einige typische Unterschiede auf. In der Klinikgruppe ist die Überzeugung der eigenen Wirksamkeit geringer ausgeprägt, sie hält deutlich häufiger

eine diskrete Unterrichtsberatung für wichtig (Item 9). In den übrigen Aussagen zur Personalpflege und hinsichtlich der Komponenten kooperativer Arbeit sind kaum Differenzen zu verzeichnen.

Rund 85 % der Befragten beider Gruppen stufen einen „partizipativen Führungsstil" der Schulleitung als präventiv bedeutsam ein. Konstruktives Feedback sowie Teamgeist und Teamentwicklung waren für diese Stichproben wesentliche Komponenten „kooperativer Führung". Lediglich 6,9 % sehen diesen Punkt als „sehr wichtig" an. Trotz der – rechtlich gesehen – stark ausgestalteten Autonomie der Lehrkräfte scheint bei den Befragten – ganz im Einklang mit der häufigen Klage über Einzelkämpfertum – das Bedürfnis nach „Fürsorge bzw. Personalpflege" sehr ausgeprägt zu sein. Dafür spricht der Wunsch nach

Tab. 4-4 Verteilung der prozentualen Häufigkeiten für Voraussetzungen zur Prävention gegen steigende Krankheitsraten und Dienstunfähigkeitsquoten (Klinikgruppe [N = 29] obere Zeile; berufstätige Lehrpersonen [N = 115] untere Zeile; SD = Standardabweichung).

Vorgaben	sehr wichtig	wichtig	weniger wichtig	un- wichtig	Mittel- werte	SD
A: Führungsstil der Schulleitung						
1. partizipativer Führungsstil	51.7	34.5	10.3	3.4	3.3	0.8
	33.0	51.3	13.0	2.6	3.2	0.7
2. Richtung gebender Führungsstil	6.9	62.1	27.6	3.4	2.7	0.6
	21.7	46.1	27.8	4.3	2.9	0.8
3. mehr direktive Weisungen der Schulleitung	0.0	10.3	55.2	34.5	1.8	0.6
	4.3	11.3	62.6	21.7	1.9	0.7
4. stärkere rechtliche Position der Schulleitung	10.3	20.7	41.4	27.6	2.1	1.0
	7.0	27.0	40.9	25.2	2.2	0.9
B: Komponenten kooperativer Arbeit						
5. konstruktives Feedback im Schulalltag	58.6	41.4	0.0	0.0	3.6	0.5
	50.4	39.1	9.6	0.9	3.4	0.7
6. Unterstützung zur Teamentwicklung im Kollegium	41.4	51.7	3.4	3.4	3.3	0.7
	42.6	46.1	9.6	1.7	3.3	0.7
7. mehr Teamgeist zwischen Schulleitung und Kollegium	51.7	48.3	0.0	0.0	3.5	0.5
	33.0	53.0	12.2	1.7	3.2	0.7
8. gemeinsame Entwicklung eines schuleigenen Konzepts	24.1	51.7	24.1	0.0	3.0	0.7
	15.7	51.3	22.6	10.4	2.7	0.9
C: Fürsorge bzw. Personalpflege						
9. diskrete, sorgfältige Unterrichtsberatung	10.3	62.1	20.7	6.9	2.8	0.7
	6.1	33.9	48.7	11.3	2.4	0.8
10. ausgeprägte Solidarität mit den Lehrpersonen	51.7	44.8	0.0	3.4	3.5	0.7
	50.4	39.1	10.4	0.0	3.4	0.7
11. Respektierung der Position der Lehrpersonen	51.7	34.5	13.8	0.0	3.4	0.7
	53.9	40.0	6.1	0.0	3.5	0.6
12. Interesse am beruflichen Wohlergehen der Lehrpersonen	51.7	48.3	0.0	0.0	3.5	0.5
	57.4	39.1	3.5	0.0	3.5	0.6
D: persönliche Kompetenzen der Schulleitung						
13. hohe pädagogische Fähigkeit	34.5	48.3	17.2	0.0	3.2	0.7
	47.0	43.5	8.7	0.9	3.4	
						0.7
14. Vorbild an Engagement und Bereitschaft	27.6	55.2	17.2	0.0	3.1	0.7
	65.2	30.4	4.3	0.0	3.6	0.6

Tab. 4-4 Fortsetzung

Vorgaben	sehr wichtig	wichtig	weniger wichtig	unwich- tig	Mittel- werte	SD
E: Ausbildungsbedarf der Schulleitung						
15. Ausbildung in Schuladministra- tion	17.2 30.4	27.6 46.1	37.9 20.0	17.2 3.5	2.5 3.0	1.0 0.8
16. Ausbildung der Schulleitung in Schulkultur	31.0 14.8	48.3 45.2	13.8 33.0	6.9 7.0	3.0 2.7	0.9 0.8
17. Ausbildung in Personalführung	65.5 51.3	27.6 43.5	6.9 4.3	0.0 0.9	3.6 3.5	0.6 0.6

Solidarität sowie Interesse am beruflichen Wohlergehen, wohingegen das Bedürfnis nach diskreter, sorgfältiger Unterrichtsberatung insbesondere von den berufstätigen Lehrpersonen für weniger wichtig gehalten wird. Im Einklang mit diesen präventiv als notwendig erachteten Voraussetzungen hielten knapp 95 % der Befragten eine „Ausbildung der Schulleitung in Personalführung" für wesentlich. Hier zeichnet sich ab, dass in Zeiten struktureller Veränderungen im Schul- und Bildungssystem ein Paradigmenwechsel in die Richtung „transformationaler Schulleitungskonzepte" (s. Kap. 11 S. 173 f. in diesem Band) angebracht wäre.

Schlussfolgerungen und Diskussion

Insgesamt lässt sich feststellen, dass die innere Kündigung ein operationalisierbares, auf Beobachtungsdaten basierendes, theoretisches Konstrukt darstellt und dass mit der Fünf-Item-Skala zur IK ein brauchbares Instrument zur Erhebung und Quantifizierung vorliegt.

Die Unterscheidung von IK und Burnout dürfte weitgehend geklärt sein: Während Ausgebrannte an ihren übergeordneten Soll-Vorstellungen und Verpflichtungen festhalten, ist

die innere Kündigung stets dadurch gekennzeichnet, dass die wesentlichen beruflichen, übergeordneten und bedeutsamen Sollvorstellungen aufgegeben werden. Da diese Vorstellungen eine verhaltensführende Funktion haben, ändert sich auch das Verhalten. IK führt, wie bereits Krenz (1996) darlegte, zu einem Rückzug aus der Verantwortung am Arbeitsplatz, während beim Burnout kein Rückzug aus der Verantwortung stattfindet. Der Ausgebrannte hält an den eigenen verpflichtenden, übergeordneten Sollvorstellungen fest, allerdings dekonstruiert er zeitweise seine Referenzwerte auf die bloße Handlungsausführung, sodass er vorübergehend das Gefühl hat, sich selbst untreu geworden zu sein. Ein innerlich Gekündigter kann sein Anspruchsniveau senken, ein Ausgebrannter nicht. Der Ausgebrannte kann nicht leisten, was er gerne leisten möchte, der innerlich Kündigende könnte vielleicht, aber er mag nicht mehr.

Bei Lehr- und Sozialberufen betrifft die IK meist die Beziehung zur Schul- und Organisationsleitung, also zur höheren Hierarchieebene der Organisation, selten zu den Schülern und Rezipienten, während das Burnout die Beziehung zu den Schülern, Patienten, Klienten und sonstigen Rezipienten betrifft. Der Ausgebrannte hält „im Prinzip" an den Idealen (Commitment-Faktoren) fest, der innerlich Gekündigte hat sie aufgegeben, er identifiziert sich nicht mehr mit der Schulleitung, wohl aber mit den Schülern. Der Ausgebrannte hält grundsätzlich an den Verpflichtungen gemäß seiner beruflichen Selbstdefinition fest, der Innerlich Kündigende gibt sie auf und ändert seine berufliche Selbstdefinition. Im Einzelfall kann man von einer Änderung des psychologischen Vertrags sprechen.

Die innere Kündigung ist also nicht einfach eine Vorstufe des Ausbrennens, wie gelegentlich geäußert wurde. Jedoch weisen die relativ stabilen Korrelationen zwischen IK und Burnout darauf hin, dass beide eine teilweise gemeinsame Symptomatik bilden können. Es gibt Lehrer und Sozialberufler, die innerlich gekündigt haben, aber – eben deshalb – nicht ausbrennen. Das sind diejenigen, die zur aktiven Form der inneren Kündigung neigen, sich einen gewissen Freiraum des pädagogischen Handelns erkämpfen und so – bei Erfolg – die IK überwinden. Dieser Personenkreis vermag sich die Begeisterung für den Beruf, für den Umgang mit Schülern bzw. Rezipienten, zu erhalten.

Um eine möglichst weit gehende Übereinstimmung der gegenseitigen Erwartungen zu erreichen, wären klare Zielvereinbarungen zwischen Schulleitung und Lehrkörper Erfolg versprechend. Auch ist eine Weiterentwicklung von Schulleitungskonzepten unter Berücksichtigung der so genannten Mangelfaktoren (s. Tab. 4-3) zu empfehlen (zum transformationalen Leitungskonzept s. Kap. 11 S. 173 f. in diesem Band).

5

Von der schulischen Belastung zum Symptom: psychosomatische Konzepte und deren neuroendokrinologischen Korrelate bei Lehrkräften

Jens C. Pruessner

Ursachen von psychosomatischen Erkrankungen bei Lehrtätigen

Untersuchungen in den USA und in Europa zeigten, dass Lehrer überdurchschnittlich häufig von psychosomatischen Erkrankungen betroffen sind. Im Jahresdurchschnitt leiden demnach etwa 15–50 % der Lehrkräfte einer Schule unter psychosomatischen Erkrankungen (Holt et al. 1987; Barth 1992; Biener 1990). Die Entstehung von psychosomatischen Erkrankungen bei Lehrern ist durch verschiedene Ursachen bedingt. Externale und internale Faktoren können unterschieden werden. Die jeweilige Schulform, an der der Betroffene tätig ist, die soziale Herkunft der Schüler, die Klassengröße, das soziale Klima im Kollegium und die Unterstützung durch die Schulleitung – all dies lässt sich unter den externalen Faktoren subsumieren. Es kann allerdings davon ausgegangen werden, dass internale Faktoren für die Entstehung von psychosomatischen Erkrankungen bei Lehrtätigen eine deutlich größere Rolle spielen – insbesondere Einstellungen zum Beruf, wie z. B. persönliches Engagement und generalisierter Optimismus (Friedman u. Farber 1992; mehrere Beiträge in diesem Band). Daneben sind problembezogene personale Merkmale wirksam, wie aktive Stressbewältigung, Problembewusstsein und realistisches Stressempfinden. Solche Aspekte sind mit entscheidend für die Wahrscheinlichkeit, mit der eine Lehrkraft auf lange Sicht psychosomatische Symptome entwickelt (Houtman u. Bakker 1991). Schließlich seien Selbstsicherheit, soziale Kompetenz und das Selbstkonzept genannt, die besonders im Lehrberuf darüber entscheiden, wie gut die individuelle Stressbelastung dauerhaft bewältigt werden kann (Pruessner et al. 1998).

Psychosomatische Konzepte zu Erkrankungen bei Lehrern

Das Stresskonzept

Durch welche Mechanismen können externale und internale Faktoren eine psychosomatische Erkrankung auslösen? Untersuchungen zur Verbindung zwischen psychischen Bedingungen und physischem Zustand sind ein Hauptanliegen der psychosomatischen Forschung.

Um die Genese stressbezogener Krankheiten erklären zu können, ist es notwendig, einen Blick auf die Entwicklungsgeschichte des Menschen zu werfen. Hierbei ist es hilfreich, sich einer Analogie zu bedienen: Konzeptualisiert man die bisherige Entwicklungsgeschichte des Menschen als einen Zeitraum von 24 Stunden, dann hat die Zivilisationsgeschichte vor 5 Minuten begonnen. Mit anderen Worten: Unser Metabolismus, unsere physiologischen und hormonellen Reaktionen sind von den ersten 23 Stunden und 55 Minuten geprägt. Der menschliche Organismus reagiert auf akute Bedrohungen oder Belastungen nach wie vor mit der Vorbereitung von Verhaltensweisen, die in dem überwiegenden Teil unserer Entwicklung sinnvoll waren: mit der Vorbereitung von „Kampf oder Flucht" (Mason 1968a; Selye 1936). Dieses bedeutet im Falle einer akuten Belastung vor allem die Bereitstellung von Energie. Schaut man sich die Veränderungen an, die im Körper bei der Wahrnehmung eines Stressors bzw. einer akuten Belastung passieren, wird verständlich, warum der Organismus mit einer Erhöhung des Blutdrucks und der Herzfrequenz sowie mit vermehrter Bereitstellung von Glukose reagiert und gleichzeitig die Glukosegewinnung aus der Leber anregt (im Überblick z. B. bei Sapolsky 1998). Regenerative parasympathische Funktionen werden inhibiert und das Immunsystem wird in seiner Funktion deutlich gesteigert (um sich auf eine mögliche Verletzung und die damit zusammenhängende erhöhte Exposition gegenüber Krankheitserregern einzustellen). Der Organismus bereitet sich im Extremfall auf eine Auseinandersetzung auf Leben und Tod vor.

Wie zu zeigen sein wird, spielt dieser Umstand bei der Entstehung von psychosomatischen Krankheiten eine wesentliche Rolle. Zunächst können wir das bisher Gesagte zusammenfassen und versuchen Stress zu definieren. Jede Veränderung der äußeren Umstände wird vom Organismus auch als potenziell gefährlich für das Überleben angesehen. Daraufhin wird – zumeist über limbi-

sche Strukturen des Zentralnervensystems (bei denen die Amygdala eine dominante Rolle spielt) – eine Bewertung vorgenommen, ob das Wahrgenommene eine Gefahr darstellt. Mason (1968b) hat als einer der Pioniere der psychosomatischen Forschung untersucht, welche Faktoren gegeben sein müssen, damit eine Situation als bedrohlich wahrgenommen wird. Er fand heraus, dass vor allem Hilflosigkeit, Unkontrollierbarkeit, Unvorhersagbarkeit, Ego-Involvement und die Antizipation von negativen Konsequenzen als situative Bedingungen vorliegen müssen, damit die vorliegenden Umstände vom Organismus als Bedrohung angesehen werden. Psychischer Stress ist von diesem und anderen Autoren als jeder Zustand definiert worden, bei dem alle oben genannten situativen Bedingungen gegeben sind. In der allgemeinen Stressdefinition, die besonders für physische Stresszustände gilt, spricht man von Stress dann, wenn ein Zustand gegeben ist, der die Homöostase des Organismus bedroht.

Es muss nicht näher erläutert werden, warum unter den Lebensbedingungen des 21. Jahrhunderts in der westlichen Welt eine solche Reaktion in den meisten Fällen unnötig ist. Besonders die Art der Belastungen und Bedrohungen hat sich gewandelt. Diese sind heute fast ausschließlich *psychischer* Natur und erfordern zur Bewältigung den Einsatz von intellektuellen Anstrengungen. In gewisser Weise ist die gelernte Reaktion unseres Körpers hier kontraproduktiv; denn während man versucht, sich zu konzentrieren und nach Lösungen für das aufgetretene Problem zu suchen, versetzen autonome und hormonelle Systeme den Körper in einen Zustand, der optimal darauf vorbereitet, durch Einsatz von *physischer* Anstrengung eine Änderung der Verhältnisse herbeizuführen.

Für Lehrtätige können diese situativen Bedingungen während einer Schulstunde gegeben sein, etwa wenn sie mit renitent-störenden Schülern konfrontiert sind, während einer Lehrerkonferenz, wenn sie auf unkooperative Kollegen treffen, oder auch in Konflikten mit einer autoritär auftretenden Schulleitung. Neben den äußeren situativen Bedingungen ist hier entscheidend, wie der Einzelne die Situation wahrnimmt und bewertet.

Die Körpersysteme, die beim Umgang mit einem Stresszustand involviert sind, sind

● das sympathische Nervensystem,
● die Hypothalamus-Hypophysen-Nebennierenrinden-Achse.

Das sympathische Nervensystem regelt u. a. den Blutdruck und den Herzschlag und ist über die Freisetzung der Hormone Adrenalin und Noradrenalin in der Lage, rasch auf Veränderungen zu reagieren. Wir wollen im Folgenden unser Augenmerk auf die Rolle des zweiten Systems richten, dem im Rahmen von psychosomatischen Erkrankungen eine besondere Bedeutung zukommt.

Die Hypothalmus-Hypophysen-Nebennierenrinden-Achse (HHNA)

Eine der Hauptaufgaben der HHNA im Falle der Wahrnehmung eines Stressors ist die Bereitstellung von Energie. Im Gegensatz zum sympathischen Nervensystem erfolgt die Reaktion der HHNA verzögert. Der Hypothalamus ist das oberste Steuerorgan der HHNA und eines der wichtigsten endokrinen Steuerorgane im menschlichen Organismus überhaupt. Er hat eine zentrale Stellung in der Regulation von endokrinen und neuralen Signalen und übt Einfluss auf Verhalten, Stimmung und Wohlbefinden aus (Angevine u. Cotman 1981). Der Hypothalamus ist in Kerngebiete unterteilt, aus denen neben ausgehenden neuralen Signalen auch verschiedene Hormone freigesetzt werden. Diese regulieren entweder in der Adenohypophyse (Hypophysenvorderlappen) die Bildung und Sekretion von weiteren Hormonen oder sie wandern zur Neurohypophyse (Hypophysenhinterlappen), von wo aus sie direkt in die Blutbahn freigesetzt werden. Im Falle der HHNA ist es das

Corticotropin-releasing-Hormon (CRH), das in den paraventrikulären Kerngebieten des Hypothalamus synthetisiert wird und über Axone die Eminentia mediana erreicht, von wo es in die Blutbahn gelangt. Von dort aus erreicht es die Adenohypophyse, wo es an spezifische Rezeptoren bindet, deren Zellgruppen vor allem die Synthese und Freisetzung des adrenocorticotropen Hormons (ACTH) bewirken.

Das aus der Adenohypophyse ausgeschüttete ACTH gelangt ebenfalls über die Blutbahn zu den Nebennierenrinden, wo es die Synthese und Freisetzung von Cortisol stimuliert. Cortisol ist das wichtigste Steroidhormon mit vielfältigen Funktionen im menschlichen Organismus (Überblick bei Franco-Saenz 1986). So kommt es unter Cortisoleinwirkung zur Gluconeogenese und Proteolyse (also der Freisetzung von Eiweiß) in der Leber sowie zur Proteolyse in den Knochen und der Skelettmuskulatur. Weiterhin ist eine Lipolyse in den Fettzellen zu beobachten und eine Proliferationshemmung in der Magenschleimhaut. Daneben werden die Immunfunktionen deutlich unterdrückt, was dem Steroidhormonnachbarn Cortison eine große Bedeutung bei der Behandlung von Immunkrankheiten zukommen lässt. Die immunsuppressive Wirkung der Steroidhormone ist als Gegenpol zu den Wirkungen des Adrenalins zu verstehen, die das Immunsystem stark anregen. Da die Freisetzung von Adrenalin und Noradrenalin über Nervenbahnen erfolgt, sind diese sofort verfügbar und überdies schnell wirksam. Das viel langsamer im Organismus freigesetzte und wirkende Cortisol dagegen zeigt seine Effekte erst bis zu einer Stunde nach Wahrnehmung des Stressors. Vom Prinzip her würde Cortisol somit eine unter Stress zunächst angestiegene Immuntätigkeit wieder normalisieren (Munck et al. 1984).

Neben diesen Effekten hat Cortisol auch eine negative Feedbackwirkung auf die weitere Aktivität der HHNA, da es die Blut-Hirn-Schranke passiert und auf der Ebene des Hypothalamus und des Hippocampus an spezifische Mineralcorticoid- und Glucocorticoid-Rezeptoren bindet, die in der Folge die HHNA inhibieren. Das System schaltet sich also selbst wieder ab. Das bedeutet für den Organismus die Möglichkeit, nach erfolgreicher Bewältigung der Stresssituation wieder in einen Ruhezustand überzugehen. Betrachtet man die zeitliche Abfolge der verschiedenen Stresssysteme zusammenhängend, ergibt sich eine sinnvolle Reihenfolge der verschiedenen Reaktionen: Zuerst erhält der Körper vermehrte Energiezufuhr durch die Effekte des sympathischen Nervensystems; durch die Freisetzung von Adrenalin und Noradrenalin innerhalb von Sekunden nach Wahrnehmung eines Stressors ist der Organismus schnell reaktionsfähig, die Immunfunktionen steigen stark an. Demgegenüber braucht das langsamer freigesetzte Cortisol (durch die Umsetzung über die doppelten Hormonreaktionen von CRH und ACTH) bis zu 30 Minuten, bis es seine Wirkung im Organismus entfalten kann. Es sorgt für einen zweiten Energieschub, nachdem die sich schnell entfaltenden, aber auch schnell nachlassenden Effekte des Adrenalins nicht mehr wirksam sind. Auf der Ebene des Immunsystems sorgt es für eine Rückkehr der Funktion in den Normalzustand.

Das Allostasekonzept

Es wurde bereits erläutert, dass eine Energiebereitstellung für die meisten heute auftretenden Stressoren nicht hilfreich ist. Im Folgenden soll dargestellt werden, warum diese Art der Reaktion nicht nur nicht hilfreich, sondern sogar schädlich sein kann. Im Zuge der Energiebereitstellung in Reaktion auf einen Stressor werden nämlich andere, im Moment nicht essenzielle Funktionen vernachlässigt. Hierzu gehören regenerative Funktionen des Organismus, von der DNA-Reparatur auf zellulärer bis zur Freisetzung von Wachstumshormonen auf systemischer Ebene, aber auch Verdauungs- und Fortpflanzungsaspekte. Das Unterdrücken dieser Funktionen kann dabei auf Dauer zum Ausbleiben von notwendigen „Wartungsarbeiten" am Körper führen, was die Gesundheit und Integrität des Systems langfristig beeinträchtigt. Je nachdem, welche Funktionen oder Systeme betroffen sind, kann es in Folge zu unterschiedlichen Fehlentwicklungen kommen.

Es wurde ein Krankheitskonzept formuliert, wonach dauerhaft vermehrte Stressreaktionen für einen beschleunigten Alterungsprozess verantwortlich gemacht werden (Schulkin et al. 1994; 1998). Dieses Konzept kann herangezogen werden, um chronische psychosomatische Erkrankungen als Folge von dauerhaften Stressbelastungen zu erklären. Die Autoren haben diesem Modell den Namen „allostatic load" gegeben, was am ehesten mit „Allostase-Ladung" übersetzt werden kann und besagt, dass die fortgesetzte Bewältigung von Stresssituationen (Allostase) zu einer Vernachlässigung von Reparaturen am Organismus führt, die sich auf Dauer zu einem Gesundheitsrisiko kumuliert. Eine daraus resultierende Empfehlung wäre, für Ruhe- und Erholungszeiten zu sorgen, um die Kumulation von belastenden Einzelreaktionen zu vermeiden. Ein Nachweis für die Richtigkeit dieser Annahmen konnte am Tiermodell erbracht werden (McEwen 2002).

Die Glucocorticoid-Kaskaden-Hypothese

Eine andere Hypothese über die Art und Weise, wie dauerhafte Stressbelastung zur Gesundheitsgefährdung führen kann, haben Sapolsky et al. (1986) dargelegt. Bei dieser Hypothese stehen die Glucocorticoide im Vordergrund, die im Zentralnervensystem vor allem im Hippocampus und den Frontallappen über die Aktivierung von Mineral- und Glucocorticoidrezeptoren die weitere Aktivität der HHNA inhibieren. In Tierversuchen wurde gezeigt, dass Glucocorticoide im ZNS neurotoxisch wirken, d. h. eine nervenzellschädigende Wirkung haben. Dies führt zu einem Dilemma, denn immer, wenn Glucocorticoide im ZNS ihre inhibierende Wirkung auslösen, gefährden und beschädigen sie die Systeme, über die diese Inhibition vermittelt wird. Auf Dauer – so postulierten die Autoren – kann dies zu einer Beeinträchtigung dieser Systeme und damit zu einer verminderten Inhibition führen, was wiederum eine vermehrte Zirkulation von Glucocorticoiden verursacht. So entsteht ein Teufelskreis, bis durch den völligen Ausfall der inhibierenden Systeme die Verminderung der Cortisolproduktion völlig ausfällt und es zu einer ungeregelt hohen Glucocorticoidfreisetzung kommt.

Die Belege für diese Hypothese sind widersprüchlich. Zwar findet sich in Tierversuchen eine Reihe von Hinweisen, die eine immer höher werdende Glucocorticoidfreisetzung bei dauerhafter Stimulation belegen (Dallman et al. 1991; McEwen 1997; 2000; Meaney et al. 1996). Auch bei Untersuchungen am Menschen konnten Konstellationen aufgezeigt werden, in denen sich als Folge einer chronischen Stimulation eine Beeinträchtigung der inhibierenden Systeme eingestellt hatte (Kirschbaum et al. 1996; Lupien et al. 1997; Wolf et al. 2002). Hier konnte vor allem eine Volumenveränderung des Hippocampus nachgewiesen werden, der eines der übergeordneten Steuerorgane der HHNA darstellt, mit Corticoidrezeptoren besetzt ist und u. a. die Inhibition der Corticoide im ZNS vermittelt. Zudem hat der Hippocampus wichtige Funktionen im Kontext unseres Gedächtnisses. Die Beobachtung, dass chronische Belastung mit entsprechend dauerhaft erhöhter Cortisolfreisetzung neben der Volumenverminderung des Hippocampus zu einer Beeinträchtigung des Gedächtnisses führt, ist eine weitere Bestätigung für diese Hypothese (Lupien et al. 1998).

Andererseits scheint dieser Ansatz der Komplexität des menschlichen Gehirns nicht gerecht zu werden. Denn es gibt Situationen, bei denen es trotz Beeinträchtigung der Integrität des Hippocampus *nicht* zu einer Disinhi-

bierung der HHNA mit nachfolgend dauerhaft erhöhter Freisetzung von Glucocorticoiden kommt. Ein Beispiel wäre die Hippocampus-Ablation, die bei Epilepsie zusammen mit anderen medialen Temporallappenstrukturen vorgenommen wird. Hier war in einer Studie von einer Normalisierung der HHNA-Regulation nach Entfernung des Hippocampus berichtet worden. Die Autoren schlussfolgerten, dass der Hippocampus sowohl stimulierende wie auch inhibierende Funktionen für die Regulation der HHNA besitzen muss und dass es unabhängig voneinander zu Störungen sowohl der einen als auch der anderen Funktion kommen kann (Gallagher 1987).

Weitere, die Gültigkeit der Glucocorticoid-Kaskaden-Hypothese relativierende Befunde ergaben sich in Studien, die eine *verminderte* Cortisolfreisetzung nach einer Phase von erhöhter Stimulation der HHNA zeigten (z. B. Hellhammer 1990). Hier kam es bei einer Reihe von – weiter unten konkreter erläuterten – Erkrankungen, jeweils im Vergleich zu einer unbelasteten Kontrollgruppe, zu einer deutlichen Verminderung der basalen oder stimulierten Hormonspiegel. Dies steht im Gegensatz zur Annahme einer stärkeren werdenden Disinhibierung bei länger anhaltendem Stress. Es muss deshalb vom Vorhandensein weiterer Regulationsmechanismen ausgegangen werden, die aber zum jetzigen Zeitpunkt noch nicht abschließend erforscht sind. Wichtig erscheint die Feststellung, dass die HHNA-Regulation komplex ist und nicht mit einfachen Mechanismen erklärt werden kann. So ist es denkbar, dass es bei einer Beeinträchtigung des Hippocampus zu einer stärkeren Beteiligung des Frontallappens bei der Regulation der HHNA kommt. Auch muss bedacht werden, dass die basale Steuerungsfunktion der HHNA unabhängig vom Hippocampus in den paraventrikulären Kernen des Hypothalamus stattfindet. Es ist möglich, dass eine Veränderung der Steuerfunktion des Hippocampus auch die Regulation der HHNA durch den paraventrikulären Kern betrifft.

Neuroendokrinologische Befunde bei Stress und psychosomatischen Belastungen

Chronischer Stress

Unter dem Begriff „Chronische Stresserkrankungen" werden all diejenigen Veränderungen erfasst, bei denen es durch länger anhaltenden psychischen oder physischen Stress zu einer subjektiven und objektiven Beeinträchtigung des seelischen oder physischen Wohlergehens kommt. Hinsichtlich der Dysregulationen der HHNA haben sich hier mit einiger Konsistenz zwei entgegengesetzte Befunde gezeigt: Zum einen legt eine Reihe von Studien eine Erhöhung der basalen und stimulierten Cortisolspiegel in Reaktion auf den chronischen Stress nahe (Dallman et al. 1991; Schulz et al. 1997; Stout et al. 2002). In Tierversuchen, in denen es typischerweise täglich über einen Zeitraum von mehreren Wochen zu einer mehrstündigen physischen (Kältestress) oder psychischen (Revierkämpfe zwischen mehreren Tieren) Belastung kam, konnte gezeigt werden, dass die Höhe der hormonellen Stressantwort und die Dauer der Stressreaktion mit zunehmender Chronizität stärker wurden (Dallman 1993). Auch beim Menschen gibt es inzwischen eine Reihe von Hinweisen auf einen solchen Zusammenhang. In einer Studie an der Universität Trier mit Studenten, die während der Prüfungsphase mehrere Hormonproben abgaben, zeigte sich ein signifikanter Zusammenhang zwischen der Höhe der subjektiv empfundenen Stressbelastung und der Höhe der Cortisolspiegel nach dem Aufwachen (Schulz et al. 1997). Auch in einer Studie von Rosmond et al. (1998) zeigte sich bei Individuen, die sich als chronisch gestresst bezeichneten, ein Zusammenhang zwischen der Höhe der subjektiv empfundenen Stressbelastung und der mehrmals täglich über den Speichel gemessen Cor-

tisolspiegel. Darüber hinaus gibt es in jüngerer Zeit eine Reihe von Untersuchungen, die zusätzlich auf Zusammenhänge zwischen chronischem Stress, Hyperaktivität der HHNA und dem Body-mass-Index respektive der Fettverteilung im Körper hinweisen. Dies scheint allerdings auf diejenigen Personen beschränkt zu sein, die die Fettakkumulation vor allem im abdominalen Bereich zeigen (Vicennati u. Pasquali 2000).

Mögliche Mechanismen, mit denen diese Ergebnisse erklärt werden könnten, schließen eine erhöhte Sensitivität der HHNA-Achse auf der Ebene der CRH- oder ACTH-Steuerung ein. Hier konnte bereits in Tierversuchen gezeigt werden, dass unter chronischem Stress die Responsivität zu CRH auf der Ebene der Hypophyse erhöht ist und es so zu einer vermehrten ACTH-Freisetzung kommt, was in Folge auch eine verstärkte Cortisolfreisetzung mit sich bringt. Auch eine Wechselwirkung mit dem noradrenergen System ist denkbar, da unter erhöhten Noradrenalinspiegeln eine Steigerung der ACTH-Freisetzung nach CRH-Stimulation gezeigt werden konnte (Vicennati u. Pasquali 2000). Bei Studien, die eine Erhöhung der HPA-Aktivität im Zusammenhang mit dem subjektivem Auftreten von chronischem Stress zeigten, waren häufig auch körperliche Symptome wie Schlafstörungen, Konzentrationsschwierigkeiten und Hypervigilanz zu beobachten. Es ist jedoch nicht abschließend geklärt, ob diese Beschwerden ursächlich etwas mit der erhöhten HHNA-Aktivität zu tun haben oder eine weitere Covariate der Stressbelastung darstellen.

Demgegenüber gibt es eine Reihe von Studien, die über eine *verminderte* HHNA-Aktivität bei chronischem Stress berichten (Überblick bei Heim et al. 2000). Erste Hinweise für einen solchen Zusammenhang stammen aus einer Untersuchung von Eltern, deren Kinder schwer erkrankt waren. Bei diesen Elternpaaren zeigte sich überwiegend eine verringerte 17-OHCS-Ausscheidung (ein Cortisol-Abbauprodukt, das als Hinweis auf die Höhe der Cortisolspiegel herangezogen werden kann) im Urin in Phasen besonders hoher chronischer Belastung, verglichen mit weniger belastenden Zeitpunkten (Friedman et al. 1963). Auch bei amerikanischen Vietnam-Soldaten, die während einer Offensive des Vietcongs an besonders exponierter Stelle einen Angriff erwarteten, zeigte sich im Vergleich zu Kontrollpersonen eine erniedrigte 17-OHCS-Ausschüttung (Bourne et al. 1968). In einer Untersuchung an Krankenpflegern, die durch den täglichen Umgang mit schwer kranken Patienten und dem seelischen Leid dieser Personen ebenfalls chronisch belastet waren, fanden sich ebenfalls Hinweise auf eine verringerte Aktivität der HHNA, und zwar in Form erniedrigter Cortisolkonzentrationen an Arbeitstagen im Vergleich zu Ruhetagen (Dutton et al. 1978). Auch bei einer Studie an Angestellten der US-Raumfahrtbehörde NASA konnten in ganz ähnlicher Weise erniedrigte Cortisol-Morgenwerte bei stark belasteten Arbeitnehmern im Vergleich zu weniger belasteten gezeigt werden (Caplan et al. 1979). Schließlich konnte in einer Studie von Klein (1995) gezeigt werden, dass chronisch gestresste Berufstätige in einer experimentell induzierten Belastungssituation verringerte oder sogar ausbleibende Cortisolreaktionen im Vergleich zu unbelasteten Kontrollpersonen zeigten.

Gibt es Hypothesen, die diesen Widerspruch zwischen den voneinander abweichenden Befunden bei chronischem Stress erklären können? Hier scheinen insbesondere die Überlegungen von Heim et al. (2000) weiter zu führen. Vereinfachend formuliert geht es dabei um den Prozesscharakter, der biologischen Systemen zugrunde liegt. Es wird angenommen, dass bei dauerhafter Exposition mit einem chronischen Stressor zwei unterschiedliche Phasen der HHNA-Regulation aufeinander folgen. In der ersten Phase der chronischen Belastung reagiert der Organismus mit einer erhöhten Reaktivität, d. h., es kommt zu den eingangs beschriebenen erhöhten CRH-, ACTH- und Cortisolreaktionen. Diese werden über verschiedene Mechanismen vermittelt, möglicherweise über die Wechselwirkung mit dem noradrenergen System, durch eine Erhöhung der neuralen Stimulation des Hypothalamus durch den Locus caeruleus oder durch eine Verminderung des inhibitorischen Tonus auf Hypothalamus und Hypophyse, was z. B. die erhöhte ACTH-Stimulation nahe legt. Im weiteren zeitlichen Verlauf kommt es dann allerdings zu einer Umkehrung des HHNA-Aktivitätsmusters mit nachfolgender *geringerer* basaler und stimulierter ACTH- und Cortisolausschüttung. Hier gibt es Hypothesen, die eine Erhöhung der Anzahl der Corticoidrezeptoren im Zentralnervensystem postulieren, was eine Verstärkung des inhibitorischen Tonus auf die weitere HHNA-Stimulation zur Folge haben könnte. Aber es sind auch Veränderungen an anderen Stellen denkbar, so z. B. eine zentral vermittelte CRH- oder ACTH-Verminderung oder eine verringerte Vasopressinausschüttung auf der Ebene der Hypophyse. Neben diesen bis jetzt spekulativen Überlegungen zur Herkunft dieses Phänomens scheinen sich aber zwei Befunde zu manifestieren:

1. Bei chronischem Stress zeigt sich zuerst eine erhöhte HHNA-Aktivität, gefolgt von einer HHNA-Regulation, die geringer ist als normalerweise.
2. Diese hormonellen Veränderungen sind begleitet von Zeichen der Übererregung bei erhöhter HHNA-Aktivität (Schlafstörungen, Konzentrationsschwierigkeiten, Hypervigilanz) und Zeichen der Erschöpfung bei verminderter HHNA-Aktivität (chronische Müdigkeit, Erschöpfung, Abgespanntsein).

Chronisches Erschöpfungssyndrom

Verschiedene Studien haben übereinstimmend eine Reihe von Symptomen identifiziert, die das chronische Erschöpfungssyndrom kennzeichnen. Neben dem dominanten Symptom der starken körperlichen Ermüdung werden mentale Erschöpfung und erschöpfungskorrelierte physische Symptome genannt. Hierzu gehören Kopfschmerzen, Schlafstörungen, subjektiv verminderte Leistungsfähigkeit und verringerte Motivation für gestellte Aufgaben. Endokrinologisch zeichnet sich das Erschöpfungssyndrom ebenfalls durch eine verminderte HHNA-Aktivität aus, bei der erniedrigte unstimulierte Cortisolspiegel, eine verringerte ACTH-Reaktion nach CRH-Stimulation und eine verminderte maximale Stimulierbarkeit der Cortisolfreisetzung nach ACTH-Gabe zu beobachten sind. Weiterhin konnte eine verringerte Cortisolsekretion im Urin über 24 Stunden bei Patienten mit chronischem Erschöpfungssyndrom im Vergleich zu gesunden Kontrollpersonen gezeigt werden (Demitrack 1993). Neuere Studien haben diese Befundlage ergänzen können. So ist durch die Kombination einer niedrigen mit einer anschließenden hohen ACTH-Stimulation bei denselben Patienten der Frage nachgegangen worden, ob es beim chronischen Erschöpfungssyndrom möglicherweise zu einer Entleerung der Cortisolspeicher in den Nebennierenrinden kommt, was als Folge die Erschöpfungssymptomatik auslösen könnte. Da die beobachteten Cortisolspiegel in beiden Fällen gleich hoch waren, konnten die Autoren schlussfolgern, dass die Stimulierbarkeit der Nebennierenrinden keine entscheidende Rolle beim Erschöpfungssyndrom spielt (Gaab et al. 2003). In einer weiteren Arbeit derselben Autoren fiel jedoch auf, dass es beim Erschöpfungssyndrom zu einer verringerten ACTH-Freisetzung nach psychologischer und pharmakologischer Stimulation kommt, was als Zeichen für eine verringerte zentrale Stimulation der HHNA-Regulation gewertet werden kann (Gaab et al. 2002a). Schließlich konnten diese Autoren auch zeigen, dass es nach Dexamethasongabe zu einer Supersuppression der Cortisolspiegel bei den Patienten mit einen chronischem Erschöpfungssyndrom im Vergleich zu gesunden Kontrollpersonen kommt, was für eine erhöhte Sensitivität der inhibitorischen Parameter des Systems spricht (Gaab et al. 2002b). Es ist allerdings zum gegenwärtigen Zeitpunkt noch unklar, ob und wie die Befunde der erhöhten Supersuppression nach Dexamethasongabe mit der verminderten Freisetzung von ACTH nach Stimulation in Verbindung stehen. Hier müssen zukünftige Studien zeigen, ob es sich dabei unter Umständen um eine Corticoidrezeptorerhöhung auf hippocampaler Ebene handelt, die die oben beschriebenen Effekte haben könnte.

Weitere Erkrankungen

Es gibt weitere Problembereiche, bei denen neuroendokrinologische Veränderungen mit beteiligt sind. Als Beispiel sei hier die **posttraumatische Belastungsstörung** (PTSD) genannt, die nach Durchleben eines Traumas zu lang anhaltenden physischen (Erschöpfung, körperliche Beschwerden, Schlafstörungen) und psychischen (Antriebslosigkeit, Depression, soziale Auffälligkeit) Symptomen führen kann. Endokrinologisch kommt es zu einer erniedrigten HHNA-Regulation mit niedrigen basalen Cortisolspiegeln und einer erhöhten Sensitivität der HHNA auf externe Stimulation, vor allem auf inhibierende Stimuli (Yehuda 2000). Insbesondere ist hier das **Burnout-Phänomen** zu nennen, ein Symptombereich, der bei Lehrtätigen wohl am häufigsten vorkommt (Cherniss 1980; Barth 1992; Maslach u. Jackson 1981; Pruessner et al 1999; Kap. 3 S. 51 ff. in diesem Band). Nach Maslach ist das Gefühl der emotionalen Erschöpfung kennzeichnend, das unter anderem in der Abneigung zum Ausdruck kommt, sich mit akuten Problemen zu beschäftigen (Maslach u. Jackson 1981). Im Lehrberuf konnte gezeigt werden, dass Probleme im Bereich der Lehre, schlechtes Betragen der Schüler, Konflikte mit der Schulleitung und dem Kollegium die Entstehung von Burnout begünstigen können (Schwab u. Iwanicki 1982). Endokrinologisch scheint es auch beim Burnout zu einer verminderten Aktivität der HHNA zu kommen. Allerdings existieren nur wenige Studien, die den Zusammenhang zwischen

Burnout und endokrinologischen Veränderungen bei Lehrtätigen untersucht haben. So zeigten sich in einer Studie von Hellhammer (1990) zum Burnout bei Pflegepersonal ein Zusammenhang zwischen erniedrigten freien Cortisolspiegeln am Morgen, körperlichen Beschwerden und der Burnout-Problematik. Hierbei schienen länger anhaltende und stärker empfundene Belastungen am Arbeitsplatz mit einer verringerten Freisetzung von Cortisol am Morgen verbunden zu sein. Auch dies kann als Hinweis auf eine verringerte HHNA-Aktivität verstanden werden. Da die Literaturlage in diesem Zusammenhang bisher aber nur wenig ergiebig war, wurde an der Universität Trier (Pruessner 1998; Pruessner et al. 1999) in einer Reihe von Studien die Burnout-Problematik bei Lehrtätigen genauer untersucht. Die dabei erzielten Befunde sollen im Folgenden ausführlicher dargestellt werden.

Neuroendokrinologische Befunde am Beispiel einer Untersuchung an Lehrern

Design

Lehrkräfte aller Schularten des Regierungsbezirkes Trier konnten für die Untersuchung geworben werden: N = 66, mittleres Alter 43,6 (± 9,6; min. 24, max. 62); 42 Frauen, 24 Männer. Bei allen Teilnehmern wurden soziodemographische Parameter und Informationen über psychische oder physische Belastungen erhoben. Angewandte Verfahren waren das „Maslach Burnout Inventar" in der deutschen Übersetzung von Barth (1991) und der „Lehrer Burnout Fragebogen" von Seidman und Zager (1987). Das Maslach-Inventar umfasst die drei Dimensionen „Emotionale Erschöpfung", „Reduzierte Leistungsfähigkeit", und „Dehumanisierung". Der Lehrer-Burnout-Fragebogen umfasst die Skalen „Berufszufrie-

denheit", „Wahrgenommene administrative Unterstützung", und „Bewältigung von berufsspezifischem Stress". Zur Erfassung von Persönlichkeitseigenschaften wurde der Eysenck-Persönlichkeitsfragebogen in der revidierten Fassung (EPQ-R) eingesetzt (Eysenck et al. 1985). Er erlaubt eine Einschätzung der Lehrtätigen in den Bereichen Extraversion, Psychotizismus und Neurotizismus. Ferner kam der Fragebogen zu Kompetenz- und Kontrollüberzeugungen (FKK) zum Einsatz (Krampen 1991). Der theoretische Hintergrund dieses Instruments geht auf das Konzept der Kontrollüberzeugungen zurück, das unter anderem von Rotter definiert wurde als generalisierte Erwartungen von Personen, ob Ereignisse im Leben beeinflusst werden können (Rotter 1966). Der FKK unterscheidet die Bereiche „Internalität", „Soziale Externalität" und „Fatalistische Externalität". Daneben wurde mittels eines Fragebogens zur Erhebung von körperlichen Beschwerden (Freiburger Beschwerdeliste, FBL) die Anzahl von Krankheitssymptomen bei allen Lehrtätigen erfasst (Fahrenberg 1986). Die Kurzform umfasst die vier Bereiche „Herz-Kreislauf", „Magen-Darm", „Anspannung" und „Schmerz". Weiterhin wurden Verfahren zur Erfassung von subjektiv erfahrenem Stress (PSS) und zur Erfassung depressiver Gestimmtheit (Beck's Depressions Inventar, BDI) eingesetzt (Beck 1978; Cohen et al. 1983).

Daneben wurde bei den Lehrtätigen eine Reihe von endokrinologischen Parametern erhoben, um eine Einschätzung der Regulation der HHNA zu erhalten. Hierzu wurden die Lehrer gebeten, an drei Schultagen zum Zeitpunkt des Aufwachens und in der daran anschließenden Stunde Speichelproben zur Cortisolbestimmung zu sammeln. Zusätzlich wurden die Lehrer gebeten, unabhängig vom Aufwachen um 8.00 Uhr eine Speichelprobe abzugeben. Am dritten Tag sollte überprüft werden, inwieweit die Cortisolsekretion am Morgen durch das synthetische Glucocorticoid Dexamethason supprimiert ist. Dazu wurden die Lehrtätigen gebeten, am Vorabend des Probentages zwischen 22.00 und 23.00 Uhr eine geringe Dosis (0,5 mg) Dexamethason in Pillenform einzunehmen.

Ergebnisse

Die Auswertung der Burnout-Skalen und der Vergleich mit einer amerikanischen und einer deutschen Studie zum Burnout bei Lehrern ergab zunächst eine vergleichbare Anzahl von Symptomen (Barth 1992; Maslach u. Jackson 1986). Ein Abgleich zwischen den Persönlichkeitsskalen und den Burnout-Skalen ergab einen deutlichen Einfluss einiger Persönlichkeitsvariablen auf die Burnout-Symptomatik. So waren Überzeugungen von externaler Kontrolle und geringes Selbstkonzept (Skalen des FKK) signifikant mit emotionaler Erschöpfung verbunden, einem der herausragenden Burnout-Konzepte des Maslach-Burnout-Inventars. Weiterhin war hoher Neurotizismus (laut EPQ-R) signifikant mit der Skala „Berufsspezifischer Stress" des Lehrer-Burnout-Fragebogens assoziiert. Die Persönlichkeitsvariablen ermöglichten es dabei, zwischen 20 und 35 % der Variabilität in den Burnout-Skalen aufzuklären, was für einen hohen Anteil der persönlichen Einstellungen und Überzeugungen bei der Entstehung von Burnout spricht.

Daneben wurde der Zusammenhang mit den erhobenen endokrinologischen Parametern untersucht. Dazu wurden die Burnout-Skalen der beiden Fragebogen z-transformiert, um eine direkte Vergleichbarkeit zu erlauben. Die Lehrpersonen wurden dann durch eine Clusteranalyse in zwei Gruppen mit niedriger (n = 36) und hoher (n = 30) Burnout-Ausprägung aufgeteilt. Obwohl dieses Verfahren eine Post-hoc-Aufteilung der Gesamtgruppe der Lehrtätigen darstellt, ist es doch geeignet, den Gesamtzusammenhang zwischen Burnout und Cortisolfreisetzung am Morgen nach dem Erwachen zu überprüfen. Hier zeigte sich ein deutlicher Unterschied zwischen den beiden Gruppen bezüglich der

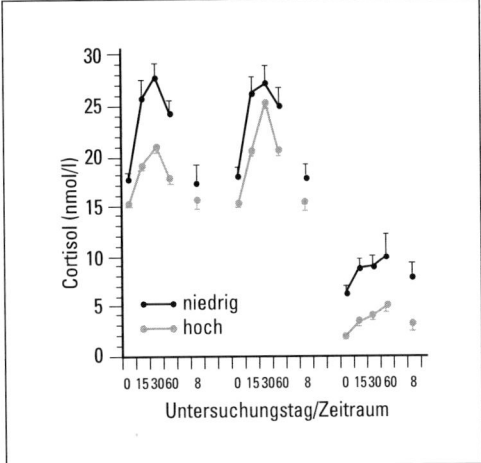

Abb. 5-1 Freie Cortisolspiegel nach dem Aufwachen an drei Tagen mit Dexamethason-Suppression am Vorabend des dritten Tages; Vergleich von zwei Gruppen von Lehrtätigen mit hoher (n = 30) und niedriger (n = 36) Burnout-Problematik. Unter hohem Burnout-Wert kommt es zu einem geringeren Sekretionsniveau der HHNA, gemessen über die freien Cortisolspiegel, an allen drei Beobachtungstagen (F = 15,3; p <.001).

endokrinen Parameter: Die Gruppe mit den hohen Burnout-Werten zeigte nach dem Erwachen niedrigere Cortisolspiegel, und zwar sowohl an den unstimulierten Tagen wie auch am dritten Tag mit vorhergehender Dexamethasonbehandlung. Die statistische Analyse mittels einer Varianzanalyse mit Messwiederholung erbrachte dabei ein hochsignifikantes Ergebnis (F{1,57} = 15,3, p <.001). Abbildung 5-1 zeigt die Unterschiede in den Cortisolspiegeln zwischen den beiden Gruppen an drei Tagen.

Bei der statistischen Analyse zeigte sich, dass es keine Interaktionseffekte der beiden Gruppen mit den einzelnen Messungen an den einzelnen Tagen gibt. Daraus folgt, dass der beobachtete Haupteffekt der beiden Burnout-Gruppen einen globalen Unterschied im Sekretionsniveau der Cortisolspiegel anzeigt, der sich auf alle Tage und alle Messzeitpunkte an den einzelnen Tagen auswirkt.

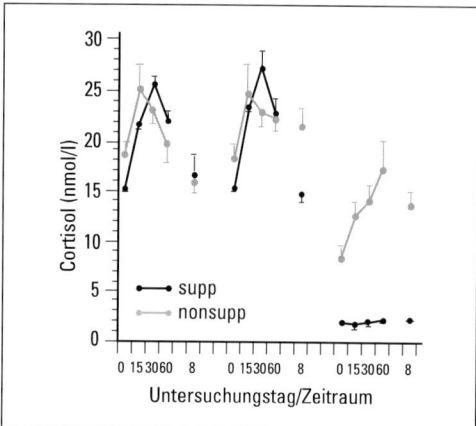

Abb. 5-2 Freie Cortisolspiegel nach dem Aufwachen an drei Tagen mit Dexamethason-Suppression am Vorabend des dritten Tages; Vergleich von zwei Gruppen von Lehrtätigen mit starker Suppression (supp; n = 42) oder mit fehlender Suppression (nonsupp; n = 24) nach Dexamethasongabe. Bei starker Suppression zeigen sich stärkere Anstiege nach dem Aufwachen an den Untersuchungstagen ohne vorherige Dexametasongabe. Diese erhöhte Sensitivität der HHNA ist verbunden mit einer höheren Schmerzsymptomatik, gemessen über eine Liste körperlicher Beschwerden.

Die weitere Auswertung bezog sich auf die Sensitivität der Cortisolspiegel, die in der Vergangenheit mit der Höhe des subjektiv erlebten chronischen Stresses assoziiert waren. Hierzu wurden die Cortisolspiegel des dritten Tages nach vorheriger Dexamethasoneinnahme herangezogen und durch eine Clusteranalyse zwei Gruppen mit hoher und niedriger Suppression nach Dexamethasoneinnahme gebildet. Abbildung 5-2 zeigt die Cortisolverläufe nach dem Aufwachen an den drei Tagen. Wie aus Abbildung 5-2 ersichtlich ist, unterscheiden sich die Cortisolverläufe der beiden Gruppen auch an den anderen beiden Untersuchungstagen, und zwar dergestalt, dass die Suppressoren einen höheren Anstieg nach dem Erwachen zeigen, also mit anderen Worten auf den Stimulus des Aufwachens stärker reagieren, als die Gruppe der Non-Suppresso-

ren. So betrachtet lässt sich auch die stärkere Suppression der Cortisolspiegel nach Dexamethasoneinnahme als stärkere Reaktion der Probanden auf den Stimulus „Dexamethason" interpretieren. Eine solche höhere Sensitivität in der Stimulierbarkeit der Probanden war – wie eingangs geschildert – vorher bereits im Zusammenhang mit einem erhöhten Vorkommen von chronischem Stress beobachtet worden. Es lag also nahe, den Zusammenhang zu chronischen Stressparametern in den beiden Gruppen zu untersuchen. Tatsächlich zeigt sich ein höherer Anteil an chronischem Stress in der Gruppe der Suppressoren, gemessen mit Hilfe der „Chronischen Stress Skala" (Cohen et al. 1983). Eine entsprechende Varianzanalyse mit den beiden Suppressorengruppen als unabhängige Variable und dem erzielten Stresswert als abhängige Variable erreicht ein hochbedeutsames Ergebnis $(F\{1,57\} = 10.78$; $p <.001)$. Auch ist die Anzahl der Schmerzbeschwerden in der Gruppe der Suppressoren deutlich höher als in der Gruppe der Non-Suppressoren; die entsprechende statistische Prüfung fällt auch hier signifikant aus $(F\{1,57\} = 6.27$; $p <.02)$. Zusammenfassend lässt sich durch diese Prüfung also ein Zusammenhang der chronischen Gestresstheit und der körperlichen Beschwerden zur Sensitivität der HHNA-Regulation herstellen, während Burnout-Parameter mit dem generellen Sekretionsniveau der HHNA-Aktivität im Zusammenhang zu stehen schienen.

Diskussion und Ausblick

Die bisherigen Befunde zur Beteiligung der HHNA an der Entstehung von psychosomatischen Erkrankungen lassen keine eindeutigen Schüsse zu. Teilweise wurden geringere Aktivitäten der HHNA im Zusammenhang mit chronischem Stress gefunden, während andere Studien aus dem tierexperimentellen und dem Humanbereich eine Erhöhung der HHNA-Sekretion und -Regulation feststellen konnten. Die hier dargestellte Zusammenfassung und die bei Lehrern gefundenen Ergebnisse der HHNA-Regulation legen nun eine weitere Differenzierung und ein Arbeitsmodell zur Entstehung von psychosomatischen Erkrankungen nahe. Dabei ist als Erstes festzustellen, dass eine Erhöhung und gleichzeitige Erniedrigung der HHNA-Aktivität keinen Widerspruch darstellen muss. Tatsächlich gab es auch in dieser Stichprobe von Lehrtätigen Personen, bei denen eine höhere Sensitivität der HHNA (stärkere Suppression und stärkerer Anstieg nach dem Aufwachen) mit einem gleichzeitigen niedrigeren Sekretionsniveau der HHNA verbunden war. Die Burnout-Problematik, bei der eine physische wie psychische Erschöpfung mit einer erhöhten Anzahl von körperlichen Beschwerden einhergeht, scheint dabei vor allem mit dem (erniedrigten) Sekretionsniveau der HHNA zusammenzuhängen, während die chronische Gestresstheit im Zusammenhang mit der erhöhten Sensitivität der HHNA-Regulation zu stehen schien. Ob sich diese beiden Zustände gegenseitig bedingen oder ob der eine Zustand eine notwendige Vorbedingung des anderen ist, lässt sich dabei anhand einer einmaligen, querschnittartigen Untersuchung nicht klären. Festzuhalten bleibt, dass alle Zustände einzeln oder in Kombination vorgefunden wurden: Chronischer Stress kam allein oder in Kombination mit Burnout vor, aber Burnout war bei anderen Lehrtätigen auch als alleiniges Symptom zu beobachten. Ebenso muss berücksichtigt werden, dass die beobachteten Zusammenhänge zwischen physischem und psychischem Zustand keine feste Regel, sondern ein Korrelat darstellen. Aus der Tatsache, dass ein bestimmter Zusammenhang überzufällig häufig in der Stichprobe festzustellen war, sollte nicht geschlossen werden, dass dieser Zusammenhang bei jedem Einzelnen immer so zu beobachten sein wird.

Insgesamt bieten diese Ergebnisse ein Denkmodell, das eine Hypothesenbildung für zukünftige Studien erlaubt. Die Differenzierung in einen Zustand der chronischen Ge-stresstheit, bei der es zu einer höheren Sensitivität der HHNA in Verbindung mit einem höheren Schmerzempfinden kommt, und einem Zustand des psychischen wie physischen Burnouts, bei dem ein generell verringertes Sekretionsniveau der HHNA in Verbindung mit einer emotionalen und körperlichen Erschöpfung zu beobachten ist, wäre geeignet, die bisherigen uneindeutigen Befunde der psychoendokrinologischen Forschung in diesem Bereich zu erklären, und würde unterschiedliche Strategien für die jeweiligen betroffenen Personen nahe legen. In anderen Bereichen würde eine solche Aufteilung allerdings eher eine Generalisierung der bisherigen Symptomkomplexe erfordern. So wäre aufgrund dieser Befundlage zu klären, inwieweit eine Unterscheidung zwischen Burnout und chronischem Erschöpfungssyndrom weiterhin sinnvoll ist. Hier müssen zukünftige Studien den Nachweis erbringen, ob eine gemeinsame Darstellung dieser Symptomkomplexe im Rahmen endokrinologischer Forschung möglich erscheint.

Abschließend ist jedoch auch anzumerken, dass es sich bei den hier beobachteten Befunden um Korrelate handelte und dass die gefundenen Variationen der endokrinen Parameter keine medizinische Diagnosestellung erlauben, sondern normale Schwankungen innerhalb natürlicher Variationsbreiten der Cortisolfreisetzung darstellen. Anhand der Messung endokriner Parameter allein ist keine Diagnostizierung von „chronischem Erschöpfungssyndrom" oder „chronischer Gestresstheit" möglich. Die genannten endokrinen Parameter können nur in Verbindung mit psychologischen Parametern sinnvoll interpretiert werden.

Die dargestellten Untersuchungen legen jedoch nahe, dass es durch berufliche Belastungsprozesse zu systemischen Veränderungen der hormonellen Regulation bei Lehrtätigen kommen kann, zu Veränderungen, die möglicherweise Auswirkungen auf das körperliche und geistige Wohlbefinden haben.

Teil II

Evaluation belasteter und erkrankter Lehrerinnen und Lehrer

6

Die Beanspruchungssituation von Lehrern aus differenzialpsychologischer Perspektive [1]

Uwe Schaarschmidt

Einführung

Der Lehrerberuf gehört von jeher zu den Berufen, die in besonderem Maße mit psychischen Belastungen verbunden sind (Näheres dazu bei Rudow 1994; Schaarschmidt u. Fischer 2001). Das hat mit der vielschichtigen Anforderungsstruktur der Lehrerarbeit zu tun. Es gilt hier in besonderem Maße, dass fachbezogenes Wissen und Können eine zwar notwendige, aber bei weitem nicht hinreichende Voraussetzung für den beruflichen Erfolg ist. Die entscheidenden und schwierigeren Anforderungen liegen überwiegend in anderen Bereichen. Es sind insbesondere die sozial-kommunikativen, emotionalen und motivationalen Anforderungen, die oftmals über die Möglichkeiten des Einzelnen hinausgehen und seine Kräfte über alle Maßen beanspruchen. Stärkere Belastungen ergeben sich also aus der Spezifik dieses Berufes selbst. Doch ohne Frage verzeichnen wir gegenwärtig noch eine Zuspitzung der Belastungssituation. Viele Lehrer beklagen ein stetiges Anwachsen der ihnen übertragenen Aufgaben bei gleichzeitiger Verschlechterung der Bedingungen, wobei Verhaltensprobleme der Schüler und nachlassende Unterstützung durch die Eltern und die Gesellschaft im Ganzen eine besondere Rolle spielen.

Es ist somit dringend geboten, der psychischen Gesundheit in diesem Beruf stärkere Aufmerksamkeit zu schenken. Nicht zuletzt im Zusammenhang mit der Auswertung der PISA-Studie ist diese Frage von Relevanz, kann doch eine hohe Qualität des Lehrens und Lernens auf Dauer nur mit psychisch gesunden Lehrkräften gewährleistet werden, d. h. mit Menschen, die sich durch Berufszufriedenheit, Optimismus, Engagement und Widerstandsfähigkeit gegenüber den berufsspezifischen Belastungen auszeichnen. Diese Überlegung spielt nach unserem Dafürhalten in den bisherigen Diskussionen zu PISA eine zu geringe Rolle. Kennzeichnend sind vielmehr weitere Forderungen an die Schulen und insbesondere die Lehrer.

Untersuchungen zur Lehrerbelastung werden schon seit Jahren durchgeführt. Sie tauchen in der Literatur vorrangig unter Stichworten wie „Lehrerstress", „Lehrerangst" oder „Lehrer-Burnout" auf (vgl. Schaarschmidt 2002, Weidenmann 1984).

Bei aller Unterschiedlichkeit in der Herangehensweise zeichnen die meisten dieser bisherigen Arbeiten ein wenig erfreuliches Bild. Sie kommen überwiegend zu dem Schluss,

---

1 Diese Studie wird im Auftrage und mit Unterstützung des Deutschen Beamtenbundes und seiner fünf Lehrergewerkschaften durchgeführt. Sie wird noch über weitere Jahre fortgesetzt.

dass die Berufsgruppe der Lehrer unter dem Gesichtspunkt der psychischen Gesundheit als eine Risikopopulation zu betrachten ist. In hoher Übereinstimmung weisen die Befunde ein stärkeres Auftreten von psychischen und psychosomatischen Beeinträchtigungen und Beschwerden aus. In dieser Hinsicht liegt für die Lehrerpopulation auch im Vergleich mit anderen belasteten Berufsgruppen ein offensichtlich höheres Maß an Gesundheitsgefährdung vor. Dafür sprechen nicht zuletzt einschlägige statistische Angaben. So ist festzustellen, dass Lehrer häufiger als Vertreter anderer Berufsgruppen Patienten psychosomatischer Praxen und Kliniken sind und der Anteil der vorzeitigen Pensionierungen höher ist als bei anderen Beamten (vgl. dazu Kap. 1 S. 23 ff. in diesem Band sowie Hillert et al. 1999a, Jehle 1997b).

Bei aller Anerkennung der bisher gewonnenen Erkenntnisse ist zugleich festzuhalten, dass die Belastungsanalyse in diesem Bereich einer Weiterentwicklung bedarf. Diese Aussage treffen wir vor allem vor dem Hintergrund neuerer Konzepte der Gesundheitspsychologie, die der Rolle der Persönlichkeit und damit dem differenziellen Gesichtspunkt stärkere Aufmerksamkeit schenken. Unter dieser Perspektive ist es offensichtlich unzureichend, sich bei Belastungsuntersuchungen auf die Identifizierung von Beeinträchtigungen und Schädigungen zu beschränken. Eine solch symptomorientierte Erfassung ist durch ein Herangehen im Sinne des „salutogenetischen Ansatzes" (Antonovsky 1987) zu ergänzen, in dem die Frage nach den individuellen sowie sozialen Ressourcen und Schutzfaktoren für die gesundheitsförderliche Bewältigung der Anforderungen in den Vordergrund tritt. Damit werden die betroffenen Menschen nicht als Opfer der auf sie einwirkenden Belastungen gesehen, sondern es wird ihnen eine aktive Rolle bei der Mitgestaltung ihrer Beanspruchungsverhältnisse zugesprochen. Den Vorteil dieses Perspektivenwechsels sehen wir vor allem in Folgendem: Auf dieser Ebene dürfte ein besserer Zugang zur Früherkennung möglicher Gefährdungen und damit zur Prä-

vention gegeben sein, denn es lässt sich wirksamer in die Stärkung persönlicher Ressourcen eingreifen als in die Korrektur bereits vorliegender und manifester Störungen und Beschwerden.

In diese Bestrebungen, den Ressourcen verstärkte Aufmerksamkeit zu schenken, ordnen sich mehrere jüngere Arbeiten zur Lehrerbelastung ein. Erwähnt seien die Untersuchungen zur Selbstwirksamkeitserwartung (Schwarzer 1997). Hierunter wird die subjektive Überzeugung verstanden, Anforderungen und Schwierigkeiten des Lebens aufgrund der persönlichen Kompetenzen bewältigen zu können. Von der Selbstwirksamkeitserwartung, mit der Lehrer ihren täglichen Anforderungen gegenübertreten, dürfte in hohem Maße abhängen, inwieweit aus den schulischen Belastungen positives oder negatives Beanspruchungserleben resultiert. Die Überzeugung, kompetent handeln zu können, fördert offensichtlich die Stressbewältigung, beugt dem Burnout vor und steigert das Wohlbefinden sowie die Berufszufriedenheit. Ausgehend von diesen Erkenntnissen wurde von Schwarzer (1998) ein Trainingsprogramm entwickelt, das mittels Unterstützung „selbstregulativer Zielerreichungsprozesse" dazu dienen soll, die Ressource der Selbstwirksamkeitserwartung im Lehrerberuf zu stärken.

In einen ähnlichen Kontext sind die Untersuchungen einzuordnen, die van Dick et al. (1999a, b) zum Einfluss von Kontrollüberzeugungen und sozialer Unterstützung auf die Belastungsbewältigung durchführten. Internale Kontrollüberzeugungen und gute soziale Unterstützung gehen ihren Befunden zufolge mit einer deutlichen Verringerung körperlich-funktioneller Beschwerden einher.

In weiteren Studien ließen sich auch protektive Faktoren des Lehrer-Burnouts auffinden. So gelangten Schmitz u. Leidl (1999) im Ergebnis ihrer Untersuchungen zu dem Schluss, dass dem Verhaltens- und Erlebensmuster, das gemeinhin mit Burnout umschrieben wird, keineswegs immer (wie es die Metapher nahe legt) ein Entflammtsein im Sinne von Begeisterung und überhöhtem Engagement vorausgegangen sein muss. In einer Replikationsstudie, in der Lehrer retrospektiv nach ihrer Einstellung zum Lehrerberuf bei Berufsbeginn befragt wurden, zeigte sich, dass unrealistischen Ansprüchen und Erwartungen bei Berufseintritt das weitaus größte Gewicht bei derart problematischen Entwicklungen zukommt. Folgerichtig sehen die Autoren die wirksamste Intervention gegenüber Burnout in einer realitätsnahen Vorbereitung und Ausbildung der Studierenden.

Auch in unserem eigenen Ansatz versuchen wir, den persönlichen Ressourcen der Belastungsbewältigung Rechnung zu tragen. Wir erfassen zu diesem Zweck ein breiteres Spektrum von persönlichen Verhaltens- und Erlebensweisen in Bezug auf Arbeit und Beruf, konkret Merkmale des **Arbeitsengagements**, der **Widerstandsfähigkeit** gegenüber den beruflichen Belastungen sowie der arbeits- und lebensbezogenen **Emotionen** (Schaarschmidt et al. 1999; Schaarschmidt u. Fischer 2001). Zur Operationalisierung dieses Ansatzes entwickelten wir das diagnostische Instrument AVEM (Arbeitsbezogenes Verhaltens- und Erlebensmuster; Schaarschmidt u. Fischer 1996; 2001; 2003), das im Folgenden kurz vorgestellt wird.

Unser differenzial-psychologischer Ansatz: Unterscheidung von Bewältigungsmustern

Die Selbsteinschätzung mittels AVEM ermöglicht es, auf der Grundlage von 11 als relevant ausgewiesenen Dimensionen 4 Muster beruflichen Bewältigungsverhaltens zu unterscheiden (über die statistische Methode der Clusteranalyse). Aus Abbildung 6-1 ist die Musterdifferenzierung über die 11 einbezogenen Dimensionen zu ersehen. Die Darstellung bezieht sich auf die Stanine-Skala, die von 1–9 reicht und deren Mittelwert 5 beträgt. Aus der unteren Zeile ist zu entnehmen, mit welcher prozentualen Häufigkeit die jeweiligen Skalenwerte in der Eichstichprobe vorkommen.

Die aufgezeigten 4 Muster sollen zunächst ausführlicher beschrieben und unter dem Gesundheitsaspekt diskutiert werden:

Muster G

Wir wollen hier deshalb von Muster G sprechen, weil es als Ausdruck von **Gesundheit** und als Hinweis auf ein gesundheitsförderliches Verhältnis gegenüber der Arbeit gelten kann.

Zu finden sind deutliche, doch nicht exzessive Ausprägungen in den Dimensionen, die das Arbeitsengagement anzeigen. Am stärksten ausgeprägt ist der berufliche Ehrgeiz, während in der subjektiven Bedeutsamkeit der Arbeit, der Verausgabungsbereitschaft und dem Perfektionsstreben mittlere bis leicht erhöhte Werte vorliegen. Hervorzuheben ist weiterhin die trotz hohen Engagements erhaltene Distanzierungsfähigkeit.

Auch in den Dimensionen, die die Widerstandskraft gegenüber Belastungen beschreiben, entsprechen die vorgefundenen Werte den Erwartungen. Das betrifft sowohl die geringste Ausprägung in der Resignationstendenz gegenüber Misserfolgen als auch die stärkste in der offensiven Problembewältigung und der inneren Ruhe und Ausgeglichenheit.

Das Bild vervollständigt sich schließlich durch die ausnahmslos höchsten Werte in den Dimensionen, die positive Emotionen zum Ausdruck bringen, d. h. im beruflichen Erfolgserleben, der Lebenszufriedenheit und dem Erleben sozialer Unterstützung.

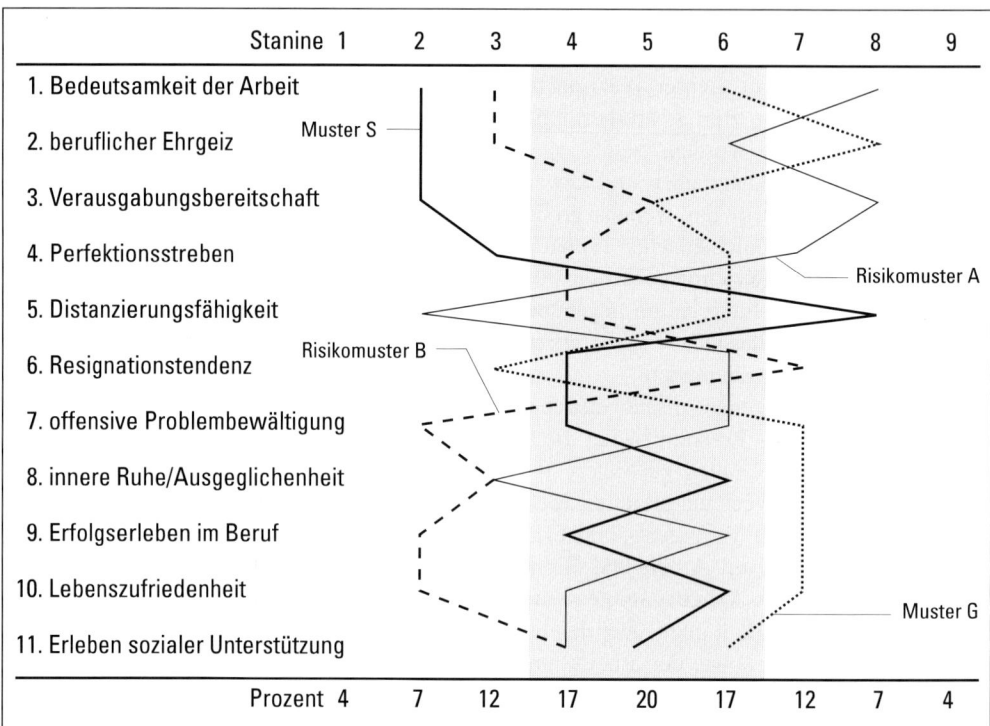

Abb. 6-1 Unterscheidung nach 4 Bewältigungsmustern (Muster G: gepunktete Linie, Muster S: dicke durchgezogene Linie, Risikomuster A: dünne durchgezogene Linie, Risikomuster B: gestrichelte Linie).

Muster S

Mit der Musterbezeichnung S soll auf **Schonung** hingewiesen werden, die in diesem Falle das Verhältnis gegenüber der Arbeit charakterisiert.

Es finden sich die geringsten Ausprägungen in der Bedeutsamkeit der Arbeit, dem beruflichen Ehrgeiz, der Verausgabungsbereitschaft und dem Perfektionsstreben. Hier fügt sich auch die im Vergleich mit allen anderen Mustern am stärksten ausgeprägte Distanzierungsfähigkeit ein.

Hervorzuheben ist im Weiteren die eher niedrige Resignationstendenz, die darauf hinweist, dass das verringerte Engagement nicht als Ausdruck einer resignativen Einstellung verstanden werden darf. Gemeinsam mit diesem Merkmal lässt auch die relativ hohe Ausprägung in der inneren Ruhe und Ausgegli-

chenheit auf Widerstandsfähigkeit gegenüber den beruflichen Belastungen schließen.

Insgesamt herrscht ein positives Lebensgefühl vor (relativ hohe Lebenszufriedenheit). Allerdings dürfte die Quelle dafür eher außerhalb der Arbeit zu suchen sein. Der relativ niedrige Wert im beruflichen Erfolgserleben weist darauf hin. Er entspricht wohl auch der Erfahrung, dass Schonungshaltung und Erleben beruflichen Erfolgs schwerlich zueinander passen.

Generell sollte das Muster S weniger unter dem Gesundheits- als unter dem Motivationsaspekt von Interesse sein. Dabei ist zu beachten (wie für die anderen Muster auch), dass die Erklärung nicht allein in der betreffenden Person zu suchen sein wird. Des Öfteren dürfte sich im S-Muster das Erleben nicht (mehr) ausreichender beruflicher Herausforderung niederschlagen. Darüber hinaus ist in Rechnung zu stellen, dass der Schonungshaltung gelegentlich eine Schutzfunktion zukommen dürfte (Schutz vor Überforderung durch defizitäre Arbeitsbedingungen und/oder ein belastendes Arbeitsklima).

Mit Sicht auf das präventive Anliegen verdienen die beiden weiteren von uns identifizierten Muster besondere Aufmerksamkeit. Sie sind als Risikomuster zu verstehen, da in beiden Fällen arbeitsbezogene Verhaltens- und Erlebensweisen auszumachen sind, die psychische Gefährdungen und Beeinträchtigungen anzeigen. Diese zwei Muster werden im Folgenden ausführlicher beschrieben und diskutiert.

Risikomuster A

Im Vordergrund steht hier das **überhöhte Engagement**. Im Vergleich mit allen anderen Mustern liegen die stärksten Ausprägungen in der Bedeutsamkeit der Arbeit, der Verausgabungsbereitschaft und dem Perfektionsstreben vor. Bemerkenswert ist vor allem der eindeutig niedrigste Wert in der Distanzierungsfähigkeit, der anzeigt, dass es den Personen dieses Profils am schwersten fällt, Abstand zu den Problemen von Arbeit und Beruf zu gewinnen.

Hervorzuheben ist weiterhin, dass das außerordentlich starke Engagement mit verminderter Widerstandsfähigkeit gegenüber Belastungen einhergeht, worauf die geringe Ausprägung in der inneren Ruhe und Ausgeglichenheit und der relativ hohe Wert in der Resignationstendenz verweisen. Darüber hinaus ist das Engagement von eher negativen Emotionen begleitet. Darauf lassen die relativ geringen Werte in der Lebenszufriedenheit und im Erleben sozialer Unterstützung schließen. Insgesamt ist das Bild also dadurch charakterisiert, dass hohe Anstrengung keine positive emotionale Entsprechung findet. Es geht hier im Grunde um den Widerspruch, den Siegrist (1991) als „Gratifikationskrise" bezeichnet. Sein Kennzeichen ist die Kombination von großem Arbeitseinsatz und ausbleibendem Anerkennungserleben, wovon stärkere pathogene Wirkungen, u. a. ein Herz-Kreislauf-Risiko, auszugehen scheinen.

Generell sehen wir für die hier beschriebenen Verhaltens- und Erlebensbesonderheiten einen engen Bezug zu dem viel diskutierten Typ-A-Verhaltenskonzept, weshalb wir auch vom Risikomuster A sprechen. In seiner ursprünglichen Fassung (Friedman u. Rosenman 1974) postuliert das Typ-A-Konzept den Zusammenhang von koronarer Herzerkrankung und einem Verhaltensmuster, das durch übersteigertes und andauerndes Engagement, starken und konkurrierenden Ehrgeiz, Ruhelosigkeit sowie Unfähigkeit zu Erholung und Entspannung gekennzeichnet ist. In den letzten Jahren mehren sich jedoch die kritischen Stimmen gegen eine „zu vereinfachende typisierende Beschreibung von Verhaltensbesonderheiten infarktgefährdeter Personen" (Schröder 1992). Neuere Erkenntnisse legen die Schlussfolgerung nahe, dass ein Verhaltensstil im Sinne des „workaholic" für sich allein noch keine krank machende Wirkung haben muss (vgl. auch Richter u. Schmidt 1988 sowie Richter et al. 1996). Das eigentliche „pathogene Wirkelement" sieht Schröder (1992) in der Verbindung dieses beschriebenen Verhaltensmusters mit negativen Gefühlen. Es ergibt sich dann ein Persönlichkeitsbild, das seiner Auffassung nach nicht nur das Risiko der Infarktgefährdung, sondern ein generelles Krankheitsrisiko bedingen kann. Diese spezifische Konstellation von übersteigertem Arbeitsengagement und negativen Emotionen spiegelt sich aus unserer Sicht im Risikomuster A weitgehend wider.

Risikomuster B

Die herausragenden Kennzeichen dieses Typs sind **hohe Resignationstendenz**, geringe Ausprägungen in der offensiven Problembewältigung sowie der inneren Ruhe und Ausgeglichenheit, ausbleibendes Erfolgserleben im Beruf und generelle Lebensunzufriedenheit.

Im Weiteren gehören zu diesem Bild eher niedrige Werte in den Dimensionen des Arbeitsengagements, insbesondere in der subjektiven Bedeutsamkeit der Arbeit und im beruflichen Ehrgeiz. In dieser Hinsicht bestehen Gemeinsamkeiten mit dem Muster S. Im Unterschied zu S geht das verminderte Engagement jedoch nicht mit erhöhter, sondern mit eingeschränkter Distanzierungsfähigkeit einher.

Vorrangig ist das Bild also durch Resignation, Motivationseinschränkung, herabgesetzte Widerstandsfähigkeit gegenüber Belastungen und negative Emotionen bestimmt. Solche Erscheinungen zählen Freudenberger (1974), Maslach (1982) und andere zum Kern des Burnout-Syndroms. Um diese Beziehung deutlich zu machen, sprechen wir vom Risikomuster B. Wir orientieren uns hierbei auch an Burisch (1989), dem zufolge Burnout vor allem durch reduziertes Engagement gegenüber anderen Menschen und der Arbeit sowie durch ein Bündel von emotionalen Beeinträchtigungen gekennzeichnet ist. Zu Letzteren dürfte vorrangig ein allgemeines Erschöpfungserleben, verbunden mit Gefühlen der Hoffnungslosigkeit und Niedergeschlagenheit, zu zählen sein. Für das präventive Anliegen des AVEM ist von Belang, dass auch das Burnout-Syndrom in einem engen Zusammenhang mit der Entwicklung körperlich-funktioneller Störungen gesehen wird (vgl. Burisch 1989).

Die theoretischen Konzepte zum Burnout-Syndrom laufen in der Regel auf Phasentheorien hinaus (Freudenberger 1974; Cherniss 1980; Lauderdale 1982; Maslach 1982; Burisch 1989). Sie postulieren einen prozesshaften Verlauf, der eine Steigerung der Symptomatik und eine Zunahme ihrer Vielfalt einschließt. Die Verhaltens- und Erlebensbesonderheiten, die sich in einem deutlich ausgeprägten AVEM-Muster B zeigen, dürften den Symptomen im fortgeschritteneren Stadium des Burnout entsprechen. Freilich bedeutet das nach unseren Erfahrungen nicht,

dass damit in jedem Falle der Weg vom „Brennen" über das „Ausbrennen" geführt haben muss. Bezogen auf unsere Typologie würde dies dem Übergang vom A- zum B-Muster entsprechen. Über Wiederholungsmessungen konnten wir zeigen, dass dieser Verlauf zwar überzufällig häufig auftritt, dass aber ebenso der Übergang von Muster S zu Muster B eine nicht geringe Rolle spielt. Schließlich ist unseren Beobachtungen zufolge auch mit der Möglichkeit eines episodenhaften Auftretens im Zusammenhang mit gravierenden Lebensereignissen zu rechnen.

Zu beachten ist, dass sich all diese Musterbeschreibungen auf den jeweiligen Prototyp, also die „reine" Musterausprägung beziehen. Von einer „reinen" Musterzugehörigkeit wollen wir dann sprechen, wenn die Zuordnungswahrscheinlichkeit gegenüber einem der in Abbildung 6-1 dargestellten Referenzprofile p $\geq .95$ beträgt[2]. Das trifft unseren Ergebnissen zufolge für etwa 20 % der untersuchten Personen zu. In der Mehrzahl der Fälle kommen Musterkombinationen („Mischmuster") vor. Dabei handelt es sich in der Regel um die Kombinationen G/S, G/A, S/B und A/B. Für die meisten Personen werden demzufolge tendenzielle Zuweisungen vorgenommen (z. B. stärkste Tendenz zu G, zweitstärkste zu A, ausgedrückt in folgender Verteilung: 52 % G, 45 % A und (zu vernachlässigende) 3 % B). Dieser Umstand bedeutet keineswegs eine Einschränkung in der Anwendbarkeit der Musterbetrachtung. Erstens entspricht es den Verteilungsgesetzen menschlichen Verhaltens und Erlebens, dass solch tendenzielle Ausprägungen häufiger auftreten als prototypische, und zweitens dürfte gerade damit ein Gewinn an diagnostischer Information verbunden sein. Denn mit dem Aufzeigen von Tendenzen in Richtung des einen oder anderen Musters er-

---

2 Die Bestimmung der Zuordnungswahrscheinlichkeiten erfolgt auf der Grundlage der über die Diskriminanzanalyse gewonnenen Diskriminanzfunktionen (Näheres dazu bei Schaarschmidt u. Fischer 2003).

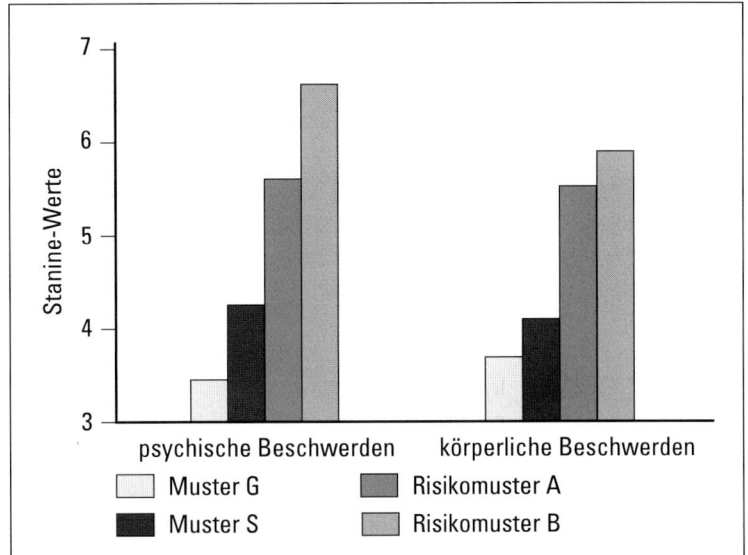

Abb. 6-2 Mittelwerte der 4 Muster in den Skalen „Beeinträchtigung des psychischen Befindens" sowie „Körperlich-funktionelle Beschwerden" (948 Lehrerinnen und Lehrer). Es bestehen folgende signifikante Unterschiede: links G-S-A-B, rechts G/S-A/B.

halten wir unter Umständen besonders bedeutsame (da frühe) Hinweise auf gesundheitsrelevante Entwicklungen (z.B. auf mögliche Übergänge von einem „gesunden" zu einem Risikomuster).[3]

Es ist hier nicht der Platz, ausführlicher die Gesundheitsrelevanz der Musterbestimmung zu belegen. Inzwischen liegen zahlreiche Studien vor, die das überzeugend leisten (vgl. Kieschke 2002; Schaarschmidt u. Fischer 2001; 2003). Ihnen ist zu entnehmen, dass sich die Vertreter der einzelnen Muster (immer bestimmt nach der höchsten Wahrscheinlichkeit der Musterzuordnung) in Bezug auf psychisches und körperliches Befinden, Erholungsfähigkeit, Krankentage, Absicht der Frühpensionierung und andere Gesundheitsindikatoren deutlich unterscheiden. Dabei sind durchweg für das Muster G die günstigsten und für die Risikomuster A und B die ungünstigsten Werte aufzufinden, wobei zwischen

letzteren nochmals qualitative und quantitative Unterschiede der Beanspruchung deutlich werden.

Exemplarisch verdeutlicht das die Abbildung 6-2. Die beiden genannten Skalen sind dem Fragebogen „Berliner Verfahren zur Neurosendiagnostik" (BVND) entnommen (Hänsgen 1985). Die Beeinträchtigung des psychischen Befindens wird dabei durch erlebte Unruhe, Erschöpfung, Herabsetzung des Selbstwertgefühls sowie Leistungsinsuffizienzerleben gekennzeichnet. In der Skala der körperlich-funktionellen Beschwerden sind insbesondere Kopfschmerzen, Herz-Kreislauf-Beschwerden, Beschwerden des Verdauungssystems sowie Nacken- und Rückenschmerzen berücksichtigt. Wie aus der Abbildung zu entnehmen ist, liegen in beiden Skalen die erwarteten Zusammenhänge vor. Dabei ist festzustellen, dass die größten Differenzen zwischen den 4 Mustern bezüglich der psychischen Beeinträchtigungen bestehen. Hier unterscheiden sich auch nochmals die Risikomuster A und B signifikant voneinander. In Bezug auf die körperlichen Beschwerden lässt sich zwischen A und B kein statistischer Unterschied sichern, d.h. die beiden Risikomuster heben sich hier gleichermaßen durch

---

3 Im Folgenden werden wir nur in Ausnahmefällen explizit auf derartige Musterkombinationen hinweisen. Im Interesse einer vereinfachten und übersichtlichen Darstellung erfolgt in der Regel die Einteilung nach dem jeweils vorherrschenden Muster (in unserem Beispiel wäre dies Muster G).

ein erhöhtes Beschwerdeniveau ab. Auch wenn wir die Muster A und B noch differenzierter nach den einzelnen körperlichen Beschwerdemerkmalen vergleichen, finden wir keine Unterschiede vor. Die Personen beider Muster geben gleichermaßen mehr Kopfschmerzen, Herz-Kreislauf- und Magenbeschwerden sowie Verspannungen der Muskulatur (bezogen auf den Nacken- und Rückenbereich) an als die Vertreter der Muster G und S. Bei den psychischen Beschwerden zeigen A und B keinen Unterschied im Grad erlebter Unruhe. Beide Gruppen weisen hier stark erhöhte Werte auf. Deutliche Unterschiede bestehen aber hinsichtlich des Erlebens von Selbstwertbeeinträchtigungen, Leistungsinsuffizienz und Erschöpfung. In all diesen Merkmalen liegen für B statistisch gesichert die höchsten Ausprägungen vor. Zusammenfassend ergibt sich also ein Bild, wonach sich A und B in etwa gleicher Weise körperlich-funktionell beeinträchtigt fühlen, während es im psychischen Bereich den Personen des B-Musters offensichtlich schlechter geht.

Ausgewählte Ergebnisse zur Beschreibung der Beanspruchungssituation

In unsere Untersuchungen waren inzwischen über 7000 Lehrerinnen und Lehrer aus unterschiedlichen Regionen Deutschlands sowie über 5000 Vertreter anderer Berufe (aus den gleichen Regionen) einbezogen. Letztere stellen die Vergleichsstichproben dar. Auch sie entstammen vorrangig solchen Berufen, für die (analog dem Lehrerberuf) in höherem Maße psychosoziale Beanspruchungen vorliegen. Im Weiteren stellen wir einige Befunde zu den vorgefundenen Musterverteilungen und den damit in Zusammenhang stehenden Faktoren dar (zu detaillierteren Ausführungen

vgl. Schaarschmidt et al. 1999; Schaarschmidt u. Fischer 2001).

Musterverteilung im Berufsvergleich

Dass für die Lehrerpopulation in der Tat eine besondere Problematik besteht, macht der Vergleich mit den anderen Berufsgruppen deutlich, wie er aus Abbildung 6-3 hervorgeht. Bei diesen Berufsgruppen handelt es sich um Pflegepersonal aus Krankenhäusern, Erzieher (aus Heimen für Behinderte), Feuerwehrleute, Polizisten, Beamte des Strafvollzugs, Existenzgründer sowie Angestellte der öffentlichen Verwaltung. Mit einem Anteil von 59 % Risikomustern (A und B zusammen) nehmen dabei die Lehrer die traurige Spitzenposition ein. Der geringe Prozentsatz des Musters G vervollständigt das problematische Bild. An zweiter Stelle in der Rangreihe der bedenklichen Musterkonstellationen folgt die Berufsgruppe der Angestellten in der öffentlichen Verwaltung. Deren Einordnung wird verständlich, wenn man hinzufügt, dass es hierbei um eine speziell belastete Berufgruppe geht, nämlich um Beschäftigte von Sozialämtern in ostdeutschen Städten mit hoher Arbeitslosigkeit.

Bemerkenswert ist übrigens, dass die Unterschiede zuungunsten der Lehrerschaft auch dann erhalten bleiben, wenn man nach Regionen (Nord-Süd, Ost-West), Geschlecht und Alter weiter differenziert und die nach diesen Kriterien vergleichbaren Untergruppen gegenüberstellt.

Muster und schulische Bedingungen

Unter mehreren Aspekten wurde der Zusammenhang von AVEM-Mustern und schulischen Bedingungen geprüft.

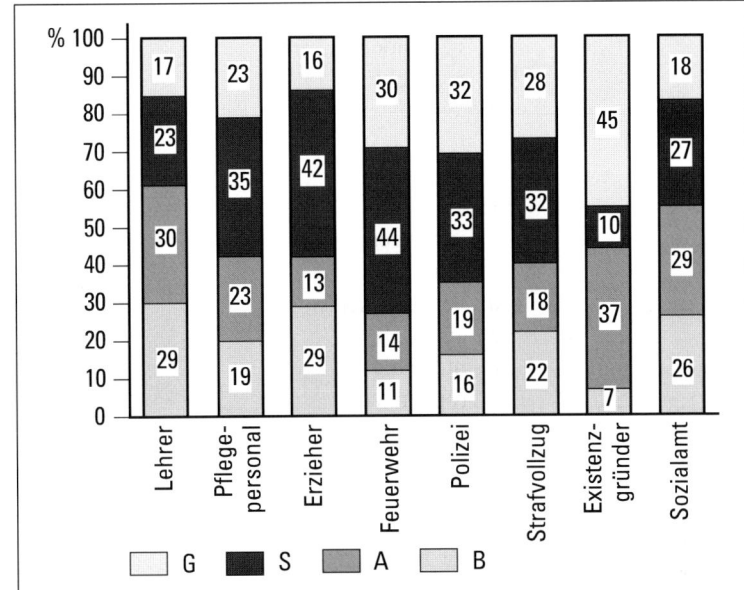

Abb. 6-3 Musterverteilung in unterschiedlichen Berufsgruppen (infolge gerundeter Werte ergänzen sich die Angaben nicht immer zu 100 %).

Zunächst interessierte uns die Abhängigkeit vom Schultyp. Als eine für alle untersuchten Regionen gültige Tendenz erweist sich der stärkere Anteil des Risikomusters A in der Grundschule und im Gymnasium sowie des Risikomusters B in der Hauptschule (dort, wo es diese Schulform gibt). Doch lässt sich für keinen Schultyp eine von der grundsätzlichen Lehrerverteilung abweichende Konstellation vorfinden. Immer liegt ein überproportionaler Anteil der Risikomuster vor. Entscheidend für das Beanspruchungserleben ist also der Lehrerberuf als solcher und nicht die Schulform, in der er ausgeübt wird.

Untersucht wurde auch der Zusammenhang des Beanspruchungserlebens mit der Einschätzung konkreter Arbeitsbedingungen. Auf die Frage nach den belastendsten schulischen Arbeitsbedingungen kommt regionenübergreifend drei Faktoren besonderes Gewicht zu (vgl. Abb. 6-4):

- An erster Stelle wird das **Verhalten schwieriger**, d. h. undisziplinierter und störender Schüler genannt, wobei wir hier wiederum eine deutliche Musterabstufung sehen.
- An zweiter Stelle folgt die **Klassenstärke**, die natürlich nicht unabhängig vom erstgenannten Faktor ist. Je größer die Klasse, desto größer auch die Konzentration derartiger Schüler und desto höher der Wirkungsgrad störenden Schülerverhaltens. Es ist bemerkenswert, dass selbst die Vertreter des G-Musters, also die psychisch Gesündesten, hinsichtlich dieser beiden Bedingungen hohe Belastungswerte angeben. (Es liegt eine 5-stufige Skala zugrunde.)
- Als der drittstärkste Belastungsfaktor wird die **Stundenanzahl** genannt. Aber auch diese Bedingung wirkt nicht isoliert für sich. So wird z. B. eine Erhöhung der Pflichtstundenzahl vor allem dann zum spürbaren Belastungsfaktor, wenn damit die Wirkung besonders problematischer Arbeitsbedingungen (wie zu große Klassen, demotivierte und undisziplinierte Schüler) noch verlängert wird. Es kommt also vor allem darauf an, was in den Stunden geschieht, mit welcher Erlebensqualität sie verbunden sind. So ist es auch folgerichtig, dass die Vertreter der beiden Risikomuster für die Stundenzahl noch deutlich höhere Belastungswerte veranschlagen als die Lehrerinnen und Lehrer aus den Nicht-Risikogruppen.

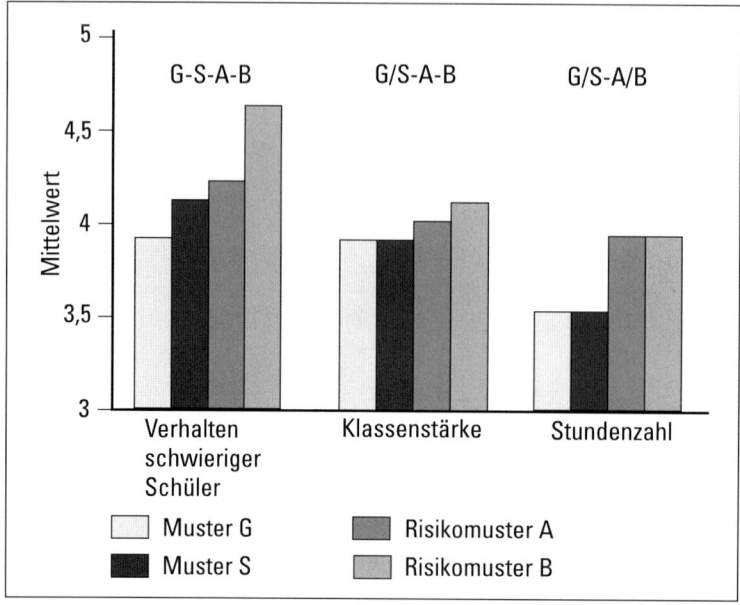

Abb. 6-4 Die drei als besonders belastend eingeschätzten Bedingungen „Verhalten schwieriger Schüler", „Klassenstärke" und „Stundenanzahl" bei Berücksichtigung der Musterzugehörigkeit (Mittelwerte über alle Regionen). Die Einschätzungen beziehen sich auf eine 5-stufige Skala (5 = sehr starke, 3 = mittlere, 1 = geringe Belastung).

Muster im Zusammenhang mit Geschlecht und Alter

Es wurde auch geprüft, inwieweit die vorgefundenen Unterschiede Abhängigkeiten vom Geschlecht und vom Alter erkennen lassen. Die Abbildung 6-5 gibt am Beispiel der Bremer Lehrerschaft die geschlechtsspezifische Verteilung wieder. Das Ergebnis deckt sich weitgehend mit den in den anderen Regionen vorgefundenen Tendenzen. Allgemein gilt, dass die Unterschiede zum Nachteil der Frauen ausfallen.

In Abbildung 6-6 ist – gestützt auf die Befunde aus Brandenburg – die Verteilung im Zusammenhang mit dem Lebensalter dargestellt. In diese Betrachtung wurde auch eine Stichprobe von Studierenden des Lehramtes einbezogen (n = 604). Bemerkenswert ist, dass sich in der vorherrschenden Tendenz keine Altersabhängigkeiten in der Musterverteilung auffinden lassen. In der Regel ordnen sich schon die (relativ) Jüngsten in die allgemein problematische Verteilung ein. Dagegen weisen die Studierenden des Lehramtes, die

hier mit berücksichtigt wurden, noch deutlich andere Musteranteile auf (signifikant mehr G und S, weniger A und B). Es scheint sich diesem Ergebnis zufolge schon in den ersten Berufsjahren eine deutliche Veränderung einzustellen, die dann zu relativ konstanten, durch höhere Risikoanteile gekennzeichneten Mus-

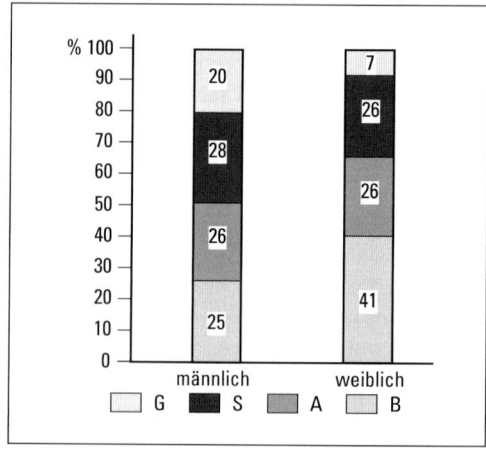

Abb. 6-5 Musterverteilung in Abhängigkeit vom Geschlecht. Signifikante Unterschiede bestehen im G- und im B-Anteil.

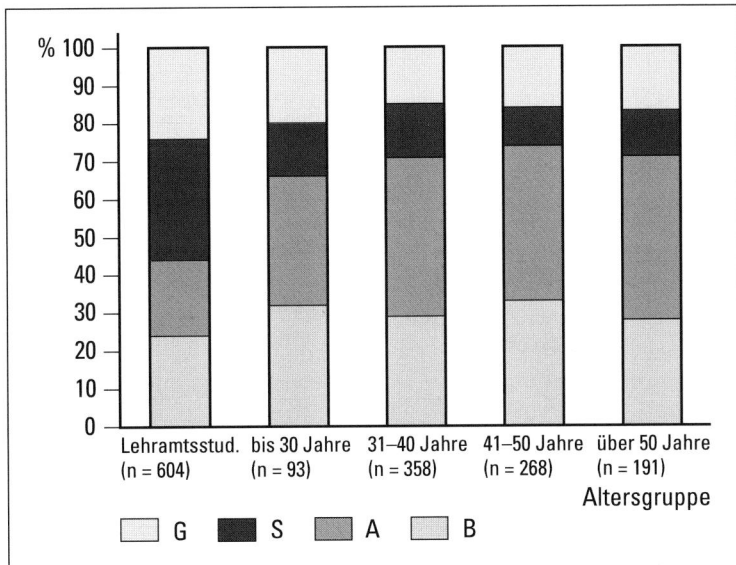

Abb. 6-6 Verteilung der 4 AVEM-Muster im Zusammenhang mit dem Lebensalter.

tern führt. Allerdings lässt die Querschnittsanalyse hier nicht mehr als eine Vermutung zu. Es bedarf im Weiteren der längsschnittlichen Betrachtung, um einerseits den zeitlichen Verlauf und die Bedingungen des Übergangs Studium-Berufstätigkeit genauer zu prüfen und andererseits die Entwicklung in den höheren Altersgruppen differenzierter aufzuklären. Was Letzteres betrifft, so ist zu vermuten, dass in stärkerem Maße ein musterabhängiger „Drop out" bei vorzeitigem Ausscheiden aus dem Lehrerberuf stattfindet.

Es bestehen bezüglich aller 4 Muster signifikante Unterschiede zwischen den Studierenden und den Berufsausübenden. Für letztere lassen sich über die Altersgruppen hinweg keine Unterschiede sichern.

Muster und persönliche Voraussetzungen für den Lehrerberuf

Um Aufschluss über die in den Beruf eingebrachten personalen Voraussetzungen zu erlangen, wurden zunächst die Selbsteinschätzungen der berufsspezifischen Kompetenzen und Motive erfragt. Hier zeigt sich als durchgängige Tendenz, dass die Personen des Musters G die günstigsten und die des Musters B die ungünstigsten Selbsteinschätzungen vornehmen. Letztere bescheinigen sich also in deutlichem Maße berufsspezifische Kompetenz- und Motivationsdefizite. Das bezieht sich gleichermaßen auf die fachlichen und erzieherischen Anforderungen. Für das Risikomuster A trifft ein solches Defiziterleben nicht zu. Die Einschätzungen dieser Personen weisen keine signifikanten Unterschiede gegenüber denen des G-Musters auf.

Erfasst wurden auch verschiedene Aspekte des sozial-kommunikativen Verhaltens (mittels des Verfahrens IPS; vgl. Schaarschmidt u. Fischer 1999). Aus Abbildung 6-7 geht hervor, dass die Personen des Musters G die höchsten Ausprägungen in den Skalen Aktivität, Selbstbehauptung, Durchsetzung sowie Rücksichtnahme und die niedrigsten in Konfrontationstendenz und Empfindlichkeit angeben. Umgekehrt lassen speziell die Personen des Risikomusters B in allen Skalen ungünstige Werte erkennen. In der Summe bescheinigen sie sich das geringste Maß an sozial-kommunikativer Kompetenz. Besonders deutlich fallen die Selbsteinschätzungen in den Skalen

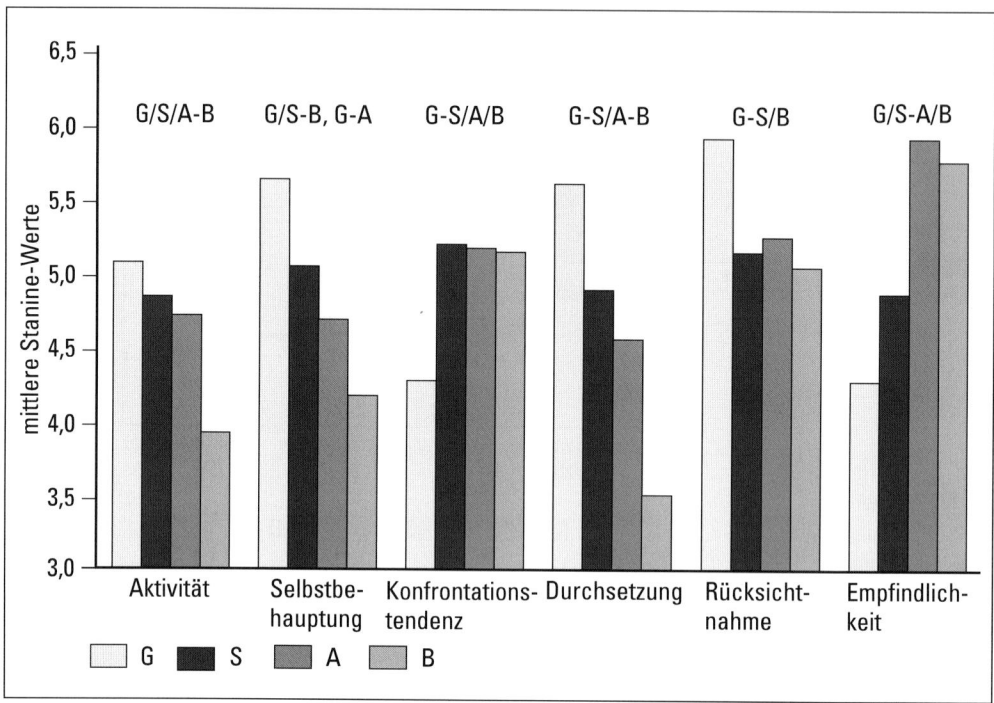

Abb. 6-7 Zusammenhang zwischen den AVEM-Mustern und den IPS-Skalen des sozial-kommunikativen Verhaltensbereichs (vollständige Skalenbezeichnungen: Aktivität in vertrauter kommunikativer Situation, Selbstbehauptung bei Kommunikations- erfordernis, Konfrontationstendenz in sozialer Konfliktsituation, Durchsetzung in einer Führungsrolle, Rücksichtnahme bei sozialer Verantwortung, Empfindlichkeit bei sozialer Frustration).

ab, die Aspekte der Expansivität des sozialen Verhaltens erfassen (Aktivität, Selbstbehauptung, Durchsetzung). Unter dem Gesichtspunkt der spezifischen Anforderungen des Lehrerberufs zeigt sich damit ein besonders gravierendes Defizit.

Muster in der Veränderung

Die bisher vorgestellten Ergebnisse beruhen auf einmalig durchgeführten Erhebungen, sie stellen also Querschnittsbefunde dar. Ebenso ist natürlich zu fragen, wie stabil bzw. veränderlich die Muster über die Zeit sind. Um darauf eine Antwort zu finden, ist die längsschnittliche Betrachtung erforderlich, d. h. die Wiederholungsmessung über längere Zeit-

räume. Wir beziehen uns im Folgenden auf eine Längsschnittuntersuchung an Brandenburger Lehrern. (Die Ersterhebung hatten wir 1995/96, die Zweiterhebung 1998/99 durchgeführt.)

In die Erstmessung waren 948, in die Zweitmessung 312 Personen einbezogen worden. Zu Letzteren gehörten 157 Personen, die auch an der Ersterhebung beteiligt waren. Die Ergebnisse dieser Gruppe stimmen mit denen der Gesamtstichproben aus der Erst- und Zweiterhebung (n = 948 bzw. 312) voll überein. Sie repräsentieren also den ersten und zweiten Querschnittsbefund und dürften somit eine verallgemeinerbare Aussage zu der zwischenzeitlich erfolgten Entwicklung in der Brandenburger Lehrerschaft gestatten.

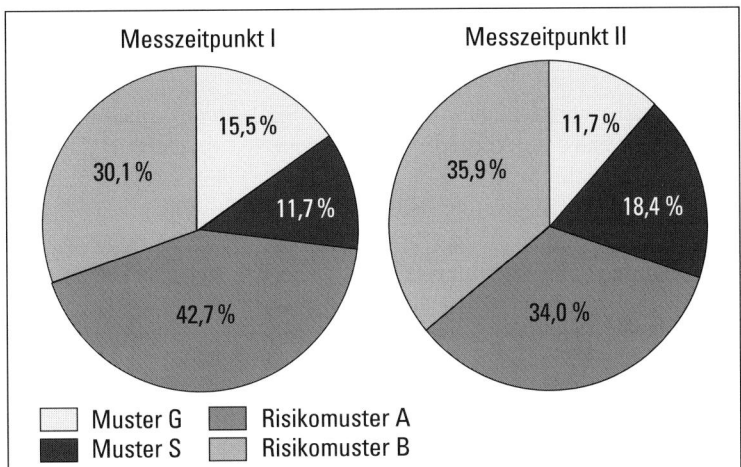

Abb. 6-8 Verteilung der AVEM-Muster im längsschnittlichen Vergleich.

Abbildung 6-8 veranschaulicht den Vergleich der zum ersten und zweiten Messzeitpunkt vorgefundenen Musterverteilung. Als positiv ist zu vermerken, dass die in Brandenburg vorherrschende Selbstüberforderungstendenz zurückgegangen ist. Hier dürfte sich nicht zuletzt die Beruhigung nach der Zeit der politischen Wende niederschlagen, die den Lehrern vieles – wohl mehr als den meisten anderen Berufstätigen im Osten Deutschlands – an Belastbarkeit und Umstellungsbereitschaft abforderte. Doch sind andererseits auch die weniger erfreulichen Tendenzen nicht zu übersehen, d. h. der Rückgang des G-Musters und die Zunahme der Muster S und B. Sie weisen darauf hin, dass – im Schnitt betrachtet – der Abbau der Selbstüberforderung weder mit mehr Zufriedenheit noch mit einem Gewinn an erlebter Souveränität in der Bewältigung der psychischen Anforderungen einhergeht. Diesem Befund zufolge ist nicht damit zu rechnen, dass sich die gesundheitlichen Risiken im Selbstlauf verringern. Im Gegenteil: Die Betrachtung auf der individuellen Ebene ließ eine hohe Stabilität in der Zugehörigkeit zu den Risikomustern erkennen. Die Wahrscheinlichkeit einer Musterveränderung war demzufolge für die beiden Risikomuster A und B wesentlich geringer als für die Muster G und S. Mit einer Verbesserung des Bildes im Sinne „spontaner Remission" ist also kaum zu

rechnen. Im Übrigen erhärten analoge Ergebnisse aus anderen Regionen diese Aussage (zu näheren Ausführungen bezüglich der Musterveränderungen vgl. Kieschke 2002; Schaarschmidt u. Fischer 2001; 2003).

Schlussfolgerungen unter dem Interventionsaspekt

Es steht außer Frage, dass gezielte Anstrengungen erforderlich sind, um auf die Veränderung der Beanspruchungsverhältnisse und die Gesundheitsförderung im Lehrerberuf Einfluss zu nehmen. Bei den dabei gegebenen Möglichkeiten ist generell zwischen bedingungs- und personenbezogenen Maßnahmen zu unterscheiden. Gehen wir zunächst auf Letztere ein:

Personenbezogene Maßnahmen sollten in erster Linie auf den Kreis der Personen ausgerichtet sein, für die Verhaltens- und Erlebenstendenzen im Sinne der Risikomuster A und B nachweisbar sind. Beim konkreten Vorgehen sind dabei die Gemeinsamkeiten wie auch die Unterschiede in den Mustercharakteristika zu berücksichtigen. Die Gemeinsamkeiten bestehen insbesondere in der eingeschränkten emotionalen Widerstandskraft in Form von Distanzierungs- und Erholungsunfähigkeit sowie innerer Unruhe und Unausgeglichenheit. In beiden Fällen liegen – graduell verschieden – erhöhte Beschwerdeniveaus im körperlichen und psychischen Bereich vor, was auch eine generell eingeschränkte Lebenszufriedenheit erklärt. Gemeinsam ist den beiden Risikomustern weiterhin das Überforderungserleben. Allerdings – und damit sind wir bei den Unterschieden – ist es ein Überforderungserleben von grundsätzlich verschiedener Qualität. Bei Muster A handelt es sich um Selbstüberforderung durch übersteigertes Engagement, die bei allem Belastungserleben dennoch Aspekte positiver Emotionen gegenüber den Berufs- und generellen Lebensanforderungen erkennen lässt und sich in offensiver Problemauseinandersetzung niederschlägt. Für Muster B lassen sich solch positive Elemente nicht mehr finden. Hier beherrschen negative Emotionen das Bild und die Begegnung mit den alltäglichen Anforderungen ist durch eine passive, resignativ-leidende Haltung geprägt. Diese Gegenüberstellung macht zugleich deutlich, dass die Herangehensweise bei der personenbezogenen Intervention die jeweiligen Spezifika berücksichtigen muss. Während im Falle des Musters A sehr viel mehr mit der Fähigkeit und Bereitschaft gerechnet werden kann, die erforderlichen Veränderungen in der Arbeits- und Lebenssituation selbst herbeizuführen, ist bei Muster B in weitaus größerem Maße die Hilfe von außen gefordert. Dabei muss es zunächst darum gehen, den Willen und die Kraft zur aktiven Selbstgestaltung in Gang zu setzen und zu stärken.

In den Tabellen 6-1 bis 6-3 sind die Gemeinsamkeiten und Unterschiede sowie die Schlussfolgerungen für daraus abzuleitende Interventionsmaßnahmen zusammengefasst (vgl. auch Arold u. Schaarschmidt 1998).

Freilich reichen solche verhaltensorientierten Maßnahmen, wie wir sie bisher betrachtet haben, in vielen Fällen nicht aus. In der Regel kann nur dann mit nachhaltigen Erfolgen ge-

rechnet werden, wenn auch progressive Veränderungen in den Arbeitsbedingungen vorgenommen werden. Kurzum: Verhaltens- und verhältnisbezogene Interventionen müssen Hand in Hand gehen (Schaarschmidt u. Fischer 2001).

Wenn nach Veränderungsnotwendigkeiten auf der Seite der Verhältnisse gefragt wird, ist zunächst der Umstand von Relevanz, dass für die Lehrerschaft im Ganzen, relativ unabhängig von der Region und vom Schultyp, problematische Musterkonstellationen gefunden werden. Dies weist darauf hin, dass bereits an den Rahmenbedingungen des Berufs angesetzt werden muss. Die dazu abgegebenen Stellungnahmen laufen vor allem auf folgende Forderungen hinaus:

- Erhöhung der gesamtgesellschaftlichen Verantwortung, insbesondere der Verantwortung aller Eltern, für die Erziehungs- und Bildungsaufgaben
- Abbau von übermäßiger Bürokratisierung und „Verrechtlichung"
- Gewährleistung von mehr Selbstbestimmung, Ruhe und Kontinuität in der schulischen Arbeit
- Verjüngung der Lehrerschaft
- Ermöglichung beruflicher Alternativen für solche Lehrer, die sich den spezifischen Anforderungen der Schule nicht mehr gewachsen fühlen

Im Weiteren gilt es, an konkreten Arbeitsbedingungen im schulischen Alltag anzuknüpfen. Dabei ist zu beachten, dass diese Faktoren im Allgemeinen nicht isoliert, sondern in gegenseitiger Abhängigkeit wirken. So wird die große Klasse eben besonders dann zum Belastungsfaktor, wenn sich damit auch der Wirkungsgrad störenden Verhaltens erhöht. Und wenn auf diese Weise jede einzelne Unterrichtsstunde einen enormen Kraftakt bedeutet, fällt auch die Stundenanzahl als Belastungsgröße besonders ins Gewicht. So gesehen kann es z. B. nicht genügen, die Diskussion zur Lehrerbelastung als Auseinandersetzung über die Zahl der zu leistenden Unterrichts-

Tab. 6-1 Gemeinsamkeiten der Risikomuster und darauf abgestimmte übergreifende Maßnahmen der Intervention.

Gemeinsamkeiten von A und B	Übergreifende Maßnahmen der Intervention
• innere Unruhe und Unausgeglichenheit • eingeschränkte Distanzierungsfähigkeit	• Belastungsausgleich durch Entspannen und Kompensieren • Ausagieren (Abreagieren) durch Sport, Gartenarbeit, Bewegung an frischer Luft etc. • Entspannungstraining (AT, PMR, Atemübungen, Yoga, Meditation etc.)
eingeschränktes Lebensgefühl (allgemeine Unzufriedenheit)	Genusstraining/Schaffen von Zufriedenheitserlebnissen
Misserfolgserleben, Resignationstendenz	• realistische Definition des Arbeitsauftrages (professionelles Selbstverständnis) • Identifizierung, Problematisierung und Veränderung unrealistischer, überhöhter (A) bzw. enttäuschter (B) berufsrelevanter Ansprüche, Erwartungen und Zielvorstellungen
Entspannungsunfähigkeit	Stressbewältigungstraining, individuelle Stressanalyse, Erlernen von lang- und kurzfristigen Stressbewältigungsstrategien
Erleben mangelnder sozialer Unterstützung	• Entwicklung von Teamgeist und Teamfähigkeit • Schaffung eines positiven Arbeitsklimas • Organisation und Pflege sozialer Kontakte in der Freizeit

Tab. 6-2 Charakteristika des Risikomusters A und darauf abgestimmte Interventionsmaßnahmen.

Charakteristika von A	Spezifische Maßnahmen der Intervention
Selbstüberforderung	• Nein-Sagen lernen • Veränderung der individuellen Arbeitsorganisation und des Zeitmanagements • Koordinierung und Ausbalancierung von beruflichen Anforderungen, häuslichen Pflichten und Freizeitaktivitäten
einseitige Betonung der Arbeit, exzessive Verausgabung	Relativierung des Stellenwertes der Arbeit gegenüber den anderen Bereichen des Lebens
Unzufriedenheit, Unausgeglichenheit	Konflikt- und Stressbewältigungstraining zum Abbau von Ärger und Ungeduld, zur Erhöhung der Frustrationstoleranz und Verringerung der Verletzbarkeit

Tab. 6-3 Charakteristika des Risikomusters B und darauf abgestimmte Interventionsmaßnahmen.

Charakteristika von B	Spezifische Maßnahmen der Intervention
eingeschränkte kommunikative Kompetenz, defensive Problembewältigung	Kommunikations- und Konfliktbewältigungstraining, Förderung offensiven Kommunikations- und Konfliktlöseverhaltens
Resignation, Hoffnungslosigkeit, Verzweiflung	• Coaching, ggf. auch Einzel- oder Gruppentherapie zur emotionalen Stabilisierung • Bewältigung von Angst, Stärkung von Selbstbewusstsein und Selbstsicherheit • neue Zielsetzung und Sinnfindung

stunden zu führen. Sie muss generell auf die Beseitigung defizitärer Arbeitsbedingungen ausgerichtet sein. Dabei spielt die Schaffung zumutbarer Klassengrößen sicher eine besondere Rolle.

Beachtung verdient ferner, dass wir bei Betrachtung einzelner Schulen durchaus auch Fälle finden, die sich hinsichtlich ihrer Musterverteilung positiv von dem problematischen Gesamtbild abheben. Hierbei lassen sich in aller Regel klare Zusammenhänge mit dem sozialen Klima und dem Führungsverhalten der jeweiligen Schulleitung aufzeigen. Einem Klima der Offenheit und des gegenseitigen Vertrauens sowie einem kooperativ-unterstützenden Leitungsstil ist offensichtlich eine sehr wichtige protektive Funktion zuzuschreiben. Die gezielte Einflussnahme auf die sozialen Beziehungen im Kollegium und in der Schule insgesamt, aber auch die Qualifizierung der Schulleiter in ihrer Personalarbeit

stellen somit ebenfalls wesentliche und Erfolg versprechende Maßnahmen der Intervention dar.

Weitere Schlussfolgerungen leiten sich aus dem Umstand ab, dass enge Zusammenhänge zwischen den Bewältigungsmustern und den persönlichen Voraussetzungen für den Lehrerberuf bestehen. Dies muss zu Überlegungen veranlassen, die schon das Vorfeld der Berufstätigkeit betreffen, d. h. das Studium und die Studienorientierung. Es ist nicht nur unter dem Gesichtspunkt der späteren Leistungsfähigkeit, sondern auch unter dem der Gesundheitsvorsorge dringend zu fordern, dass bei der Vorbereitung auf den Lehrerberuf (vor und während des Studiums) die Entsprechung von Eignungs- und Anforderungsprofil stärkere Berücksichtigung findet. Dabei dürfte den sozial-kommunikativen Kompetenzen ein besonderer Stellenwert im Sinne unverzichtbarer Basisvoraussetzungen zukommen.

7

Belastung und Beanspruchung bei Lehrern in der Ausbildung [1]

Oliver Christ, Rolf van Dick, Ulrich Wagner

Überblick

Der vorliegende Beitrag beschäftigt sich mit der Belastung und Beanspruchung von angehenden Lehrern in der zweiten Phase ihrer Ausbildung, dem Referendariat. Präsentiert werden Ergebnisse einer Befragung von 645 Referendaren aller Lehrämter und verschiedener Ausbildungsphasen. Die Befragung legt das transaktionale Stressmodell von Lazarus (1966; Lazarus u. Folkman 1984) zugrunde. Neben der Belastung durch unterschiedliche berufsrelevante Faktoren werden Kennwerte für körperliche Beschwerden und psychisches Wohlbefinden sowie Selbstwirksamkeitsüberzeugungen und Bewältigungsstrategien erhoben. Die Ergebnisse zeigen, dass ein substanzieller Anteil der Referendare sich durch die auch für den Lehrerberuf typischen Anforderungen belastet sieht. Gleichzeitig zeigt sich, dass diese Belastungen mit stärkeren körperlichen Beschwerden und einem schlechterem psychischen Wohlbefinden einhergehen. Wichtige Faktoren zur Erklärung der unterschiedlichen Belastungen sind Neurotizismus, das Ausmaß an sozialer Unterstützung, Selbstwirksamkeitsüberzeugungen und Bewältigungsstrategien. Darüber hinaus lassen sich Unterschiede zwischen den einzelnen Lehrämtern und den verschiedenen Ausbildungsphasen finden. Die Ergebnisse verdeutlichen, dass bereits in der Lehrerausbildung verstärkt Präventivmaßnahmen angeboten werden müssen, um Belastungsfolgen vorzubeugen.

Einleitung

Das Referendariat gilt oft als derjenige Abschnitt in der Lehrerausbildung, der mit den stärksten Belastungen für die angehenden Lehrkräfte einhergeht. Schedensack (1995) beschreibt krisenhafte Einbrüche von Referendaren. Auf Basis seiner Erfahrungen als Ausbilder in einem hessischen Studienseminar kommt er zu dem Ergebnis, dass das Referendariat als Übergangsphase einen sehr krisenanfälligen Abschnitt im Laufe der persönlichen Entwicklung von Lehrern darstellt. Auch Referendare selbst sehen das Referendariat als belastend an (Böhmann 1997). Als Ursachen genannt werden der dem Referendariat inhärent scheinende Leistungsdruck, der eigenverantwortlich durchgeführte Unterricht, Unterrichtsproben, „schwierige" Schüler, Konflikte mit den Ausbildern etc. (vgl. Oesterreich 1987; Ulich 1996b).

Bislang existieren in Deutschland allerdings noch keine empirisch-quantitativen Untersuchungen, die sich damit beschäftigen, in

1 Die Befragung wurde im Rahmen des Promotionsvorhabens von Oliver Christ durchgeführt, das mit Mitteln der Studienstiftung des deutschen Volkes gefördert wird.

welchem Ausmaß Belastungen empfunden werden, wie die Betroffenen damit umgehen und welche gesundheitlichen Folgen auftreten. Um Ansätze für Präventivmaßnahmen zu finden, ist dies allerdings der notwendige erste Schritt. Die wenigen internationalen Untersuchungen lassen sich aufgrund der unterschiedlichen Ausbildungssysteme für angehende Lehrer nicht ohne weiteres auf die deutsche Situation übertragen. Der vorliegende Beitrag stellt die Befunde einer Befragung vor, die im Herbst 2001 an hessischen Studienseminaren durchgeführt wurde.

Anlage der Untersuchung

Zur Durchführung der Befragung wurde ein Fragebogen entwickelt, der an insgesamt 16 hessischen Studienseminaren verteilt wurde, wovon 8 Studienseminare Referendare für das Lehramt an Grund-, Haupt-, Real- und Sonderschulen ausbilden, 6 für das Lehramt an Gymnasien und 2 für das Lehramt an beruflichen Schulen. Insgesamt 645 Referendare gaben ihre Fragebogen ausgefüllt zurück (Rücklaufquote 46% mit starken Schwankungen zwischen den beteiligten Studienseminaren). Die Studienteilnehmer befanden sich zum Zeitpunkt der Befragung mindestens in der Differenzierungsphase oder einem späteren Ausbildungsabschnitt. 15 Befragte konnten nicht berücksichtigt werden, da sie entweder bereits die Examensprüfungen beendet hatten oder keiner Ausbildungsphase eindeutig zugeordnet werden konnten, sodass die im Folgenden vorgestellten Analysen auf einer Gesamtstichprobe von 630 Referendaren beruhen.

Die Verteilung auf die verschiedenen Lehrämter (s. Tab. 7-1) sowie die Geschlechterverteilung (s. Tab. 7-2) entsprechen in etwa den Anteilen für ganz Hessen, sodass die Stichprobe in Bezug auf diese Merkmale ein gutes Abbild hessischer Referendare liefert.

Die Referendare waren zum Zeitpunkt der Befragung im Mittel 29 Jahre alt, 70% lebten mit einer Partnerin oder einem Partner zusammen und 20% hatten ein oder mehrere Kinder.

Die theoretische Grundlage der Untersuchung bildet das transaktionale Stressmodell von Lazarus und Mitarbeitern (Lazarus 1966; Lazarus u. Folkman 1984), das in Abbildung 7-1 schematisch dargestellt ist.

Mit Umweltvariablen sind die objektiven Belastungsfaktoren gemeint. Bestimmte Personenvariablen wie Neurotizismus und das Ausmaß sozialer Unterstützung haben einen Einfluss darauf, wie Ereignisse und Ressourcen eingeschätzt werden.

Zentral im Modell sind **Ereigniseinschätzung**, **Ressourceneinschätzung** und **Bewältigung**.

- Die **Ereigniseinschätzung** bezieht sich auf die Einschätzung einer Person, ob eine Situation einen Einfluss auf das eigene Wohlbefinden haben kann. Dabei können unterschiedliche Bewertungen vorgenommen werden: Eine Situation kann als Bedrohung (für das Wohlbefinden), als Verlust (im Sinne schon eingetretener Überforderung) oder als Herausforderung eingeschätzt werden. Wie ein Belastungs- bzw. Umweltfaktor bewertet wird, hat einen großen Einfluss darauf, welche (Bewältigungs-)Strategien Personen wählen, um mit den belastenden Situationen umzugehen.
- Die **Ressourceneinschätzung (Selbstwirksamkeitsüberzeugungen)** spiegelt die Einschätzung einer Person wider, ob sie über die Fähigkeiten und Fertigkeiten verfügt, mit belastenden Situationen zukünftig umgehen zu können. Dabei kann man zwischen allgemeinen und spezifischen (wie berufsbezogenen) Selbstwirksamkeitsüberzeugungen unterscheiden.
- Mit **Bewältigung** (Bewältigungsstrategien) sind Formen des Umgangs einer Person mit belastenden Situationen gemeint. Hierbei lassen sich Strategien, die eher darauf abzielen, die Situation aktiv zu verändern, von solchen unterscheiden, die eher dazu dienen, nur das eigene Wohlbefinden zu regulieren, ohne das Problem direkt anzu-

Tab. 7-1 Verteilung der Befragten auf die verschiedenen Lehrämter im Vergleich zu ganz Hessen.

Lehramt	Anzahl	Prozentualer Anteil	Vergleichszahlen Hessen 2001*
Grundschulen	193	30.6	30.3
Haupt- und Realschulen	66	10.5	10.0
Sonderschulen	57	9.0	12.9
Gymnasien	233	37.0	35.9
berufliche Schulen (einschließlich Fachlehreranwärter)	81	12.9	11.0

* = Angaben des Hessischen Statistischen Landesamtes 2001

Tab. 7-2 Geschlechtsverhältnis der Befragten für die einzelnen Lehrämter im Vergleich zu ganz Hessen.

Lehramt	Befragte insgesamt	weiblich	Prozentualer Anteil	Vergleichszahlen Hessen 2001*
Grundschulen	193	172	89.1	91.5
Haupt- und Realschulen	66	39	59.1	60.1
Sonderschulen	57	50	87.7	81.4
Gymnasien	233	136	58.4	59.1
berufliche Schulen (einschließlich Fachlehreranwärter)	81	43	53.1	48.3

* = Angaben des Hessischen Statistischen Landesamtes 2001

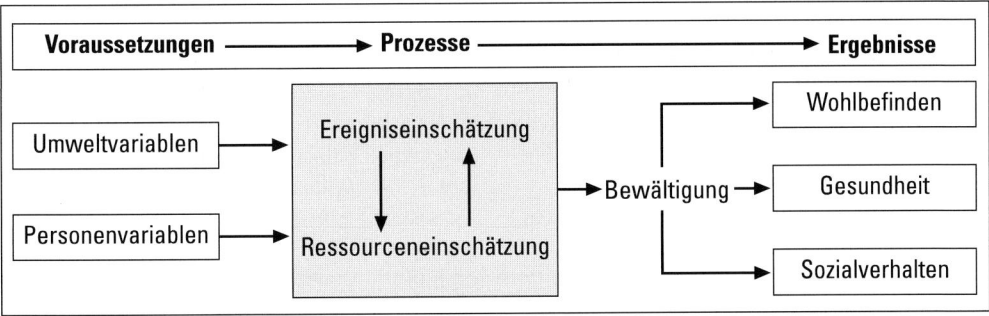

Abb. 7-1 Das psychologische Stressmodell (in Anlehnung an Schwarzer 1993, S. 16).

gehen. Im Ergebnisteil wird dargestellt, welche Auswirkungen solche unterschiedlichen Strategien auf körperliche Beschwerden und psychisches Wohlbefinden haben.

Abhängig von den ausgewählten Bewältigungsstrategien lassen sich aus dem Modell unterschiedliche Vorhersagen für die „Ergebnisse" des Stressprozesses wie psychisches Wohlbefinden, gesundheitliche Einschränkungen (wie körperliche Beschwerden) und Sozialverhalten (wie sozialer Rückzug) ableiten.

Die Entwicklung des Fragebogens orientierte sich an dem oben dargestellten Stressmodell. Im Einleitungsteil wurden einige soziodemographische und mit der Ausbildung zusammenhängende Angaben erfragt, wie z. B. Geschlecht, Alter, Familienstand, angestrebtes Lehramt, Größe der Ausbildungsschule etc. Der Kern des Fragebogens bezog sich auf Belastungen, Neurotizismus, das Ausmaß sozialer Unterstützung, Ereigniseinschätzung, Selbstwirksamkeitsüberzeugungen, Bewältigungsstrategien, körperliche Beschwerden sowie psychisches Wohlbefinden. Alle Fragen sollten auf einer sechsstufigen Ratingskala beantwortet werden (Endpole: 1 = „trifft nicht zu", 6 = „trifft genau zu").

Ergebnisse

Zunächst werden die Befunde zum Belastungsausmaß vorgestellt. Anschließend geht es um den Einfluss von Belastungen auf das psychische Wohlbefinden und körperliche Beschwerden. Basierend auf dem oben dargestellten Stressmodell werden schließlich zentrale Faktoren erläutert, die die Beziehung zwischen Belastungen einerseits sowie psychischem Wohlbefinden und körperlichen Beschwerden andererseits mediieren.

Belastungsausmaß

Die verschiedenen Belastungsfaktoren lassen sich vier Bereichen zuordnen: Belastungen durch

- organisatorische und strukturelle Faktoren (z. B. Verwaltungsarbeit, Konflikte mit der Ausbildungsschule, Probleme mit den Eltern der Schüler),
- Schülermerkmale (Disziplinprobleme, geringe Lernbereitschaft, mangelnde Motivation und Konzentrationsfähigkeit),
- die Ausbildung (Examensprüfungen, pädagogische Prüfungsarbeit) und
- die Unterrichtsgestaltung (Vor- und Nachbereitung des Unterrichts, eigenverantwortlicher Unterricht).

Die Ergebnisse sind – differenziert nach Ausbildungsphasen – in Abbildung 7-2 dargestellt.

Wie aus Abbildung 7-2 zu entnehmen ist, werden organisatorische und strukturelle Faktoren von der Mehrzahl der Referendare als wenig belastend wahrgenommen. Dagegen fühlt sich ein substanzieller Anteil der Befragten durch Dinge belastet, die mit den Schülern, der Ausbildung und dem Unterricht in Zusammenhang stehen.

Zwischen den Ausbildungsphasen gibt es bedeutsame Unterschiede: Während Referendare, die sich zum Zeitpunkt der Befragung in der Differenzierungsphase befanden, die Examensprüfungen und die pädagogische Prüfungsarbeit als kaum belastend einstufen, nimmt die damit verbundene subjektive Belastung im Verlauf des Referendariats deutlich zu. Gegen Ende der Intensivphase geben 88 % der Befragten an, dass sie sich durch Examensprüfungen und die pädagogische Prüfungsarbeit belastet fühlen. Dies spiegelt insofern die Wirklichkeit im Referendariat wieder, als gegen Ende der Intensivphase II sowohl die Examenprüfungen als auch die pädagogische Prüfungsarbeit relevant werden.

Dagegen nehmen die Belastungen in den Bereichen Schülermerkmale und Unterricht

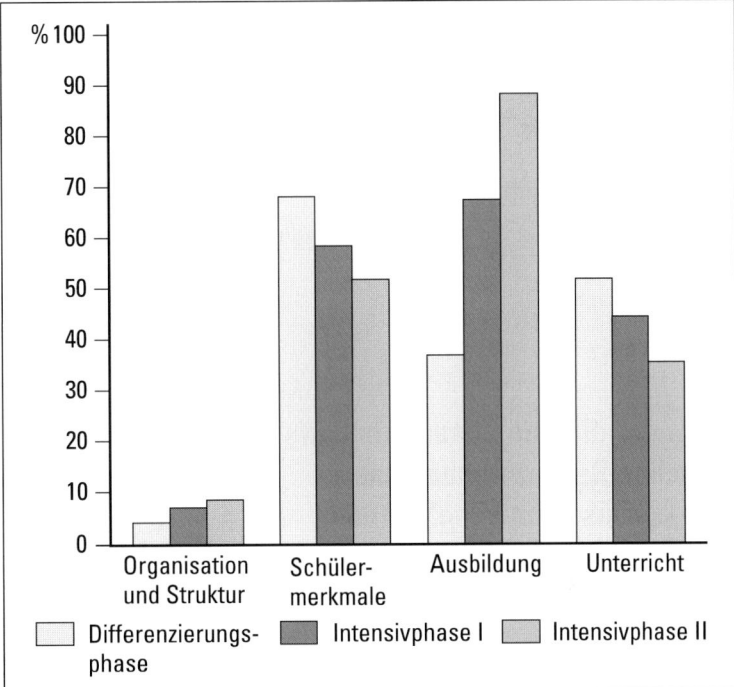

Abb. 7-2 Anteil der Befragten (in %), die die jeweiligen Belastungsbereiche als belastend einstufen („belastend" bedeutet Zustimmung zwischen 4 und 6 auf einer sechsstufigen Skala), getrennt nach Ausbildungsphasen.

im Verlauf der Ausbildung ab. Möglicherweise zeichnet sich hier der Ausbildungserfolg eines Teils der Referendare ab: Sie entwickeln bessere Fertigkeiten und Routinen im Umgang mit problematischem Schülerverhalten und der Unterrichtsplanung. Ein substanzieller Teil der Befragten fühlt sich aber auch in der Intensivphase II in diesen Bereichen belastet. Bedeutsame Unterschiede zwischen den Lehrämtern bestehen in den Belastungsbereichen Unterricht und Ausbildung: Referendare, die das Lehramt an Gymnasien anstreben, fühlen sich durch Unterrichtsvorbereitung und eigenverantworteten Unterricht stärker belastet als die übrigen Lehramtskandidaten, während sie die bevorstehenden Examensprüfungen und die pädagogische Prüfungsarbeit als weniger belastend einschätzen.

Zusammenhang zwischen Belastungen und psychischem Wohlbefinden bzw. körperlichen Beschwerden

Alle vier Belastungsbereiche hängen signifikant mit psychischem Wohlbefinden und körperlichen Beschwerden der Befragten zusammen, die entsprechenden Korrelationskoeffizienten können Tabelle 7-3 entnommen werden.

Je höher die empfundenen Belastungen sind, desto geringer ist das psychische Wohlbefinden und desto mehr körperliche Beschwerden werden angegeben. Bedeutsamste Belastungsfaktoren sind diejenigen, die mit dem Unterricht und der Ausbildung zusammenhängen: Hier fällt der Zusammenhang mit psychischem Wohlbefinden und körperlichen Beschwerden am stärksten aus bei gleichzeitiger Berücksichtigung aller Belastungsbereiche.

Tab. 7-3 Zusammenhang zwischen den Belastungsbereichen und psychischem Wohlbefinden bzw. körperlichen Beschwerden (Pearson-Korrelationskoeffizienten, N = 630). Alle Korrelationen sind auf dem p <.01-Niveau signifikant.

Belastungsbereiche	Psychisches Wohlbefinden	Körperliche Beschwerden
Organisation und Struktur	−.19	.26
Schülermerkmale	−.15	.12
Ausbildung	−.22	.21
Unterricht	−.38	.20

Faktoren, die den Zusammenhang zwischen Belastungsausmaß und psychischem Wohlbefinden bzw. körperlichen Beschwerden beeinflussen

Anhand der Daten unserer Befragung lassen sich folgende Zusammenhänge zeigen (Christ in Vorb.):

Personenvariablen
Referendare mit hohen Neurotizismuswerten bewerten belastende Situation als bedrohlicher, haben geringere Selbstwirksamkeitsüberzeugungen, verwenden eher maladaptive Bewältigungsstrategien, empfinden ein höheres Ausmaß subjektiver Belastung, geben mehr körperliche Beschwerden und ein schlechteres psychisches Wohlbefinden an.

Wenn die befragten Referendare auf ein hohes Ausmaß an sozialer Unterstützung zurückgreifen können, bewerten sie belastende Situationen eher als herausfordernd, geben höhere Selbstwirksamkeitsüberzeugungen an, wählen adaptivere Bewältigungsstrategien, empfinden geringere Belastungen und weniger körperliche Beschwerden und verfügen über ein besseres psychisches Wohlbefinden.

Ereigniseinschätzung
Die Befragten, die die belastenden Situationen als Herausforderung einschätzen, haben höhere Selbstwirksamkeitsüberzeugungen, verwenden eher adaptive Bewältigungsstrategien, fühlen sich weniger belastet, haben weniger körperliche Beschwerden und geben ein positives psychisches Wohlbefinden an.

Ressourceneinschätzung
Personen mit höheren Selbstwirksamkeitsüberzeugungen verwenden mehr adaptive Bewältigungsstrategien, fühlen sich weniger belastet, haben weniger körperliche Beschwerden und geben ein besseres psychisches Wohlbefinden an.

Bewältigungsstrategien
Referendare, die angeben, aktiv an den belastenden Situationen etwas zu ändern, fühlen sich weniger belastet. Dagegen sind passive Bewältigungsstrategien, d. h. solche, die auf die Vermeidung bzw. das Ausweichen vor der problematischen Situation fokussieren, ungünstig im Hinblick auf das Belastungsausmaß. Referendare, die vermehrt maladaptive Bewältigungsstrategien anwenden, äußern ein schlechteres psychisches Wohlbefinden und mehr körperliche Beschwerden.

Zu beachten ist bei diesen Ergebnissen, dass eine gesicherte Prüfung der Ursache-Wirkungs-Zusammenhänge nur über Längsschnittuntersuchungen oder experimentelle Studien erfolgen kann. Bewirken beispielsweise adaptive Bewältigungsstrategien ein geringeres Belastungsempfinden oder ist es umgekehrt, dass die weniger Belasteten auch den Eindruck haben, mit Belastungen besser umgehen zu können? Die Ergebnisse der vorliegenden Untersuchung werden aus diesem Grund in einer Nachfolgeuntersuchung erneut überprüft (Christ, in Vorb.).

Resümee und praktische Implikationen

Stellt das Referendariat eine persönliche Krise dar? Die Ergebnisse zeigen, dass Referendare mit einer Vielzahl von belastenden Situationen konfrontiert sind und dies bei einem substanziellen Anteil der Befragten mit einem hohen Ausmaß von Belastungsempfindungen, körperlichen Beschwerden und vermindertem psychischen Wohlbefinden einhergeht. Dieses Ergebnis unterstreicht die Notwendigkeit von Präventions- und Beratungsangeboten bereits zu einer frühen Phase im beruflichen Werdegang von Lehrkräften. Nicht nur Lehrer, die seit längerem im Beruf stehen und bei denen die hohen Belastungen und deren negative Folgen bekannt sind (vgl. Kap. 2 S. 39 ff. in diesem Band), sollten im Fokus von Präventivmaßnahmen stehen, vielmehr scheint es gerade im Hinblick primärpräventiver Maßnahmen sinnvoll, bereits in der ersten und zweiten Phase der Lehrerausbildung tätig zu werden. Welche Maßnahmen bieten sich hierzu an?

Notwendig ist sicherlich die Änderung **struktureller Rahmenbedingen** der Lehrerausbildung. Dazu gehören die Reduzierung des Leistungsdrucks, der durch ein hohes Lehrdeputat, vor allem aber durch die Verkopplung von Beratung und Benotung bei Unterrichtsbesuchen erzeugt wird (vgl. auch Oesterreich 1987; Ulich 1996b; Wissenschaftsrat 2001). Die Ergebnisse unserer Untersuchung zeigen, dass nicht alle Referendare über hohe Belastungen klagen – trotz relativ vergleichbarer Arbeitsbedingungen. Hier bieten sich Ansatzmöglichkeiten für präventive Maßnahmen, die bei den einzelnen angehenden Lehrern ansetzen.

Präventiv kann aufseiten der Referendare versucht werden, **Ereignis- und Ressourceneinschätzungen** zu verändern, sodass belastende Situationen nicht als Bedrohung, sondern als Herausforderung gesehen und Selbstwirksamkeitsüberzeugungen gesteigert werden. Hierzu sollte spezifisch für die Situation im Referendariat ein Stressmanagementtraining entwickelt werden, das gezielt die Ereignis- und Ressourceneinschätzung ändert.

Weiterhin kann über solche Maßnahmen auch die Kompetenz in der Auswahl angemessener **Bewältigungsstrategien** gefördert werden. In diesem Rahmen können Referendare beispielsweise an exemplarischen Fällen üben, aktiv adaptive Strategien in problematischen Situationen einzusetzen. Für den Lehrerberuf existieren bereits Stressmanagementtrainings (z.B. Kramis-Aebischer 1995; Kretschmann 2000), die möglicherweise auch bei Referendaren zum Einsatz kommen können. Im Rahmen unseres Forschungsprojektes werden wir solche Trainingsmaßnahmen weiter ausarbeiten und in ihrer Effizienz überprüfen.

8

Psychosomatisch erkrankte und „gesunde" Lehrkräfte: auf der Suche nach den entscheidenden Unterschieden

Dirk Lehr

Einige Fakten zur Lehrergesundheit

Lehrer werden im Vergleich zu ähnlichen Berufsgruppen häufiger wegen Dienstunfähigkeit pensioniert, gleichzeitig spielen psychische Belastungen dabei eine bedeutsamere Rolle.

Der Anteil der Pensionierungen aufgrund von Dienstunfähigkeit lag 2001 bundesweit im Lehrerberuf mit 54 % deutlich höher, als dies in anderen verbeamteten Berufsgruppen mit durchschnittlich 37 % der Fall war (Statistisches Bundesamt 2002). Im Bereich der Angestellten weisen Lehrer die höchsten Arbeitsunfähigkeitswerte auf. Dies zeigt eine Untersuchung an über 7000 Beschäftigten in Mecklenburg-Vorpommern (Meierjürgen u. Paulus 2002).

Die mit vorzeitiger Dienstunfähigkeit verbundenen Kosten stellen eine erhebliche Belastung der öffentlichen Haushalte dar. Zugleich markiert der vorzeitige Eintritt in den Ruhestand einen gravierenden Einschnitt in die persönliche Biographie der Betroffenen. Grund genug, um nach den Ursachen zu forschen und Verbesserungsmöglichkeiten zu entwickeln.

Fragt man nach den Gründen der Dienstunfähigkeit, so steht die Gruppe der psychischen Störungen bei Lehrkräften mit 45 % eindeutig an der Spitze (Bundesinnenministerium 2001; Weber 1998). Die Frage, welche psychischen Störungen – nach ICD-10 oder DSM-IV – dabei im Vordergrund stehen, ist derzeit nur unzureichend untersucht. So ist z. B. im Versorgungsbericht die Kategorie „psychische Erkrankungen und Verhaltensstörungen" nicht weiter aufgeschlüsselt.

Jehle (1997b) berichtet von älteren, nicht repräsentativen Studien, bei denen die neurotische Depression (ICD-9, 300,4) mit 16 % und die Neurasthenie (ICD-9, 300,5) mit 23 % die größten Diagnosegruppen bei Frühpensionierungen darstellen. Weber (1998) fand für eine Gruppe dienstunfähiger Lehrkräfte aus dem Raum Erlangen/Fürth, dass psychische Hauptdiagnosen zu 41 % im Bereich der neurotischen, Belastungs- und somatoformen Störungen lagen. Dieser Bereich ist allerdings sehr heterogen und umfasst Störungen des Gastrointestinaltraktes und Zwänge ebenso wie Anpassungsstörungen. Die affektiven Störungen (einschließlich depressiver Störungen) bildeten mit 37 % eine fast ebenso große, aber in Bezug auf die Symptomatik deutlich homogenere Diagnosegruppe. Der Anteil der Lehrer, die unter einer depressiven Symptomatik leiden, dürfte insgesamt erheblich höher liegen, sofern der Aspekt der Komorbidität berücksichtigt wird (vgl. Meierjürgen u. Paulus 2002).

Eine im Rahmen des „Priener Lehrerprojektes" (Lehr 2001, s. Kap. 17 S. 248 ff. in diesem Band) untersuchte Gruppe psychisch erkrankter und stationär behandelter Lehrkräfte (N = 84; Untersuchung I) zeigte unter Berücksichtigung der ersten drei Diagnosen folgende Verteilung (Tab. 8-1):

Diese Verteilung konnte für eine weitere unabhängige Untersuchungsgruppe (N = 64; Untersuchung II) repliziert werden. Bei der überwiegenden Anzahl dieser Lehrer liegt demnach eine manifeste Depression vor.

Die **Symptome der Depression** können auf vier Ebenen beschrieben werden (vgl. Hautzinger 1997):

- **motivationale Ebene:** Entscheidungsschwäche, Gefühl der Überforderung, Rückzug und reduziertes Engagement, Interessenverlust, Vermeidung von Verantwortung
- **emotionale Ebene:** Hilflosigkeit, Hoffnungslosigkeit, Einsamkeit, Schuldgefühle, Angst, Gefühl des emotionalen Abgestorbenseins, Feindseligkeit
- **imaginativ-kognitive Ebene:** negative Einstellungen gegenüber den eigenen Fähigkeiten, Pessimismus, Insuffizienzvorstellungen, Konzentrationsprobleme, Einfallsarmut, Suizidvorstellungen
- **physiologisch-vegetative Ebene:** Ruhelosigkeit, Reizbarkeit, Neigung zum Weinen, Ermüdung, Schlafstörungen, Verdauungsstörungen, Magenbeschwerden, sexuelle Probleme

Die aufgeführten Symptome sind deckungsgleich mit den bei Burisch (1989) genannten Anzeichen des Burnouts. Die konzeptuelle Nähe von Depression und Burnout (s. Kap. 3 S. 62 f. in diesem Band) findet sich darin wieder, dass in Untersuchung I 75% der erkrankten Lehrkräfte an einer affektiven Störung litten. In dieser Gruppe wurde fast gleich häufig (68%) der Burnout-Typ nach Schaarschmidt und Fischer (1996) gefunden. Der Burnout-Typ ist neben dem Typ A, dem Schon-Typ und dem Gesundheits-Typ einer der vier Typen, die mit dem „Arbeitsbezogenen Verhaltens- und Erlebensmuster" (AVEM) erfasst werden (Schaarschmidt u. Fischer 1996; Kap. 6 S. 97 ff. in diesem Band).

In Untersuchung II wurden 70% dem Burnout-Typ zugeordnet, während 75% der Untersuchten eine affektive Störung aufwiesen. Daraus kann jedoch nicht gefolgert werden, Selbstbeurteilungsfragebögen zum Burnout könnten eine qualifizierte klinisch psychologische Diagnostik ersetzen. Diese Ergebnisse verdeutlichen aber, dass die „weiche" Diagnostik gesundheitlicher Beeinträchtigungen über Burnout-Inventare (z.B. AVEM) auf „harte" psychische Beeinträchtigungen hinweist.

Tab. 8-1 Psychosomatische Störungen bei arbeitsunfähigen Lehrern.

Diagnosen in %	
affektive Störungen	75
davon unipolar depressive Störungen	≥ 95
somatoforme Störung	40
Tinnitus	25
Angst	23
Persönlichkeitsstörung	18
Anpassungsstörung	15
Schlafstörung	5
andere klinisch relevante Probleme	5
Essstörung	3

Anmerkung: Die Prozentangaben beziehen sich auf die ersten drei Diagnosen – sofern Komorbidität vorliegt.

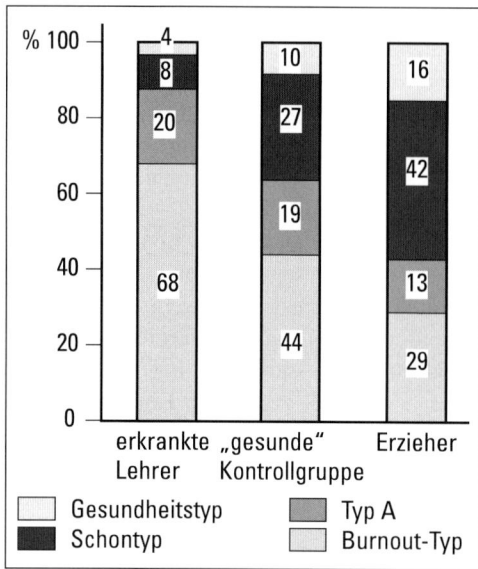

Abb. 8-1 Verteilung der AVEM-Typen.

schmidt u. Fischer (2001) finden bei nahezu 4000 Lehrern leichte regionale Unterschiede im Anteil des Burnout-Typs. Dieser liegt je nach Bundesland zwischen 28 und 36 %[1]. Da diese Untersuchungen als annähernd repräsentativ gelten können, bestätigt sich von dieser Seite das ungünstige Bild von der Lehrergesundheit.

Problembereiche: Berufsleben oder Privatleben?

Psychischen Störungen kommt bei Lehrkräften eine besondere Bedeutung zu. In einem nächsten Schritt ist daher zu fragen, in welchem Lebensbereich aus Sicht der Betroffenen die Ursachen für die starken psychischen Belastungen lokalisiert werden können.

In Untersuchung I des „Priener Lehrerprojektes" wurden eine klinische Gruppe (N = 84) und eine parallele Kontrollgruppe arbeitsfähiger und insofern gesunder Lehrer (N = 84) befragt. Studie II bezog sich zunächst auf N = 64 erkrankte Lehrer. Diese Gruppe wurde später auf N = 79 erweitert und mit einer Kontrollgruppe (N = 96) verglichen (s.u.). Darüber hinaus wurden ebenfalls psychisch erkrankte und stationär behandelte Personen (N = 1183) anderer Berufsgruppen befragt.

So wurde neben der Dimension der Berufsgruppe (Lehrer vs. Nicht-Lehrer) auch die Dimension der Gesundheit systematisch variiert (erkrankt vs. nicht erkrankt). Ein solches Vorgehen zielt darauf ab, berufsgruppenspezifische Faktoren einerseits und gesundheitsrelevante Faktoren andererseits getrennt voneinander untersuchen zu können.

Im Rahmen der Studie I wurde neben den 84 psychisch erkrankten Lehrern eine nach wichtigen soziodemographischen (Alter, Geschlecht, Stand, Anzahl zu versorgender Kinder) und berufsspezifischen (Klassengröße, Berufserfahrung, Stundendeputat, Schultyp) Variablen parallelisierte Kontrollgruppe nicht psychisch erkrankter Lehrkräfte befragt (N = 84). Diese „gesunde" Kontrollgruppe wies einen Burnout-Anteil von 44 % auf. Vor dem Hintergrund der hohen Überlappung von Depressionen und Burnout ist das ein beunruhigendes Resultat. Schaarschmidt (Kap. 6 S. 97 ff.) untersuchte den Gesundheitszustand verschiedenster Berufsgruppen mittels AVEM. Abgesehen von Lehrkräften stellen Erzieher aus Heimen für Behinderte die Berufsgruppe mit dem höchsten Burnout-Anteil und dem niedrigsten Anteil des Gesundheitstyps dar. Im Vergleich zu den extrem ungünstigen Werten der Lehrer ist der Anteil des Burnout-Typs mit 29 % jedoch immer noch relativ gering (Abb. 8-1).

In einer breiter angelegten Studie (N = 434) zeigte sich ein Anteil des Burnout-Typs von 41 % (van Dick u. Wagner 2001a). Schaar-

---

1   Der hohe Anteil des Burnout-Typs wird vor dem Hintergrund möglicher methodischer Artefakte, in Bezug auf den bei Schaarschmidt und Fischer verwendeten Algorithmus der Typenzuordnung, bei van Dick und Wagner (2001a) diskutiert.

Vergleich mit psychosomatisch erkrankten Personen aus anderen Berufen

Alle psychisch erkrankten Personen wurden nach ihren vordringlichsten Problemen und Konfliktbereichen befragt. Grob können zunächst private und berufliche Belastungsfelder unterschieden werden.

In beiden Untersuchungen an psychisch erkrankten Lehrerinnen und Lehrern zeigte sich konsistent, dass den beruflichen Belastungen eine stärkere ursächliche Bedeutung zugeschrieben wird als den Belastungen, die das Privatleben betreffen. Dabei wird der Umfang der täglich zu bewältigenden Arbeit deutlich belastender erlebt als beispielsweise Konflikte mit Kollegen, Vorgesetzten oder die unklare berufliche Perspektive. Letzteres kann vor dem Hintergrund der materiellen Absicherung verbeamteter Lehrkräfte verstanden werden. Auch Probleme und Konflikte in der Partnerschaft treten hinter denen der Arbeitsbewältigung zurück (Lehr 2001).

Bei psychisch erkrankten Personen unterschiedlichster anderer Berufsgruppen (N = 1183) wurden Probleme und Konflikte im privaten und beruflichen Bereich hingegen gleich stark gewichtet. Innerhalb dieser Bereiche werden die Belastungen gleichermaßen in der Bewältigung der täglichen Arbeit, in Partnerschaft und Familie sowie in Bezug auf die berufliche Perspektive gesehen.

Alle Patienten schätzen die Möglichkeit zur selbstständigen Verbesserung ihrer beruflichen Situation in gleichem Maße ungünstiger ein, als sie dies für den privaten Bereich tun. Lehrkräfte erkennen allerdings noch weniger Perspektiven für eine eigenständige Verbesserung ihrer beruflichen Belastungssituation.

Vergleich mit „gesunden" Lehrern

Die Bedeutsamkeit beruflicher Belastungen für die psychische Gesundheit wird bei einem Vergleich der psychisch erkrankten und nicht erkrankten Lehrer deutlich. Trotz des höheren Anteils von Lehrerinnen (62 %) wurden die

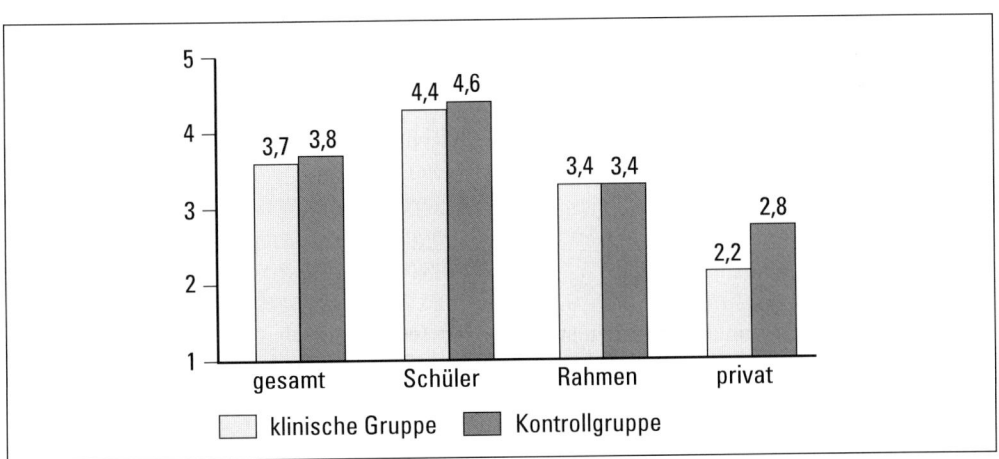

Abb. 8-2 Belastungswerte der klinischen Gruppe und Kontrollgruppe (Untersuchung I). Gesamt = allgemeine berufliche Belastung, Schüler = schülerbezogene Belastung, Rahmen = Belastung durch verschiedene Rahmenbedingungen der Arbeit, privat = Belastung durch Hausarbeit und Kinderbetreuung.

Skalierung: überhaupt nicht belastend (1); sehr belastend (6). Mittelwertsvergleich: Schüler vs. Rahmen: Klinisch $p < .001$; $d = .71$. Kontroll $p < .001$; $d = 1.00$. Werte in „d" von $.50 \leq d < .80$ bezeichnen mittelstarke und $d \geq .80$ starke Effekte.

klassischen Faktoren der Doppelbelastung (Betreuung der eigenen Kinder und Hausarbeit) in beiden Gruppen als vergleichsweise gering belastend eingeschätzt (Abb. 8-2). Entgegen anderen Ergebnissen zur Bedeutung häuslicher Belastungen für die psychische Gesundheit (vgl. Kramis-Aebischer 1995) konnten keine signifikanten Zusammenhänge zu Maßen des psychischen Befindens beobachtet werden. Das Befinden wurde mittels Symptomcheckliste SCL-90-R (Franke 1995) und einer nach van Dick (1999a) modifizierten Form der Gießener Beschwerdeliste GBB erfasst.

Im Gegensatz dazu kommt den beruflichen Belastungsfaktoren eine zentrale Rolle zu. Das eingesetzte Instrument (vgl. van Dick 1999a; Lehr 2001) erfasste neben privaten Belastungen einen allgemeinen Wert der beruflichen Belastung, einen gesonderten Wert für Belastungen, die in der Interaktion mit Schülern entstehen (z. B. mangelnde Motivation und Konzentration der Schüler), sowie belastende Rahmenbedingungen (z. B. Verwaltungsaufgaben).

Berufliche Belastungen im Lehrerberuf

In einem nächsten Schritt ist nun weiter zu untersuchen, welche Belastungsfaktoren als Stressoren bedeutsam sind.

Sehr deutlich zeigte sich, dass Probleme und Konflikte, die sich auf die Kerntätigkeit des Lehrers beziehen, als bedeutsamer eingeschätzt werden als solche, die sich auf die Rahmenbedingungen des pädagogischen Arbeitens beziehen (Abb. 8-2). Dies gilt unabhängig davon, ob Lehrer psychisch erkrankt sind oder nicht[2].

In beiden Fällen sind es gleichermaßen die mangelnde Motivation und Konzentration, eine als zu gering eingeschätzte Lernbereitschaft und Disziplinlosigkeit der Schüler, die das Wohlbefinden des Lehrers massiv beeinträchtigen können. Zusätzliche Verwaltungsarbeiten, öffentliche Kritik am Lehrerberuf, Vertretungsunterricht oder Probleme mit schwierigen Eltern können das Befinden ebenfalls einschränken. Diese Rahmenfaktoren erscheinen allerdings deutlich weniger belastend und bedrohlich als der direkte und konfliktbeladene Umgang mit den Schülern.

Diese Ergebnisse decken sich mit einer repräsentativen Untersuchung von Wendt (2001). Im Einklang mit den Ergebnissen des Priener Lehrerprojektes stellt Wendt (2001, S. 74) fest: *„Eindeutiger Belastungsschwerpunkt bei nahezu allen Lehrkräften sind Schüler, die schwatzen, unruhig sind, rangeln und die üblichen Regeln der Höflichkeit missachten."* Demnach schätzen erkrankte und nicht erkrankte Lehrkräfte das Stresspotenzial solcher beruflichen Belastungsfaktoren recht homogen ein.

Über diese Ergebnisse hinaus, die das Priener Lehrerprojekt zur Erlebensweise beruflicher Belastungsfaktoren ermittelte, soll in den folgenden Abschnitten dieser Bereich noch differenzierter betrachtet werden. Können – neben den beiden Belastungsdimensionen „Schüler" und „Rahmenbedingungen" –

---

2 Nicht ganz geklärt ist, ob das eingesetzte Instrument das Ausmaß an *Belastungen* (von außen einwirkende Stressoren) oder *Beanspruchung* (die interindividuell verschiedenen Reaktion auf Stressoren, Stressreaktion) misst. In Instrumenten, die explizit *Beanspruchung* erfassen (z. B. GBB), zeigen sich deutliche Gruppenunterschiede in Untersuchung I. Die weitgehende Übereinstimmung der Werte zwischen erkrankten und nicht erkrankten Lehrern legt die Vermutung nahe, dass ein Bereich zwischen Belastung und Beanspruchung erfasst wird – mit einer Tendenz zur Messung von Belastung.

Tab. 8-2 Dimensionen der Belastung im Lehrerberuf.

Dimension	Kurzbeispiele mit trennscharfen Items
destruktive Schüler in Wort und Tat	Verweigerung der Mitarbeit: „keinen Bock" Rangeleien wegen weggenommenen Materials
Rahmenbedingungen: schlechte strukturelle Rahmenbedingungen	stets fehlen Kreide, Schwamm etc.
Kollegen: kooperative und spitze Kollegen	vorgeschobene Gründe gegen Aufsichtstausch
behindernde und belastende Verwaltungsaufgaben	Verwaltungsaufgaben zulasten von Unterrichtsvorbereitung
Spannungsfeld Familie – Beruf	Familie stört bei Unterrichtsvorbereitungen
Überforderung durch Curriculum	Lehrpläne unerfüllbar wegen Stofffülle
Rahmenbedingungen: akuter Stress durch schlechte Rahmenbedingungen verursacht	Improvisation nötig wegen fehlender Unterrichtsvorbereitung
Kollegen: Absprachen mit Kollegen	in der Pause keine freie Zeit haben wegen Absprachen
egozentrische Eltern	Eltern erwarten Bestätigung ihrer Absichten

die Quellen der Belastung noch genauer erfasst werden? Wendt (2001) hat zur Erlebensweise beruflicher Belastung im Lehrerberuf die bislang methodisch elaborierteste Arbeit vorgelegt.[3]

Ausgehend von breit angelegten Voruntersuchungen konnte Wendt faktorenanalytisch **zehn Belastungsdimensionen** identifizieren. Dies bedeutet, dass sich im Erleben von Lehrern zehn verschiedene Belastungsquellen identifizieren lassen, die als unabhängig voneinander erlebt werden (Tab. 8-2).

Nach dem Faktor „destruktive Schüler" stellen behindernde Verwaltungsaufgaben bzw. die ungünstige Organisation der Arbeit einen weiteren Belastungsschwerpunkt dar. Darunter sind die Belastungen hervorzuheben, die durch die Zersplitterung der Arbeit entstehen (viele Springerstunden, in vielen Fächern, in unterschiedlichsten Klassen). Verwaltungsaufgaben werden als Behinderung der Unterrichtsvorbereitung und von Klassenfahrten erlebt. Bedeutsam ist ebenfalls der mangelnde Erholungswert von Pausen, der durch Gespräche mit Kollegen, Eltern oder Schülern gemindert wird. Schließlich wird die zeitintensive Korrektur von Klassenarbeiten als deutlich belastend wahrgenommen.

Das persönliche Gespräch mit Schülern oder mit den Eltern über außerschulische Probleme wird mit Abstand als am wenigsten belastend wahrgenommen. Umgekehrt könnte vermutet werden, dass solche Situationen eher willkommen sind. Durch das besondere Vertrauen, das der Lehrkraft entgegengebracht wird, kann sie eine erfreuliche Bestätigung erfahren.

---

3 Bei Wendt wird der Begriff *Belastung* im Sinne von *Beanspruchung* benutzt.

Hoch belastete Lehrkräfte

Lehrer, die in allen Belastungsdimensionen überdurchschnittliche Belastungswerte aufweisen, bilden die Gruppe der Hochbelasteten. In Bezug auf solche Personen lassen sich einige wichtige Besonderheiten beobachten. Versucht man faktorenanalytisch zu überprüfen, ob diese hoch belasteten Lehrer ebenfalls zehn voneinander weitgehend unabhängige Belastungsbereiche erleben, so scheint sich diese Ordnung aufzulösen. Fast alle Bereiche weisen Querverbindungen zu allen anderen Bereichen auf. Das Gefühl, belastet zu sein, hat sich als ein generelles Lebensgefühl eingenistet. Verschiedenste Bereiche, die von anderen Personen als unabhängig erlebt werden, hängen plötzlich zusammen und erscheinen gemeinsam als bedrohlich. Bei den betroffenen Personen liegt offenbar eine allgemeine Disposition zur Stressanfälligkeit vor. In der Wahrnehmung der Umwelt gelingt es nicht mehr, die lichten und unbelastenden Bereiche des Berufsalltags zu erkennen, sondern nahezu alles wird als eine drohende Belastung erlebt. Auch wenn die Ergebnisse keinen gesicherten Schluss erlauben, so zeigt sich jedoch eine Tendenz, dass Hochbelastete vor allem im zwischenmenschlich-kommunikativen Bereich die gravierendsten Probleme erleben.

Im Hinblick auf therapeutische Interventionen erscheint es vorrangig, die als übergroß, undifferenziert und diffus erlebte Belastung in kleinere Bereiche zu untergliedern und sie so einer Bearbeitung zugänglich zu machen. Tagebücher zur Selbstbeobachtung können hierfür von großem Nutzen sein. Aufgabe der Betroffenen ist es dabei, eine genaue Beschreibung der belastenden Situation abzugeben.

- Wie genau war die Belastungssituation (Ort, Zeit, anwesende Personen usw.)?
- Wie war die eigene Reaktion darauf (Gedanken, Selbstgespräche, Bewertungen, Gefühle, körperliche Reaktionen und Reaktionen im Verhalten)?
- Zu welchen Konsequenzen hat dies geführt (kurz- und langfristig)?

Eine solche Analyse liefert Hinweise, welche Ansatzpunkte zu einer Belastungsreduktion im Einzelfall günstig erscheinen. Eine langfristige Belastungsreduktion kann durch eine Veränderung der Umwelt (Stressoren) oder eine Veränderung der eigenen Person herbeigeführt werden (Wagner-Link 1995).

- Auf der Seite der **Stressoren** kann die Belastungsdosis z.B. durch systematisches Problemlösen, Zeitmanagement, Delegation von Aufgaben oder das Einholen von Unterstützung vermindert werden.
- Die **Person** betreffend können Veränderungen in Einstellungen, der Aufbau von Fertigkeiten, Entspannungsverfahren, die Pflege sozialer Beziehungen oder das bewusste Schaffen von Zufriedenheitserlebnissen zum Aufbau von Wohlbefinden beitragen.
- Eine dritte Möglichkeit ist es, in einer **akuten Erregungssituation** kurzfristig die Belastung zu reduzieren. Dazu können Spontanentspannung, Wahrnehmungslenkung, positive Selbstgespräche oder kontrollierte Abreaktion beitragen.

Homogenität der Belastung

In einem nächsten Schritt soll der Frage nachgegangen werden, wie einheitlich verschiedene Belastungsquellen erlebt werden. Zunächst lässt sich feststellen, dass – entgegen plausiblen Vermutungen – soziodemographische Variablen (z.B. Geschlecht, Schulart, Unterrichtsfach, Region oder Alter) zu keinen besonders bedeutsamen Unterschieden im Erleben von beruflichen Belastungen führen. Auch wenn sich verschiedene Lehrer darin unterscheiden, wie belastend sie verschiedene Bereiche in Absolutwerten einschätzen, so zeigt sich eine große Homogenität in Bezug auf die relativen Belastungswerte, d.h. welche

Belastung in Relation zu einer anderen als stärker bzw. schwächer eingestuft wird. Das Ausmaß der Belastungen durch Schüler wird am einheitlichsten bewertet: Der Umstand, dass Schüler während des Unterrichts schwatzen, unruhig sind oder Streitigkeiten austragen, wird am stärksten belastend erlebt. In dieser Einschätzung ist sich die überwiegende Mehrheit der Lehrer einig. Wenig Varianz zeigt sich ebenfalls in der Einschätzung der Belastung durch Verwaltungsaufgaben und defiziente strukturelle Rahmenbedingungen.

In einigen Variablen lässt sich eine größere Varianz zwischen verschiedenen Lehrern feststellen. Diese zeigt sich in Bezug auf die Belastung durch das Spannungsfeld Beruf-Familie, die Anforderungen, die das Curriculum stellt, und die Art und Weise des Umgangs mit spontan auftretenden Widrigkeiten der Arbeitsorganisation.

Eine Typologie des Belastungserlebens

Gerade die heterogenen Belastungsdimensionen sind bei der Frage entscheidend, ob sich verschiedene Typen hinsichtlich ihres Belastungserlebens identifizieren lassen. Während die Blickrichtung bis jetzt auf solchen Aussagen lag, die für alle Lehrer gleichermaßen gelten, ändert sich dies, sobald Typen untersucht werden. Bei Typologien ist vor allem interessant, worin sich die verschiedenen Typen unterscheiden. Das mathematische Verfahren, um solche Untergruppen zu identifizieren, ist die Clusteranalyse. Wendt (2001) konnte insgesamt neun verschiedene Typen identifizieren. Im vorliegenden Zusammenhang sollen diejenigen Typen fokussiert werden, die sich überdurchschnittlich hoch belastet zeigen (weitere Typologien: Grimm [1993] bezüglich kognitiver Variablen, z. B. Attributionen und Bewältigungsstrategien; Hirsch [1990] bezüglich Berufsverlauf und Identitätsentwicklung).

Nach dem Grad der Belastung geordnet, werden die Typen bei Wendt folgendermaßen benannt:

- **die generell Hochbelasteten**
- **die Ehrgeizigen**, die sich selbst fordern
- **die Theoretiker** mit Problemen in der pädagogischen Praxis; die Erziehungsfernen: Wissen und nicht Können
- **„die anderen"** als Störfaktor: Einschränkungen der sozialen Kompetenz
- **die Häuslichen:** Rückzug ins Private

Etwa 15 % aller Lehrer können dem Typus der **generell Hochbelasteten** zugeordnet werden. Er besteht zu zwei Dritteln aus der oben beschriebenen Extremgruppe der Hochbelasteten. Für Angehörige dieses Typs scheint es keinen unbelasteten Rückzugsraum zu geben. Während in allen Dimensionen die Belastung stark erlebt wird, ist sie in den Bereichen der akuten Probleme, des Curriculums und der Familie noch einmal besonders ausgeprägt. Gegenüber unvorhergesehenen und plötzlich auftauchenden Problemen kann nicht mit gelassener Improvisation reagiert werden. Bedrohung und Beklemmung machen sich breit. Auch vorhersehbare Anforderungen durch das Curriculum stellen eine erhebliche Belastung dar. Zu allem Überfluss wird der private Bereich als Stress erzeugend erlebt. Angehörige des Typs der generell Hochbelasteten sind überproportional häufig 45- bis 49-jährige Lehrer sowie solche Lehrkräfte, die ausbildungsfremd eingesetzt werden.

Ein zweiter Typ (14 %) kann als die sich selbst Fordernden, **die Ehrgeizigen**, charakterisiert werden und ist durch eine deutlich überhöhte Belastung gekennzeichnet. In dieser Gruppe finden sich überdurchschnittlich viele Funktionsträger, wie z. B. Fachleiter.

Belastungen werden vorrangig durch die curricularen Anforderungen, die schlechten strukturellen Rahmenbedingungen und durch Verwaltungsaufgaben erlebt. Möglicherweise werden diese Bereiche deshalb so belastend empfunden, weil die Angehörigen dieses Typs ihre Aufgaben sehr ernst nehmen und dabei hohe Ansprüche an sich haben. Wer allerdings zum Perfektionismus neigt, wird dadurch viel Stress ernten. So ist das Thema „meine Kompetenz in den Augen der anderen" überaus bedeutsam für diesen Typ. Der Bereich, der für die Befindlichkeit am entscheidendsten ist, hat das gelingende oder misslingende Miteinander mit den Schülern zum Inhalt.

Ein dritter, ebenfalls deutlich überdurchschnittlich belasteter Typ wird als **die Theoretiker** mit Problemen in der pädagogischen Praxis bezeichnet (8 %). Auffallend gering sieht sich dieser Typ von den fachlichen Anforderungen durch das Curriculum beeinträchtigt. Hingegen werden persönliche Schüler- und Elternkontakte als ungewöhnlich stark belastend erlebt. Die Rolle des Wissensvermittlers scheint diesem Typ mehr zu liegen als die des Erziehers. Dementsprechend sind massive Schwierigkeiten mit unruhigen und renitenten Schülern vorhanden.

Die Angehörigen des vierten Belastungstyps („die anderen" als Störfaktor) sehen die Hauptbelastungsquelle in anderen Menschen (11 %). Die Familie behindert die Unterrichtsvorbereitungen, die Eltern unterstützen außerschulische Aktivitäten nicht und verhalten sich anspruchsvoll, die Schüler werden als aufmüpfig und verweigernd erlebt, manche Kollegen verhalten sich unkooperativ und „die da oben" verlangen unnötige Verwaltungsarbeiten. Die Konstellation verweist auf erhebliche Schwierigkeiten im Umgang mit anderen Personen. Die Bereiche, in welchen Ansprüche an andere zu stellen sind, das Erleben von Ärger und Verletzlichkeiten sowie Konfliktfähigkeit sind bedeutend für das Befinden der Betroffenen. Hingegen können sie vergleichsweise gut mit unvorhergesehenen Problemen fertig werden und lassen sich durch strukturelle Defizite nicht aus der Ruhe bringen.

Die Angehörigen des fünften Belastungstyps (**die Häuslichen**) arbeiten vorwiegend in Teilzeit und empfinden verstärkt die Polarität von Berufs- und Privatleben (11 %). Sie neigen zum Rückzug ins Private. Kollegen werden als wenig hilfsbereit bzw. wenig wohlgesinnt erlebt. Als Gegenpol werden der familiäre Bereich und persönliche vertrauensvolle Gespräche mit Schülern und Eltern als angenehm wahrgenommen. Besondere Belastungen treten daneben vor allem dann auf, wenn eine ungünstige Arbeitsorganisation oder defizitäre Rahmenbedingungen zum Improvisieren „zwingen".

Für einen Moment soll die Perspektive der Belastung geändert werden und als positives Pendant die **„Entlastungstypen"** betrachtet werden.

- Unterdurchschnittlich belastet ist der Typ der **Autonomen und Selbstbewussten**. Dieser Typ scheint nach dem Motto „wenn man mich nur machen lässt, dann klappt es schon" seine alltäglichen Belastungen erfolgreich zu bewältigen, ohne Kontakt zu anderen zu benötigen oder zu wünschen.

- Noch weniger belastet zeigt sich der Typ der **Gründlichen**, die planen und vorbereiten. Alle Arbeiten, die planbar sind und vorbereitet werden können, belasten wenig. Vorbereitung nimmt den beruflichen Druck. Sie kostet aber Vorbereitungszeit, die der Familie fehlt. Unvorhersehbare Probleme, die Improvisation erfordern, stehen dem Stil der Gründlichen entgegen und stellen die größte Belastung dar.

Eindeutig am wenigsten belastet ist der Typ der **Engagierten**, der **Idealen** (8 %) und der Typ der Lässigen, der „alten Hasen", der Selbstsicheren und Erfahrenen (11 %).

- Die **Engagierten**, die **Idealen** investieren viel in eine gute Vorbereitung und Einarbeitung und haben es leicht mit Schülern und Eltern. Die Schüler bilden das Zentrum der gleichsam engagierten wie effizienten pädagogischen Anstrengungen.

- Über die Angehörigen des am wenigsten belasteten Typs schreibt Wendt (2001, S. 159): „Als **die Lässigen** können wir die Mitglieder dieses Clusters bezeichnen. Sie lassen sich nur von Wenigem stören und haben es wahrscheinlich geschafft, ihre Aufgaben auf das unbedingt Erforderliche zu reduzieren. Sie sind selbstsicher und gelassen. Diese Gelassenheit wird gefördert durch den Rückhalt in der Familie […]".

Belastung und Beanspruchung

Die subjektive Einschätzung von „Belastungsfaktoren" führt unweigerlich zu einer Vermischung von dem, was objektiv auf das Individuum von außen einwirkt (Belastung) und den individuell verschiedenen Auswirkungen (Beanspruchung) dieser Belastungen auf die Person (Semmer u. Udris 1995).

Objektive Umweltfaktoren sind gut anschaulich und werden daher bevorzugt im Zusammenhang mit Maßnahmen der Gesundheitsförderung diskutiert. In einer größeren Studie zum Burnout kommt Körner (2003) jedoch zu dem Schluss: *„Insgesamt konnten für die (objektiven) demographischen und berufsbiographischen Personenmerkmale (wie Geschlecht, Alter, Dienstalter, Fachschwerpunkt, Familienstand, Stellenart, Arbeitszeiten etc.) keine relevanten, statistisch absicherbaren Zusammenhänge nachgewiesen werden."* Beispielsweise sehen Lehrer in der Reduzierung der Klassenstärke die wichtigste Maßnahme zur Reduktion ihrer Beanspruchung (Körner 2003, S. 384). Allerdings konnte in Untersuchung I unter psychisch erkrankten Lehrern kein Zusammenhang der Klassengröße mit Beschwerdemaßen (SCL-90-R u. GBB) nachgewiesen werden. Dieser Befund ließ sich in Untersuchung II replizieren. Sofern solche Zusammenhänge vorhanden sind, scheinen sie komplexerer Natur zu sein. Im genannten Beispiel könnte die Anzahl „schwieriger" Schüler einen möglichen Zusammenhang moderieren.

Objektive Merkmale führen vor allem dann zu Beanspruchung und Stress, wenn sie für das Individuum (a) unbekannt sind, (b) als nicht kontrollierbar erlebt werden, (c) nicht vorhersehbar und (d) mehrdeutig bzw. intransparent sind (Kaluza 1996).

Bedeutsamer für das Ausmaß des psychischen Wohlbefindens ist die Art und Weise, wie Belastungen verarbeitet werden. Nach Lazarus und Folkman (1984) entscheiden die überdauernden Werthaltungen und Motivationen (commitments) einer Person sowie deren Kontroll- und Kompetenzüberzeugungen (beliefs) darüber, ob Situationen das eigene Wohlbefinden gefährden können. In welchem Ausmaß in einer bestimmten Situation Beanspruchung und Stress erlebt wird, hängt von der Bewertung dieser Situation (appraisal) und den zur Verfügung stehenden und ausgewählten Bewältigungsstrategien (coping) ab.

In den Untersuchungen im Rahmen des „Priener Lehrerprojektes" wurden möglichst viele objektive Belastungsfaktoren (s.o.) konstant gehalten, um so die personalen Faktoren genauer zu identifizieren, die im Zusammenhang mit dem Auftreten psychischer Störungen im Lehrerberuf stehen.

Nachdem bisher die Frage nach Art, Anzahl und Struktur von Belastungsfaktoren im Vordergrund stand, werden im Folgenden die persönlichen Haltungen, Überzeugungen, Bewältigungsstrategien und Reaktionstendenzen gegenüber solchen Belastungen sowie deren gesundheitliche Bedeutung betrachtet.

Arbeitsbezogene Verhaltens- und Erlebensmuster sowie Persönlichkeit

Das „Arbeitsbezogene Verhaltens- und Erlebensmuster" (AVEM) ist ein mehrdimensionales persönlichkeitsdiagnostisches Fragebogenverfahren (Schaarschmidt u. Fischer 1996; s. Kap. 6 S. 97 ff. in diesem Band). Das AVEM dient dazu, gesundheitsfördernde und gesundheitsgefährdende Faktoren in Bezug

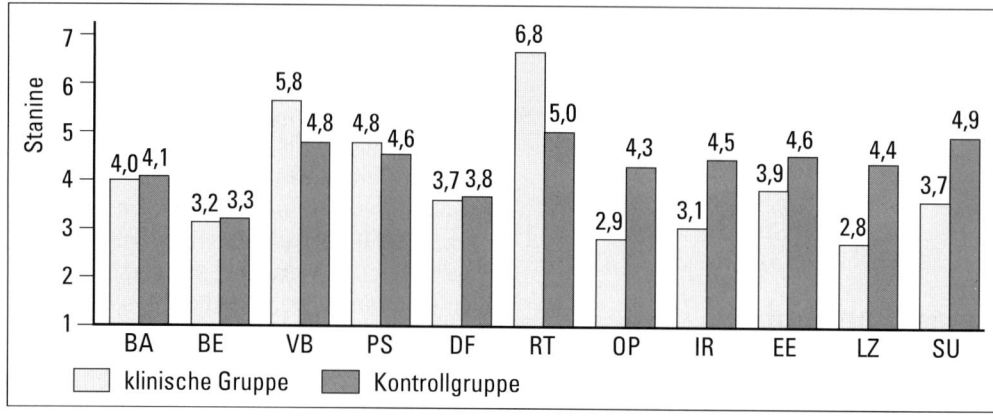

Abb. 8-3 AVEM-Werte der klinischen Gruppe und Kontrollgruppe (Untersuchung I). Signifikante Unterschiede (p < .05) mit Angabe der Effektstärke „d" (BA = subjektive Bedeutsamkeit der Arbeit, BE = beruflicher Ehrgeiz, VB = Verausgabungsbereitschaft d = .51, PS = Perfektionsstreben, DF = Distanzie-rungsfähigkeit, RT = Resignationstendenz bei Misserfolg d = .90, OP = offensive Problembewältigung d = .64, IR = innere Ruhe und Ausgeglichenheit d = .71, EE = Erfolgserleben im Beruf d = .40, LZ = Lebenszufriedenheit d = .93, SU = soziale Unterstützung d = .75).

auf das Berufsleben zu erfassen. Die Autoren gliedern die Skalen zu drei übergeordneten Bereichen: dem beruflichen Engagement, der Widerstandsfähigkeit gegenüber Belastungen und den berufsbegleitenden Emotionen. In Untersuchung I wurde die klinische Lehrergruppe mit der parallelen Kontrollgruppe im AVEM verglichen. Ergänzend fließen relevante Ergebnisse aus der Untersuchung der klinischen Gruppe mittels des Freiburger Persönlichkeitsinventars FPI-R (Fahrenberg et al. 1994) ein.

Verausgabungsbereitschaft

Im Bereich des Engagements für den Beruf erleben sich die erkrankten Lehrer im Vergleich zu ihren nicht erkrankten Kollegen deutlich stärker als solche Personen, die dazu neigen, sich über die persönlichen Kräfte hinaus für berufliche Belange zu verausgaben. Diese Tendenz, mehr zu arbeiten als man es selbst für gesundheitlich angemessen hält, ist bei den erkrankten Lehrern in Relation zur Allgemeinbevölkerung[4] stärker ausgeprägt (Abb. 8-3).

Distanzierungsfähigkeit

Gleichzeit zeigen alle untersuchten Lehrer gleichermaßen ungünstige Werte in ihrer Fähigkeit, sich von den beruflichen Anforderungen zu distanzieren. Ein Feierabend scheint kaum zu existieren. Freie Zeit kann nur unzureichend zur Erholung genutzt werden. Die Gedanken kreisen in der Freizeit um die Schule und die dort vorhandenen Probleme. Der Unterschied zwischen erkrankten und nicht erkrankten Lehrern besteht aber darin, dass die mangelnde Distanzierungsfähigkeit nur bei erkrankten Lehrern häufiger mit der Tendenz einhergeht, über die persönliche Leistungsfähigkeit hinaus zu arbeiten.

---

4 Der Ausdruck Allgemeinbevölkerung bezieht sich auf die Normierungsstichprobe des Verfahrens. Der Durchschnittswert der Allgemeinbevölkerung liegt in Abbildung 3 bei dem Stanine-Wert 5.

Perfektionsstreben

Die Ursache dieser Konstellation scheint nicht in einem gesteigerten Perfektionismus zu liegen. In der Tendenz, seine Arbeit häufig nachzukontrollieren, und dem Anspruch, stets ohne Fehl und Tadel zu arbeiten, ergeben sich weder zwischen den Lehrergruppen Unterschiede noch lassen sich Auffälligkeiten im Vergleich zur Allgemeinbevölkerung beobachten.

Ein (zu) starkes Engagement für berufliche Belange muss nicht zwangsläufig zu einem geminderten Wohlbefinden führen. Die innere Verbundenheit zum Beruf könnte in diesem Zusammenhang eine wichtige Moderatorvariable sein. Ihr Fehlen kann als innere Kündigung verstanden werden (vgl. Kap. 4 S. 69 ff. in diesem Band). Im AVEM erfassen die Dimensionen „Bedeutsamkeit der Arbeit" und „Beruflicher Ehrgeiz" Aspekte einer solchen inneren Verbundenheit und Identifikation mit dem Beruf.

Beruflicher Ehrgeiz

Der Wunsch nach beruflichem Erfolg im Sinne des Weiterkommens in der eigenen Karriere liegt bei allen untersuchten Lehrern auf demselben niedrigen Niveau. Er ist im Vergleich zur Allgemeinbevölkerung sehr viel schwächer ausgeprägt.

Eine mögliche Erklärung kann darin gesehen werden, dass im Lehrerberuf psychosoziale Berufsziele im Vordergrund stehen, wie z. B. der Umgang mit jungen Menschen (vgl. Ulich 1996a). Karrierechancen wie in der freien Wirtschaft mit hohen Verdienst- oder Aufstiegsmöglichkeiten liefert dieser Beruf kaum. Es kann angenommen werden, dass Menschen mit entsprechend starken Ambitionen auf eine berufliche Karriere nicht den Lehrerberuf wählen. Insofern würde hinsichtlich des beruflichen Ehrgeizes eine Negativselektion vorliegen.

Der berufliche Ehrgeiz kann aber nicht gleichgesetzt werden mit einer allgemeinen Tendenz, ehrgeizig und aktiv zu handeln, Aufgaben energisch anzugehen und sie effizient zu bewältigen. Diese Eigenschaft wird im FPI-R durch die Dimension der Leistungsmotivation erfasst. Die erkrankten Lehrer zeigen in ihrer allgemeinen Leistungsorientierung Werte, wie sie dem Durchschnitt von Angehörigen anderer Berufsgruppen entsprechen. Gleichzeitig geben diese Lehrer eine stärkere soziale Orientierung als die Normstichprobe ($p < .001$; $d = .52$). Soziale Verantwortlichkeit für andere Menschen, Hilfsbereitschaft und eine Motivation zur Hilfe und Fürsorglichkeit stellen Werte dar, die in besonderem Maße zu beobachten sind. Dabei liegen keine Anhaltspunkte vor, diese sozial ebenso erwünschten wie wünschenswerten Wertvorstellungen könnten Ausdruck einer Neigung sein, in einem besonderen Maße auf „guten Eindruck" bedacht zu sein (FPI-R Offenheit). So besteht im Selbstbild der erkrankten Lehrer eher eine Motivation, sich für andere zu engagieren, als berufliche Karriereziele zu erreichen.

Bedeutsamkeit der Arbeit

Einerseits fehlt dieser Aspekt der inneren Verbundenheit zum Beruf. Andererseits wäre es aber plausibel anzunehmen, die starke soziale Orientierung könne dazu führen, dass ein psychosozialer Beruf, wie der des Lehrers, als subjektiv sehr bedeutsam erlebt wird. Dieser Beruf böte zumindest theoretisch eine günstige Möglichkeit, die soziale Orientierung zu verwirklichen. Jedoch liegen die aktuellen Werte für die Dimension der „Bedeutsamkeit der Arbeit" im Vergleich zur Allgemeinbevölkerung für beide Lehrergruppen – Erkrankte wie nicht Erkrankte – gleichermaßen im unterdurchschnittlichen Bereich. Offenbar hat sich die Verbundenheit mit dem Beruf im Verlauf der Berufsbiographie sehr einschneidend verändert. Während 59 % der später erkrankten Lehrer ihren Beruf anfangs als Wunschberuf ansahen, geben im Rückblick nur noch 18 % an, diesen Beruf sicher noch einmal ergreifen zu wollen.

Ein innerer Rückzug vom Beruf beschreibt zunächst lediglich eine Bewegung auf einer gedachten Dimension der Annäherung und des Abstandes. Der Blick auf die weiteren AVEM-Dimensionen kann helfen, die „emotionale Bedeutung" dieses Rückzugs näher zu beschreiben. An dieser Stelle treten die größten Unterscheide zwischen erkrankten und nicht erkrankten Lehrern auf.

Resignationstendenz und offensive Problembewältigung

Während die nicht erkrankten Lehrer sich von der Allgemeinbevölkerung nur durch eine niedrigere offensive Problembewältigung unterscheiden, zeigen die erkrankten Lehrer in jeder Dimension stark abweichende Werte. Dabei sind die Unterschiede zur Allgemeinbevölkerung stets ausgeprägter als die zu den nicht erkrankten Kollegen.

Es wird deutlich, dass der innere Rückzug der psychisch erkrankten Lehrer einen stark resignativen Charakter hat. Damit einhergehend werden die anstehenden Probleme und Schwierigkeiten kaum mehr offensiv bewältigt.

Innere Ruhe und Ausgeglichenheit

Innere Ruhe und Ausgeglichenheit sind nur noch rudimentär vorhanden. Die Werte in den FPI-R-Dimensionen Erregbarkeit (p < .001; d = .95) und Beanspruchung (p < .001; d = 1.10) vervollständigen dieses Bild. Statt Ausgeglichenheit hat sich ein breites Gefühl von Überforderung, Nervosität, Mattigkeit, Erschöpfung und Anspannung festgesetzt. Werden die eigenen Ressourcen als erschöpft wahrgenommen, treten verstärkt Erregbarkeit und Reizbarkeit auf. Probleme bestehen darin, leicht aus der Ruhe gebracht werden zu können und

mit Ärger inadäquat umzugehen. Dies kann sich in aggressiven, unbedachten Äußerungen oder Drohungen ausdrücken. Es besteht ein Defizit, Dinge leicht zu nehmen. Stattdessen wird oft empfindlich oder hastig auf Unwichtiges reagiert.

Erfolgserleben im Beruf und Lebenszufriedenheit

Die Zufriedenheit mit den bisher im Beruf erreichten Erfolgen ist für die erkrankten Lehrer niedriger und in Bezug auf die allgemeine Zufriedenheit mit dem Leben ist sie nochmals deutlich niedriger ausgeprägt. Die sehr niedrigen Werte in der Lebenszufriedenheit (p < .001; d = .90), wie sie im FPI-R erfasst wird, drückt ein Grübeln darüber aus, im Leben nicht das verwirklicht zu haben, was an Wünschen und Fähigkeiten in einem steckt.

Die Mittelwertunterschiede im Bereich der Lebenszufriedenheit sind sehr stark ausgeprägt. Die Operationalisierung der Lebenszufriedenheit im AVEM erfasst die Bewertung der persönlichen Vergangenheit, Gegenwart und Zukunft. Nach Beck et al. (1992) ist die negative Sicht der eigenen Person und der Zukunft – neben der negativen Sicht der Welt – das zentrale Kennzeichen der Depression. In diesem Sinne kann die Lebenszufriedenheit als ein Indikator für das Ausmaß an depressiver Störung angesehen werden.

Soziale Unterstützung

Die negative Sicht auf die Umwelt zeigt sich im AVEM darin, dass die Menschen in der nahen Umgebung als deutlich weniger unterstützend wahrgenommen werden. Dies bezieht sich vor allem auf Unterstützungsquellen im privaten Bereich.

Da das AVEM den wichtigen Aspekt der *arbeitsbezogenen* sozialen Unterstützung nicht explizit erfasst, ergab sich die Notwendigkeit, diese mit einem weiteren Instrument gesondert zu erheben. Van Dick et al. (1999a) entwickelten ein ökonomisches Verfahren zur Erfassung der erlebten sozialen Unterstützung in Bezug auf berufliche Anforderungen. Dabei wird die soziale Unterstützung hinsichtlich vier verschiedener Quellen (Schulleitung, Kollegium, Schüler und Partner/Freunde) erfragt.

Beide Lehrergruppen geben an, dass sie von einer Unterstützungsquelle aus dem privaten Bereich die stärkste Unterstützung im Bezug auf die beruflichen Anforderungen erfahren. Gefolgt wird dies jeweils von der Unterstützung durch Kollegen, Schulleitung und Schüler (Abb. 8-4). Auch wenn die relative Gewichtung der verschiedenen Unterstützungsquellen identisch ist, so ist das absolute Ausmaß in allen Dimensionen z.T. sehr verschieden. Die deutlichsten Unterschiede zwischen erkrankten und nicht erkrankten Lehrern sind in Bezug auf die als fehlend wahrgenommene Unterstützung durch Schulleitung und Kollegen ($p < .001$; $d = .89$) zu beobachten.

Entscheidende Unterschiede

In den bisherigen Ausführungen wurde jede Dimension separat betrachtet. Die verschie-denen Dimensionen sind allerdings nicht unabhängig voneinander und stehen in vielfacher wechselseitiger Beziehung. Multivariate statistische Verfahren wie die Diskriminanzanalyse können solchen komplexen Zusammenhängen gerecht werden. Die Diskriminanzanalyse wird eingesetzt, um herauszufinden, durch welche Dimensionen Unterschiede zwischen Gruppen am besten erklärt werden können. Aufgrund der komplexen Beziehungen der Variablen untereinander müssen dies nicht zwangsläufig dieselben Dimensionen sein, in denen sich die Mittelwerte maximal unterscheiden.

Vor dem Hintergrund der bisherigen Ergebnisse soll daher die Frage geklärt werden, welche Faktoren zur größtmöglichen Trennung zwischen den erkrankten und den nicht erkrankten Lehrern führen. Diese Dimensionen könnten den entscheidenden Unterschied zwischen psychischer Gesundheit und psychischen Störungen ausmachen. Berechnet wurde eine schrittweise Diskriminanzanalyse unter Berücksichtigung der AVEM-Dimensionen sowie der vier Dimensionen der sozialen Unterstützung nach van Dick et al. (1999a).

Als Ergebnis konnten die Resignationstendenz, die soziale Unterstützung durch Kollegen, die Distanzierungsfähigkeit sowie die Lebenszufriedenheit als die entscheidenden

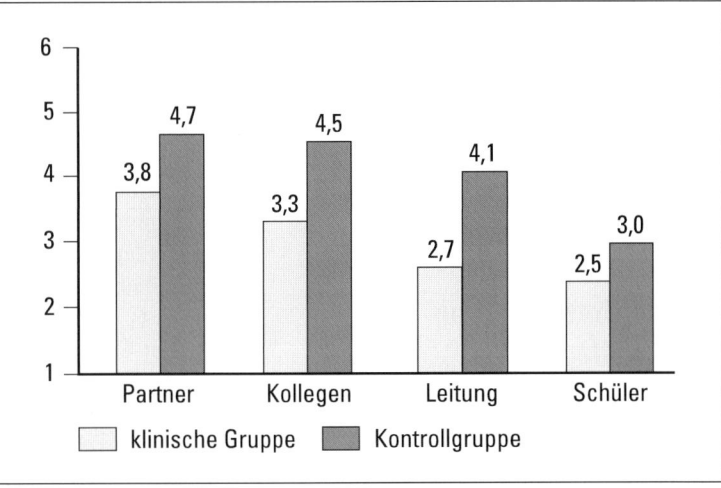

Abb. 8-4 Soziale Unterstützung in der klinischen Gruppe und Kontrollgruppe (Untersuchung I). Signifikante Unterschiede ($p < .05$) mit Angabe der Effektstärke „d" (Unterstützung durch Partner $d = .62$, Kollegen $d = 89$, Schulleitung $d = .81$, Schüler $d = .38$. Skalierung: 1 = überhaupt keine Unterstützung, 6 = völlige Unterstützung).

Tab. 8-3 Ergebnisse der schrittweisen Diskriminanzanalyse.

Eigenwert	Kanonische Korrelation	Wilks-Lambda	Chi-Quadrat	df	Signifikanz
.540	.592	.649	63.443	4	.000

Tab. 8-4 Klassifizierungsergebnisse.

		Vorhersage in %		
		Klinische Gruppe	Kontrollgruppe	N
Daten in %	Klinisch	70.2	29.8	84
	Kontroll	26.2	73.8	84

Anmerkung: 72,0 % korrekte Zuordnung der Klassifizierungsergebnisse. Kreuzvalidierung nach Leave-one-out-Methode 70,8 %.

gesundheitsrelevanten Faktoren identifiziert werden (Tab. 8-3 und 8-4).

Lebenszufriedenheit

Eine geringe Lebenszufriedenheit kann – wie oben ausgeführt – als ein Indikator für die überwiegend vorhandenen depressiven Störungen interpretiert werden. Die Lebenszufriedenheit beschreibt damit mehr einen Zustand, als dass sie direkte Ansatzpunkte für therapeutische Interventionen böte.

Die beiden intrapsychischen Bewältigungsformen der Distanzierungsfähigkeit und Resignationstendenz sowie die umweltbezogene Bewältigungsressource der sozialen Unterstützung lassen praktische Ansatzpunkte für Interventionen ableiten.

Soziale Unterstützung durch Kollegen

Die aufgefundene zentrale Bedeutung der Unterstützung steht in Übereinstimmung mit zahlreichen Studien, die positive Effekte des sozialen Rückhalts bzw. der sozialen Unterstützung auf das psychische und physische Wohlbefinden nachweisen konnten (z. B. Schwarzer u. Leppin 1989; Kramis-Aebischer 1995; van Dick 1999a; aber Barth 1992).

Da die meisten Untersuchungen querschnittlich durchgeführt wurden, ist zu beachten, dass ein Mangel an Unterstützung sowohl Ursache als auch Ausdruck einer Erkrankung sein kann (Schwarzer u. Leppin 1989). Diese allgemeinen Zusammenhänge im Bereich der Unterstützung können nun spezifiziert werden. Im Lehrerberuf ist die Unterstützungsquelle „Kollegen" der gesundheitliche Kernaspekt. Im Zusammenhang mit dem Auftreten psychischer Störungen oder dem Erhalt der Gesundheit kommt dieser Art der Unterstützung eine zentrale Rolle zu.

Sinnvolle Konsequenzen im Hinblick auf die Gesundheitsförderung könnten sowohl auf Systemebene (z. B. Schulbehörden), Schulebene (z. B. Schulleitung) als auch auf individueller Ebene liegen. Psychotherapie setzt bei der Veränderung des Individuums an. Immer dann, wenn eine Veränderung der Umwelt nicht wahrscheinlich scheint, ist dies die Möglichkeit der Wahl, zur Steigerung des Wohlbefindens beizutragen. Durch die unterstützte Veränderung des eigenen Erlebens und Verhaltens gewinnt das Individuum Möglichkeiten, selbstbestimmt auf das eigene Wohlbefinden Einfluss zu nehmen. Damit ist ihm nicht die Frage von Schuld oder Unschuld an der eigenen psychischen Lage gestellt. Es geht vielmehr darum, was der Einzelne – unter der gegebenen äußeren Realität – zur Förderung seiner eigenen psychischen Gesundheit tun kann. Unter diesem Vorzeichen können für das therapeutische Setting folgende Fragen weiterführend sein:

- Gibt es dysfunktionale Denk- und Bewertungsmuster, die es erschweren, eine tatsächlich vielleicht häufig gewährte Unterstützung entsprechend wahrzunehmen?
- Besteht die Bereitschaft, aus dem Einzelkämpfertum herauszutreten, Schwächen und Ängste einzugestehen und der Umwelt so die eigene Unterstützungsbedürftigkeit mitzuteilen? Woran können Kollegen unzweifelhaft erkennen, dass Unterstützungsbedarf besteht?
- Welche unausgesprochenen Erwartungen und Ansprüche bestehen hinsichtlich der Balance zwischen dem Geben und Nehmen von Unterstützung?
- Wie können andere motiviert werden, gerne Unterstützung anzubieten? Gerade die mit Depressivität verbundene Reizbarkeit und fehlende Fähigkeit, Dinge leicht nehmen zu können, wirkt sich oft unbemerkt kontraproduktiv aus.

Distanzierungs- und Erholungsfähigkeit

Neben der als fehlend wahrgenommenen Unterstützung durch Kollegen erweist sich die Fähigkeit, in der Freizeit gedanklich von den Anforderungen und Problemen der Arbeit Abstand zu gewinnen, als überaus wichtig. Die Förderung der Erholungsfähigkeit sollte Inhalt therapeutischen Arbeitens sein. Dabei kann eine hilfreiche – wohl zeitlos gültige – innere

Überzeugung bezüglich der Balance zwischen Arbeit und Erholung aufgebaut werden: „Jede Angelegenheit hat ihre Zeit, und jede Sache hat ihre Stunde unter dem Himmel" (nach Kohelet 3,1, zit. in Brandenburg 1989).

- Wie können Rituale entwickelt werden, die das Ende der täglichen Arbeit anschaulich machen?
- Wird Erholung als ein Wert angesehen und besteht die Selbsterlaubnis zum Genießen der Freizeit?
- Welche Themen bestimmen die Gespräche in der Freizeit? Besteht die Disziplin, bezüglich der Beschäftigung mit beruflichem Ärger und Problemen Askese üben zu können?
- Was sind angenehme Tätigkeiten, die ein Gegengewicht zum Kreisen um die Arbeit bilden könnten? In welcher Form können sie fest in den Wochenrhythmus eingebaut werden?
- Sind berufliche Anforderungen so bedeutsam, dass ihnen erlaubt wird, einen großen Teil der Erholungszeit zu beanspruchen?

Resignationstendenz bei Misserfolg

Weiterführende Analysen (vgl. Lehr 2001) zeigten, dass der Kernunterschied zwischen gesunden und erkrankten Lehrern in der Resignationstendenz bei Misserfolg liegt.

Daher wird im Folgenden darauf vertieft eingegangen. Resignation als Zustand kann nach Bandura (1997) als eine Kombination von Erwartungshaltungen beschrieben werden. Danach resultiert Resignation aus der Überzeugung einer negativen Selbstwirksamkeit (self-efficacy) bei gleichzeitiger negativer Ergebniserwartung (outcome expectancies). Ein Beispiel wäre die Überzeugung: „Ich selbst kann keinen Unterricht machen, der Interesse bei Jugendlichen weckt (negative Selbstwirksamkeit), und selbst wenn irgendjemand einen sehr ansprechenden Unterricht gestalten könnte, würde dies sowieso nicht ein

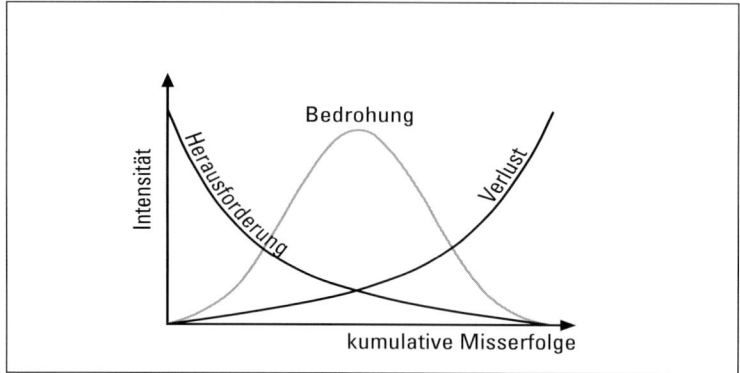

Abb. 8-5 Resignationsprozess bei fortgesetztem Misserfolgserleben: Veränderungen im primary appraisal bei andauerndem Misserfolg bilden den Resignationsprozess. Abbildung nach Jerusalem (1990).

interessiertes Mitarbeiten der Schüler auslösen (negative Ergebniserwartung)."

Resignation kann auch als Prozess beschrieben werden. Jerusalem (1990) versteht Resignation als ein fortgesetztes Misserfolgserleben (Abb. 8-5). Den Hintergrund dieser Vorstellung bildet das transaktionale Stressmodell nach Lazarus und Folkman (1984). Kann eine bestimmte Anforderung nicht erfolgreich bewältigt werden, so besteht zunächst die Tendenz zu einem erneuten optimistisch geprägten Bewältigungsversuch: Die Anforderung stellt eine Herausforderung dar. Es werden Anstrengungen unternommen, um einem möglichen Kontrollverlust entgegenzuwirken. Das Vertrauen in die eigenen Fähigkeiten ist vorhanden. Setzen sich Misserfolgserlebnisse jedoch fort, nimmt die Bedrohlichkeit der Situation allmählich zu und wird schließlich als dominierend wahrgenommen.

Die Überzeugung, auf ein positives Ergebnis in einer Situation hinwirken zu können, ist zwar vorhanden, obgleich sich Unsicherheit bezüglich der eigenen Fähigkeiten einstellt. Sind die Einschätzungen von Herausforderung und Verlust gleich stark, herrscht maximale Ungewissheit bezüglich der eigenen Kompetenzen. Bei fortgesetztem Misserfolgserleben lösen die Anforderungen immer stärker Kognitionen und Emotionen aus, die sich auf vergangene Schädigungen und Verluste bezüglich des persönlichen Wohlbefindens beziehen. Versagen und Kontrollverlust werden als der wahrscheinliche Ausgang einer Situation eingeschätzt. Am Ende dieses Prozesses herrschen Resignation und Hilflosigkeit vor.

Unrealistische Ansprüche an den Lehrerberuf, Misserfolge und psychische Gesundheit

Zur Identifikation von Risikofaktoren für einen „Resignationsprozess" bei Lehrern wären Längsschnittstudien mit einer Laufzeit von zwei bis drei Jahrzehnten notwendig. Diese liegen jedoch nicht vor. Retrospektive Untersuchungen können versuchen, Prozesse aus der Rückschau zu beschreiben. Ihre kausale Interpretation sollte jedoch sehr zurückhaltend geschehen. Zumindest bildet sich in ihnen die aktuelle Konstruktion der eigenen Vergangenheit angemessen ab. Diese ist therapeutisch gut nutzbar.

Wie könnte es nun zu dem „Resignationsprozess" gekommen sein, an dessen Ende psychosomatische Störungen stehen können? Einige Autoren sehen den Aspekt der anfänglichen Begeisterung für den Beruf als erste Stufe des Burnouts. Dem liegt die Annahme zugrunde, dass nur der ausbrennen könne, der zuvor in Begeisterung entflammt gewesen sei. Nach Edelwich und Brodsky (1984) stellt die Begeisterung die erste Phase des späteren Burnouts dar.

Pfadanalytische Untersuchungen (Schmitz u. Leidl 1999) im nicht-klinischen Bereich zeigen jedoch, dass weniger die Begeisterung für den Beruf der entscheidende Faktor für Ausbrennen ist. Als bedeutsam erwiesen sich vielmehr unrealistische Erwartungen, die über Enttäuschungen und Misserfolg zu Burnout führen. Die anfängliche Berufsbegeisterung (Beispielitems: „Ich war total begeistert", „Ich war voller Ideen", „Ich war sehr engagiert") stellt keinen Prädiktor für Ausbrennen dar. Sofern diese Ergebnisse Gültigkeit beanspruchen, sollten sie sich an klinischen Stichproben validieren lassen (ausführlich: Schmitz et al. 2002b).

Dysfunktionale und unrealistische Erwartungen lassen sich durch folgende Kriterien erfassen: Auf einer formalen Ebene sind sie abstrakt, unkonkret und nebulös definiert (z. B. „Ich wollte *etwas* verbessern"). Gleichzeitig haben sie hoch ambitionierte, sozial wünschenswerte Inhalte (z. B. „Ich wollte etwas *verbessern*").

Derartige Erwartungen sind in mehrfacher Hinsicht problematisch. Sofern diese abstrakten Oberziele nicht durch spezifische Unterziele operationalisiert werden, können keine konkreten Handlungen zur Zielerreichung initiiert werden. Ziele können jedoch nicht anders als über viele kleine konkrete Handlungen erreicht werden. Aufgrund ihrer formalen Struktur sind abstrakte Zielvorstellungen zudem für einen Ist-Soll-Vergleich unbrauchbar. Sie informieren nicht über den Grad der Zielerreichung, da z. B. nicht spezifiziert ist, woran eine Verbesserung erkannt wird. Die Rückmeldefunktion eines Zieles entfällt weitgehend. Da die genannten Ziele – gemessen an der schulischen Realität – inhaltlich zudem schwerlich erreichbar sind, führen sie fast zwangsläufig zu Misserfolgserleben.

Auf der Suche nach potenziellen Risikofaktoren wurden eine Gruppe psychosomatisch erkrankter Lehrer (N = 79) und eine Kontrollgruppe (N = 96) nach ihren Erwartungen, Zielen und Gefühlen zum Zeitpunkt des Berufsbeginns befragt. Auf dem Hintergrund der Diskussion über die Bedeutung von Begeisterung als Risikofaktor wurde diese ebenso erfasst wie sechs teils realistische und teils unrealistische Zielvorstellungen sowie (emotionale) Erwartungen an den Beruf.

Diskriminanzanalytische Untersuchungen bestätigen die Vermutung, dass die zu Berufsbeginn entflammte Begeisterung für den Lehrerberuf nicht zur Trennung der Gruppen beiträgt.

Die Betrachtung der absoluten Werte zeigt an, dass beide Gruppen anfangs mit Begeisterung in ihren Beruf gestartet sind (Klinikgruppe 2.13, Kontrollgruppe 2.19, p =.61. Der Wert 1 zeigt maximale Berufsbegeisterung, der Wert 5 deren Abwesenheit). Entscheidend scheint zu sein, in welche Zielrichtung diese Begeisterung jeweils gelenkt wird.

Die Erwartung, der Lehrerberuf könne der Ort sein, am dem man sich wirksam für die Veränderung und Verbesserung von „etwas" oder „der Welt" einsetzen kann, in Verbindung mit dem Wunsch, die Kollegen (dazu) zu motivieren und von diesen auf einer emotionalen Ebene Anerkennung zu erhalten, scheint besonders problematisch zu sein. Dieser Faktor umfasst Aussagen wie „ich hatte erwartet, dass ich Kollegen motivieren könnte;... dass ich von Kollegen gemocht werde;... dass ich Anerkennung für meine Leistungen erhalte". Während man von Freunden gemocht wird, wird man von Kollegen eher geschätzt. Schüler zeigen es nur selten, wenn sie ihren Lehrer mögen. Demgemäß erweist sich eine Haltung der unrealistischen Leistungsansprüche an sich selbst als problematisch. Sie drückt sich in der Erwartung aus, mehr als nur einen Beruf auszuüben, in dem Ziel, mehr als bloßes Wissen zu vermitteln, und dem Wunsch, neue pädagogische Methoden einzusetzen. Auch hier scheint das abstrakte „mehr-als-nur-Ziel" einer erfolgreichen Zielerreichung abträglich zu sein. Der Wunsch nach neuen pädagogischen Methoden muss von der Vorstellung begleitet sein, was genau darunter zu verstehen ist. Zudem ist ein konkretes Handlungswissen für deren erfolgreiche Umsetzung notwendig.

Schließlich trennen die Erwartungen an den Teamgeist und an das Interesse der Schulleitung erkrankte von nicht erkrankten Lehrern. Diese Erwartung erweist sich offenbar als unrealistisch. Möglicherweise hängt dies mit dem Umstand zusammen, dass Schulleiter keine ausreichende Ausbildung im Bereich des Personalmanagements erhalten. Gelungene Personalführung wird daher vom zufällig vorhandenen Geschick der jeweiligen Schulleitung abhängig gemacht.

Die Annahme, von Kollegen instrumentelle Unterstützung, wie z. B. Tipps beim Berufsbeginn, zu bekommen, und die Erwartung, anfangs beim Unterrichten unsicher zu sein, wurden als realistisch eingeschätzt. Beide Dimensionen tragen nicht zur Trennung der Gruppen bei.

Die Studie liefert somit empirisch fundierte Hinweise, dass unrealistische Ziele und Erwartungen über das damit verbundene Misserfolgserleben zu Resignation, psychosomatischen Störungen und vor allem Depression führen können.

Funktionale Zielsetzung und Berufserfolg

Die Bedeutung der Zielvorstellung für beruflichen Erfolg wird bei Locke und Latham (2002) dargestellt. Sie nehmen an, dass Ziele die Richtung, Intensität und Persistenz des Verhaltens sowie die Strategien zur Zielerreichung bestimmen. Sollen Ziele zum Erfolg führen, so müssen sie zugleich herausfordernd und schwierig sowie spezifisch definiert sein (Abb. 8-6). Locke und Latham können zeigen, dass schwierige Ziele zu besseren Leistungen führen. Das persönliche Fähigkeitslimit entscheidet jedoch darüber, wann schwierige Ziele zu unerreichbaren „Mondzielen" wer-

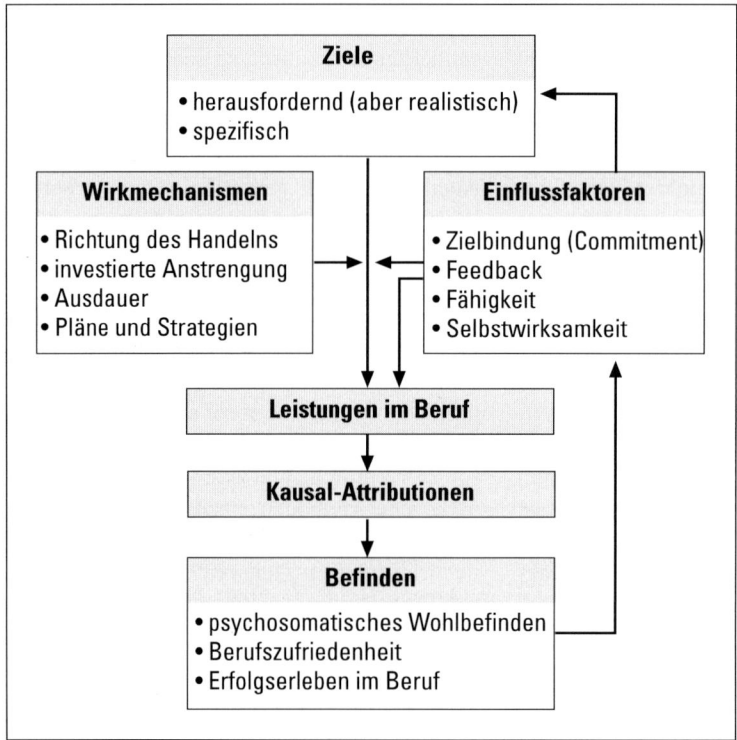

Abb. 8-6 Theoretisches Modell zu beruflichen Zielen und psychischem Befinden. Modell in Anlehnung an Nerdinger (1995).

den. Zugleich müssen die gesetzten Ziele spezifisch sein. Bei spezifischen Zielen ist die Handlungswahl konkreter festgelegt und das Erreichte kann eindeutiger bewertet werden. Auf einer individuellen therapeutischen Ebene können folgende Fragen zur Klärung dienen:

- Wie können die eigenen Erwartungen und Ziele an den Lehrerberuf expliziert und damit bearbeitbar gemacht werden?
- Erlauben die Zielvorstellungen Ableitungen konkreter Handlungen, die zur Zielerreichung geeignet sind?
- Gibt es eindeutige Merkmale, die Auskunft geben können, ob ein Ziel erreicht wurde oder nicht?
- Sind die Zielvorstellungen aus eigenen Vorerfahrungen abgeleitet bzw. aus den Beobachtungen konkreter Vorbilder und Modelle gespeist?
- Oder bilden eher vage und theoretische Vorstellungen, wie ein guter Lehrer zu sein hätte, die Grundlage eigener Zielvorstellungen?

Der Zusammenhang von Erfolgen mit herausfordernden und zugleich spezifischen Zielen wird durch zwei Faktoren moderiert: **Zielbindung** (commitment) und **Feedback**. Während zu Berufsbeginn Begeisterung zu beobachten war, scheint diese innere Verbundenheit mit dem Beruf später kaum noch vorhanden zu sein (vgl. oben). Kann solches Commitment wieder zurückgewonnen werden?

Aus therapeutischer Sicht ist entscheidend, ob Lehrer mit unrealistischen Erwartungen zu einer Veränderung von Zielen und deren Umformulierung bereit sind. Erweisen sich Ziele – gemessen an der schulischen Realität – als unrealistisch, so kann diese Ist-Soll-Diskrepanz in assimilativer oder akkommodativer Weise bewältigt werden (vgl. Rothermund u. Brandtstädter 1997). **Assimilative Bewältigung** behält das Erwünschte oder Gesollte unverändert bei. Alle Anstrengungen werden unverändert auf die Zielerreichung gerichtet. Sind jedoch die Ziele unrealistisch oder stehen funktionale Handlungsmöglichkeiten nicht

zur Verfügung, stellt sich zwangsläufig Misserfolg ein.

Akkommodative Bewältigung bedeutet eine Anpassung und Neuformulierung der Ziele, Ambitionen und Selbstbewertungsstandards entsprechend den Möglichkeiten der vorgefundenen Situation. Veränderte Standards lassen Erfolgserleben wieder zu und fördern dadurch die Bindung an die modifizierten Zielvorstellungen.

Schließlich setzt das Erreichen von beruflichem Erfolg informatives und bewertendes **Feedback** voraus. Am günstigsten erweist sich nach Locke und Latham (2002) eine Mischung aus informativem und positivem Feedback. Zum einen erfordert dieser Aspekt von dem einzelnen Lehrer die Bereitschaft, aus dem Einzelkämpfertum herauszutreten, Feedback zu suchen und anzunehmen. Zum anderen ist jedoch zu fragen, inwieweit es Ausbildern gelingt, eine konstruktive Feedbackkultur in der Lehrerausbildung zu implementieren.

- Was unternehmen Ausbilder und Schulleiter dafür, dass Lehrer sie als Unterstützer und Ratgeber für schwierige Unterrichtssituationen wahrnehmen können, die durch kompetentes Feedback coachen und fördern?
- Welches Verhalten von Ausbildern führt dazu, dass Unterrichtsbesuche als extreme Belastung wahrgenommen werden? Geht es dabei darum, das Erfolgserleben eines Lehrers durch hilfreiche Ratschläge zu fördern, oder soll dieser den eigenen – empirisch nicht begründeten – pädagogischen Vorlieben möglichst gut entsprechen?

Abschließend soll an diesem Beispiel hervorgehoben werden, dass zur Verbesserung der gesundheitlichen Situation von Lehrkräften – neben den Veränderungen auf individueller Ebene – Verbesserungen auf Schul- und Systemebene notwendig sind. In diesem Zusammenhang liefern die Untersuchungen keine empirischen Hinweise, die eine allgemeine Reduzierung der Klassenstärke als sinnvoll erscheinen lassen würden. Zur Förderung der Lehrergesundheit scheint es aber essenziell notwendig zu sein, eine den persönlichen Ressourcen entsprechende *kritische Menge* an „schwierigen Schülern" zu bestimmen. Ist diese überschritten, sollten Verantwortliche (Schulleitung, Schulbehörden etc.) – ihrer Fürsorgepflicht entsprechend – stützende Maßnahmen einleiten. Dazu könnte die klassenspezifische Reduzierung der Anzahl von Problemschülern ebenso gehören wie die Bereitstellung einer zweiten Aufsichtsperson (Lehrkraft, Pädagoge, Elternteil).

Teil III

Das System Schule

9

Lehrerbiographien zwischen Anforderungen und Ressourcen im System Schule[1]

Bernhard Sieland

Lehrer zu sein ist für viele ein schöner, aber auch schwerer Beruf. Für manche ist er zu schwer, denn längst nicht jeder kann während der Ausbildung ausreichende Berufsfähigkeiten hierzu erwerben. Oft ist der Lehrerberuf allerdings unnötig schwer – aus vermeidbaren Gründen. Die Struktur und Finanzierung des Bildungssystems, die Auswahl der Studienanfänger, die Stationen der Ausbildung und die Rahmenbedingungen der Berufsausübung könnten ebenso verbessert werden wie die wenig effektiven Strategien, mit denen manche Lehrer ihre Belastungen zu bewältigen versuchen. Diese „hausgemachten" Erschwernisse in einem wichtigen Beruf sollen in diesem Kapitel im Vordergrund stehen. Sie sind in Berufen mit personenbezogenen Dienstleistungen ein doppeltes Ärgernis, weil hier Wechselwirkungen zwischen dem Grad an Leistungsfähigkeit und Gesundheit der Lehrer einerseits und dem ihrer Schüler andererseits auf der Hand liegen. Demotivierte Pädagogen können ihre Schüler nicht motivieren. Einige Zahlen sollen die Dimension des Problems verdeutlichen.

Im Jahre 2000 wurden bundesweit rund 9,9 Millionen Schüler in allgemein bildenden Schulen von rund 883 000 Lehrkräften unterrichtet. In dieser Zeit hatten sich rund 156 000 Studierende an unseren Universitäten für ein Lehramtsstudium eingeschrieben, um damit eine Erfolg versprechende Berufsbiographie aufzunehmen. Dennoch liegt die Schwundrate durch Studienwechsel und -abbruch bis zum ersten Staatsexamen bundesweit bei rund 30 %, bis zur Festanstellung bei weiteren 20 % und nur ca. 6 % der eingestellten Lehrer erreichen die vorgesehene Altersgrenze. Die Zahlen müssen sicher differenziert interpretiert werden, aber hinter ihnen steht eine drastische Verschwendung menschlicher und finanzieller Ressourcen sowie ein schwer bezifferbares Leid nicht nur für die betroffenen Lehrer und ihre Kollegen, sondern auch für ihre Zielgruppen, die Schüler und Eltern.

In diesem Kapitel geht es um fünf Fragen:
- Welche besonderen Anforderungen sollen Lehrer – verglichen mit anderen Berufen – bewältigen?
- Welche Rahmenbedingungen bietet das System Schule für die Lehrerarbeit?
- Welche Ressourcen müssen Lehrer für eine gelingende Lehrerlaufbahn einbringen?
- Welche Ergebnisse der Lehrerforschung erhellen Ge- oder Misslingensbedingungen entlang der Lehrerlaufbahn?
- Welche Konsequenzen ergeben sich daraus für die Optimierung der Rahmenbedingungen in der Lehrerbildung, im Schulsystem

[1] Ich danke Frauke Schneider, Karl-Friedrich Boese und Lutz Schumacher für wertvolle Anregungen zu diesem Text.

und für den Lebensstil der Lehrperson, um die Leistungsfähigkeit und Gesundheit von Lehrern zu fördern bzw. um sie für ihren Bildungs- und Erziehungsauftrag zu stärken?

Anforderungen im Lehrerberuf

Breite dienstliche Anforderungen und heterogene Erwartungen

Lehrer sollen unterrichten, erziehen, beurteilen, beraten, innovieren, mitwirken und müssen dabei mit Schülern, Eltern, Kollegen und Vorgesetzten kooperieren. Das stellt hohe Anforderungen an ihre Gefühls- und Beziehungsarbeit, ohne die keine Kooperationsbereitschaft zu erzielen ist. Lehrer müssen sich Tag für Tag in eine heterogene Schülerschaft einfühlen. In ihren letzten Dienstjahren unterrichten sie ihre Enkelgeneration. Daraus ergeben sich große Ansprüche an die Führung der eigenen Person (Selbstreflexion), an den kompetenten Umgang mit eigenen und fremden Gefühlen wie auch an Weiterbildung und kollegiale Supervision (Rißland u. Sieland 2003). Für die Erfüllung dieser Aufgaben braucht die Lehrperson möglichst gute Analyse-, Planungs- und Handlungskompetenzen auf fachlichem, sozialem und persönlichem Gebiet. Aber diese bleiben wirkungslos, wenn sie nicht aktiviert werden durch das entsprechende Interesse, die Handlungsbereitschaft, motivierende Anspruchsniveaus und ein angemessenes Zeitbudget. Schlechte Berufsleistungen können durch mangelnde Motivation ebenso zustande kommen wie durch mangelnde Kompetenzen!

Darüber hinaus werden Lehrer mit polaren und idealistischen Erwartungen konfrontiert bzw. haben sie teilweise verinnerlicht: Sie sollen und wollen gerecht sein, aber auch nachsichtig, straff führen und doch taktvoll auf jedes Kind eingehen, hoch Begabte gleichermaßen fördern wie schwach Begabte.

Das breite Aufgaben- und Erwartungsspektrum macht eine Selbstdefinition der eigenen Lehrerrolle ebenso unverzichtbar wie die Kooperation unter Kollegen mit verschiedenen Ressourcenprofilen. In der Industrie würde man zu einem so breiten Anforderungsprofil „Unterberufe" entwickeln, um die Chancen einer möglichst guten Passung zwischen Anforderungen und Ressourcen zum Wohle der Schüler und der Lehrer zu erhöhen.

Paradigmenwechsel vom Lehrer zum Lernberater für selbstverantwortlich lernende Schüler

Zusätzlich zu diesen Anforderungen müssen Lehrer aktuell einen Paradigmenwechsel „vom Lehrer hin zum Lernberater" verkraften, auf den die meisten durch ihre Ausbildung nicht vorbereitet wurden. Zudem ist dieser ohne die Bereitschaft der Schüler zu einem komplementären Rollenwechsel vom „Sich-belehren-lassen" hin zu selbstverantwortlicher Lernarbeit nicht realisierbar. Im Kritikfall werden Lehrer aber sofort von Schülern, Eltern, Politikern und durch eigene Schuldzuschreibung einseitig für das Misslingen von Bildungs- und Erziehungsprozessen verantwortlich gemacht. Dennoch: Die Halbwertzeit unseres Wissens verlangt eine konsequente Vorbereitung auf Methoden lebenslangen Lernens sowohl für die künftigen Lehrer als auch für deren Schüler. Zeitgleich müsste dieser Wandel in der Lehrerausbildung vollzogen werden. Prüfungen sollten zu Dokumentationen der Lernarbeit fortentwickelt werden, statt kurzfristig abrufbares Wissen zu kontrollieren.

Probleme mit der Professionalität

In Abgrenzung zu anderen Berufen haben Lehrer besondere Probleme mit ihrer Professionalität. Czerwenka (1996) bringt dafür vielfältige Belege: Lehrerarbeit ist kaum zu automatisieren und ihre Erfolge nur schwer zu quantifizieren. Lehrer haben keinen Profi-Bonus, wie die respektlose Einmischung durch Nichtfachleute zeigt. Sie verfügen über keine Fachsprache und müssen argumentativ beweisen, dass ihr Fachwissen sich vom Alltagswissen unterscheidet. Da sie zeitgleich immer auf viele Schüler einwirken, müssen sie ihr Handeln unter Ungewissheitsbedingungen planen und verantworten. Pädagogisches Handeln hat prinzipiell experimentellen Charakter. Deshalb können Lehrer ihre Praxis nicht einfach durch eine wissenschaftliche Theorie legitimieren. Werden sie kritisiert, fällt es ihnen oft schwer, ihre intuitiven Entscheidungen zu begründen und von Alltagstheorien über Erziehung abzugrenzen. Unter permanentem Handlungsdruck müssen sie sich mehr auf ihre Spontaneität als auf Rationalität und Reflexion verlassen. Wenn sie schließlich an berufliche Grenzen stoßen, weil sie ihre Schüler nicht mehr erziehen oder bilden, sondern nur noch begleiten können, sind sie gezwungen, Funktionen von Psychologen oder Sozialpädagogen zu übernehmen, für die sie nicht ausgebildet wurden. Der Rückgriff auf kollektives Erfahrungswissen durch Supervision bietet nur begrenzt Hilfe und Schutz vor Angriffen (Czerwenka 1996).

Die Gratifikationskrise

Lehrer haben wie alle Menschen das Bedürfnis nach Erfolg und Wohlbefinden bei erträglicher Anstrengung. Wird diese subjektive Bilanz in einem Lebensbereich als unbefriedigend erlebt, spricht man von einer Gratifikationskrise.

Die öffentlichen Erwartungen bringen viele Lehrer dazu, ihre Berufserfolge einseitig von den Lernleistungen ihrer Schüler bzw. von deren sozialen Reaktionen abhängig zu machen. Beides können Lehrer aber nicht direkt beeinflussen. Wenn sie außerdem selbst unrealistische berufliche Ansprüche haben bzw. von außen herangetragene nicht abwehren können, ergibt sich für sie eine andauernde Gratifikationskrise. Die Heterogenität der Bildungsvoraussetzungen ihrer Schüler verlangt von Lehrern große Anstrengungen im emotionalen und sozialen Bereich. Das belastet besonders solche Lehrer, die eigentlich nur Fachinhalte vermitteln wollen. Es kommen weitere Aspekte hinzu: der forcierte Handlungsdruck bei unzähligen, nicht mehr unterscheidbaren Situationsbedingungen, die Vermischung von Arbeits- und Privatleben, das Zusammenspiel von fachlicher Unterforderung und pädagogischer Überforderung sowie der Verlust an Handlungssicherheit durch Störungen im Unterricht (Czerwenka 1996).

Rahmenbedingungen im System Schule für die Lehrerarbeit

Die oben beschriebenen Anforderungen sind von Lehrern unter teils problematischen Rahmenbedingungen des Schulsystems zu bewältigen. Betrachten wir einige ausgewählte Aspekte samt ihren potenziellen Wirkungen genauer.

Finanzierungsungleichheit im mehrgliedrigen und föderalen Schulsystem

Die Ausgaben pro Schüler und Jahr in allgemein bildenden Schulen variieren beträchtlich und zeigen die höchst unterschiedliche Wertschätzung für die Arbeit verschiedener Gruppen von Lehrern. Für einen Schüler werden bundesweit pro Jahr rund 3500 € in der

Grundschule, über 5300 € in der Integrierten Gesamtschule und bis zu 10500 € in Sonderschulen investiert. In den beruflichen Schulen reichen die Werte von 2100 € im dualen Bildungssystem bis zu 5700 € in der Berufsfachschule. Der Durchschnittssatz von 4200 € pro Schüler über alle Schularten umfasst zudem unter den Bundesländern eine Spanne zwischen 5800 € für Hamburg und 3600 € für Sachsen. Hinter diesen Zahlen stehen Unterschiede in den Lehrergehältern und im Umfang der Pflichtstunden, die von 29 Wochenstunden in Grund- und Hauptschulen bis zu 24 Wochenstunden in Gymnasien und Berufsschulen reichen. Solche Unterschiede sind für Schulsysteme in England, den Niederlanden oder Österreich unvorstellbar.

Das Ansehen in der Bevölkerung

Nicht zuletzt aufgrund der genannten Unterschiede differiert das Ansehen verschiedener Lehrergruppen in der Öffentlichkeit beträchtlich. Dies schlägt sich besonders in der geringen Zahl männlicher Studienbewerber für das Grund- und Hauptschullehramt nieder (Terhart et al. 1994).

Fördermöglichkeiten

Die zu geringe Zahl der Lehrer, die mangelnde Zeit für ihre Kooperation, die Klassengröße und die frühe Trennung im dreigliedrigen Schulsystem erschweren die leistungsspezifischen Fördermaßnahmen für Schüler.

Während in Finnland bei einer Klassengröße von 15 Schülern für auftretende Lernschwierigkeiten Förderlehrer zur Verfügung stehen, die mit dem Klassenlehrer zusammenarbeiten, reagiert man in unserem Schulsystem in solchen Fällen mit privater externer Nachhilfe oder Rückstufung in Leistungsgruppen mit geringeren Ansprüchen, mit Nichtversetzung oder mit der Zuweisung zu einer anderen Schulform. Die so gewonnene

kurzfristige Entlastung für Schüler ist langfristig nicht nur für diese kontraproduktiv. Lehrer stabilisieren damit auf fragwürdige Weise ihr berufliches Selbstbewusstsein: Sie sehen sich als gute Lehrer, aber nur für bestimmte Schüler.

Paradigmenwechsel: von der verwalteten zur selbständigen Schule – vom Beamten zum pädagogischen Unternehmer

Die Entwicklung von Schulprogrammen z. B. für gesundheitsfördernde Schulen (Israel 2002) und deren Vernetzung im Internet bringen Lehrer in die Position, sich zunehmend als Personalentwickler ihrer selbst sowie als Organisationsentwickler für ihre Schule zu verstehen. Sie sollen ihr Lehrerleitbild fortentwickeln und mit ihren Kollegien selbstverantwortlich das Profil ihres pädagogischen Unternehmens schärfen. Dies kann als Bereicherung der Berufsaufgaben und Förderung der Zusammenarbeit begrüßt oder als lästige Zusatzpflicht, für die man nicht ausgebildet wurde, abgelehnt werden. In diesem Zuge brauchen Schulen Lehrer mit einem neuen Selbstverständnis, die sich für vergleichende Qualitätskontrollen und öffentliche Jahresberichte engagieren. An die Stelle fester Einzugsgebiete, die jeder Schule ihren Schülernachwuchs sicherten, wird künftig der Wettbewerb zwischen Schulen über attraktive Jahresberichte und besondere Angebote treten. Auch könnte z. B. die Umwandlung in eine Ganztagsschule die Existenz einer Schule sichern, die Fördermöglichkeiten in der Schule sowie die Kooperation unter Kollegen verbessern und zugleich die Trennung zwischen Berufstätigkeit und Freizeit erleichtern. Kurz: Vieles ist im Aufbruch. Schulen bekommen neue Lehrer nicht mehr zugewiesen, sondern können frei gewordene Stellen selbst ausschreiben, um ihr Kollegium gezielt zu ergänzen. Für die Einstellung wird künftig das

Leitbild des Bewerbers ebenso eine Rolle spielen wie dessen Anfragen an das Programm der Schule.

Der **Beamtenstatus des Lehrers**, verbunden mit Pensionierungsansprüchen, führt zu einer manchmal problematischen Bindung an die Tätigkeit. Wenn die Dienstfähigkeit schon erheblich eingeschränkt ist, bedarf es – in Ermangelung von Beschäftigungsalternativen – geraumer Zeit, bis eine Erkrankung zur förmlichen Frühpensionierung führt. Hier sind Mängel der Fürsorgepflicht zum Nachteil der Lehrperson und ihrer Schüler unübersehbar. Außerdem ist mit dem Beamtenstatus eine Einschränkung der Mobilität verbunden, etwa beim Wechsel in ein anderes Bundesland. Die Durchlässigkeit innerhalb der Lehrerlaufbahn für Ein- und Aussteiger ist von besonderer Wichtigkeit. Sie sollte meines Erachtens im Zuge der Europäisierung verbessert werden.

Fragen wir nun im nächsten Schritt, welche langfristigen Ressourcen Lehrer für eine gelingende Berufsbiographie benötigen, die sie entweder mitbringen oder durch gezielte Lehrerausbildung bzw. lebenslange Professionalisierung „on the job" in ausreichendem Maße erwerben müssen.

Der Lehrerberuf als Entwicklungsaufgabe und lebenslanger Lernprozess

Eine Berufsbiographie ist nicht nur Ergebnis des Sozialisierungsdruckes durch äußere Anforderungen. Sie muss umgekehrt als aktive Auseinandersetzung der Person mit einer Entwicklungsaufgabe verstanden werden. Dabei spielen die Diskrepanz zwischen den Anforderungen der Umwelt und den Ressourcen der Person sowie ihr Bewältigungsstil eine wesentliche Rolle. Solche Entwicklungsaufgaben können nach Selbst- und Fremdurteil mehr oder weniger gut gelingen. Der Betref-

fende kann durch die Berufsaufgaben unterfordert sein, an ihren Herausforderungen wachsen oder scheitern. Das Ge- oder Misslingen einer Entwicklungsaufgabe erleichtert bzw. erschwert die Bewältigung anderer Entwicklungsaufgaben über die Länge und Breite einer Biographie: Beruf, Elternschaft, Partnerschaft. Misserfolge im Lehrerberuf haben weit reichende Folgen, nicht nur für die Lehrperson selbst, sondern auch für ihre Schüler, Kollegen und die Gesellschaft.

Für die Bewältigung einer Entwicklungsaufgabe ist allgemein das Produkt folgender Bedingungsfaktoren entscheidend (Sieland u. Nieskens 2001): Motivation x Kompetenzen x Fähigkeit zur Bewältigung von Stress und Niederlagen x Gesundheit x soziales Stützsystem. Geht einer dieser Faktoren gegen Null, so schaffen auch extreme Stärken auf anderen Gebieten kein positives Ergebnis.

Konkretisieren wir diese fünf Bedingungsfaktoren für den aktiven Beitrag einer Lehrperson zum Gelingen ihrer Berufsbiographie.

Motivation

Lehrer benötigen eine besonders robuste Berufsmotivation für den Einsatz ihrer Kompetenzen, um auch schwach motivierte Schüler animieren zu können und sich nicht umgekehrt von diesen demotivieren zu lassen. Wie intensiv sich ein angehender Lehrer mit seinem Beruf identifiziert, wird üblicherweise an folgenden Kriterien festgemacht:

- Welche subjektiv bedeutsamen positiven und negativen Entwicklungsaussichten verbindet die Person mit dem gewählten Beruf gegenüber alternativen Berufsmöglichkeiten sowie gegenüber den übrigen Rollen, die sie in ihrer Biographie zu erfüllen hat?
- Wie klar sind die Vorstellungen über die zentralen Berufsaufgaben und Anforderungen?
- Verfügt der Betreffende über eigene Gütekriterien für deren Bewältigung?

Kompetenzen

Lehrer benötigen ein hohes Maß an fachbezogenen, sozialen und personalen Kompetenzen, um ihre Schüler angemessen fördern zu können. Wie bei allen personenbezogenen Dienstleistungen brauchen auch Lehrer ihr Wissen, ihre Handlungsbereitschaft, zielführende Handlungsmuster, Evaluationskriterien und ihre Entwicklungsbereitschaft nicht nur für die Arbeit mit ihren Zielgruppen, sondern ebenso für die eigenen Selbstwirksamkeitserfahrungen. Ohne diese Voraussetzungen ist eine dauerhafte Qualität des beruflichen Handelns ebenso unwahrscheinlich wie die Arbeitszufriedenheit und Gesundheit der Lehrer.

Fähigkeit zur Bewältigung von Stress und Niederlagen

Angesichts der Breite der Rollenanforderungen und der begrenzten Ressourcen der Person sind Erfahrungen des Scheiterns an selbst gesetzten oder vorgegebenen Zielen sowohl für Schüler als auch für Lehrer unvermeidlich. Es bedarf besonderer Bewältigungskompetenzen, um Erfahrungen des Misslingens unter den Augen anderer so zu verarbeiten, dass Resignation und innere Kündigung durch Flucht in andere Lebensbereiche verhindert werden kann.

Das soziale Stützsystem

Lehrer benötigen beruflich wie privat ein soziales Stützsystem, das spürbar und faktisch den beruflichen Einsatz fördert und würdigt, Kompetenzen stärkt und die Verarbeitung von Misserfolgen unterstützt. Allerdings genügt nicht nur die Existenz eines solchen Stützsystems. Die Lehrkräfte müssen bereit sein, es aus Überzeugung regelmäßig – nicht nur in Notlagen – zu nutzen und zu pflegen.

Gesundheit

Selbst wenn die vorgenannten Kriterien sehr gut erfüllt sind, hängt es von der Gesundheit des Lehrers ab, ob er diese Ressourcen auf Dauer zum Einsatz bringen kann. Dies kann nur gelingen, wenn der Betreffende regelmäßig gesundheitsförderliches Verhalten praktiziert.

Wie gesagt stehen diese fünf Gruppen von Ressourcen in konstruktiven oder destruktiven Wechselwirkungen. Gravierende Defizite im Bereich der Motivation können durch größere Stärken auf dem Gebiet der Kompetenzen nicht kompensiert werden. Für eine Erfolg versprechende Berufsbiographie sollte die Lehrperson ausreichende Grundlagen in allen Bereichen mitbringen bzw. in der Ausbildung erwerben. Dieses Rahmenmodell kann nützlich sein, um personale Risikofaktoren für Misslingensprozesse gezielt zu bearbeiten, um Schwerpunkte der Lehrerausbildung kritisch zu hinterfragen und um über kriteriengeleitete Auswahlprozeduren zu Studienbeginn nachzudenken.

Untersuchungsergebnisse der Lehrerforschung entlang der Lehrerlaufbahn

Nachdem die Anforderungen, Rahmenbedingungen und notwendigen Ressourcen für den Lehrerberuf skizziert wurden, wechseln wir jetzt in die entwicklungspsychologische Perspektive. Dabei fokussieren wir Entwicklungsbedingungen und Entwicklungsprozesse entlang der Lehrerlaufbahn (Berufswahl und Studium; Ausbildungsseminar und Berufspraxis), ohne die parallel zu bewältigenden Entwicklungsaufgaben wie Partnerschaft, Elternschaft, Umgang mit (kranken) Angehörigen etc. zu vergessen.

Für jede dieser Phasen ist die Passungsfrage mit Blick auf die aktuellen und die zukünftigen Anforderungen und Ressourcen zu stellen. Dies kann jeweils objektivierend durch Fachleute oder subjektiv durch Selbsteinschätzung geschehen.

Berufswahl und Studium an der Universität (ca. 4–5 Jahre Regelstudienzeit)

Zunächst wird ein Schlaglicht auf die Studienrealität aus Sicht der Studierenden vorgestellt. Wellenreuther (2000) befragte im Rahmen einer Evaluationsstudie 418 Lehramtsstudie-

rende für Grund-, Haupt- und Realschulen sowie 108 Absolventen dieses Studienganges an der Universität Lüneburg.

Studienerschwernisse aus Sicht der Studierenden

Neben vielen positiven Urteilen wurden auf die Frage nach den verfügbaren Angeboten im Studium die in Tabelle 9-1 angeführten Bewertungen geäußert. Diese Rückmeldung kann in zwei Richtungen gedeutet werden: Viele Studierende erwarten vom Studium eine Unterstützung für schulpraktische Fragen, ja sogar für empirische Forschungsansätze! Umgekehrt werden solche Erwartungen von den

Tab. 9-1 Beurteilung der Förderung von verschiedenen Fähigkeiten und Kenntnissen im Lehramtsstudium durch 418 Studierende und 108 Absolventen in % (Wellenreuther 2000).

Fähigkeiten und Kenntnisse	eher zu stark gefördert	genau richtig	eher zu wenig
erklären, motivieren können	1	19	80
EDV-Kenntnisse Studierende	1	30	69
Rhetorik, Atemübung	4	28	68
Konflikte lösen/regeln können	1	35	66
Unterrichtsplanung und -durchführung	2	33	66
praktisches psychologisches Wissen	1	41	59
Wissen über Erlebnispädagogik	2	43	55
praktisches Wissen in der Pädagogik (Anfangsunterricht)	2	51	47
Grundlagen empirischer Forschungsmethoden	10	43	47
sozialpädagogisches Wissen	2	52	46
geschlechtsbezogenes Wissen	3	55	42
theoretisches Wissen im Wahlpflichtfach	23	55	21
theoretisches Wissen in Psychologie	14	71	15
theoretisches Wissen in Pädagogik	36	56	8

Tab. 9-2 Probleme der Studierenden (N = 415) mit ihrem Studium in % (Wellenreuther 2000).

Problembereiche im Studium	wenig Probleme	einige Probleme	große Probleme
Überblick über den Studiengang bekommen	26	48	26
Durchführung einer Literaturrecherche	40	42	18
Aufstellen eines Semesterwochenstundenplans	45	41	14
Verfassen von Hausarbeiten/Referaten: Gliederung, Literaturverzeichnis, Zitieren	38	40	21
Halten von Referaten, Vortagstechnik, Medieneinsatz, Verwenden von Folien	50	32	10

Dozenten trotz der üblichen Seminarevaluationen nicht genügend berücksichtigt, wie Tabelle 9-2 verdeutlicht.

Die Daten dieser Tabellen zeigen, dass eine nennenswerte Anzahl der Studierenden nur begrenzt studierfähig ist und propädeutische Kurse in Zeitmanagement, im Abfassen wissenschaftlicher Arbeiten und in Rhetorik usw. benötigt, die in Lüneburg sowie vielerorts angeboten, aber vielleicht aus den nachfolgend erläuterten Gründen zu wenig genutzt werden.

Rollenkonkurrenz zwischen Studium, Erwerbstätigkeit und Elternschaft

Zur Frage nach **Erwerbstätigkeiten** neben dem Studium geben 70 % von 418 Studierenden an, während des Semesters zu jobben, die Hälfte in Aushilfsjobs, 30 % nennen eine fachbezogene Erwerbstätigkeit bzw. Tätigkeiten als wissenschaftliche Hilfskraft. Hinsichtlich des wöchentlichen Zeitumfangs jobben 61 % bis zu 10 Stunden, ein Drittel mehr als 10 und 18 % sogar mehr als 15 Stunden pro Woche. 32 % der Befragten berichten, dass sie als Folge der Tätigkeiten bestimmte Veranstaltungen nicht besuchen können, 30 % fehlt die Zeit für gründliche Vor- und Nachbereitung von Veranstaltungen und 24 % rechnen mit einer verlängerten Studienzeit. Hinsichtlich der realen Studienzeit geben nur 20 % an, dass sie mehr als 15 Stunden pro Woche studieren.

Mit Blick auf Studium und **Elternschaft** ist festzustellen, dass rund 26 % der Studierenden über alle Studienabschnitte hinweg eigene Kinder haben. Interessant ist hier ein Zusammenhang mit der Studiendauer. Im 1.–3. Semester haben 22 % der Studierenden Kinder, im 4.–6. Semester sind es 38 % und ab dem 7. Semester nur 21 %. Die deutlich geringere Anzahl studierender Eltern in höheren Semestern könnte auf darin begründete Studienabbrüche hindeuten. Auf die Frage nach künftigen Plänen machen Studierende im letzten Studienabschnitt folgende Angaben: 72 % wollen in den Schuldienst, 13 % streben nach einem Aufbaustudium und 18 % wollen jobben. Rund ein Drittel plant nicht mehr den Übergang in die Schule (Wellenreuther 2000).

Der hohe Zeitaufwand durch Erwerbsarbeit und Elternschaft neben dem Studium führt zu der Überlegung, dass künftig auch Teilzeitstudiengänge im Lehramtsstudium angeboten werden sollten.

Problembereich realistische Einschätzung

Lehramtsstudierende legen mit der Studienwahl ihren Beruf und das Alter der Kinder fest, mit denen sie über lange Zeit arbeiten werden. Für eine qualifizierte Entscheidung darüber sind klare Vorstellungen über die eigenen Ressourcen und Grenzen sowie über die Studien- und Berufsanforderungen erforderlich. Leider finden sich vielfach unscharfe Berufsvorstellungen aus der eigenen Schülerperspektive wie auch teilweise unrealistische Einschätzungen der eigenen Fach- oder Sozialkompetenz. Nicht selten fehlen berufliche Alternativvorstellungen für eine vergleichende Passungsanalyse oder die Alternativen erscheinen subjektiv bzw. objektiv aufgrund des Numerus clausus unrealisierbar. Sinnvoll wären hier eine Beratung vor Studienaufnahme (vgl. www.cct-germany.de) und eine Aufnahmeprozedur mit berufsspezifischen Kriterien, z. B. ein Vorpraktikum bzw. ein speziell gestaltetes Einstiegssemester. Neben der eingeschränkten Studierfähigkeit bei manchen Bewerbern stellt die Breite der Studieninhalte mit Fachwissenschaft, Fachdidaktik und Grundwissenschaften eine zusätzliche Belastung dar. Vorhandene Passungsmängel sind für Studierende aufgrund der wenigen zwischenzeitlichen Prüfungen und Praktika und nur vorsichtigem Feedback der Dozenten schlecht bzw. erst spät erkennbar. Organisatorische, soziale, emotionale Kompetenzen werden hier nur selten geprüft. Stabilisierend kommt hinzu, dass es an qualifizierten Aufnahmeprozeduren jenseits der Abiturnote, an Maßnahmen der Qualitätssicherung im Verlaufe des Studiums und an nachträglichen Bewährungskontrollen im Beruf bisher fehlt. Hier setzt derzeit ein Umdenkungsprozess ein.

Betrachten wir zwei berufsrelevante Ressourcen genauer.

Studien- und Berufsmotivation

Wie oben erwähnt spielt die Berufsmotivation eine zentrale Rolle für das langfristige Engagement und die Berufszufriedenheit von Lehrern. Dabei sind Antworten nach der Studienentscheidung mit dem Risiko selbstwertdienlicher Antworttendenzen behaftet.

Ulich (2000) befragte 738 Lehramtsstudierende in offener Form nach ihren Studien- und Berufswahlmotiven und nach der Sicherheit Ihrer Studienwahl. Über alle Lehramtsstudiengänge fand er rund 30 % Befragte, die nennenswerten Zweifel an ihrer Studienwahl äu-

ßerten. Die sicher Entschiedenen nannten folgende Motive für ihre Wahl:

- Ich freue mich auf die Arbeit mit Kindern und Jugendlichen. 50 %
- Ich erwarte eine abwechslungsreiche Tätigkeit. 14 %
- Mich motivieren die eigene Erfahrungen mit Lehrern, Schule oder Jugendarbeit. 12 %
- Ich hoffe auf positive Folgen der Lehrerarbeit für meine eigene Person. 7 %

Etwa 23 % der Studierenden für die Sonderschule und 34 % für die Hauptschule begründen ihre Wahl sowohl mit langfristiger Entschiedenheit („war schon immer mein Traumberuf") als auch mit Kompetenzerfahrungen („Lehreraufgaben kann ich gut bewältigen"). Alle Übrigen benannten entweder nur eines oder keines beider Argumente. Bei den Begründungen für unsichere Studienwahl wurden zu 40 % Alternativen zum Lehrerberuf genannt, die zurzeit nicht erreichbar schienen. Immerhin 34 % der Befragten begründeten ihre Unsicherheit mit Zweifeln über die Eignung bzw. antizipierten Belastungen und Probleme. Insgesamt zeigten sich in dieser Stichprobe Risikofaktoren für die Berufsbiographie in zu geringer, einseitiger oder idealistischer Motivation für die zentralen Berufsaufgaben sowie in unrealistischen Selbstwirksamkeitserwartungen besonders dann, wenn Vorerfahrungen im pädagogischen Feld fehlten.

Belastbarkeit

Oben wurde deutlich, dass Lehrer in hohem Maße Gefühlsarbeit leisten müssen sowie kommunikative Kompetenz, Handlungsbereitschaft und Bewältigungskompetenzen benötigen.

Rißland u. Sieland (2003) untersuchten 547 Lehramtsstudierende mit der Lehrer-Persönlichkeits-Adjektiv-Skala (LPA) von Mayr (2003) auf Ausprägungen von Kontaktbereitschaft (Extraversion), Stabilität (umgepolt: Neurotizismus) und Selbstkontrolle (Gewissenhaftigkeit). Der Fragebogen bestand aus je vier bipolaren, neunstufigen Adjektivskalen aus dem Bereich der „big five", anhand derer das „Bild von der eigenen Person" zu beschreiben war. 27 % der Befragten schreiben sich eine geringe Kontaktbereitschaft (PR < 25 %), rund 33 % einen geringen Wert für Stabilität zu – Ergebnisse, die im Lichte der oben genannten Anforderungen hoch problematisch erscheinen.

Zusätzlich wurde der Fragebogen zu arbeitsbezogenen Verhalten- und Erlebensmustern (AVEM) (Schaarschmidt u. Fischer 2001) eingesetzt. Mehr als 30 % der Studierenden messen der Berufsarbeit nur eine geringe Bedeutung in ihrem Leben bei, mehr als ein Viertel der Probanden schätzt die eigene Distanzierungsfähigkeit, die offensive Problembewältigung sowie die innere Ruhe und Ausgeglichenheit als gering (PR < 25 %) ein. Angesichts der Anforderungsstruktur in der ersten Phase werden diese Passungsmängel normalerweise erst später konfliktträchtig. Diese Daten weisen auf subjektiv nur zum Teil bewusste bzw. objektivierbare Passungsmängel hin, die in dieser Phase weder von den Betroffenen noch von den Dozenten als kritisch erlebt werden.

Zur Vereinbarkeit von Wissensformen der pädagogischen Fachwissenschaft und der Handlungspraxis

Die bisher beschriebenen Studien wurden durch Messungen von Persönlichkeitsmerkmalen gewonnen. Nölle (2002) untersuchte demgegenüber, welche Effekte die universitäre Lehrerausbildung auf die kognitiven Muster zur Deutung von Unterrichtsprozessen bei Lehramtsstudierenden hat. Sie verglich Kommentare zu Unterrichtsvideos von Studierenden in den Anfangssemestern mit solchen, die kurz vor dem Studienabschluss standen. Dabei zeigte sich: „Studierende der Abschlusssemester deuteten die Unterrichtsmitschnitte wesentlich komplexer. Ihr Gefühl, „nichts gelernt zu haben" scheint damit ebenso fragwürdig wie die Divergenzhypothese, nach der es keine Brücke zwischen der

Theorie pädagogischen Wissens und Handelns sowie der Berufspraxis geben soll. Das kreativ angelegte Untersuchungsdesign und die vorsichtige Dateninterpretation sprechen „für die Anschlussfähigkeit disziplinärer und professioneller Wissensformen und gegen ihre systematische Differenz, wenngleich es in der Interviewsituation um Unterrichtsreflexion und nicht um Unterrichtshandeln geht" (Nölle 2002, S. 64). Was bisher nur als Querschnittsuntersuchung vorliegt, wird in den kommenden Jahren längsschnittlich weiter verfolgt.

Phase der Referendarzeit (1,5 bis 2 Jahre)

In dieser Zeit kommt es zu einem Wechsel von der theoretischen Arbeit hin zur Unterrichtspraxis ohne die Möglichkeit zu ausgleichenden Nebentätigkeiten. Anwärter für das Lehramt an Grund-, Haupt- und Realschulen geben durchschnittlich 10–15 Unterrichtsstunden pro Woche, davon bis zu 4 Stunden in jener Schulform (Primarstufe oder Sekundarstufe I), die man nicht gewählt hat. Zusätzlich werden Vertretungsstunden in nicht studierten Fächern erforderlich. Die gehaltenen Unterrichtsstunden werden in regelmäßigen Abständen durch Fach- und Seminarleiter und durch die übrigen Anwärter bewertet. Dies ist einerseits eine Chance zur Verbesserung der eigenen Praxis. Andererseits entscheidet die Bewertung der Unterrichtspraxis wesentlich über die Einstellungschancen. Die Anforderungen an die sozialen und emotionalen Kompetenzen steigen gegenüber dem Studium deutlich an. Als ein struktureller Mangel ist die fehlende Kooperation zwischen erster und zweiter Ausbildungsphase anzusehen. In dieser Phase wird kritisches Feedback noch belastender und der Rechtfertigungsdruck, auf dem richtigen Weg zu sein, größer. Dagegen ist es in dieser Phase mit stark reduzierter Stundenzahl gut möglich, sich mithilfe von Mentoren, Seminarleitern und Kollegen gründlich auf jede Unterrichtsstunde vorzubereiten. Dabei entwickeln die Anwärter nicht selten einen sehr hohen Qualitätsstandard an Planung und Methodenvielfalt, der beim Übergang in die Schulpraxis mit voller Stundenzahl zu Schwierigkeiten führt. Hier wäre die Vermittlung von Mindest- bzw. Normalstandards für die Qualität von Vorbereitung und Unterricht erforderlich.

Relevante Eignungskriterien aus der Sicht von Seminarleitern

Auf die Frage, auf welche Eignungskriterien sie bei der Beurteilung von Lehramtsanwärtern besonders achten, machten 16 Seminarrektoren die in Tabelle 9-3 aufgeführten Angaben:

Wie zu erkennen ist, handelt es sich bei den hier genannten Fähigkeiten und Haltungen um Ressourcen, die nur zum Teil in Studium und Ausbildung erworben werden können, d. h. überwiegend mitgebracht werden müssen, was die Bedeutung der Personalauswahl zu Studienbeginn unterstreicht.

Reduzierte Distanzierungsfähigkeit

Die erhöhte Belastung von Anwärtern drückt sich unter anderem in ihren AVEM-Werten zur Distanzierungsfähigkeit aus. In der Untersuchung von Rißland und Sieland (2003) beurteilten „nur" 29 % von 547 Lehramtsstudierenden, aber mehr als 55 % der 196 Anwärter ihre Distanzierungsfähigkeit als sehr gering (PR < 25 %). Ihren Einsatz von selbstaufwertendem Humor bezeichneten 28 %, den von sozialem Humor sogar 36 % der Anwärter als gering ausgeprägt (PR < 25 %) (Rißland 2002a; 2002b). Solche Ergebnisse verweisen auf die Notwendigkeit, Passungsmängel sowohl den Betroffenen als auch ihren Dozenten bewusst zu machen und in der Entwicklungsberatung aufzugreifen.

Retrospektive Analyse von Anfangsschwierigkeiten

In einer Erhebung von Terhart et al. (1994) erinnerten 600 Lehrer je nach Schulform sehr unterschiedliche Anfangsschwierigkeiten im Referendariat (Tab. 9-4).

Tab. 9-3 Beurteilungskriterien von 16 Seminarleitern für die Beurteilung von Anwärtern (Häufigkeit in %).

Kriterium	Häufigkeit (Mehrfachnennung möglich)
erzieherische und soziale Kompetenzen	13
Engagement, Flexibilität und Spontaneität	11
Kritikfähigkeit und Selbstkritik	10
Kooperationsfähigkeit, Selbstbewusstsein, Selbstsicherheit	8
Präsentationsfähigkeit und Rhetorik	7
Organisationsfähigkeit, Pünktlichkeit, allgemeine Vorbildfunktionen	6
Strukturierungsfähigkeiten, Motivation, positive Ausstrahlung und Freundlichkeit	5
Ideenreichtum, Freude am Beruf und Frustrationstoleranz	4

Tab. 9-4 Rangreihe der erinnerten Anfangsschwierigkeiten von ca. 600 Lehrern nach Schulformen geordnet (Terhart et al. 1994).

Schwierigkeitsbereiche	Alle Schularten	Grund-schule	Haupt-schule	Real-schule	Gymna-sium
Zwang zur Schülerbeurteilung	1	2	3	2	1
materielle Ausstattung	2	1	2	6	5
organisatorische Aufgaben	3	6	7	1	2
Heterogenität der Schüler	4	3	6	5	3
geringes Interesse der Schüler	5	8	5	4	4
Disziplin	6	5	4	7	6
fachfremder Unterricht	7	4	1	3	12

Wenn über alle Schulformen die Beurteilung von Schülern zu den größten Anfangsschwierigkeiten gerechnet wird, zeigt sich hier ein Defizit in der Ausbildung. Wenn andererseits die materielle Ausstattung an Grund- und Hauptschulen deutlich gravierender und der fachfremde Unterricht in Hauptschulen als dringlichste Anfangsschwierigkeit erscheint, in Gymnasien aber keine Rolle spielt, zeigt sich hier eine Ressourcenverteilung, die geändert werden muss.

Phase der Festanstellung und Berufspraxis

In dieser Phase erleben viele Lehrer zu Beginn einen „Praxisschock". Sie ist für viele mit einem Ortswechsel sowie für alle mit einer Steigerung von ca. 10 auf 24–28,5 Unterrichtsstunden pro Woche, z.T. in nicht studierten Fächern und mit einem Anstieg an Verwaltungsbelastung, verbunden. Hier stehen Berufseinsteiger vor der Aufgabe, Normalstandards statt der nach oben offenen Skala pädagogischer Perfektionsansprüche zu entwickeln.

Arbeitszeit nach Umfang und Belastung

Schönwälder (2002) zitiert ca. 20 Untersuchungen zur Arbeitszeit von Lehrern. In der Tendenz arbeitet diese Berufsgruppe danach etwa 10 Stunden mehr als die durchschnittlich bezahlte Wochenarbeitszeit in der Industrie und damit deutlich mehr als die meisten Eltern ihrer Schüler. Als besonders belastende Tätigkeiten nennen Lehrer das Benoten und die organisatorischen Arbeiten, erst danach die Unterrichtätigkeit. Die meiste Zeit benötigen sie für die Planung des Unterrichts, für das Benoten, für den Unterricht selbst und für die Korrektur von Schülerarbeiten. Viele meinen, sie müssten sich mehr um Inhalte und Methoden des Unterrichts sowie um die Lebens- und Entwicklungsgrundlagen der Schüler kümmern, kommen aber wegen Verwaltungsarbeiten zu wenig dazu.

Entwicklungserfahrungen in der Lehrerbiographie

Terhart et al. (1994) fragten in ihrer Querschnittsuntersuchung mit strukturierten Selbstberichten rund 600 Lehrer aus 5 Schulformen, welche Veränderungen sie in den in Tabelle 9-5 aufgeführten Bereichen im Zuge ihrer Lehrerbiographie erlebt hätten.

Tab. 9-5 Urteile von ca. 600 Lehrern aller Schulformen in % über erinnerte Entwicklungsprozesse in ausgewählten Bereichen (Terhart et al. 1994).

Entwicklungsbereiche	Gesunken	Gleich geblieben	Gestiegen
Belastbarkeit	57,5	32,7	9,8
Hoffnung auf pädagogische Wirkung	42,6	47,1	10,4
Zufriedenheit	26,3	53,6	20,0
Bereitschaft zu Neuem	17,1	59,9	23,0
Selbstwertgefühl	13,4	42,9	44,2
berufliche Kompetenz	3,9	24,1	72,0

Diese Daten machen deutlich, dass die Schwerpunkte lebenslanger Fortbildung bei einem großen Prozentsatz von Lehrern besonders in den Bereichen Belastbarkeit, Berufsmotivation und Zufriedenheit liegen sollten.

Gefragt wurde außerdem nach der Wechselbereitschaft (Tab. 9-6): Würden Sie eventuell vorzeitig aus dem Lehrerberuf herausgehen, um eine andere Tätigkeit auszuüben?

Dieses Ergebnis macht deutlich, dass im Rahmen der Lehrerlaufbahn Ausstiegsmöglichkeiten jenseits von Krankschreibungen geschaffen werden müssen. Das wird noch deutlicher, wenn man die Daten nach Schulformen (Tab. 9-7) bzw. nach dem Lebensalter (Tab. 9-8) zusammenfasst.

Tab. 9-6 Wechselbereitschaft von ca. 600 Lehrern in % (Terhart et al. 1994).

auf keinen Fall	45,6
ja, wenn Tätigkeit im öffentlichen Dienst mit gleichem Gehalt	11,6
ja, wenn interessante Tätigkeit im kulturellen Bereich, auch mit eventuell niedrigem Gehalt	21,3
ja, wenn es eine Tätigkeit im pädagogischen Bereich mit geringerer psychischer Belastung wäre	21,5
Sonstiges	15,6

Tab. 9-7 Wechselbereitschaft von ca. 600 Lehrern in % nach Schulformen geordnet (Terhart et al. 1994).

	Grundschule	Hauptschule	Realschule	Gymnasium
nicht wechselbereit	52,7	34,0	48,0	44,8
wechselwillig	47,3	66,0	52,0	55,2

Tab. 9-8 Wechselbereitschaft von ca. 600 Lehrern in % nach Alterskohorten geordnet (Terhart et al. 1994).

	30–35 Jahre	40–45 Jahre	55–60 Jahre
nicht wechselwillig	40,0	42,5	54,2
wechselwillig	60,0	57,5	45,8

Tab. 9-9 Interpretation biographischer Tief- und Höhepunkte von ca. 600 Lehrern in % (Terhart et al. 1994).

beruflich begründetes Tief	45,8
privat begründetes Tief	12,8
beruflich begründetes Hoch	37,4
privat begründetes Hoch	4,0

Auf die Frage nach den Gedanken an eine Frühpensionierung zeigten 56,5 % der Befragten die Absicht, vorzeitig in den Ruhestand zu gehen, 28,3 % im normalen Rentenalter, 13 % hatten noch keine Vorstellung dazu. Solche Daten sollten jeden Arbeitgeber im Bereich der personenbezogenen Dienstleistungen herausfordern, seine Fürsorgepflicht sowohl für die Schüler als auch für die betroffenen Lehrer wahrzunehmen. Auf die Frage, ob Höhen und Tiefen in der Biographie beruflich oder privat ausgelöst seien, antworteten die Befragten wie in Tabelle 9-9 dargestellt:

Als Gründe für berufliche Tiefs wurden schwierige Klassen, autoritäre Schulleitungen oder ein gespanntes Verhältnis zu Kollegen angegeben. Fast immer stehen Desillusionierungserfahrungen im Vordergrund. Man gibt viel und möchte einen fairen Austausch, der dann vermisst wird. Dies verweist auf die Notwendigkeit, vor oder zu Studienbeginn realistische Erwartungen aufzubauen! Andererseits ist die Häufigkeit der beruflich gedeuteten Hochs sehr beachtlich und ein Hinweis auf die Chancen beruflicher Weiterbildung bzw. neuer Impulse innerhalb der Berufsbiographie. Solche Schwankungen in der Berufslaufbahn wurden in der folgenden Studie besonders kreativ untersucht.

Lebensstil und Lehrerbiographie

Hirsch (1996) interviewte 120 Lehrer mit 0–5, 11–19 und 20–29 Dienstjahren und bat diese, ihre Biographie in Phasen einzuteilen. An-

schließend ermittelte sie subjektive Deutungsschemata und unterschied folgende Phasen:

- Stabilisierungsphasen mit wachsender Berufsbindung und zunehmenden Bewältigungserfahrungen
- Entwicklungsphasen, in denen von Experimenten in Unterricht, Klassenführung und Beziehungsgestaltung berichtet wurde, um den eigenen Stil zu finden
- Diversifikationsphasen, in denen die Autobiographen neue Schwerpunkte innerhalb und außerhalb des Berufes entwickelten
- Problemphasen, in denen von belastenden Ist-Soll-Diskrepanzen berichtet wird, ohne die Schwierigkeiten überwinden zu können
- Krisenphasen, in denen von Zweifeln über die eigene Berufswahl und die Suche nach Alternativen berichtet wird
- Resignationsphasen, in denen die Berufssituation ohne weitere Änderungsversuche als unbefriedigend erlebt wird

Diese Phasen werden von Hirsch (1996) als lebensstiltypische Bewältigungsstrategien aufgefasst. Durch qualitative Analysen konnte sie die große Mehrheit der 120 Interviewpartner einem dieser Stile zuordnen.

- Als **Entwicklungstypen** fasst Hirsch Personen zusammen, die von ihren Qualitäten als Lehrperson überzeugt sind und ihr Selbstvertrauen aus dem schöpfen, was sie mit den Schülern erreichen. Die Beziehung zu ihrem Beruf beschreiben sie grundsätzlich positiv, nie ganz problemlos, aber engagiert. Sie berichten von einer gut überlegten Berufswahl, von positiver Unterstützung durch ein soziales Netzwerk und von der aktiven Suche nach fachlicher Hilfe. Kennzeichnend für diese Gruppe ist außerdem die breite Orientierung in Schule, Familie und Freizeit.
- Als **Diversifizierungstypen** gruppiert Hirsch Personen, die ein sehr positives Verhältnis zum Lehrerberuf beschreiben. Wegen außerberuflicher Engagements sind sie weniger verletzbar durch Schulprobleme. Solche Personen haben ein Empfinden

für die Schülerperspektive nicht zuletzt durch die eigenen Kinder. Oft hat diese Gruppe zu Beginn schwierige Umstände und im beruflichen und privaten Netz weniger Unterstützung vorgefunden. Sie hat aber die Verunsicherung überwunden und fühlt sich heute durch Weiterbildung den Aufgaben gewachsen. Wesentlich ist für sie die Stabilisierung durch außerschulische Aktivitäten.

- Als **Stabilisierungstypen** werden Personen gekennzeichnet, die von einem günstigen Berufseinstieg berichten, verbunden mit Selbstvertrauen und einer schützenden Umgebung. Sie haben eine positive Beziehung zum Lehrerberuf, neigen zur Selbstattribuierung und können den Erwartungsdruck von anderen reduzieren. Sie sind optimistisch mit Blick auf den Beruf, allerdings ohne besondere Anregungen und Ziele. Ihr Privat- und Berufsleben ist miteinander verbunden.

- Als **Problemtypen** fasst Hirsch Personen zusammen, die die Spannungen zwischen ihren relativ hohen Zielen und Erwartungen an sich selbst und ihre Schüler einerseits und dem, was andererseits tatsächlich erreichbar ist, nicht abbauen können. Sie identifizieren sich stark mit dem Auftrag des Lehrers und mit der materiellen Sicherheit des Berufes. Solche Personen sind sehr auf ihre Familie bzw. auf ihre Partnerschaft fixiert, haben aber die anfängliche Verunsicherung als Lehrer nicht überwunden.

- Als **Krisentypen** stuft sie jene Personen ein, die sich durch hohe Konzentration auf den Erziehungsauftrag der Schule sowie durch hohe Erwartungen und Unzufriedenheit mit dem Erreichbaren auszeichnen. Sie glauben nicht an die Förderbarkeit ihrer Fähigkeiten, sondern setzen eher fatalistisch auf Begabung, die man hat oder nicht hat. Nach ihrer Einschätzung sind die Zeiten für Lehrer einfach zu schwierig. Sie sind sozial isoliert, persönlichen Rückhalt finden sie nur in der Partnerschaft, die Kontakte zum übrigen Umfeld sind eher unver-

bindlich. Personen dieser Gruppe berichten kaum über Kontakte außerhalb der Schule.

- Als **Resignationstypen** bezeichnet Hirsch jene Personen, die schon aufgrund ihrer familiären Herkunft auf Schule und Lehrerberuf ausgerichtet sind. Sie haben oft Partner im selben Beruf, dennoch vermissen sie berufliche Unterstützung. Ihre Ehe wird häufig als problematisch beschrieben, Scheidungen sind in dieser Gruppe häufig, ihre Fixierung auf den Beruf ist ebenso ausgeprägt wie ihre selbstkritische Haltung. Die Betroffenen neigen zu Zweifeln an eigenen Fähigkeiten. Ihre Berufsentscheidung und die berufliche Entwicklung werden eher als von außen beeinflusst beschrieben. Auch externe Hilfen führen aus Sicht der Autobiographen nicht zu spürbaren Verbesserungen.

Insgesamt stellt Hirsch folgende Gemeinsamkeiten und Unterschiede zwischen den Gruppen heraus: **Entwicklungs- und Diversifikationstypen** haben ein starkes außerschulisches Bezugsnetz und zeigen nebenberufliches und außerschulisches Engagement. Beide arbeiten an ihrer beruflichen Kompetenz, neigen zu internaler Kausalattribution und halten ihre Arbeit für wirksam.

Der **Stabilisierungstyp** hat mit den vorgenannten Gruppen das positive Selbstbild gemeinsam und erlangt Zufriedenheit durch herabgesetzte Erwartungen, mit den Risikotypen teilt er das primär schulische Beziehungsnetz.

Problemtyp, Krisentyp und Resignationstyp zeigen Fatalismus gegenüber beruflichen Kompetenzen und Effektivität, sie verfolgen ein zu anspruchsvolles Lehrerideal, dem sie nicht genügen. Schule und Lehrermilieu sind das wichtigste Bezugsnetz, darüber hinaus allenfalls noch die Familie.

Diese Ergebnisse legen nahe, dass solche lebensstiltypischen Bewältigungsstrategien von Lehrern nur begrenzt und wahrscheinlich eher zu Beginn der Lehrerlaufbahn veränderbar sind und dies nur, wenn man sie bei sich erkennt und um Alternativen dazu weiß. Für die Laufbahnberatung von Lehrern sind solche Kategorien sehr hilfreich.

Konsequenzen

Die entwicklungspsychologische Perspektive auf den Lehrerberuf macht deutlich, dass Burnout-Probleme und Frühpensionierung kein unausweichliches Schicksal sein müssen. Nimmt man die Ergebnisse ernst, dann sind Konsequenzen auf vielen Seiten und zu verschiedenen Zeitpunkten der Berufslaufbahn zu ziehen. Es gibt eine Fülle von Vorschlägen zur Verbesserung der Situation (Sieland u. Rißland 2000, S. 391ff, sowie Brunner et al. 2002). Die Tabelle 9-10 strukturiert die erforderlichen Maßnahmen mit Blick auf die verschiedenen Zeitpunkte der Berufslaufbahn und die verantwortlichen Akteure. Exemplarisch nenne ich abschließend konkrete Beispiele, die von der individuell zu verantwortenden Verhaltensprävention bis hin zur unverzichtbaren Verhältnisprävention durch Schulverwaltung und Kultusbürokratie reichen.

Studienwahl und Universitätsausbildung

Um Fehleinschätzungen über die Berufsanforderungen und die eigenen Ressourcen vorzubeugen, sollten Studienplatzbewerber ein Vorpraktikum und einen Ressourcencheck vorweisen. Dazu wurde u. a. das Internetprogramm www.cct-germany.de entwickelt. Zusätzlich scheint eine Studieneingangsphase erforderlich, die ausreichende Studierfähigkeit sowie die Klarheit über Studienwahlmotive sicherstellt. Im Verlaufe des Studiums sollte die Möglichkeit zu einer diagnosegeleiteten inneren Differenzierung gegeben werden, d. h., Studierende wie Dozenten müssten in die Lage versetzt werden, den Ausbildungsbedarf genauer zu erkennen und passgenaue Studienschwerpunkte anzubieten bzw. zu nutzen. Hier ist die Beliebigkeit auf beiden Seiten durch Steuerungsinstrumente zu reduzieren. Die Universitäten sollten die Bewährung ihrer Absolventen im Studienseminar evaluieren und daraus Konsequenzen für die eigenen Angebote ziehen.

Von zentraler Bedeutung ist ein Paradigmenwechsel in der gesamten Lehrerbildung über alle Phasen: weg vom „Belehrtwerden" durch Fachleute hin zum selbstständigen und kooperativen lebenslangen Lernen. Vom ersten Tag an der Universität an sollten Lehramtsstudierende die Passung zwischen den künftigen Berufsanforderungen und ihrem in-

Tab. 9-10 Matrix der Interventionsschwerpunkte entlang der Laufbahn von Lehrern.

	Individuum	Einzelschule/Schulform	Rahmenbedingungen
Studienwahl und Universität			
Ausbildungsseminar			
Berufseingangsphase			
Berufsausübung			
Berufsausstiegsphase			

dividuellen Eignungsprofil selbst diagnostizieren, ihren beruflichen Qualifikationsprozess planen und Fortschritte bzw. Stagnation selbst bewerten. Prüfungen wären auf Portfolio-Konzepte zur Dokumentation eigener Entwicklungsfortschritte umzustellen. Dazu gehören meines Erachtens auch verpflichtende Selbstberichte über Aktivitäten zur eigenen Gesundheitsförderung der Betroffenen.

Ausbildungsseminar

Auch hier sollte der Paradigmenwechsel im Vordergrund stehen. Die Anwärter sollten selbstverantwortlich und kooperativ ihre Ausbildung planen und evaluieren. Ein Kerncurriculum zwischen erster und zweiter Phase sollte diesen Prozess von Anfang an unterstützen. Spätestens in dieser Phase – wenn nicht von Anfang an – sollte es ein Internetforum zum Austausch untereinander geben, um den Erfahrungsschatz anderer Kollegen gegebenenfalls auch anonym zu nutzen. In dieser Phase sollten Elemente kollegialer Supervision und der Gesundheitsförderung sowie die Entwicklung von realistischen Berufsleitbildern, die Berufserfolge nicht ausschließlich vom Lernergebnis der Schüler abhängig machen, zum Pflichtprogramm gehören.

Berufseinsteigerphase

Diese Phase ist von besonderer Bedeutung für die weitere Berufsbiographie (Böhringer u. Böhringer 2001). Die Entwicklung eines eigenen Lehrerleitbildes mit normalen und alltagstauglichen Anspruchsniveaus ist in der zweiten Ausbildungsphase schwierig, weil Bewertungsprozesse mit den Standards der Seminarleiter über die Festanstellung entscheiden. Daher sollte gerade in der Phase des Berufseinstieges durch eine anfängliche Stundenreduktion und durch Supervision das Hineinwachsen in die volle Belastung erleichtert werden. Dabei sind Unterstützungssysteme

wie kollegiale Supervision bzw. internetbasierte Hotlineberatung (Sieland 2002) erforderlich. Nur so kann das weniger effektive „Lernen auf Vorrat" ersetzt werden durch lebenslanges kollegiales Lernen „just in time" beim Umgang mit akuten Problemen. Die Rahmenbedingungen dafür sind von der Kulturbehörde und von den Schulen zu schaffen.

Die Phase der Berufsausübung

Hier sind mit Blick auf eine gelingende Berufslaufbahn regelmäßige Selbstevaluationen der Berufsmotivation und Berufszufriedenheit sowie stabiler Gewohnheiten zur Gesundheitsförderung etc. erforderlich. Die Rahmenbedingungen für kollegiale Zusammenarbeit, Supervision und Feedbackkultur im Kollegium sind zu verbessern, Qualitätszirkel an Schulen sind ebenso wünschenswert wie ein verpflichtendes Weiterbildungsbuch und eine anonyme Hotlineberatung für Lehrer. Wünschenswert wäre eine Regelentscheidung – etwa um das 50. Lebensjahr –, ob die Lehrer weiterhin mit Schülern oder auf einem anderen Posten arbeiten möchten. Dies setzt neue Konzeptionen der Lehrerlaufbahn voraus. Von besonderer Bedeutung wären Arbeitszeitregelungen.

Die Phase des Berufsausstieges

Angesichts der Berufsbelastung für Lehrer sind Modelle zur Altersteilzeit ebenso erforderlich wie Vorkehrungen, damit das gesammelte Berufswissen der Lehrer mit der Pensionierung nicht einfach aus dem Schulleben verschwindet. Mindestens jene, die dazu bereit sind, sollten die Gelegenheit haben, als „graue Panther" jüngeren Kollegen z. B. per Internet beratend zur Seite zu stehen.

Die hier genannten Verbesserungsvorschläge fordern eine konzertierte Aktion zwischen Verhaltensprävention in der Verantwortung der Lehrer und Kollegien sowie einer

Verhältnisprävention, die die zuständigen Behörden zu verantworten haben. Nicht selten werden die Kosten solcher Programme problematisiert oder die Sorge geäußert, dass die Verhältnisse ungünstig bleiben, weil der Arbeitgeber einseitig auf Verhaltensprävention setzt. Solche Einwände sind meines Erachtens besonders bei Berufen mit personenbezogenen Dienstleistungen kontraproduktiv, denn bei Lehrern geht es nicht nur um deren Gesundheit und Leistungsfähigkeit, sondern auch um die ihrer Zielgruppen. Es gibt Modellrechnungen, nach denen die Kosten für Behandlung und Frühpensionierungen weitaus größer sind als die für zielführende Maßnahmen einer kombinierten Verhaltens- und Verhältnisprävention.

10

Interaktion in Lehrerkollegien

Martin Rothland

Einleitung

Die Interaktion in Lehrerkollegien wird in der aktuellen schulpädagogischen Diskussion in erster Linie im Rahmen der Frage nach der Schulqualität sowie der Entwicklung der Einzelschule thematisiert. In der empirischen Forschung zur Qualität der Einzelschule wird die funktionierende Zusammenarbeit im Kollegium als zentrales Charakteristikum für eine „gute Schule" herausgestellt und als Königsweg für die Schulentwicklung bezeichnet (vgl. Terhart 2002). Mit der Betonung der Interaktion als entscheidendem Faktor in den genannten Kontexten geht allerdings zuweilen der Hinweis auf die Schwierigkeiten des kollegialen Miteinanders einher, die das (Wunsch-) Bild eines problemlos zusammenarbeitenden Lehrerkollegiums als Motor der Schulentwicklung und Garant der Qualitätssteigerung relativieren (vgl. Bielski u. Rosemann 1999). Im Folgenden stehen nicht Interaktionsformen in Lehrerkollegien mit ihrer Bedeutung für Schulentwicklungsprozesse oder für die Qualität der Einzelschule im Vordergrund, sondern die Interaktion in Lehrerkollegien, ihre Bedingungen und Ausprägungen sowie die daraus resultierenden Belastungsfaktoren und Folgen. Einleitend sind zunächst einige Bemerkungen zum Lehrerberuf und zu Lehrerkollegien sowie zum gewählten Fokus der folgenden Darstellung zu machen.

Bei dem Beruf des Lehrers handelt es sich grundsätzlich um einen Interaktionsberuf, der Umgang mit anderen Menschen ist im Wesentlichen bestimmend. Quantitativ und qualitativ steht die Lehrer-Schüler-Beziehung klar im Vordergrund. Die Interaktion unter den Lehrern einer Schule nimmt im Vergleich einen geringeren Stellenwert ein. Gleichwohl ist sie ebenfalls von besonderer Bedeutung – zum einen für die Kollegiumsmitglieder selbst, aber auch in ihrer Auswirkung auf die Unterrichtspraxis und die Lehrer-Schüler-Interaktion (vgl. Krapp 1985; Hargreaves 1991).

Lehrerkollegien sind als zentrale schulinterne Subsysteme anzusehen (Pieper 1986). Sie entstehen nicht durch Freiwilligkeit oder gegenseitige Anziehung. Wie ausgeprägt Gemeinsamkeiten und Sympathien in einem Kollegium sind, ist auch eine Frage des Zufalls, da die einzelnen Lehrpersonen nicht planvoll zu einem Kollegium zusammengestellt werden, sondern als Individuen zufällig an dem gemeinsamen Arbeitsplatz aufeinander treffen. Aufgrund der Heterogenität von Lehrerkollegien, die sich aus den unterschiedlichen Eigenschaften, Bedürfnissen, Vorlieben und Wertvorstellungen der Menschen ergibt, die am Arbeitsplatz Schule zusammenkommen, ist nicht von *dem* sozialen Klima in Lehrerkollegien zu sprechen. Vielmehr werden die Beziehungen, Interaktionsmuster und Normen vor Ort durch die Lehrerschaft der Einzelschule geprägt.

Im Folgenden wird die Interaktion (eines Teils) der Organisationsmitglieder in der Schule vor allem über die problematischen Aspekte als *„dark side of organisational life"* (Hoyle 1982, S. 87) in Anlehnung an die mikropolitische Betrachtung von Organisationen charakterisiert. Zum einen spricht für die gewählte Perspektive, dass diese Facette der Interaktion am Arbeitsplatz Schule empirischen Untersuchungen zufolge häufig anzutreffen ist, und zum anderen, dass Hintergründe und Bedingungen für Belastungen und psychosomatische Erkrankungen von Lehrern gerade in diesen Interaktionszusammenhängen zu vermuten sind. In mikropolitischer Perspektive bildet nicht allein der Organisationszweck (etwa die Erfüllung der allgemeinen Bildungs- und Erziehungsaufgabe der Schule) den Bezugspunkt für das Handeln der Organisationsmitglieder, sondern mit Blick auf die Interaktion in Lehrerkollegien ist ebenso zu beachten, dass u. a. persönliche Interessen gewahrt oder durchgesetzt, Vorteile errungen und Nachteile verringert werden sollen. Auch wenn mit dem mikropolitischen Ansatz die konflikthafte und durch Konkurrenz sowie Machtstrategien geprägte Interaktion einseitig überbetont werden kann (vgl. Ball 1990), so scheint sich doch ein nicht unerheblicher Teil der sozialen Realität in diesen Überlegungen widerzuspiegeln.

Allgemeine Bedingungen der Interaktion in Lehrerkollegien

Um die Aufgaben des Lehrerberufs zu beschreiben, sind die übergreifenden Stichworte Unterricht, Erziehung und Bildung heranzuziehen. Obwohl die Lehrer einer Schule dauernd in der meist überschaubaren Gemeinschaft des Kollegiums arbeiten, bleiben sie doch vereinzelt. Die Isolation und Kontaktarmut in Lehrerkollegien resultiert aus der Gestaltung der alltäglichen Arbeit – ein Lehrer unterrichtet eine Gruppe von Schülern und betreut diese Gruppe darüber hinaus noch beispielsweise als Klassenlehrer. Dies begünstigt die Vereinzelung des Lehrers und seine primäre berufliche Tätigkeit findet außerhalb

jeglicher kollegialen Kommunikation statt (vgl. Kramis-Aebischer 1995; Rüegg 2000). Unabhängig von der faktisch praktizierten oder nicht praktizierten Zusammenarbeit der Lehrer ist allerdings zu konstatieren, „dass die Koordination und Vernetzung der Tätigkeit von Lehrern in der Organisation von Schule bereits enthalten sind". Zu denken ist dabei an die Rahmenrichtlinien, Stundentafeln sowie Beurteilungs- und Versetzungsrichtlinien etc., wobei diese übergreifenden Vorgaben von den einzelnen Lehrern als Eingriff in die Autonomie der Unterrichtstätigkeit angesehen werden und eine integrierende Wirkung dieser Koordination und Vernetzung häufig ausbleibt (Steffens u. Bargel 1993, S. 100).

Die kollegiale Isolation am Arbeitsplatz Schule kann einen Belastungsfaktor darstellen, indem sie eine Quelle von Unsicherheiten bildet. Der Wahrnehmung der individualisierten Lehrertätigkeit als Belastung steht jedoch auch die bewusste Verteidigung des eigenen Arbeitsraumes und der relativ autonomen Handlungsmöglichkeiten gegenüber. Einblicke und erst recht Eingriffe werden als unzulässig angesehen und nach Möglichkeit abgewehrt – die kollegiale Isolation wird so von den Betroffenen selbst gewünscht und aufrechterhalten.

Im Lehrerberuf wird die kollegiale Isolation auf ambivalente Weise bestimmt und befördert. Auf der einen Seite sind Schulen äußerlich rechtlich und bürokratisch reglementiert. Das Eigentliche und Zentrale, nämlich die individuelle Gestaltung der Unterrichtspraxis, kann aber nur bedingt geregelt werden. Allgemein gehaltene rechtliche Vorgaben (allgemeine Bildungs-, Lehr- und Erziehungsaufgaben, didaktische Grundsätze) und Lehrpläne eröffnen dem Lehrer mit Blick auf die ihm anvertrauten heterogenen Schülergruppen eigenverantwortliche Ausgestaltungs- und Auslegungsmöglichkeiten (vgl. Lüders 2001). Zu den Aufgaben der Lehrer gehört es, diese weit gefassten Zielvorgaben und Handlungsorientierungen in konkrete Handlungen umzuformen.

Zudem existieren Widersprüche zwischen den (und innerhalb der) unterschiedlichen informellen, formellen und individuellen Zielkonzepte und Erwartungen (formell etwa: Förderung vs. Selektion), sodass eine „eigene Entscheidung zwischen den konkurrierenden Orientierungsangeboten erforderlich wird" (Altrichter u. Salzgeber 1995, S. 15). Die Notwendigkeit einer Entscheidung bedingt ihrerseits eine potenzielle Verunsicherung der Lehrer und da – wie noch deutlicher zu zeigen ist – Einblicke in den Handlungsbereich der Kollegen abgewehrt werden, bieten sich kaum Möglichkeiten, die auftretenden Unsicherheiten durch gemeinsames Vorgehen und Austausch im Kollegium zu mindern.

Ein weiterer Faktor der Verunsicherung, der sich auf die Interaktion in Lehrerkollegien auswirkt, ergibt sich aus dem negativen Image des Lehrerberufs, den an ihn gestellten hohen Erwartungen und aus dem fehlende Rückmeldungen über den Erfolg der unterrichtlichen Tätigkeit. Mit Blick auf das öffentliche Ansehen des Lehrerberufs kann man angesichts der weit verbreiteten und pauschalen wie unqualifizierten Lehrerschelte von einer Abwertungsdiskussion sprechen. Das Pendant zu diesem Negativ-Image findet sich in den großen Hoffnungen und diffusen Erwartungen, die an die Lehrer als universelle soziale Problemlöser gestellt werden (Terhart 1994). Das schlechte Image in der Öffentlichkeit – gepaart mit übermenschlich hohen Anforderungen und Erwartungen – wirkt sich in Gestalt weiterer Verunsicherungen sowie als zusätzliche Belastung und Frustration auf die kollegiale Interaktion aus. Es kann allerdings auch die Geschlossenheit des Kollegiums und die Abgrenzung gegenüber Außenstehenden fördern.

Zudem bildet für die Arbeit des Lehrers noch ein charakteristischer Aspekt einen latenten Unsicherheitsfaktor: Für die Lehrer ist es kaum realisierbar, langfristige Resultate und den Erfolg ihrer Bemühungen, der sich erst im zukünftigen Leben der Schüler in zeitlicher und räumlicher Distanz von der Schule zeigen kann, zu erfassen. Aufgrund der feh-

lenden positiven Rückmeldungen bleibt dem einzelnen Lehrer lediglich die Möglichkeit, sich „nach innen", also im Kollegium zu profilieren. Das Bestreben, besser, erfolgreicher oder beliebter zu sein als die anderen, bietet die Möglichkeit, die ansonsten mangelnde Anerkennung im Schulsystem, die im Lehrerberuf als „Beruf ohne Karriere" nicht über Beförderungen kompensiert wird, zu erhalten – und dies bleibt für die Interaktion im Kollegium nicht ohne Folgen.

Mit Blick auf die Bedingungen der Interaktion in Lehrerkollegien ist auf einen weiteren wesentlichen Zusammenhang hinzuweisen: Generell lassen sich im Unterricht Berufstätigkeit und Persönlichkeit nicht trennen. Der Kontakt mit der Schülergruppe hat immer auch „eine affektive Beteiligung der Person des Lehrers zur notwendigen Voraussetzung" (Leschinsky 1986, S. 228). Ob der Unterrichtsprozess ge- oder misslingt, wird vom Lehrer selbst vornehmlich als das Ergebnis „der eigenen Persönlichkeit und Qualifikation erfahren" (ebd.). Wird nun in der kollegialen Interaktion die unterrichtliche Praxis einzelner Kollegen öffentlich thematisiert, steht damit auch die Persönlichkeit des Kollegen und dessen persönliche Eignung und Qualifikation zur Disposition. Eine Fachsprache, die es den Lehrern ermöglicht, personenneutral über ihre tägliche Arbeit im Unterricht miteinander zu sprechen, ist kaum oder lediglich in Ansätzen ausgebildet (vgl. Terhart 2002).

Abschließend ist noch ein weiterer Aspekt zu nennen, der die Interaktion in Lehrerkollegien beeinflussen kann. Es handelt sich um die Art und Weise, wie Lehrer etwas über die Tätigkeit des einzelnen Kollegiumsmitglieds erfahren. Durch die isolierte Unterrichtssituation wird die unmittelbare Einsicht in die Tätigkeit der Kollegen verhindert. Dennoch werden so genannte Spuren der Kollegen täglich wahrgenommen. Sekundärinformationen über die Arbeit der Kollegen liefern Klassenbucheinträge, Arbeitsblätter, Tafelbilder, der Lärmpegel des Unterrichts etc. Wertungen über den Unterrichtserfolg oder -misserfolg werden aus dem Verhalten der Schüler abgeleitet und der Zustand der Unterrichtsräume wird als Indiz für die unterrichtlichen Gepflogenheiten der Kollegen wahrgenommen. Zudem dienen verbale Äußerungen der Schüler und der Eltern als Informationen über die Qualität des Unterrichts (Otto 1978). Diese Art, Informationen über Kollegen zu erhalten, bleibt nicht ohne Folgen für ihre Beziehung zueinander und die Interaktion im Kollegium. Das Bewusstsein, dass Lehrer einer Schule gegenseitig ihre Spuren entdecken können, mahnt im Kollegium zur Vorsicht und kritischer Distanz. Erhöht wird das Potenzial für gegenseitiges Misstrauen, wenn dem Schulleiter Informationen über andere Kollegen zugetragen werden, denn auch ihm fehlen direkte Informationen über das unterrichtliche Handeln der einzelnen Lehrkräfte (vgl. Rudow 1994).

Interaktion in Lehrerkollegien unter den Bedingungen der Berufskultur der Einzelschule

Orte, Formen und Art der kollegialen Interaktion

Während der Ausführung ihrer primären Tätigkeit haben Lehrer größtenteils keinen Kontakt zu den übrigen Mitgliedern des Kollegiums. Konferenzen werden als einzige Arbeitsbeziehung bzw. Zusammenkunft der Lehrer einer Schule angesehen, die *offiziell* hergestellt wird. Für viele Lehrpersonen sind die diversen Konferenzen allein der Ort, an dem gemeinsame Gespräche, Informationsaustausch und Zusammenarbeit stattfinden können. Die Öffentlichkeit des Gesamtkollegiums ist als Kommunikationsort allerdings nicht immer für alle Kollegiumsmitglieder

einfach zu nutzen (vgl. Rüegg 2000). Abgesehen von Konferenzen begegnen sich Lehrer in der Regel immer dann, wenn sie gerade nicht arbeiten, also in den Pausen (oder vereinzelt in Freistunden). Die isolierte Situation des Lehrers während seiner Unterrichtstätigkeit wird – für wenige Minuten – für alle Mitglieder des Kollegiums aufgehoben und die Kommunikation mit anderen Kollegen zumindest theoretisch ermöglicht. Wegen der hohen zeitlichen Belastung durch unterrichtsunabhängige und -abhängige Aufgaben werden für diese auch die Pausenzeiten in Anspruch genommen, sodass Pausengespräche mit den Kollegen lediglich als eine Art „Nebenkommunikation" stattfinden (Diem-Wille 1986). Die Unterrichtspausen treten entgegen ihrer Bestimmung in Untersuchungen auch als Belastungsfaktor auf (vgl. Wulk 1988; Schaarschmidt u. Fischer 2001). Vor diesem Hintergrund ist die Interaktion in den Pausen kein Feld für ernsthafte Auseinandersetzungen. Abgesehen von den Konferenzen fehlen in der Infrastruktur des Kollegiums somit Orte zur Bearbeitung inhaltlicher Fragen sowie von Erfahrungskrisen und Belastungen (Combe u. Buchen 1996).

Neben den Orten, die den Mitgliedern eines Lehrerkollegiums die Möglichkeit zur Interaktion bieten, sind die verschiedenen Interaktionsformen in eine Charakterisierung der kollegialen Interaktion einzubeziehen. Die Art der Informationsvermittlung kann als zentraler Faktor für die Klarheit bzw. für die Qualität und Gestalt der Kommunikation überhaupt angesehen werden. Auf der Basis ihrer Beobachtungen und empirischen Erhebungen unterscheidet Rüegg (2000) unter den *formellen Formen* der Kommunikation die schriftliche Kommunikation und die institutionalisierte Kommunikation auf Konferenzen. In Lehrerkollegien spielt die schriftliche Kommunikation eine nicht unerhebliche Rolle: Über Zettel oder Formulare gelangen wichtige Informationen auf dem schriftlichen Weg in die Hände der Kollegiumsmitglieder. Diese Art der Informationsweitergabe ist allen

Lehrern der jeweiligen Einzelschule hinreichend bekannt, gleichwohl führt sie zu Problemen in der Kommunikation. So werden schriftlich weitergeleitete Informationen, Protokolle der Lehrerkonferenz etc. von den einzelnen Kollegiumsmitgliedern unterschiedlich wahrgenommen und genutzt, was in der kollegialen Öffentlichkeit durch den unterschiedlichen Grad der Informiertheit sichtbar wird und zu Missstimmung führen kann.

Neben den formellen Formen der Kommunikation werden die Kontakte unter den Lehrern einer Schule auch *informell* geprägt (vgl. Rüegg 2000). Dabei handelt es sich vorrangig nicht um Sachkontakte aufgrund schulischer Funktionen oder Ämter, sondern um emotionale, personenbezogene Kontakte (vgl. Little 1987). Mit wem die Lehrer eines Kollegiums sprechen, hängt stark von gegenseitigen Sympathien ab. Die Kommunikation im Kollegium erfährt dadurch eine zusätzliche Einschränkung: Gespräche, die über einen eher formellen Informationsaustausch hinausgehen, werden in erster Linie mit denjenigen Kollegen geführt, die ähnliche Interessen teilen oder einem allgemein sympathisch sind (Rüegg 2000). Wie etwa die Ergebnisse der empirischen Erhebung von Redeker (1993) deutlich machen, wird eine berufsbezogene Interaktion, also in erster Linie der Austausch über den Unterricht im Sinne fachlicher oder pädagogischer Diskussion, u. a. aufgrund der skizzierten Verunsicherungen häufig ängstlich vermieden. Zwischen den einzelnen Lehrkräften gibt es nur in geringem Maße präzise und einheitliche Absprachen sowie Festlegungen über das pädagogische Konzept, gemeinsame Standards, Methoden etc.

Der mangelnde Austausch über die unterrichtliche Tätigkeit des einzelnen Kollegiumsmitglieds, über fachspezifische und allgemeine pädagogische Fragen lässt sich allerdings nicht allein auf die bislang genannten Bedingungen der Interaktion zurückführen. Vielmehr ist auch die Wirkung verbreiteter informeller Normen innerhalb der kollegialen Interaktion zu berücksichtigen, welche die Beziehungen der Lehrer untereinander maßgeblich prägen können.

Normen der Interaktion und Subgruppen in Lehrerkollegien – Folgen für die kollegiale Interaktion

Informelle Regeln und damit verbundene Sanktionen bestimmen häufig die kollegiale Interaktion. Die Isolation im Klassenzimmer findet in diesen Fällen ihr Pendant in der kollegialen Kommunikation, indem das Eindringen in den Kompetenz- und Arbeitsbereich der Kollegen durch eine informelle Norm für die kollegiale Interaktion ausgeschlossen wird bzw. zumindest zu vermeiden ist (vgl. Terhart 1987). Im Sinne einer solchen Kollegialitäts- und Nichteinmischungsnorm billigt man sich gegenseitig eine pädagogische und unterrichtliche Intimsphäre zu und respektiert diese. Es ist u. a. stillschweigend untersagt, öffentlich Kritik an einem Kollegen zu üben oder die Arbeit und das Verhalten eines Kollegen zum Gegenstand einer öffentlichen Diskussion zu machen. Ebenso ist es nicht üblich, Verärgerung, Verwirrung oder Wut direkt zu adressieren. Unausgesprochen und unterdrückt bleiben auch positive Gefühle wie Zustimmung, Anerkennung und Bewunderung für andere. Da die Arbeit des Lehrers stark an die Persönlichkeit gekoppelt ist, wird die öffentliche Erörterung eigener beruflicher Probleme im Kollegium als Bedrohung „der ganzen Person" erlebt und die Einhaltung der Nichteinmischungsnorm um so strikter verfolgt (vgl. Pieper 1986). Gegenüber der durch „offizielle" Normen geregelten Kommunikation ist allerdings auf der Ebene des faktischen Handelns zweifelsohne davon auszugehen, dass – besonders innerhalb verschiedener Gruppierungen – sehr wohl und intensiv über Kollegen und deren Unterricht gesprochen wird. Hier bildet sich eine Ablagerungsstätte „für die Folgen von unvereinbaren Interessenskonflikten, Enttäuschungserlebnissen, Rivalitäten, kurzum: für den sozial- und individualpsychologischen Abrieb" (Terhart 1987, S. 447). Die fehlende Transparenz der Unterrichtsgestaltung der Kollegiumsmitglieder bietet zudem ein Potenzial für Projektionen („Wie arbeiten die Kollegen?", „Sind sie besser/beliebter als ich?"), die weiteres Misstrauen und verstärkte Rivalitäten bedingen können.

Für die informellen Beziehungen und die Interaktion unter den Kollegen ist der Zusammenschluss in kleinen geschlossenen Gruppen relevant. Nach Steffens und Bargel (1993) ist für Lehrerkollegien ein Fraktionierungstrend kennzeichnend. Auch die Ergebnisse empirischer Studien weisen u. a. auf Gruppenkonflikte bzw. die Trennung des Kollegiums in einzelne Fraktionen hin (Redeker 1993; Combe u. Buchen 1996; Rüegg 2000). Auf der Basis verschiedener Merkmale können sich Koalitionen bilden, so etwa durch die gemeinsame institutionelle Geschichte („alte Garde"), die Fachkultur, pädagogische Anschauungen etc. Auch die Schulleitung kann in einzelne Subgruppen des Kollegiums integriert sein oder die Gruppenbildung im Kollegium begünstigen. Durch die kollegiumsinternen Gruppen wird das Bedürfnis nach Intimität und Nähe gedeckt, sie fördern aber auch die Tabuisierung einer offenen Kommunikation in der größeren Kollegiumsöffentlichkeit. In den haltungs- und interessensgleichen Subgruppen kann das, was durch die informellen Regeln im Gesamtkollegium verboten ist, gefahrlos vollzogen werden: also das Äußern von Kritik an anderen und mehr. Allerdings wird hier nicht eine problemlösungsorientierte Auseinandersetzung verfolgt, sondern die Artikulation findet eher auf der Ebene von „Klatsch, Vorurteilsbildung und ressentimentbestimmter Aggressionsabfuhr" statt (Pieper 1986, S. 58). Die informellen Normen können aber zweifellos auch außerhalb der genannten Gruppen – hinter „vorgehaltener Hand" – nicht befolgt werden (vgl.

die Untersuchungsergebnisse von Diem-Wille 1986).

Soziale Unterstützung, Kooperation und Konkurrenz in Lehrerkollegien

Soziale Unterstützung ist als positiver Einflussfaktor auch bezogen auf die Interaktion in Lehrerkollegien zu berücksichtigen (vgl. Rudow 1994; van Dick et al. 1999a). Unter den entlastenden Faktoren zur Bewältigung beruflicher Belastungen nennen in der Untersuchung von Schaarschmidt und Fischer (2001) Lehrer an dritter Stelle das soziale Klima der Schule („Offenheit im Kollegium, kollegiale Unterstützung"). Andere Erhebungen zum Lehrerberuf weisen darauf hin, dass die soziale Unterstützung in Lehrerkollegien oftmals nicht übermäßig ausgeprägt ist, und zeigen, dass sich das Kollegium als Potenzial für soziale Unterstützung häufig nur schwer ausschöpfen lässt. Mit den eingeschränkten Kommunikations- und Kooperationsmöglichkeiten ist oft eine fehlende soziale Unterstützung verbunden und von den Lehrern wird die fehlende oder unzureichende Unterstützung als belastendes Tätigkeitsmerkmal ihres Berufes angegeben (vgl. Rudow 1994; Kramis-Aebischer 1995). In der Untersuchung von Terhart et al. (1994) fühlt sich jeder vierte befragte Lehrer (N = 514) „in seinen schulischen Problemen allein gelassen. Das Prinzip ‚Türe zu und jeder für sich!' scheint an vielen Schulen noch den Alltag zu bestimmen" (Terhart et al. 1994, S. 219).

Des Weiteren ist aus Untersuchungen, die die Interaktion in Lehrerkollegien analysieren, zu folgern, dass Kooperation und die damit einhergehende Öffnung und Auseinandersetzung mit der Unterrichtspraxis des einzelnen Lehrers selten vollzogen wird (vgl. Little 1987). Dies vermag angesichts der bisherigen Ausführungen kaum zu verwundern. Zu den Grundvoraussetzungen einer Kooperationskultur können eine klare Kommunikation, Dialogfähigkeit, die Aufdeckung von Konflikten und der offene Umgang mit ihnen angesehen werden. In der empirischen Studie von Rüegg (2000) hat sich aber gezeigt, „dass Kollegien kaum gewohnt sind, mit Kommunikations- und Konfliktproblemen umzugehen. Klarheit der Kommunikation und Dialogfähigkeit werden angestrebt, jedoch kaum erreicht" (Rüegg 2000, S. 181). Auf der interkollegialen Ebene sind aufgrund der beschriebenen Isolation und Individualisierung sowie vielfältiger Unsicherheiten und Ängste im Berufsalltag kooperative Fähigkeiten und Einstellungen häufig nur minimal ausgeprägt bzw. fehlen ganz. Wenn Kooperation stattfindet, dann außerhalb des Unterrichts und quantitativ nur in geringem Ausmaß (Austausch von Unterrichtsmaterialien, gemeinsame Unterrichtsvorbereitung). Probleme werden nur dann thematisiert, wenn einzelne Lehrer davon betroffen sind (z.B. bei Schwierigkeiten mit einzelnen Schülern) (Aurin 1993; Jerger 1995). Die mangelnde Kooperationsbereitschaft wird in Kollegien selbst häufig beklagt. So erhält in einer Untersuchung an hessischen Schulen die „fehlende Kooperation im Kollegium mit 44,5 % die höchste Zustimmung bei den Aspekten des Belastungserlebens" (Döbrich et al. 1999).[1]

In den von Ulich (1996a) durchgeführten Interviews wird Konkurrenz als entgegengesetzte Tendenz zur Kooperation im beruflichen Alltag genannt und auch die von Schönknecht (1997) befragten Lehrer sprechen explizit von einem Klima der Konkurrenz an ihren Arbeitsplätzen. Ein solches Klima kann sich u.a. aus der möglichen Kompensation der fehlenden Anerkennung in der Öffentlichkeit und der mangelnden Rückmeldungen im Kollegium ergeben, indem Lehrer die Anerken-

nung durch die Schüler im Sinne von „Beliebtheit" suchen (vgl. Ulich 1996a; Diem-Wille 1986). Zudem sind Kompetenzrivalitäten unter den Fachkollegen – auch unter den Vertretern unterschiedlicher Fächer (unterschiedliche Gewichtung der Fächer) – anzuführen. Otto (1978) fasst zusammen, dass aufgrund der Kollegialitäts- und Nichteinmischungsnorm einerseits Rivalität und andererseits Konfliktvermeidung die Ambivalenz der kollegialen Beziehung unter Lehrern ausmachen.

Traditionen, informelle Normen und Rituale – Konfliktfelder der kollegialen Interaktion

Die statische Personalstruktur von Lehrerkollegien, die etwa durch die verhältnismäßig lange Verweildauer der einzelnen Kollegen an einer Schule bedingt wird, kann eine Verfestigung interner Abläufe, Rituale und informeller Routinen in der Gestaltung der kollegialen Interaktion und schulischen Praxis begünstigen. Der kollegiale Umgang kann durch Gewohnheiten, stereotype Wahrnehmungen und eingeschliffene Verhaltensweisen geprägt werden. Allerdings ist die recht unbewegliche Personalstruktur nicht allein als Hintergrund für sich etablierende informelle Normen und Traditionen zu berücksichtigen, sondern diese sind auch in einen Zusammenhang mit den Überlegungen zur Organisation der Schule zu stellen. Bedingt durch die zellulare Struktur der Einzelschule wie des gesamten Schulsystems „besteht zwischen den einzelnen Elementen dieses Systems grundsätzlich nur eine ,lose Kopplung'" (Terhart 2000a, S. 44). Die einzelnen Elemente sind bei der Gestaltung der alltäglichen Abläufe relativ autonom; „eine übergreifende Systemintegration wird auf der Ebene der Handlungspraxis eher durch gemeinsame Traditionen, Berufsideologien sowie Erfolgs- und Misserfolgserzählungen erzeugt" (ebd.). Das Festschreiben von Tradi-

---

1 Die Zahl der grundsätzlich *an Kooperation interessierten* Lehrer ist groß, wobei sich bezogen auf die erzieherische Kooperation ein Schwerpunkt herausbildet. Die Zahl derjenigen, die sich für eine fachunterrichtliche Kooperation aussprechen, ist geringer (vgl. Aurin 1993; Jerger 1995).

tionen und informellen Normen stellt sich als mikropolitische Aktivität in offenen ungeregelten Bereichen einer Organisation dar, wie sie sich in der Einzelschule (oder auch dem Schulsystem insgesamt) als *„loosely coupled system"* ergeben, wobei zur Bildung dieser Traditionen und Normen ein gewisser Konsens notwendig ist und erst so die Stabilität solcher Organisationen – auf der Ebene der Einzelschule auch der Kollegien – verständlich wird (Altrichter u. Salzgeber 1996; vgl. Weick 1976). Vor diesem Hintergrund können etablierte informelle Normen und kollegiumsinterne Traditionen, die etwa den Schulalltag außerhalb – aber auch begrenzt in den Klassenzimmern (über Beschlüsse der Fachkonferenzen, geprägt durch ein tradiertes pädagogisches Konzept) – beeinflussen, ebenso wie Rituale auf der Ebene der Einzelschule im Kollegium betrachtet und in ihrer stabilisierenden und integrierenden Funktion bewertet werden.

Die Bevorzugung einer herrschenden Ordnung und die damit einhergehende Stabilität bilden – vor dem skizzierten Hintergrund mannigfaltiger Unsicherheitsfaktoren – in Schulen üblicherweise einen innerorganisatorischen Wert an sich (Altrichter u. Salzgeber 1996). Die Norm der Nichteinmischung und Kollegialität stößt dort an ihre Grenzen, wo einzelne Kollegiumsmitglieder von der informellen Ordnung sowie der gewünschten oder lediglich vorgespielten „Einheit" eines Kollegiums abweichen. Diese Abweichler können sich einem beträchtlichen Konformitätsdruck ausgesetzt sehen und in eine Außenseiterrolle gedrängt werden. Gerade zu den Schwierigkeiten des Berufsanfangs zählen die kollegialen Beziehungen. Berufsanfänger haben mit den eingespielten Regeln und Routinen in Lehrerkollegien häufig Probleme. Gleichwohl sind diese Regeln von allen Neulingen in einem Kollegium zu erlernen und gewöhnlich gelingt dies auch (zur Anpassung an vorherrschende Handlungsmuster in Lehrerkollegien vgl. Combe u. Buchen 1996). Das Anpassungsverhalten ist insgesamt – dem Urteil Ottos zufolge – der „neuralgische Punkt kollegialer Interaktion" (Otto 1978, S. 83). Wo keine anderen ausgeprägten interpersonalen Bindungen in einem Kollegium bestehen, kann die Stabilität zur Ultima Ratio der Interaktion werden (vgl. Altrichter u. Salzgeber 1996).

„Wie jede soziale Gruppe verfügt auch ein Lehrerkollegium über ein fein abgestuftes System der Sanktionierung von Normverletzungen." Gutes Zureden und Nachsicht stehen am Anfang, stillschweigendes Linksliegenlassen und beißender Spott sind weitere Stufen (Terhart 1987, S. 446). Offene Konflikte unter den Kollegen treten vor allem dann auf, wenn Einzelne gegen den informellen Orientierungsrahmen des Kollegiums verstoßen. Durch das besondere Engagement der befragten Lehrer in der Untersuchung von Schönknecht (1997) erhalten diese in ihren Kollegien eine Sonderposition, die von dem jeweiligen Kollegium kritisch kommentiert wird (die engagierten bzw. innovativen Lehrer zeichnen sich durch offene Unterrichtsmethoden, Freiarbeit und Handlungsorientierung aus). „Viele der befragten LehrerInnen leiden darunter, von den anderen KollegInnen in eine isolierte Situation gedrängt zu werden" (Schönknecht 1997, S. 177). Die Kollegiumsmitglieder sehen ihr eigenes, eher traditionelles Unterrichtskonzept entwertet und sich selbst einer verstärkten Konkurrenz preisgegeben, wenn die neuen Konzepte der innovativen Kollegen von den Schülern gut angenommen werden. Neben der Isolation empfinden einige der von Schönknecht Befragten auch offene Feindschaft, wobei die Auseinandersetzung nicht auf fachlicher Ebene geführt wird (ebd.). Redeker (1993) nennt Beispiele für massive persönliche Angriffe. Können unangepasste Kollegen auf Dauer nicht „zur Vernunft" gebracht werden, kann „ein Kollegium in seltener Einmütigkeit" unter Nutzung unsachlicher Argumente und Diffamierungen gegen die jeweilige Person vorgehen (Otto 1978, S. 65; vgl. Rothland 2003).

Fazit: Das Kollegium als Belastungsfaktor?

Dass es um die Interaktion und die sozialen Beziehungen in Lehrerkollegien nicht immer zum Besten bestellt ist, ist allgemein bekannt und spiegelt sich in empirischen Untersuchungen wider: Probleme mit dem Kollegium sowie auf der Ebene der individuellen Interaktionspartner unter den Kollegen werden zwar nicht als Hauptbelastung im Lehrerberuf angesehen, sie finden sich aber in den meisten Erhebungen und rangieren häufig unter den bedeutenden Belastungsfaktoren. Klar dominieren allerdings Faktoren, die direkt in Verbindung mit dem Unterrichtsgeschehen und den Schülern stehen (vgl. Milstein et al. 1984). So resultieren in der Untersuchung von Behrens-Tönnies und Tönnies (1986) die Belastungen am häufigsten aus den interpersonalen Beziehungen mit den Schülern, an zweiter Stelle allerdings aus den Beziehungen mit den Kollegen und den Vorgesetzten. In der Untersuchung von Terhart et al. (1994) wurden Belastungen durch die Organisationsstruktur und durch Probleme mit Schülern sowie methodisch-pädagogische Probleme am häufigsten genannt. Probleme mit den Kollegen rangierten an fünfter Stelle. Von 1027 Befragten in der Untersuchung von Döbrich et al. (1999) gaben 29,8 % an, „Probleme mit Kollegen" zu haben.

Der nicht unerhebliche Anteil der befragten Lehrer, die Probleme mit den Kollegen oder dem Kollegium insgesamt nennen, weist darauf hin, dass die sozialen Beziehungen und die Interaktion in Lehrerkollegien häufig belastet sind. Der Anteil der Befragten, welche das Kollegium nicht als Belastungsfaktor wahrnehmen und nicht unter Konflikten leiden, ist allerdings wesentlich höher. Mitunter weisen Studien darauf hin, dass den „Beziehungen zu Kollegen" oder zur Schulleitung in der Einschätzung befragter Lehrer kein hoher Belastungsgrad beigemessen wird (so etwa bei Schaarschmidt et al. 1999). Insge-

samt kann gleichwohl festgehalten werden, dass in den strukturellen Charakteristika des Lehrerberufs bzw. des Arbeitsplatzes Schule spezifische Bedingungen angelegt sind, die bei einem nicht unerheblichen Teil der Lehrkräfte zu Belastungen im Kontext der kollegialen Interaktion führen.

Die in Anlehnung an eine mikropolitische Perspektive herausgestellten Probleme der Interaktion in Lehrerkollegien sind als häufig anzutreffende Facette der sozialen Realität herauszustellen. Sie können angesichts der vielfältigen, zufälligen Zusammensetzung der Kollegien und aufgrund unterschiedlicher Arbeitsbedingungen aber nicht als allgemein gültiges Abbild der sozialen Realität angesehen werden. Dass es den Akteuren in der Einzelschule auch gelingt, ein positives, durch Kooperation und Offenheit geprägtes Klima zu schaffen und die Barrieren zu überwinden, die sich aus den strukturellen Bedingungen des Lehrerberufes und des Arbeitsplatzes Schule ergeben, wird damit nicht ausgeschlossen. Herauszustellen ist aber, dass die Interaktion in Lehrerkollegien insgesamt eher durch problematische als durch fördernde Faktoren beeinflusst wird und sich dies auch im Kollegiumsalltag am Arbeitsplatz Schule niederschlägt.

Abschließend ist ein wichtiger Aspekt bezogen auf die Bewertung der Interaktion in Lehrerkollegien zu nennen. Untersuchungen, die die kollegiale Interaktion zum Gegenstand haben, stützen sich in der Regel auf die Aussagen der Handelnden. Zu beachten ist, dass die defizitären Erfahrungen (etwa einer mangelnden Kollegialität) aus der wahrgenommenen Diskrepanz zwischen dem, was die Befragten unter „kollegialen Beziehungen" verstehen, und der schulischen Realität resultieren. Frustrierte Wunschvorstellungen und ein mitunter nostalgisches Sehnen nach einer „wahren" Kollegialität bewirken eine ständige Unzufriedenheit. Befragte Lehrer machen deutlich, dass eine Nichtbefriedigung der eigenen Vorstellung von kollegialer Interaktion als grundsätzliches Bedürfnis mit Wut und Enttäuschung, Frustration und Bedauern, Leiden sowie dem Gefühl des Bedrohtseins aufgenommen wird. Dieser Mangelzustand wird gleichzeitig aufrechterhalten, indem an den ideellen Wunschvorstellungen festgehalten wird und vergangene Zeiten idealisiert werden (Redeker 1993). Es ist daher bei der Untersuchung der kollegialen Interaktion und den aus diesem Zusammenhang erwachsenen Belastungen zu berücksichtigen, dass im Umgang der Lehrer mit ihren kollegialen Beziehungen wie mit alltäglichen Belastungen oft subjektive Bewertungsprozesse entscheidend sind. Wird etwa die Kooperation in Kollegien häufig als unzureichend eingeschätzt, so bestünde

eine konstruktive Möglichkeit der beruflichen Entlastung auch darin, „Erwartungen und Anforderungen an sich und andere zu senken und somit zugleich die Frustrationsschwelle zu erhöhen" (Schaefers u. Koch 2000, S. 603). Es ist aber zu betonen, dass die ideellen Ansprüche etwa an die kollegiale Interaktion und deren Enttäuschung in der Realität zwar zu berücksichtigen sind, jedoch vor dem Hintergrund der skizzierten strukturellen und interaktionellen Bedingungen am Arbeitsplatz Schule als Begründung für eine vielfach negativ geprägte Wahrnehmung der kollegialen Interaktion nicht ausreichen.

11

Entstehende Dienstunfähigkeit von Lehrern: psychosomatische Erkrankungen bei Lehrpersonen und Präventionsmöglichkeiten von Schulleitern

Peter Jehle, Andreas Hillert, Gerhard Seidel, Bärbel Gayler

Problemstellung und Stand der Forschung

Die Literatur zum Phänomen der Dienstunfähigkeit (DU) zeigt, dass die Thematik für den Lehrberuf von wissenschaftlicher Seite kaum bearbeitet worden ist. Zu den **Krankheitsbildern** von vorzeitig pensionierten bzw. berenteten Lehrpersonen gibt es wenige Arbeiten (Weber 1998; Übersicht zu Sekundärdaten bei Jehle 1997b). Ein Fazit daraus ist, dass der Diagnose DU bei Lehrern häufig psychische Krankheiten zugrunde lagen. Die Studien setzten bei der unmittelbar eintretenden Dienstunfähigkeit an, sodass noch unzureichend geklärt ist, welche Bedingungen ihre Entstehung begünstigen und wie die Erkrankung verhindert werden könnte. In einem umfassenderen Projekt gingen wir daher von der Analyse akuter DU zu Fragen der **Entstehung** und der **Prävention** über.

Für die psychischen und psychosomatischen Störungen, die mit der Entstehung von Dienstunfähigkeit bei Lehrpersonen verbunden sind, sind Bedingungen auf mehreren Ebenen anzunehmen – von Merkmalen des schulischen Umfeldes bis zu persönlichen Faktoren. Zumindest die erstgenannten Bedingungen müssten durch eine Änderung schulischer Randbedingungen verhinderbar sein. Hier könnten **Schulleiter** (SL) eine wichtige Rolle spielen.

Wir bieten in diesem Beitrag zunächst eine Skizze des gesetzlichen Rahmens der DU von Lehrern und eine Analyse des **Leitungskonzepts**, von dem aus SL der Entstehung von DU entgegenwirken könnten; anschließend berichten wir über eine Befragung von Lehrpersonen mit psychosomatischen Erkrankungen, den eigentlichen Trägern des DU-Risikos. Wir gehen Aspekten der Entstehung von Dienstunfähigkeit, der Interaktion zwischen Lehrpersonen und Schulleitung in Verbindung mit der Erkrankung sowie der Rolle, die SL bei der Prävention gegen DU übernehmen könnten, nach.

Theoretischer Bezugsrahmen

Das Entstehen von Dienstunfähigkeit – wir sprechen vom DU-Prozess – ist vermutlich kein eindeutig ausgerichteter Ablauf, er kann durch Einsatz adäquater **Ressourcen** aufgehalten oder verzögert, durch akute Ereignisse forciert werden. Krankheit und Gesundheit stehen nach dem Kontinuitätsmodell von Antonovsky (1987) in einer Wechselbeziehung mit fließenden Übergängen. Abhängig von Ressourcen der Lehrperson sowie des Umfelds ist das Ergebnis des Prozesses offen (vgl. „ressourcenorientiertes Copingmodell" in Jehle et al. 1999). Bei unzureichenden Ressourcen können psychophysische Störungen bis hin zur DU resultieren. Ein DU-Prozess kann jedoch auch mit der **Bewältigung** der Belastungen enden. Der Schulleiter ist eine zentrale Bezugsperson im Berufsfeld von Lehrerpersonen und kann in der Bewältigung eines DU-Prozesses eine wichtige Rolle spielen. Wir denken dabei nicht an eine zusätzliche, dezidierte Funktion der SL, sondern eher an eine bestimmte Ausprägung der Leitungskonzeption, über die eine günstige Wirkung auf die Arbeitsumwelt der Lehrpersonen erzielt werden kann.

Gesetzliche Grundlagen der Dienstunfähigkeit

Auf der Basis der Arbeit von Loebel (1999) können Begriff und Rechtsfolgen der DU skizziert werden. Der Beamte gilt gemäß §§ 26 Abs. 1 Satz 1 BRRG, 51 Abs. 1 S. 1 HBG als dienstunfähig, wenn er „infolge eines körperlichen Gebrechens oder wegen Schwäche seiner körperlichen oder geistigen Kräfte zur Erfüllung seiner Dienstpflichten dauernd unfähig [...] ist." Nach § 51 Abs. 1 S. 2 HBG kann der Dienstherr von DU ausgehen, wenn der Beamte wegen Erkrankung innerhalb von sechs Monaten länger als drei Monate nicht im Dienst war und auch in den nächsten sechs Monaten nicht uneingeschränkt dienstfähig sein dürfte. Ist die Lehrperson dienstunfähig, kann sie auf eigenen Antrag (§ 52 HBG) oder im so genannten Zwangspensionierungsverfahren (§ 53 HBG) in den Ruhestand versetzt werden. Zur Vermeidung der vorzeitigen Pensionierung soll der Lehrperson unter bestimmten Voraussetzungen (§ 51 Abs. 3 S. 2 HBG) ein anderes Amt übertragen werden (§ 51 Abs. 3 S. 1 HBG). Ist dies nicht möglich, darf ihr unter Beibehaltung ihres Amtes auch eine geringerwertige Tätigkeit übertragen werden (§ 51 Abs. 3 S. 4 HBG). Außerdem wird es voraussichtlich auch in Hessen eine Regelung zur „Teildienstfähigkeit" der Beamten geben, nach der dienstunfähige Beamte nicht in den Ruhestand versetzt werden, wenn sie ihre Dienstpflichten noch für mindestens die Hälfte der Arbeitszeit erfüllen können (gilt für Bundesbeamte nach § 26a BBG bereits seit dem 01.01.1999).

Beantragt die Lehrperson selbst wegen DU die Versetzung in den Ruhestand, prüft zunächst der unmittelbare Dienstvorgesetzte auf der Basis eines ärztlichen Gutachtens, ob die Lehrperson dienstunfähig ist. Die für die Ernennung zuständige Behörde entscheidet nach Vorlage dieser Erklärung über die Versetzung in den Ruhestand. Im Zwangspensionierungsverfahren (§ 53 HBG) wird eine Lehrkraft gegen ihren Willen in den Ruhestand versetzt. Wichtig für beide Verfahren ist die Aufgabe der Amtsärzte. Sie urteilen als Sachverständige über das Vorliegen eines körperlichen Gebrechens oder einer Schwäche der körperlichen oder geistigen Kräfte und über deren Auswirkung auf die Leistungsfähigkeit des Betroffenen. Sie entscheiden nicht darüber, ob eine Dienstunfähigkeit vorliegt – dies liegt beim Dienstherrn.

Zur Charakteristik der Tätigkeit von Schulleitern

Gesetzliche Grundlage

Die Kompetenzen des Schulleiters gegenüber Lehrern richten sich nach seinem Status als Vorgesetzter oder Dienstvorgesetzter der an der Schule tätigen Personen. Er ist dann im Rahmen der Gesetze, Verwaltungsvorschriften und Konferenzbeschlüsse weisungsbefugt (§ 88 Abs. 4 S. 1 HSchG). Die Weisungsbefugnis beschränkt sich auf sachliche Anordnungen für die dienstliche Tätigkeit. Gegenüber Lehrpersonen wird sie vor allem durch deren pädagogische Freiheit begrenzt (§ 88 Abs. 4 S. 3 HSchG, § 18 Abs. 1 S. 2 DO). Der Schulleiter ist im Allgemeinen nicht (unmittelbarer) Dienstvorgesetzter und hat nicht die entsprechenden umfassenden Kompetenzen. In Hessen sind den SL einige Kompetenzen von Dienstvorgesetzten übertragen worden (siehe § 16a DO). Für unser Thema ist z. B. das Recht relevant, über die Dienstunfähigkeit einer Lehrperson, die ihre Versetzung in den Ruhestand beantragt hat, die erforderliche Erklärung abzugeben (§ 16a Nr. 2 DO). Der SL hat aber nicht die Befugnis, eine Lehrperson gemäß § 51 Abs. 1 S. 3 HBG anzuweisen, sich ärztlich untersuchen zu lassen.

Zum Leitungskonzept von Schulleitern

Die organisationsbezogene Literatur zur Tätigkeit der Schulleiter weist die Schule als eine „schwach vernetzte Organisation" aus (Baumert und Leschinsky 1986b, S. 24). Damit verbunden sind – anders als in bürokratisch gestalteten Einrichtungen – eine Vielfalt und Divergenz von Zielen sowie eine losere Steuerung. Gemäß der Befragung von Schulleitern, die Baumert und Leschinsky (1986b) durchführten, ist es schlüssig, wenn 98 % der Befragten weitgehend den Äußerungen zustimmen, dass „die Fähigkeit des Schulleiters, sich mit Fingerspitzengefühl um ein gutes soziales Klima zu kümmern, wichtiger als alle Weisungsbefugnis" sei (S. 19) sowie „Ansehen und Autorität des Schulleiters [...] auf tönernen Füßen [ruhen], wenn sie nicht durch eigenes vorbildliches pädagogisches Handeln begründet sind" (S. 19). Hiermit ist es vereinbar, einem „traditionellen" Leitungskonzept, das vor allem durch Führung und Motivation von Mitarbeitern in Richtung auf akzeptierte Ziele, Aufgaben und Rollenerwartungen zu charakterisieren ist, eine Alternative gegenüberzustellen, die als **transformationale Leitung** (TFL) bezeichnet wird.

Das **Konzept der TFL** ist durch Motivierung, Sinnvermittlung, Einbindung von Personen, durch Förderung der Identifikation mit und von Verantwortung für etwas Anvertrautes, kurz durch Förderung von *Commitment* gekennzeichnet (Weinert 1998). Es hat sich nach Rowan (1990) vor allem dann als geeignet gezeigt, wenn Veränderung und Umstrukturierung vorherrschen, wenn also keine Klarheit über Ziele und Wege besteht, sondern Wandel zu bejahen ist, Ziele neu zu definieren sowie Strategien zu finden und zu erproben sind. Dazu kann der „transformationale Leiter" intellektuelle Stimulation, Überzeugungskraft und auch Charisma einsetzen. Er zeigt Hinwendung und Rücksichtnahme, er achtet auf Sorgen und Entwicklungsbedürfnisse der von ihm Geführten. Um die Anwendung dieses Konzepts auf den Schulbereich haben sich u. a. Leithwood (1994) und Leithwood et al. (1996) mit konzeptuellen und empirischen Arbeiten bemüht (s. bereits Baumert und Leschinsky 1986a).

Merkmale einer transformational handelnden Schulleitung sind:

- Förderung von Leitbildern in einer Schule
- Förderung von Kooperation auf der Basis gemeinsamer Ziele im Kollegium
- Darstellung eines Vorbildes, z. B. in Form von Motivation, Kompetenz
- Vermittlung intellektueller Stimulation, z. B. Prüfung bisheriger Grundsätze

- Angebot individueller Wertschätzung, Hinwendung und Unterstützung

So vielversprechend diese und weitere (hier nicht aufgeführte) Beiträge dieses Konzept auch erscheinen lassen, ist es nach unserer Kenntnis im deutschsprachigen Schulsystem noch nicht erprobt worden. Dies bedeutet nicht, dass derartige Leitungsmerkmale von unseren Schulleitern nicht schon realisiert würden, aber – wie gesagt – ein systematischer und auf Problemeinheiten wie Burnout oder Dienstunfähigkeit ausgerichteter Einsatz steht noch aus.

Empirische Befunde zur Schulleitertätigkeit

Nach deutschsprachigen Studien zur Tätigkeit von Schulleitern (Schmidt 1980, Krüger 1983) ebenso wie nach amerikanischen Arbeiten (s. Baumert u. Leschinsky 1986a) ist an der Tätigkeit von SL die „Fragmentarisierung" des Arbeitsablaufs auffällig, der in einer Vielzahl von herangetragenen, ungeplanten, sich überlappenden, unterbrochenen Vorgängen besteht, sodass es nicht einfach sein kann, „eine klare Linie in der Amtsführung zu entwickeln" (Baumert u. Leschinsky 1986a, S. 250). Diese Literatur weckt Zweifel, ob Schulleiter wirkungsvoll präventiv gegen Dienstunfähigkeit handeln können. Jedoch gibt es – außer der zur TFL aufgeführten Literatur – weitere Befunde, die solche Bedenken abschwächen. So berichtet Dworkin (1987, zit. in Dworkin 1994 und Dworkin et al. 1990) von einer Studie, in der das Ausmaß von Burnout bei Lehrpersonen gemessen wurde, und zwar in Abhängigkeit davon, ob ihre Schulleiter als unterstützend oder als nicht unterstützend eingeschätzt wurden. Das Burnout-Niveau von Lehrpersonen mit unterstützenden SL war niedriger als bei nicht unterstützenden SL. Den gleich gerichteten Befund berichten Dworkin et al. (1990) in der angeführten Studie bezüglich schwerer Erkrankungen. Eine

Vergleichsanalyse zeigte die Wirkung der Unterstützung durch die Schulleiter auf, die für die Unterstützung durch die Kollegien nicht ermittelt werden konnte.

Die Befragung psychosomatisch erkrankter Lehrpersonen

Der Ansatz der Befragung

Unsere Befragung war eingebunden in eine Studie mit Patienten der Medizinisch-Psychosomatischen Klinik Roseneck in Prien/Chiemsee. Die Untersuchungsziele bestanden

1. in der Erfassung des Bedingungsgefüges von Stressoren, Bewältigungsstrategien, sozialer Vernetzung und Pensionserwartungen erkrankter Lehrpersonen,
2. in der Evaluation des von der Klinik praktizierten integrativ-verhaltenstherapeutischen Programms für Lehrpersonen (s. Hillert et al. 2001a und Kap. 17 S. 248 ff. in diesem Band).

Wir konnten zwei unabhängige Patientengruppen befragen. Die erste erfasste 29 Patienten zu Beginn der stationären Behandlung (s. Hillert et al. 1999a). Der Fragebogen enthielt 23 Vorgaben, die meist auf einer vierstufigen Skala zu beantworten waren. Inhalte des Fragebogens waren:

- Merkmale der Anfangsphase von DU und frühe Hinweise für eine Erkrankung
- erfahrene und gewünschte Unterstützung durch die SL
- generelle präventive Maßnahmen

Weiter befragten wir eine zweite Stichprobe sechs Monate nach Ende des Klinikaufenthalts, d. h. während einer „Bewährungsphase" (s. Hillert et al. 2000). Die Nacherhebung betraf klinikseits vor allem Fragen zum aktuellen Status, zur Dauerhaftigkeit von Therapieeffekten und zur beruflichen Perspektive sowie die Informationsgewinnung für weitere therapeutische Vorhaben der Klinik. Unser Fragebogen enthielt zusätzlich fünf Fragen, von denen drei – zu frühen Hinweisen auf DU, zu Ansatzpunkten von Prävention und zur Unterstützung für den Wiedereinstieg in die Berufstätigkeit – bereits der ersten Gruppe vorgelegt worden waren.

Die **erste Gruppe** (1998) umfasste 29 Patienten, im Durchschnitt 49,1 Jahre alt. 15 Patienten hatten über 20 Jahre Schulpraxis, 3 über 10 Jahre. Bei 26 Patienten war die Schulleitung über den Klinikaufenthalt unterrichtet. Über die Zahl der Patienten, die bereits die Pensionierung beantragt hatten, lagen keine Daten vor.

Die **zweite Gruppe** (1999/2000) umfasste 80 Patienten: 7 Schulleiter und 73 Lehrpersonen. Letztere, über die wir hier berichten, teilten sich auf in 50 Lehrerinnen (68.5 %) und 23 Lehrer mit einer durchschnittlichen Schulpraxis von 22,1 Jahren (Spanne 2 bis 38 Jahre). Von diesen 73 befanden sich zum Zeitpunkt der Nacherhebung 17 bereits in Pension, 9 hatten die vorzeitige Pensionierung beantragt, sodass wir zunächst diese 26 Personen („in Pension") den 47 uneingeschränkt im Beruf („im Beruf") befindlichen Lehrpersonen gegenüberstellten. Chi-Quadrat-Tests bezüglich einer Reihe von Variablen ergaben mehrere statistisch nicht signifikante (Geschlecht; aktuelle Lebenssituation, z. B. verheiratet, geschieden; Partner als Hauptverdiener; Schulart und Klassengröße), aber auch wenige signifikante Unterschiede (Zahl der Krankheitstage seit dem Klinikaufenthalt, Dienstalter), die jedoch gerade mit dem Umstand „Pensionierung" in enger Verbindung zu sehen sind. Auch spätere multivariate Analysen zu den in Tabelle 1 und 2 dargestellten Merkmalen wiesen keine Unterschiede aufgrund des Merkmals „in Pension" versus „im Beruf" auf, was uns veranlasste, von einer einheitlichen Nacherhebungsgruppe auszugehen.[1]

Ergebnisse der Befragung

Das Spektrum gesundheitlicher und beruflicher Probleme der Lehrpersonen

Die Ergebnisse stammen von der Gruppe zu Beginn des Klinikaufenthalts. 21 (72 %) der 29 befragten Lehrer berichteten (Vorgaben, mit „ja" bis „nein" zu beantworten), die „Anfangsphase der Erkrankung" als schleichenden, diffusen Prozess erlebt zu haben. Dies scheint plausibel dadurch, dass 23 Personen (79 %) die Ernsthaftigkeit der Probleme lange verborgen geblieben war. Die Beziehung zwischen Krankheit und Berufstätigkeit wurde so beurteilt:

- Die Krankheit ist v. a. durch persönliche Umstände entstanden. 6 (21 %)
- Die Krankheit ist v. a. durch schulische Ursachen entstanden. 6 (21 %)
- Die Krankheit hat Auswirkungen auf meine Berufstätigkeit gehabt. 5 (17 %)
- Es gab eine wechselseitige Beeinflussung von Krankheit und Berufstätigkeit. 12 (41 %)

Frühe Hinweise auf einen Prozess in Richtung Dienstunfähigkeit sollten auf einer vierstufigen Skala rückblickend ermittelt werden; diese Frage stellten wir auch der Nacherhe-

---

1 Die Ergebnisse der Erhebung zu Therapiebeginn sind angesichts der kleinen Stichprobe (N = 29!) wenig aussagekräftig. Wir sahen keine zufrieden stellende Rechtfertigung dafür, die erste Gruppe mit der zweiten, größeren Stichprobe der Nachtherapieerhebung zusammenzufassen. Daher werden die Ergebnisse in den Tabellen in zwei Zeilen getrennt dargestellt. Es ist zu bedenken, dass die Prozentwerte der kleinen Stichprobe schon durch kleine absolute Unterschiede stark schwanken. Daher geben wir gleichzeitig die absoluten Werte mit an, um die geringen Zahlenwerte offen zu legen. Wir verweisen auf Unterschiede zwischen den beiden Gruppen, interpretieren sie jedoch nicht, z. B. im Hinblick auf die unterschiedlichen Erhebungszeitpunkte. Zum Stellenwert der erhobenen Daten ist weiter zu bedenken, dass stationär behandelte Gruppen stark selektierte Personen umfassen, deren Aussagen schwerlich auf die gesamte Lehrerschaft übertragen werden können.

bungsgruppe (s. Tab. 11-1, die Mittelwerte bieten einen schnellen Überblick).

Zu **Therapiebeginn** wurden als frühe Hinweise ("ja" plus "eher ja") vor allem "nicht abschalten können" (23 = 79%) und "viele tägliche Ärgernisse" (19 = 66%) sowie "verminderte Leistungsfähigkeit" (23 = 79%) und "fehlende Arbeitsfreude" (20 = 69%) genannt (siehe auch "verlorenes Engagement für den Beruf"). Von der **Nachtherapiegruppe** wurden etwas abweichende Urteile abgegeben: Noch etwas stärker gewichtet wurden "nicht abschalten können" (63 = 88%) und "viele tägliche Ärgernisse" (56 = 78%), jedoch abgeschwächt die drei genannten Items zu Leistungsbereitschaft und -fähigkeit, insbesondere "verminderte Leistungsfähigkeit". Deutlich weniger wurden von beiden Gruppen

Tab. 11-1 Prozentuale Häufigkeiten und Mittelwerte zur Frage: „Was können Sie – aus heutiger Sicht – als frühen Hinweis für Ihre (evtl. einige Jahre) später offen aufgetretene Erkrankung einstufen?" (erste Ergebniszeile = Vorerhebungsgruppe, zweite Zeile = Nacherhebungsgruppe; SD = Standardabweichung).

Vorgaben	ja	eher ja	eher nein	nein	Mittel-werte	SD	N
1. verminderte Leistungsfähig-keit	41.4	37.9	3.4	17.2	3.0	1.1	29
	11.3	38.0	22.5	28.2	2.3	1.0	71
2. fehlende Arbeitsfreude	27.6	41.4	20.7	10.3	2.9	1.0	29
	22.9	37.1	22.9	17.1	2.7	1.0	70
3. nicht abschalten können	55.2	24.1	10.3	10.3	3.2	1.0	29
	54.2	33.3	9.7	2.8	3.4	0.8	72
4. überhöhte Ziele für meine Tätigkeit	20.2	37.9	17.2	24.1	2.6	1.1	29
	29.6	33.8	25.4	11.3	2.8	1.0	71
5. Lücken im beruflichen Repertoire	0.0	24.1	44.8	31.0	1.9	0.8	29
	2.8	38.0	32.4	26.8	2.2	0.9	71
6. diffuse Ängste	17.2	31.0	31.0	20.7	2.5	1.0	29
	27.8	29.2	27.8	15.3	2.7	1.0	72
7. ein Mangel an Kontrolle im Unterricht	0.0	17.2	44.8	37.9	1.8	0.7	29
	6.9	20.8	41.7	30.6	2.0	0.9	72
8. die Vermeidung sozialer Kontakte im Kollegium	6.9	10.3	34.5	48.3	1.8	0.9	29
	6.9	19.4	41.7	31.9	2.0	0.9	72
9. die Angst, sich mit anderen auszutauschen	3.4	3.4	31.0	62.1	1.5	0.7	29
	5.6	12.5	34.7	47.2	1.8	0.9	72
10. meine bedrückte Stimmung	13.8	44.8	20.7	20.7	2.5	1.0	29
	30.6	37.5	16.7	15.3	2.8	1.0	72
11. verlorenes Engagement für den Beruf	13.8	41.4	34.5	10.3	2.6	0.9	29
	13.9	34.7	37.5	13.9	2.5	0.9	72
12. viele tägliche Ärgernisse	31.0	34.5	24.1	10.3	2.9	1.0	29
	41.7	36.1	19.4	2.8	3.2	0.8	72

Kompetenzdefizite wie „die Angst, sich mit anderen auszutauschen", „Vermeidung sozialer Kontakte", „Mangel an Kontrolle im Unterricht" und „Lücken im beruflichen Repertoire" bejaht. Es fällt auf, dass die Nachtherapiegruppe diese vier Items zwar niedrig, aber durchgehend etwas stärker gewichtet hat als die Vortherapiegruppe. Dass mehr als die Hälfte (17 = 58 % bzw. 45 = 63 %) „überhöhte Ziele für die Tätigkeit" bei sich vermuteten, stützt den Befund von Schmitz u. Leidl (1999), die einen Zusammenhang zwischen unrealistischen Ansprüchen, Enttäuschung und Burnout aufgezeigt haben.

Die frühen Hinweise wie Anspannung, Erschöpfung oder überhöhte Ziele sind eher verdeckter Natur und von einem Außenstehenden – auch dem Schulleiter – ohne Nachfragen kaum wahrzunehmen. Wir ließen daher die Befragten zusätzlich auf einer Skala von 1 (ziemlich unsicher) bis 4 (sehr sicher) gewichten, wie sicher sie diese gegebenen Einschätzungen vornehmen konnten. Die Mittelwerte zur Sicherheit des Urteils über die 12 vorgegebenen frühen Hinweise lagen zwischen 3.0 und 3.4, verweisen also auf ein beträchtliches Maß an Sicherheit, mit dem die Betroffenen selbst vor der therapeutischen Behandlung glauben, diese Vorgänge wahrgenommen zu haben. Dies überrascht, da – wie oben berichtet – 23 Befragte (79 %) die Ernsthaftigkeit ihrer Probleme lange nicht erkannt hatten.

Tab. 11-2 Prozentuale Häufigkeiten und Mittelwerte zur Frage: „Hätte Ihre Krankheit – aus jetziger Sicht – vermieden werden können, wenn...?" (erste Ergebniszeile = Vorerhebungsgruppe, zweite Zeile = Nacherhebungsgruppe; SD = Standardabweichung).

Vorgaben	ja	eher ja	eher nein	nein	Mittelwerte	SD	N
1. Sie eine bessere Berufs-	6.9	10.3	10.3	72.4	1.5	0.9	29
ausbildung erhalten hätten	4.2	14.1	28.2	53.8	1.7	0.9	71
2. Sie die Schulleitung	6.9	17.2	27.6	48.3	1.8	1.0	29
adäquater unterstützt hätte	18.3	16.9	23.9	40.8	2.1	1.1	71
3. Sie für den Lehrerberuf	10.3	17.2	10.3	62.1	1.8	1.1	29
begabter wären	4.2	21.1	22.5	52.1	1.8	0.9	71
4. Ihnen eine bessere Fort-	0.0	24.1	10.3	65.5	1.6	0.9	29
bildung geboten worden wäre	1.4	22.5	31.0	45.1	1.8	0.8	71
5. Sie bessere diagnostische	13.8	34.5	27.6	24.1	2.4	1.0	29
Hilfe erhalten hätten	18.8	46.4	17.4	17.4	2.7	1.0	69
6. Sie sich Ihrem Problem	41.4	31.0	13.8	13.8	3.0	1.1	29
früher gestellt hätten	35.7	40.0	12.9	11.4	3.0	1.0	70
7. Sie den Schuldienst verlassen	24.1	17.2	24.1	34.5	2.3	1.2	29
hätten	14.9	29.9	20.9	34.3	2.3	1.1	67
8. Ihre Familie/Partner	14.3	21.4	17.9	46.4	2.0	1.1	29
kooperativer gewesen wäre	18.6	22.9	24.3	34.3	2.3	1.1	70
9. Sie früher Beratung und Hilfe	27.6	34.5	24.1	13.8	2.8	1.0	29
gesucht hätten	32.9	47.1	14.3	5.7	3.1	0.8	70

Mit der Frage „Hätte die Krankheit vermieden werden können, wenn...?" wurden **Möglichkeiten der Prävention** gesucht, und zwar durch Befragung beider Gruppen (Tab. 11-2).

Von den 29 befragten Lehrpersonen zu Beginn der Therapie konnten sich nur 8 = 28 % („ja" plus „eher ja") vorstellen, dass „höhere Begabung für den Lehrberuf" die Krankheit verhindert hätte, noch weniger Gewicht gaben sie einer „besseren Berufsausbildung" (5 = 17 %) und „besseren Fortbildung" (7 = 24 %).

Mit leicht höheren, aber für sich ebenfalls mit den niedrigsten Wertungen antwortete die Gruppe des **Nachtherapiezeitraums**. Von präventiver Bedeutung ist vor allem, dass 21 (72 %) bzw. 53 (76 %) der als therapiebereit einzustufenden Lehrpersonen der Ansicht waren, ihre Krankheit hätte vermieden werden können, wenn „sie sich ihrem Problem früher gestellt hätten", „Beratung und Hilfe gesucht hätten" (18 = 62 % bzw. 56 = 80 %) – siehe auch „bessere diagnostische Hilfe". 24 % bzw. 35 % der Lehrpersonen waren überzeugt, eine „adäquate Unterstützung durch die Schulleitung" wäre hilfreich gewesen.

In einer weiteren Frage wurden die Quellen für Unterstützung erhoben. Demzufolge haben 22 (76 %) der Vorerhebungsgruppe vorwiegend Hilfe aus dem Kollegenkreis erhalten. 20 (69 %) hatten – obgleich es sich um schulische Probleme handelte – Unterstützung beim Hausarzt und Therapeuten gefunden. Eine geringe Rolle hatten Eltern und Schüler gespielt. Immerhin 13 (45 %) der Befragten hatten Hilfe bei der Schulleitung gefunden. Ausschlaggebend für eine klinische Behandlung war bei 17 der Lehrpersonen die ärztliche bzw. therapeutische Empfehlung und bei 11 die eigene Entscheidung, in einem Fall die Familie. Ein Einfluss der Schulleitung (und auch des Kollegiums) wurde hier nicht genannt. Deren allgemeinen Beitrag zur Prävention schätzten die Befragten zu Beginn des Klinikaufenthalts niedrig ein (24 %), die Nacherhebungsgruppe mit 35 %.

Die Rolle der Schulleitung aus der Sicht erkrankter Lehrpersonen

Zum Einfluss der Schulleitung wurde nur die Gruppe am Anfang des Klinikaufenthalts befragt. Wir unterschieden zwischen im Einzelfall tatsächlich erfahrener gegenüber gewünschter bzw. als notwendig erachteter Unterstützung. Ausgangspunkt war die globale Frage nach dem „Verhältnis zur Schulleitung", das von 24 (83 %) der Lehrpersonen als „positiv" bzw. „eher positiv" eingeschätzt wurde. Um die erfahrene Unterstützung durch die SL zu ermitteln, wurden mit 26 Vorgaben die aktuellen Reaktionen der Schulleiter („ja"/ „nein") angesichts des bevorstehenden Klinikaufenthalts der Lehrer erfragt. Die Auswertung bei 26 Antworten ergab die höchsten prozentualen Anteile in der Kategorie „teilnehmende Unterstützung und Empathie": Verständnis in 23 Fällen (89 %), Mitgefühl in 16 (62 %), Ermutigung oder Motivation in 15 (58 %), Gesprächsbereitschaft gaben 50 % der Befragten an. Deutlich weniger wurde „konstruktive Hilfe" angeboten: Kooperation nannten 10 Lehrer, Lösungsvorschläge 7, Ratschläge 6, praktische Hilfe 5. Eher niedrig, aber doch relevant war der Anteil an „Unverständnis und Abwehr": So gab es zu Erstaunen 12, Schilderung eigener Probleme 8, Gleichgültigkeit und Unverständnis je 5, Verharmlosung 4 und Ironie 2 Nennungen. Die Reaktionen der Schulleiter spiegeln letztlich etwas Selbstverständliches wider: Empathie zu zeigen ist einfacher, als konstruktive Hilfe zu leisten. Erstaunlich häufig erscheinen uns die Reaktionen von Unverständnis und Abwehr, die aber auch ein Zeichen für fehlende Strategien der SL in derartigen Situationen sein mögen.

Auf 9 Vorgaben zur „Art der Unterstützung, die sich eine Lehrkraft nach der Gesundung von ihrer Schulleitung wünscht", urteilte die Vortherapiegruppe zukunftsgerichtet, die Nachtherapiegruppe auch zurückschauend. Aus Raumgründen können wir keine vollständige Datenwiedergabe bieten. Insgesamt ist zu sagen, dass unsere Vorgaben wenig Zuspruch fanden. Die Bejahungen reichen in der ersten Gruppe von 10.3 % bis 41.4 % der 29 Personen, bei der zweiten Gruppe von 8.9 % bis 40.9 % der maximal 45 Antwortenden, wobei der zweite Gruppe bis auf ein Item teils erheblich niedrigere Gewichte gab als die erste Gruppe. Dieser reduzierte Zuspruch verteilte sich zwischen den beiden Gruppen nur zum Teil zu einem nahe beieinander liegenden Muster der prozentualen Bejahungen. 12 Befragte (41.4 %) der ersten Gruppe und 18 (40.9 %) der zweiten Gruppe erhofften sich von der „Anpassung der Stundenverteilung" eine Unterstützung, die erste Gruppe dann durch „Entlastung von Sonderaufgaben" (41.4 %), „Rückkehrgespräche" und „konstruktive Vorschläge für den Wiedereinstieg" (je 34.5 %); die zweite Gruppe sprach sich als Nächstes für „schrittweise Arbeitsaufnahme" (30.2 %), „nur Unterricht in studienbezogenen Unterrichtsfächern" (26.8 %) und „Rückkehrgespräche" (24.4 %) aus. Von beiden Gruppen (um 10 %) wurde „mehr Einsatz in der Organisation und Projektarbeit" eher abgelehnt.

Mit zwei offenen Fragen versuchten wir zu ermitteln, ob die Lehrpersonen sich im Vorfeld der Erkrankung weitere Maßnahmen erhofft hätten. Zwei Drittel der ersten Gruppe antworteten. Neben Kommentaren, die die persönliche Situation betrafen, wurde ein Überdenken von Schulstruktur, Beamtenrecht und Pensionsregelung gefordert. Der Schwerpunkt der Aussagen bezog sich auf organisatorische Maßnahmen der Entlastung bezüglich Kurs-, Klassen- und Stundenverteilung, vor allem die Befreiung von Vertretungsunterricht und Pausenaufsicht.

Die „Möglichkeit der Schulleitung, eine potenzielle Dienstunfähigkeit im Vorfeld zu verhindern" wurde von 9 (32 %) der 29 Lehrpersonen als „gering" bzw. „sehr gering" eingestuft, 12 vermuteten eine „mittlere" Chance, 6 „hohe" und 1 „sehr hohe" Chancen, d.h., zwei Drittel dieser betroffenen Lehrpersonen

verbanden mit dieser globalen Frage eine eher positive Erwartung.

Um detaillierter herauszufinden, „welche Voraussetzungen eine Schulleitung erfüllen muss, um präventiv steigenden Krankheitsraten und DU-Quoten zu begegnen", wurden 17 Vorgaben formuliert, die in Tabelle 11-3 thematisch gruppiert sind.

Die Alternativen sind insgesamt mit stärkeren Gewichten versehen worden als die der obigen beiden Fragen (s. Mittelwerte in Tab. 11-1 u. 11-2). 25 (51.7 %) der Befragten stuften einen partizipativen Führungsstil der Schulleiter (Nr. 1) als – gegen DU – präventiv bedeutsam ein (entgegen den drei weiteren Führungsstilen unter Punkt A, von denen zwei die niedrigsten Wertungen überhaupt erhalten haben). „Konstruktives Feedback" (Nr. 5) sowie „Teamgeist" (Nr. 6) und „Teamentwicklung" (Nr. 7) waren für die Befragten wesentliche Merkmale im Bereich kooperativer Arbeit. In scheinbarem Widerspruch zu der ausgeprägten Autonomie der Lehrpersonen steht – allerdings im Einklang mit der häufigen Klage über das Einzelkämpfertum – ein Bedürfnis nach Fürsorge und Personalpflege. Dafür spricht der Wunsch nach „Solidarität", „Respektierung der Position der Lehrperson" und „Interesse am beruflichen Wohlergehen" (Nr. 10–12). Das geringere Gewicht von „diskreter Unterrichtsberatung" durch die SL (Nr. 9) ist wohl in Verbindung mit der erwähnten Autonomie der Lehrpersonen zu sehen, wurde aber immerhin von 18 (62 %) Lehrpersonen als „wichtig" bewertet. Dem entspricht das zugesprochene Gewicht der persönlichen Kompetenzen der Schulleiter (Nr. 13 und 14). Als logische Konsequenz – insbesondere der Wertungen der Führungsstile – hielten über 93.1 % der Befragten eine Ausbildung der SL in Personalführung für wichtig (Nr. 17), deutlich ausgeprägter als bei den beiden anderen Ausbildungsaspekten.

Tab. 11-3 Verteilung der prozentualen Häufigkeiten für Voraussetzungen von Schulleitern zur Prävention gegen steigende Krankheitsraten und DU-Quoten (Vorerhebungsgruppe, N = 29; SD = Standardabweichung).

Vorgaben	sehr wichtig	wichtig	weniger wichtig	un- wichtig	Mittel- werte	SD
A Führungsstil der Schulleitung						
1. ein partizipativer Führungsstil	51.7	34.5	10.3	3.4	3.3	0.8
2. ein richtunggebender Führungsstil	6.9	62.1	27.6	3.4	2.7	0.6
3. mehr direktive Weisungen der Schulleitung	0.0	10.3	55.2	34.5	1.8	0.6
4. stärkere rechtliche Position der Schulleitung	10.3	20.7	41.4	27.6	2.1	1.0
B Komponenten kooperativer Arbeit						
5. konstruktives Feedback im Schulalltag	58.6	41.4	0.0	0.0	3.6	0.5
6. Unterstützung zur Teamentwicklung im Kollegium	41.4	51.7	3.4	3.4	3.3	0.7
7. mehr Teamgeist zwischen Schulleitung u. Kollegium	51.7	48.3	0.0	0.0	3.5	0.5
8. gemeinsame Entwicklung eines schuleigenen Konzepts	24.1	51.7	24.1	0.0	3.0	0.7
C Fürsorge bzw. Personalpflege						
9. diskrete, sorgfältige Unterrichtsberatung	10.3	62.1	20.7	6.9	2.8	0.7
10. ausgeprägte Solidarität mit den Lehrpersonen	51.7	44.8	0.0	3.4	3.5	0.7
11. Respektierung der Position der Lehrpersonen	51.7	34.5	13.8	0.0	3.4	0.7
12. Interesse am beruflichen Wohlergehen der Lehrpersonen	51.7	48.3	0.0	0.0	3.5	0.5
D persönliche Kompetenzen der Schulleitung						
13. hohe pädagogische Fähigkeit	34.5	48.3	17.2	0.0	3.2	0.7
14. Vorbild an Engagement und Bereitschaft	27.6	55.2	17.2	0.0	3.1	0.7

Tab. 11-3 Fortsetzung.

Vorgaben	sehr wichtig	wichtig	weniger wichtig	un- wichtig	Mittel- werte	SD
E Ausbildungsbedarf der Schulleitung						
15. Ausbildung in Schuladminis- tration	17.2	27.6	37.9	17.2	2.5	1.0
16. eine Ausbildung der Schullei- tung in Schulkultur	31.0	48.3	13.8	6.9	3.0	0.9
17. Ausbildung in Personalfüh- rung	65.5	27.6	6.9	0.0	3.6	0.6

Maßnahmen für die späten Berufsjahre

Die „Einschätzung möglicher Maßnahmen die späten Berufsjahre betreffend" ergab ein klares Bild: 27 Befragte („ja" bzw. "eher ja") befürworteten „differenziertere Ruhestandsregelungen" und die Öffnung der Laufbahnordnung um „alternative Tätigkeiten" für spätere Berufsjahre. 17 gingen davon aus, dass Lehrpersonen, die in einem Doppelverdiener-Haushalt leben, bei einer vorzeitigen Pensionierung finanzielle Einbußen in Kauf nähmen. Entgegen der öffentlichen Meinung und einigen administrativen Änderungen der vergangenen Jahre hatte allerdings nur eine der 28 antwortenden Personen den Eindruck, dass den Lehrpersonen die vorzeitige Pensionierung zu leicht gemacht werde.

Fazit und mögliche Präventionsansätze

Die Angaben der Befragten bestätigen die Erwartung, wonach es sich bei der Entstehung von Dienstunfähigkeit um einen komplexen und zu Beginn eher diffusen Prozess handelt, den persönliche und schulische Bedingungsfaktoren wechselweise beeinflussen (vgl. Antonovsky 1987). Im Einklang mit Schmitz und Leidl (1999) wurden eher idealistische

Berufsmotive und überhöhte Ziele als Ausgangspunkt für Überforderung und spätere Krankheit gesehen, Ausbildungs- oder Kompetenzdefizite wurden meist nicht genannt.

Unsere Frage nach frühen Hinweisen für entstehende DU könnte zur Grundlegung von Einheiten dienen, auf die die Schulleiter ihre diagnostische Aufmerksamkeit richten können. Die Ergebnisse aufgrund der Befragung beider Gruppen waren nicht ganz einheitlich, aber abgesehen von einzelnen Unterschieden hatte sich ein Muster herausgehobener Merkmale (s. Tab. 11-1) ergeben. Dies sind insbesondere die Merkmale „nicht abschalten können", „viele tägliche Ärgernisse", dann leistungsbezogene Merkmale wie „verminderte Leistungsfähigkeit" sowie „fehlende Arbeitsfreude" und weiter „überhöhte Ziele für meine Tätigkeit". Es fällt auf, dass Vorgänge vor allem hinsichtlich der ersten beiden Merkmale für eine dritte Person nicht ohne weiteres beobachtbar sind, zumindest müsste eine enge Zusammenarbeit und Beziehung bestehen. Damit vereinbar ist ein Befund aus 16 Interviews mit Schulleitern, die wir zur Projektvorbereitung durchgeführt hatten (Jehle et al. 1998). Mehrfach wurde von diesen Interviewten auf die Schwierigkeit verwiesen, das Auf und Ab der Leistung und beruflicher Probleme von Lehrpersonen als temporäres Problem oder als Hinweis auf entstehende Dienstunfähigkeit zu werten („woran kann ich erkennen, dass...") . Dass die erste Gruppe einerseits uneinheitliche Einschätzungen zum Bewusstwerden der Ernsthaftigkeit der eigenen Probleme abgibt, andererseits aber mit hoher Sicherheit frühe Hinweise glaubt erkannt zu haben, verweist auf weiteren Untersuchungsbedarf.

Zudem äußerte – zumindest im Verlaufe der klinischen Behandlung – ein nicht unerheblicher Teil ebendieser psychosomatisch erkrankten Lehrpersonen, dass es in ihren Kollegien gewissermaßen tabu sei, über psychosomatische Belastungen und damit im Zusammenhang stehende Symptome offen zu sprechen. Wer auf diese Weise Schwierigkeiten äußere, habe auch vonseiten der Schulleiter weniger mit Unterstützung, eher mit dem Etikett „nicht belastbar" zu rechnen. Für die hierzu aus den Fragebögen teilweise widersprechenden Befunde sind verschiedene (noch ungeprüfte) Gründe denkbar: der Einfluss vorgegebener Antwortmöglichkeiten, die teils auf eher allgemeinem Niveau gehalten sind, oder auch Nichtbeantwortung durch diesbezüglich desillusionierte Lehrpersonen. Über die tatsächliche Häufigkeit und das Ausmaß solcher Konstellationen, die die Artikulation psychosomatischer Belastungen in den Kollegien erschweren, sind bislang keine Daten verfügbar. Angesichts der potenziellen Auswirkungen eines solchen Kommunikationsklimas für die Erkennung und Prävention psychosomatischer Erkrankungen sollte dieses näher untersucht und in konzeptionelle Überlegungen einbezogen werden (s. hierzu auch Kap. 10 S. 161 ff. in diesem Band).

Tabelle 11-2 (s. S. 177) fasst Merkmale zusammen, zu denen die Lehrpersonen einschätzten, ob ihre Realisierung zur Vermeidung ihrer Erkrankung beigetragen hätte, die also auch als Ansatzpunkte für generelle Vermeidungsbemühungen verstanden werden können. Dies waren insbesondere: „sich dem Problem früher stellen" und „früher Beratung und Hilfe suchen", d.h. Handlungen, die vor allem bei den Betroffenen selbst liegen. Zu deren Realisierung könnten Schulleiter bei-

spielsweise im Rahmen eines transformationalen Leitungskonzepts beitragen, wenn es ihnen gelingt, ein Arbeits- und Kommunikationsklima zu schaffen, das es erleichtert, eine schwierige Thematik bzw. eine Problematik, von der man betroffen ist, anzusprechen. Wir werten diesen Befund als einen spezifischen Bedarf nach Aus- und Fortbildung von SL, der angesichts der bisherigen Vernachlässigung unserer Thematik nicht überrascht.

Die Möglichkeit der Schulleiter, eine potenzielle Dienstunfähigkeit zu verhindern, war von zwei Dritteln der 29 Patienten in einer pauschalen Frage eher positiv gesehen worden. Mit Bezug zur persönlichen Situation befand eine Minderheit der beiden Gruppen (s. Tab. 11-2), ihre Krankheit hätte vermieden werden können, wenn sie adäquat von der SL unterstützt worden wäre (2. Frage). Lediglich 2 (6.9 %) der Vortherapiegruppe, aber immerhin 13 (18.3 %) der Nacherhebungsgruppe bejahten diese Möglichkeit uneingeschränkt (s. Tab. 11-2). Hierbei handelt es sich sicherlich um die Bewertung eines konkreteren und anspruchsvolleren Vorgangs, als wenn in der zuvor genannten Frage lediglich die allgemeine Erwartung an die Möglichkeit der SL zu bewerten war. Die Schulleiter selbst bewerteten in einer noch nicht veröffentlichten Befragung ihre Möglichkeit, „der Entstehung einer DU entgegenzuwirken", weit pessimistischer (Jehle et al. in Vorb.). Auf einer vierstufigen Skala von „sehr gering" bis „sehr hoch" schätzten immerhin 69.6 % diese Möglichkeit als „gering" ein, 13.4 % als „sehr gering". Diese Skepsis steht in Einklang mit dem Ergebnis aus den oben erwähnten vorbereitenden Interviews. Es ist nicht auszuschließen, dass das Ausmaß der skeptischeren Einschätzung durch die Schulleiter partiell auch auf Selbstschutz zurückgeht. Dennoch bleibt nach unserer Einschätzung eine gewisse Diskrepanz zwischen der zurückhaltenden Sicht der SL und einer etwas positiveren Bewertung durch die erkrankten Lehrpersonen bestehen. Wir sehen in einer Verbesserung der Aus- und Fortbildung von SL einen Beitrag zur Steigerung und Realisierung dieser Einwirkungsmöglichkeiten.

Verschiedene realisierbare Maßnahmen werden durch die aufgeführte Literatur aufgezeigt, denn Schulleiter können trotz einer nicht einfach zu gestaltenden Arbeitsweise zur Vermeidung bzw. Reduzierung von Krankheitsvorgängen bei Lehrpersonen beitragen. Dies erreichten als unterstützend beurteilte SL bzw. SL, die im Konzept transformationaler Leitung trainiert worden waren. Die weitere Frage nach den „Voraussetzungen" (Tab. 11-3) verweist auf den Aspekt der Fort- und Weiterbildung. Hier ist jedoch bei der Interpretation der Ergebnisse besonders darauf zu achten, dass sie in Verbindung zur Thematik „Dienstunfähigkeit" stehen; es kann nicht daraus gefolgert werden, dass die Lehrpersonen allgemein betrachtet etwa der „Ausbildung in Schuladministration" ein niedriges Gewicht dieses Ausmaßes beimessen. Vor diesem Hintergrund halten wir die vorgefundenen Unterschiede, die sich als Ausgangspunkt für weitere Untersuchungen anbieten, jedoch für wichtig.

Die Befragung verdeutlicht, dass die Betroffenen selbst Schwierigkeiten haben, frühe Hinweise für eine problematische Entwicklung zu erkennen und richtig zu deuten. Ohne kontinuierliche Fürsorge und Personalpflege, d. h. die Nähe zu ihren Lehrkräften, ist es für eine Schulleitung dabei offenbar nur schwer möglich, frühe Alarmzeichen wahrzunehmen und darüber mit einer Lehrperson zu kommunizieren. Bei bereits vorhandenen Problemen ist Empathie nicht ausreichend. Diese erkrankten Lehrpersonen erwarteten eher konstruktive Hilfe. Sie scheint ihnen in zu geringem Umfang geboten worden zu sein. Zudem forderten sie fast einmütig eine Ausbildung der Schulleiter in Personalführung, aufgrund derer SL dazu beitragen könnten, ihren Lehrkräften zu helfen, sich früher eigenen Proble-

men zu stellen und schneller Hilfe in Anspruch zu nehmen. Hier bietet sich das transformationale Schulleitungskonzept an, das sich als ein wirksames Mittel gegen Burnout und innere Kündigung erwiesen hat (Leithwood 1994; Leithwood et al. 1996).

Zusammenfassung

Dienstunfähigkeit von Lehrpersonen steht nach den wenigen verfügbaren Studien auffallend mit psychischen Erkrankungen in Verbindung. Aus empirischen Untersuchungen über das Leitungskonzept von Schulleitern ist zu entnehmen, dass gerade diese in der Lage sind, im Rahmen ihrer laufenden Tätigkeit zur Reduzierung bzw. Vermeidung von Burnout, einem wohl bedeutenden Anlass für Dienstunfähigkeit, beizutragen. Die Befragung zweier unabhängiger Stichproben psychosomatisch erkrankter Lehrpersonen ergab als wichtige Hinweise für spätere Erkrankung (nicht immer übereinstimmend für beide Gruppen) „nicht abschalten können", „viele tägliche Ärgernisse" und „überhöhte Ziele für meine Tätigkeit". Die Erkrankung hätte vermieden werden können, wenn die Betroffenen sich ihrem Problem früher gestellt hätten sowie früher Beratung und Hilfe gesucht hätten. Ihre allgemeine Erwartung an einen präventiven Beitrag der Schulleitung gegen Erkrankung und entstehende Dienstunfähigkeit war eher positiv. Als wichtigste Voraussetzungen der Schulleiter zu diesem Beitrag wählten die Befragten die Kategorien „konstruktives Feedback im Schulalltag" und „Ausbildung in Personalführung". Verbindungen dieser Kategorien zu den erwähnten empirischen Befunden und zu neueren Schulleitungskonzepten konnten hergestellt werden.

12

Soziale Netzwerke von Lehrern: Konzepte, Evaluationsmethoden, Ergebnisse

Andreas Kretschmer

Soziale Konflikte und psychische Störungen

Sozialpartner und soziale Prozesse können auf den Einzelnen unterschiedliche Wirkungen ausüben: Sie können unterstützen oder belasten, zur Lösung von Problemen beitragen, Lösungen aber auch verhindern oder neue Probleme schaffen. Im Falle extrem ungünstiger Konstellationen werden sie psychische Störungen auslösen, zumindest aber bestehende Störungen aufrechterhalten. In welche Richtung sie konkret wirken, ist abhängig von der objektiven Struktur der sozialen Kontakte und deren subjektiver Bewertung. Gerade soziale Interaktion ist niemals statisch, sondern entfaltet eine permanente Dynamik, die bei bewusster Reflexion durchaus gezielt beeinflussbar ist.

Denkansätze zur Erklärung und Behandlung psychischer Störungen berücksichtigten geschichtlich lange Zeit primär die Aspekte biologischer und intrapsychischer Irritationen. Erst mit der Etablierung soziologischer Denkansätze im ersten Viertel des 20. Jahrhunderts wurde der Blick darauf gelenkt, inwieweit gestörte soziale Interaktion und kommunikative Prozesse an der Entstehung und Aufrechterhaltung psychischer Erkrankungen beteiligt sind. Ab Mitte der Fünfzigerjahre zeichnet

speziell die Netzwerkforschung auf empirischer Basis Daten zur Struktur und Funktion sozialer Beziehungen auf.

Bei der nosologischen Betrachtung psychosomatischer Störungen im Sinne eines biopsycho-sozialen Konzeptes ist die rigide Trennung in endogene und reaktive Störungen aufgehoben. Dies spiegelt sich auch in den international gängigen Klassifikationssystemen allgemeiner und psychischer Erkrankungen – wie ICD-10 und DSM-IV – wider, wobei das DSM (Diagnostic and Statistical Manual of Mental Disorders) durch seinen hohen Operationalisierungsgrad eine deutlich höhere Trennschärfe aufweist.

Ätiologie psychosomatischer Erkrankungen

Ätiologisch muss die Gewichtung biologischer, psychischer und sozialer Anteile der Störung beim einzelnen Patienten stets der individuellen Diagnostik überlassen bleiben. Speziell die Verhaltenstherapie geht davon aus, dass biologische Anteile im Wesentlichen die Vulnerabilität (Verletzlichkeit als locus minoris resistentiae), psychische Anteile die Auslöser und soziale Anteile die aufrechter-

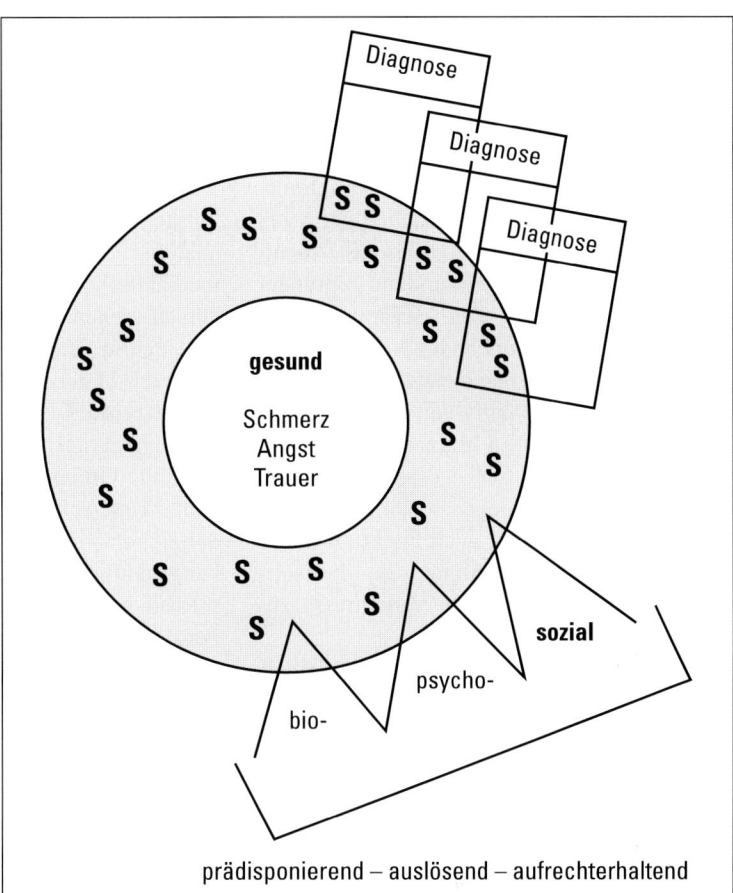

Abb. 12-1 Gesunde Reaktionen (innerer Kreis) in ihrer Ausprägung und Dauer überschreitend, entstehen Einzelsymptome (S) einer psychosomatischen Störung. Erst wenn infolge biologischer, psychischer und sozialer Irritationen eine bestimmte Anzahl von Symptomen in einem definierten Zeitraum zusammentrifft, ist die Feststellung einer kategorialen Diagnose und mithin Krankheit gerechtfertigt.

haltenden Faktoren im labilen System psychischer Gesundheit und Krankheit darstellen. Ist vorzugsweise eine Berufsgruppe, in unserem Falle die Lehrerschaft, von psychischen Störungen betroffen, muss davon ausgegangen werden, dass sozialen Problemkonstellationen und damit der detaillierten Betrachtung sozialer Netzwerke eine gewichtige Rolle zukommt (Abb. 12-1).

Als therapeutische Konsequenz aus dem Netzwerkansatz werden perspektivisch berufsbezogene Therapieangebote abzuleiten sein, wie sie sich im Rahmen des Priener Lehrerprojektes gerade in der Evaluierungsphase befinden (Hillert et al. 2003).

Netzwerkforschung stellt die Frage nach den Menschen, die wir kennen, und systematisiert diese Kontakte nach verschiedenen strukturellen und funktionellen Gesichtspunkten. Alle Kontakte zusammen bilden das Gesamtnetzwerk seiner Beziehungen. Clusteranalytische Untersuchungen haben für die Gegenwart des westlichen Kulturkreises relevante Teilnetzwerke für die Bereiche Beruf, Familie/Verwandtschaft und Freizeit/ Hobby/Freunde identifiziert. Wird das Kontaktkriterium alltagsnah z.B. auf mindestens zweimaligen monatlichen Austausch bezogen auf das vergangene Halbjahr begrenzt, ergeben sich im Durchschnitt insgesamt 20–25 Kontaktpersonen.

Konkreten historischen Zugang zur Netzwerkforschung findet man u.a. bei einem der Nestoren der deutschen formalen Soziologie, Simmel (1922). Die Einführung des Begriffes „soziale Netzwerke" im engeren Sinne wird

Barnes (1954) im Zusammenhang mit seiner Studie über einen Kirchensprengel auf der norwegischen Insel Bremnes zugeschrieben. Er wies nach, dass neben bekannten Determinanten, wie territorialen, kommunalen, industriellen und administrativen Strukturen, soziale Stabilität und Funktionalität ganz wesentlich auf ein nicht-hierarchisches, nicht-formelles Netz sozialer Einbindung gegründet ist, das im Rahmen von Bekanntschafts-, Freundschafts- und Verwandtschaftsbeziehungen existiert: das soziale Netzwerk. Es durchzieht – relativ unabhängig von den genannten anderen Strukturen – in horizontaler und vertikaler Ausprägung das gesamte Untersuchungsfeld, realisiert neben persönlicher Hilfe und Unterstützung aber auch Funktionen wie z.B. Arbeitsplatzvermittlung, die ihrerseits auf die sozialökonomischen Verhältnisse zurückwirken.

Während in dieser ersten Phase das überwiegende Interesse den strukturellen Parametern sozialer Netzwerke (z.B. Anzahl, Dauer, Häufigkeit der Kontakte) galt, widmete man sich später schwerpunktmäßig funktionellen Aspekten, wobei insbesondere die subjektiv erlebte Unterstützung versus Belastung durch Sozialkontakte erfasst wurde. Moderne Erhebungsinstrumente, wie z.B. der SONET (Baumann et al. 1992), bilden umfassend die wesentlichen Strukturen und Funktionen sozialer Beziehungen ab.

Das forcierte Interesse an Netzwerkproblemen, das die jüngsten Jahrzehnte erkennen lassen, ist zweifellos auf drei Faktoren zurückzuführen:

1. Detaillierte Netzwerkanalyse setzt, wenn sie effektiv sein will, ein hohes Maß an kybernetischer Durchdringung des Gegenstandes sowie eine hoch entwickelte elektronische Rechentechnik voraus.
2. Wissenschaftstheoretischer Vorlauf ist durch eine verstärkte Beachtung sozialer Aspekte im biopsychosozialen Modell der Humanwissenschaften gegeben.
3. Durch die Kostenexplosion der vorwiegend noch somatisch orientierten medizinischen

Praxis besteht ein aktueller Handlungsbedarf, der soziale (nicht-institutionelle) Ressourcen zur Zurückdrängung epidemiologisch bedeutsamer Erkrankungsgruppen aufdeckt.

Tatsächlich setzt ein Großteil der netzwerkanalytischen Forschungsprojekte an sozialmedizinischen Fragestellungen an. Neben verschiedenen Übersichtsdarstellungen erschienen in der internationalen Literatur Beiträge mit Untersuchungen über Patienten mit Herz-Kreislauf-Erkrankungen, speziell koronarer Herzkrankheit, über Diabetiker und ausgewählte Gruppen älterer Menschen. Signifikante Unterschiede zwischen intakter bzw. defizitärer sozialer Einbindung und Erkrankungshäufigkeit konnten so bereits bei der sehr eindimensionalen Betrachtung von Familienstand und Mortalitätsrate bei Leberzirrhose (junge Geschiedene etwa 11-mal so hoch wie Verheiratete) und Herzinfarkt (Geschiedene etwa 2- bis 4-mal so hoch wie Verheiratete) gefunden werden (Waltz 1981). Untersucht wurden geistige Gesundheit, Störungen und Krankheit allgemein, einzelne Diagnosegruppen psychiatrisch Erkrankter, wie Schizophrenie, Depression, Wochenbettdepression und chronische psychische Krankheiten. Früh rückten auch Abhängigkeitserkrankungen vom Alkohol-Typ, Marihuana-Typ, Opiate-Typ und Kokain-Typ sowie HIV-Infektionen in das Blickfeld der Netzwerkforschung.

Von der begrenzten sozialmedizinischen, speziell sozialpsychiatrischen Fragestellung wegführend erschien eine Reihe von Arbeiten zu den Phänomenen sozialer Gruppen und Randgruppen, wie jugendliche Mütter, behinderte Kinder, Familienmitglieder und Freunde von Personen, die infolge autoerotischer Handlungen zu Tode kamen, Teilnehmer am Jom-Kippur-Krieg von 1973 sowie Mitglieder, Strukturen und Bewegungen von Sekten und Subkulturen.

Dieser Trend wird deutlicher und ausgeweitet in gesellschaftliche Dimensionen, wenn Unternehmen, Organisationen, Elitenetzwerke und Direktorate, Bürgerinitiativen, Studentenbewegungen, politische Institutionen und Strukturen sowie Massenkommunikationsprozesse zum Gegenstand der Forschung werden.

Zusammenfassend lässt sich die große Breite der mittels verschiedener Netzwerkanalysen bearbeiteten Forschungsgegenstände wie folgt differenzieren:
1. sozialmedizinische, insbesondere sozialpsychiatrische Fragestellungen
2. übergreifende soziale und Randgruppenphänomene
3. gesellschaftliche Erscheinungen

folgen wir Parsons (1969), der dem sozialen Netzwerk eine „eigenständige, emergente Qualität" zuspricht; durch die elementaren Interaktionen entstehe nämlich ein „System ‚neuer' Ordnung, das sich nicht einfach auf die Persönlichkeiten bzw. das Verhalten der Mitglieder zurückführen lässt...": Das soziale Netzwerk ist mehr als die Summe seiner Mitglieder, es lässt für das jeweilige Untersuchungsfeld typische Grundmuster und -inhalte sowie Unterstützungspotenziale erkennen, deren Wechselwirkung mit anderen Parametern (z. B. Prävalenzraten) identifizierbar wird.

Erfassung sozialer Netzwerke

Eine kurze Betrachtung der allgemeinen Netzwerkmethodik soll hier nur so weit geführt werden, wie sie für das allgemeine Verständnis der vorliegenden Arbeit von Bedeutung ist. Das klassische psychologische Arbeitsinventar (Fragebogen, Test) erfasst die Selbstwahrnehmung des Probanden hinsichtlich seiner Kognitionen, Emotionen und seines Verhaltens. Mit Fragebögen und Interviews zu den sozialen Netzwerken wird die Sicht des Probanden auf strukturelle und funktionelle Aspekte seiner Sozialkontakte erhoben, wobei subjektive Aspekte der Widerspiegelung auch hier eine Rolle spielen. Diese lassen sich, z. B. durch Feldforschung bzw. Fremdanamnesen im klinischen Bereich, wenn nicht eliminieren, so doch aufzeigen und damit einer kritischen Wertung zugänglich machen. Insgesamt

Von der Kette zur Vollstruktur

Die Untersuchung personaler Netzwerke greift aus dem Geflecht sozialer Beziehungen **eine Person** (Ego, Alpha) heraus und betrachtet zunächst alle ihre direkten Kontakte (Adjazenzen) zu anderen Personen. Die Summe aller Kontakte heißt „Alphas Star 1. Ordnung". Sind die Kontaktpersonen ihrerseits direkt miteinander in Beziehung, handelt es sich um „Alphas Zone 1. Ordnung". Die Beziehungen Alphas und die der Kontakte untereinander setzen sich indirekt (über Intermediäre) weiter fort, es entstehen Stars und Zonen 2., 3. bis n-ter Ordnung (Abb. 12-2).

Die **interpersonalen Verknüpfungen** sind dabei in unterschiedlicher und oft hochdifferenzierter Weise strukturiert (was Dramatiker und Kriminalautoren zum Aufbau brisanter Beziehungskonstellationen geschickt nutzen: Wer hat was wann mit wem wo und warum

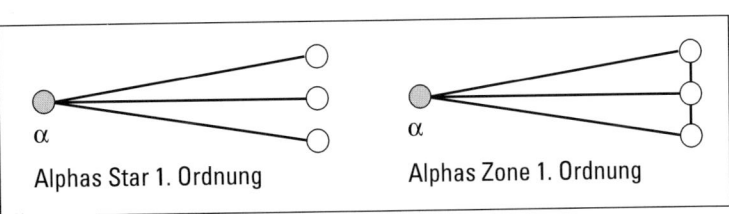

Abb. 12-2 Egozentrierte Netzwerke

α Alphas Star 1. Ordnung

α Alphas Zone 1. Ordnung

besprochen?). Im Sinne von Grundstrukturen möglich sind z. B. Kette, Rad, Kreis und Vollstruktur, wobei die Chancen für ein angenommenes Alpha, in den informationellen Gesamtaustausch einbezogen zu werden, von der Kette bis zur Vollstruktur prinzipiell zunehmen (Abb. 12-3).

Es bleibt jedoch offen, welche Struktur in einem konkreten Anforderungs- bzw. Tätigkeitsbezug die jeweils effektivste Variante darstellt. In bestimmten Einsatzbereichen, für die der sofortige Vollzug klarer Anweisungen (Befehlsstruktur) unabdingbar ist, wird die **Kette** eine optimale Variante sein. Eine schulische Laienspielgruppe dagegen, die sich ein Stück gleichberechtigt und gemeinsam erarbeiten will, wird nur mit einer **Vollstruktur** gute Ergebnisse erzielen. Hier ist es wichtig, dass alle Teilnehmer den Grundsatz der Gleichberechtigung mittragen und die daraus folgende Struktur reflektieren und akzeptieren. Soll dagegen ein Teilnehmer als Spielleiter fungieren, dem Ausstatter, Maske etc. zuarbeiten, bietet sich das **Rad** als Strukturelement an. Bezogen auf Lehrer gelten ähnliche Überlegungen für alle Gruppenprozesse,

ob im Kollegium, im Umgang mit Schülern, Eltern oder im Freizeitbereich: *Reflexion und Akzeptanz der im konkreten Anforderungsbezug gewählten Arbeitsstruktur durch alle Teilnehmer sind ein erster Schlüssel zum Erfolg.*

Unterschieden werden kann weiter nach dem Inhalt des Austausches (Uni-/Multiplexität), nach seiner zeitlichen Dauer und Frequenz, nach seiner tatsächlichen Personalität (face-to-face, Brief, Telefon, E-Mail), nach Homo- und Heterophilität hinsichtlich der sozialkategoriellen Merkmale der Kontaktpartner, nach ihrer geographischen Entfernung, dem bevorzugten Ort des Kontaktes usw. Aus dem **Totalnetzwerk** Alphas können je nach dem Ziel der Untersuchung verschiedene **Partialnetzwerke** (Familie, Beruf etc.) extrahiert und einzeln betrachtet werden. Während inhaltliche Multiplexität eine intakte Partnerschaft auszeichnet, kann sie in einer nur kurzfristig zusammen arbeitenden Projektgruppe mit eng umrissener Zielstellung eher hinderlich sein. Ähnliche Überlegungen gelten grundsätzlich für alle Kontaktmerkmale: *Nur die konkrete Anforderung zu einem konkreten Zeitpunkt entscheidet über die Effektivität von*

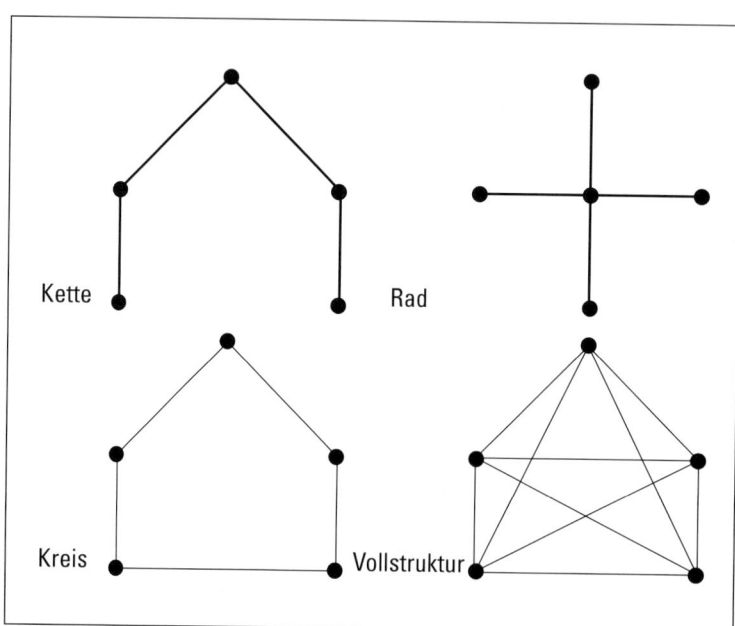

Abb. 12-3 Grundstrukturen sozialer Netzwerke.

Strukturen und Inhalten des sozialen Austausches. So hat – um bei der Lehrerschaft zu bleiben – eine Notenkonferenz insgesamt eine ganz andere soziale Dynamik als ein entspanntes Zusammensein des Kollegiums bei Käse und Wein. Zwischen beiden Ereignissen wird es unvermeidbar zu sehr komplexen Wechselwirkungen kommen, die mit den exemplarisch beschriebenen Grundstrukturen nicht mehr hinreichend erklärbar, bei einer kritischen Reflexion des Gesamtaustausches jedoch unbedingt zu berücksichtigen sind. Hierzu bedarf es in der schulischen Praxis sicherlich keiner wissenschaftlichen Erhebung, wohl aber einer **grundlegenden Sensibilisierung für soziale Prozesse** sowie gesunder Intuition im Umgang miteinander.

Netzwerke und Lehrerschaft

Basierend auf diesem Grundverständnis gesunder und gestörter Sozialkontakte, ihren teilweise gravierenden Auswirkungen auf die psychische Gesundheit und mit Blick auf die Tatsache, dass Untersuchungen hierzu in der Lehrerschaft bisher vollständig fehlten, haben wir 63 psychosomatisch erkrankte Lehrer untersucht, die ab Mai 1998 konsekutiv in der Klinik Roseneck aufgenommen wurden.

Ausgehend von einem halbstandardisierten Interview wurde ein Fragebogen zur Erhebung der **sozialen Netzwerkstruktur (SNW)** entwickelt, der über die vier Partialnetzwerke

- Familie,
- Beruf,
- Freunde und
- strukturierte Freizeit

die sechs strukturellen Netzwerkparameter

- Dauer,
- Erreichbarkeit,
- Ort,
- Breite,
- Inhalt und
- personale Qualität

des sozialen Kontaktes erfasst und nach der subjektiv erlebten sozialen **Unterstützung** versus **Belastung** fragt. Die Ergebnisse einer Orientierungsuntersuchung mit den für die Netzwerkfragestellung bereinigten Datensätzen sollen im Folgenden referiert werden.

Konkret erfragt wurden jeweils fünf Kontaktpersonen aus den Partialnetzwerken, mit denen im letzten Halbjahr mindestens zweimal monatlich ein Austausch stattgefunden hatte. Im Zweifelsfall sollte die subjektive Wertigkeit des Kontaktes entscheiden. Das Partialnetzwerk „strukturierte Freizeit" gibt Kontakte in Sportverbänden, Vereinen oder Parteien wieder, die zwar freiwillig gewählt wurden, aber dennoch einer gewissen Außensteuerung unterliegen. Alle Items waren vierstufig skaliert. So wurde beim Inhalt des Austausches unterschieden nach Hobby und Zeitvertreib, sachlicher Information, privater Hilfe und Unterstützung sowie persönlicher Nähe und Geborgenheit.

Die Geschlechterverteilung der Probanden hielt sich in etwa die Waage. Zusammen über zwei Drittel gaben Depressionen und Tinnitus, knapp ein Drittel Angst- und Panikstörungen sowie somatoforme und Schmerzstörungen als primären Grund für ihren Klinikaufenthalt an. Zirka zwei Drittel waren verheiratet bzw. lebten in einer festen Partnerschaft, ein Drittel war geschieden bzw. lebte allein.

Eine der herausragendsten Einzelangaben war die Tatsache, dass unabhängig von Geschlecht und Familienstand deutlich über zwei Drittel der Probanden den Beginn ihrer Symptomatik mit einem Lebensereignis in Zusammenhang brachten. Diese Angabe wurde im Kontext der Netzwerkuntersuchung nicht weiter thematisiert, sie zeigt aber, dass neben den im Längsschnitt wirkenden Faktoren von Burnout- und Stressmodell den biographischen Details zumindest im subjektiven Krankheitsmodell der Probanden eine nicht zu vernachlässigende Rolle zukommt. Eine weitere Verfolgung dieses Ansatzes mit den Methoden der Life-event-Forschung erscheint durchaus sinnvoll.

Weiterhin konnten geschlechtsspezifische Unterschiede gefunden werden. So gaben weibliche Lehrkräfte deutlich mehr Belastungserleben im familiären Bereich an als ihre männlichen Kollegen, die wiederum höhere Belastungen im Beruf beschreiben (Tab. 12-1).

Die Angaben zur sozialen Unterstützung korrelieren entsprechend (Tab. 12-2).

Weibliche Lehrkräfte beschreiben die soziale Unterstützung in Beruf und Familie als fast gleichwertig, während ihre männlichen Kollegen geringere Unterstützung im beruflichen Bereich, dafür jedoch vermehrten Support durch die Familie wahrnehmen. Ein Erklärungsansatz hierfür, zumindest für das Partialnetzwerk Familie, könnte die Mehrfachbelastung der weiblichen Probanden durch Beruf, Haushaltsführung und Kindererziehung sein. Diese Ergebnisse korrelieren positiv mit den Befunden von Hillert et al. (2001b), die mit dem Fragebogen zur beruflichen Situation von Lehrern (BSL) erhoben wurden.

Ein wichtiger konkreter Hinweis scheint sich aus dem starken Unterstützungspotenzial des Freundeskreises zu ergeben, der im Gegensatz zum familiären Umfeld zudem mit weitaus weniger Belastungserleben beschrieben wird.

Tabelle 12-3 zeigt den Verlauf der Wahrnehmung sozialer Unterstützung in Abhängigkeit von der Dauer der Symptomatik.

Die Beziehungen zur sozialen Belastung gibt Tabelle 12-4 wieder.

Mit Ausnahme des Familienkreises gilt – wenn auch in unterschiedlicher Ausprägung – für alle Partialnetzwerke, dass soziale Unterstützung mit zunehmender Dauer der Sympto-

matik weniger, soziale Belastung dagegen stärker wahrgenommen wird. Dieser Befund muss sehr wahrscheinlich mit dem auch klinisch hochrelevanten, allgemeinen sozialen Rückzug der Probanden sowie mit Blick auf die Familie mit einer gewissen Funktionalität der Erkrankung interpretiert werden.

Die Dauer der Symptomatik und das absolute Lebensalter haben auch Auswirkungen auf die Ausformung der Störung: Während die Probanden bis zum 44. Lebensjahr nur in 18 % der Fälle eine depressive Leitsymptomatik als Hauptgrund für ihren stationären Aufenthalt angeben, wächst diese Zahl bei den über 55-Jährigen auf beachtliche 53 % an.

Insgesamt sind die subjektiv erlebten Potenziale sozialer Unterstützung versus Belastung in den untersuchten Partialnetzwerken stark ungleichgewichtig verteilt und lassen damit Rückschlüsse auf defizitäre, aber auch funktionell gelungene soziale Einbindung zu. Hier im Einzelfall näher hinzuschauen kann wesentliche Anregungen sowohl für die Diagnostik als auch für die Formulierung von Therapiezielen im Rahmen der Verhaltensmedizin sein.

Die Tabellen 12-5 und 12-6 zeigen die strukturellen Parameter Ort bzw. Inhalt des Austausches im Vergleich der Partialnetzwerke.

Davon ausgehend, dass die eigene Wohnung den intimsten äußeren Schutzraum darstellt und ein Austausch, der persönliche Nähe und Geborgenheit vermittelt, engste Bindungen beschreibt, werden über diese Parameter soziale Nähe und Distanz insgesamt gut ausgewiesen.

Kontakte im Berufskreis finden ganz überwiegend in der Schule (79 %) und kaum im

Tab. 12-1 Soziale Belastung stark/sehr stark (valid%).

	Beruf	Familie	Freizeit	Freunde
männlich	22.6	11.7	6.3	3.7
weiblich	15.6	34.1	10.5	8.7

Tab. 12-2 Soziale Unterstützung gut/sehr gut (valid%).

	Beruf	Familie	Freizeit	Freunde
männlich	56.6	74.1	63.5	77.7
weiblich	66.6	65.0	66.6	78.3

Tab. 12-3 Soziale Unterstützung gut/sehr gut (valid%).

	Beruf	Familie	Freizeit	Freunde
Sympt. < 10 Jahre	64.0	68.4	70.5	80.5
Sympt. > 10 Jahre	60.0	70.8	47.8	73.9

Tab. 12-4 Soziale Belastung stark/sehr stark (valid%).

	Beruf	Familie	Freizeit	Freunde
Sympt. < 10 Jahre	18.7	22.1	6.5	6.5
Sympt. > 10 Jahre	24.0	17.4	8.3	8.7

Tab. 12-5 Ort des Austausches (valid%).

	Beruf	Familie	Freizeit	Freunde
eigene Wohnung	4.4	55.9	7.9	30.9
Wohnung Partner	8.8	33.8	11.4	41.4
Schule	79.0	0.0	5.3	2.7
Sonstiges	7.8	10.4	75.4	25.0

Tab. 12-6 Inhalt des Austausches (valid%).

	Beruf	Familie	Freizeit	Freunde
Hobby/Zeitvertreib	18.3	06.2	53.4	28.4
sachliche Information	55.4	05.8	24.1	11.0
private Hilfe/Unterstützung	22.3	28.0	19.8	30.7
pers. Nähe/Geborgenheit	04.0	59.6	02.6	29.8

eigenen häuslichen Milieu (4.4 %) statt. Freundschaftliche Bindungen (2.7 %) und Freizeitaktivitäten (5.3 %) werden nur in äußerst begrenztem Umfang im Bereich von Schule und Kollegium gelebt. Dem entsprechen die Inhalte des Austausches: Persönliche Nähe entsteht im beruflichen Umfeld (4.0 %) und auch im Bereich der strukturierten Freizeit (2.6 %) kaum, während sie in der Familie (59.6 %), aber auch im Freundeskreis (29.8 %) gut präsent ist.

Diese Befunde mögen zunächst nicht überraschen, weisen jedoch auf bedenkliche (pathogene) Asymmetrien in der Verteilung von sozialer Nähe und Distanz hin. In der Regel entsteht erst durch näheren Austausch, der auch auf der persönlich-emotionalen Ebene schwingt, Verständnis und in der Folge Solidarität und Unterstützung für den anderen. Brisant negativ wirkt sich in diesem Zusammenhang sicherlich die zunehmende Entkoppelung von Arbeits- und Lebenswelt sowie die Entflechtung familiärer Strukturen (Single, Karriere) aus, sofern diese die Dimension einer gesunden Abgrenzung überschreiten. Ein in der Vergangenheit in seiner protektiven Wirkung nicht zu unterschätzender sozialer Background ist damit verloren.

Die vergleichsweise hohen Raten psychosomatisch Erkrankter in der Lehrerschaft (aus der klinischen Erfahrung aber auch in anderen Bereichen des verbeamteten öffentlichen Dienstes) haben einen Teil ihrer Wurzeln sicherlich im System Schule, über dessen Reformierung im Zusammenwirken von ministeriellen Instanzen und berufsständischen Vertretungen nachgedacht werden muss. Stichworte wie z. B. Gratifikationskrise und verhältnisbedingte Ursachen gehören in diesen Kontext. Die Komplexität des Phänomens erfordert jedoch eine mehrdimensionale Betrachtung, bei der auch und gerade soziale Stressoren angemessen Berücksichtigung finden. Große Wirtschaftsunternehmen und Personaldienstleister, Krankenkassen und Volkshochschulen haben den Stellenwert insbesondere chronischer sozialer Konfliktsituationen als Krankheits- und Kostenfaktor längst erkannt und bieten verschiedene Formen von Interaktionstrainings an, die im Sinne von Prophylaxe und Psychohygiene, bezogen auf die berufliche Leistungsfähigkeit aber auch deutlich effizienzsteigernd wirken.

Nicht minder wichtig sind konflikthafte Konstellationen im Verhältnis Lehrer-Schüler sowie innerhalb der Schülerschaft. Bereits während der universitären Ausbildung, spätestens jedoch mit Beginn des Studienreferendariats sollten jungen Lehrkräften verstärkt Wissen, vor allem jedoch praktische Fähigkeiten für das Selbst- und Konfliktmanagement im schulischen Alltag, hier insbesondere der Umgang mit prekären Gruppensituationen, vermittelt werden.

Ähnliche Funktionen kann eine regelmäßige oder bedarfsgeleitete punktuelle Supervision erfüllen. Erste Voraussetzung für den Erfolg solcher Maßnahmen ist jedoch der planmäßige Einsatz von wissenschaftlich seriös ausgebildeten und erfahrenen Trainern bzw. Supervisoren.

Haben Einzelsymptome, wie Schlafstörungen oder Konzentrationsmangel, die Schwelle zum Krankheitswert bereits überschritten, ist die Einleitung fachspezifischer medizinischer Maßnahmen unerlässlich. Im Rahmen eines ambulanten oder stationären psychotherapeutischen Einzel- bzw. Gruppensettings wird mit vergleichbaren Methoden, z. B. dem sozialen Kompetenztraining (Ullrich u. de Muynck 1989), gezielt behandelt. Kernpunkte der Übungseinheiten sind dabei z. B. der Umgang mit Lob und Kritik, Grundformen der Gesprächsführung sowie die Aufarbeitung individueller Konflikte im therapeutischen Rollenspiel. Hinsichtlich ihrer Wirksamkeit ist diese Therapieform als Einzelmethode im Bereich der kognitiv-verhaltenstherapeutischen Verfahren mit insgesamt 74 internationalen Studien (Margraf 1996) mit Abstand am besten evaluiert. Wie für fast alle verhaltensmedizinischen Gruppentherapien gilt der Ansatz von Edukation, Reflexion und Exposition: Es wird Wissen zum Störungsbild und zum Umgang mit ihm vermittelt, auf der Ebene des Individuums reflektiert sowie alternative Verhaltensweisen (Verhaltenstherapie!) gleichsam in vivo erprobt.

Auch die von Hillert und Lehr in Kapitel 17 S. 248 ff. speziell für die Lehrerschaft referierte Behandlungspraxis zielt auf den Erwerb komplexer Coping-Strategien für den beruflichen Alltag, die einen hilfreichen (salutogenen) Umgang mit sozialen Belastungen sowie die Erschließung eigener Verhaltensressourcen und Gestaltungspotenziale ermöglichen.

Psychotherapie, speziell jedoch Verhaltenstherapie, ist auftrags- und vertragsabhängig, d. h. sie kann nicht gegen den Patienten oder an ihm vorbei geleistet werden. Unverzichtbare Voraussetzung für den Erfolg einer psychotherapeutischen Behandlung ist damit die eigene (intrinsische) Therapiemotivation, die Formulierung klarer Zielstellungen sowie Aktivität und Compliance im therapeutischen Prozess. Mit dem Methodeninventar der Verhaltensmedizin kann auf dieser Basis heute vieles geleistet werden, was in der Vergangenheit psychiatrischen Kliniken vorbehalten war. Eine weitere wesentliche Erfolgsbedingung stellt die Rechtzeitigkeit der Intervention dar: Im Durchschnitt vergehen 6–7 Jahre vom ersten Auftreten psychischer Krankheitssymptome bis zur Aufnahme einer stationären psychotherapeutischen Behandlung, die dann mit erschwerenden Chronifizierungseffekten belastet ist. Die Behandlung zielt – orientiert an den Grundforderungen der evidenzbasierten Medizin – auf eine Senkung der Mortalität sowie die Erhöhung von Mobilität und Lebensqualität.

Die Frage nach dem „idealen Netzwerk" für „den Lehrer" lässt sich pauschal nicht beantworten. Übereinstimmung in mehreren der hier zitierten Untersuchungen herrscht bezüglich der Gefährdung insbesondere allein lebender Lehrerinnen, für die der Schulalltag – trotz all seiner Belastungen – fast den einzigen sozialen Bezugsraum darstellt. Es zeigt sich eine Analogie zu Befunden von Noelle-Neumann (1989), die u. a. das politische Wahlverhalten von Singles untersuchte. Gering ausgeprägte Netzwerkstrukturen haben mangelnde Stabilität und hohe Suggestibilität in sozialen Hierarchien zur Folge. Wir könnten anfügen: und führen zum Funktionieren bis zum Ausbrennen.

Mindestens eine feste Bezugsperson im Sinne einer Lebenspartnerschaft kann dagegen als wirksamer Schutzfaktor für die gesunde Bewältigung schulischer Belastungen beschrieben werden. Die Kehrseite der Medaille: Ist diese Partnerschaft vorhanden, verstärkt sich der Trend zum vorzeitigen Ausscheiden aus dem aktiven Erwerbsleben (Frühpensionierung).

Verhaltentherapie kann über die Reflexion und bewusste Gestaltung sozialer Prozesse und Funktionen (Aufnahme, Aufrechterhaltung und Beendigung von Kontakten, Umgang mit Nähe und Distanz) Netzwerkstrukturen wirkungsvoll modifizieren. Neben psychotherapeutischen Interventionen im engeren Sinne können hier z. B. auch sozialtherapeutische Maßnahmen oder Selbsthilfegruppen etc. positive Effekte erzielen.

Jede prophylaktische oder therapeutische Intervention kann dauerhaft jedoch nur von Erfolg sein, wenn sie vom Betroffenen konsequent im sozialen Nahraum geübt und weiter fortgeführt, mithin langfristig gelebt wird. In diesem Sinne ist auf die personale Verantwortung des Individuums auch für seine soziale Gesundheit zurückverwiesen.

13

Lehrergesundheit, Personalverantwortung und Schulpolitik

Hermann Lange

Lehrer sind mit rund 782 000 aktiv Bediensteten (BMBF 2001) bundesweit eine der größten Berufsgruppen. Es liegt nahe anzunehmen, dass diese ihre Arbeit umso erfolgreicher erledigen können, je besser sie gesundheitlich dazu in der Lage sind. Jede vermeidbare Frühpensionierung spart Geld, solange man davon ausgeht, dass eine ausgeschiedene Lehrkraft durch eine neue zu ersetzen ist. Jeder Frühpensionierung geht eine Leidensgeschichte voraus, die mit Reibungsverlusten und Produktivitätseinbußen verbunden ist. Die Kollegen werden durch notwendige Vertretungen belastet, das kollegiale Klima leidet durch Ausfälle, Eltern beklagen Unterrichtsausfall und häufigen Lehrerwechsel. Dabei ist die Zahl der durch Dienstunfähigkeit bedingten vorzeitigen Pensionierungen von Lehrkräften beträchtlich[1], psychosomatische sowie psychische Störungen und Krankheiten sind ein bedeutender Ursachenfaktor hierfür. Zugleich stehen bildungspolitisch im Kontext der PISA-Debatte in der Bundesrepublik erhebliche Veränderungen an (Lange 2002). Sie lassen sich nur mit einer Lehrerschaft erreichen, die sich an Neuerungen aktiv beteiligt. Diese aktive Beteiligung ist nur zu erwarten, wenn sich Lehrkräfte in einem ihrer zentralen Anliegen verstanden sehen, die mit dem Lehrerberuf verbundenen Belastungen und Gesundheitsrisiken ernst zu nehmen.

Gleichwohl ist das Thema der Lehrergesundheit als ein nicht nur arbeitsmedizinisch und versorgungsrechtlich, sondern auch schulorganisatorisch und bildungspolitisch relevantes Thema erst spät – wenn überhaupt schon – wirklich entdeckt worden. Zwar gibt es inzwischen eine kaum zu übersehende Fülle von Veröffentlichungen zur Lehrerbelastungsforschung. Die vorliegenden Erkenntnisse sind aber bisher nicht zu umfassenden Handlungskonzepten verdichtet und von den für die Schule politisch und administrativ Verantwortlichen nicht in einer Weise rezipiert worden, die – von punktuellen und in ihren Auswirkungen schwer zu evaluierenden Bemühungen abgesehen – den Eindruck eines systematischen Handelns vermitteln könnte. Im Vordergrund des Bemühens von Politik und Administration stehen Aktivitäten unter der bezeichnenden Formulierung einer „Eindämmung von Frühpensionierungen" (Bund-Länder-Projektgruppe 2002). Dabei spielt der Gedanke „Rehabilitation vor Pensionierung"

---

1   Nach dem bisher im Entwurf vorliegenden Bericht einer Bund-Länder-Projektgruppe „Eindämmung von Frühpensionierungen" ist der Anteil vorzeitiger Versetzungen in den Ruhestand wegen Dienstunfähigkeit an der Gesamtzahl der Pensionierungen in Bund, Ländern und Gemeinden zwischen 1993 und 2000 von zeitweilig 35 % auf 49 % angestiegen und im Jahr 2001 – offenbar aufgrund von Neuregelungen des Dienst- und Versorgungsrechts – wieder auf 39 % gesunken. Der Anteil der Lehrkräfte an den dienstunfähigkeitsbedingten Eintritten in den Ruhestand lag im Jahre 2000 bei 62 %. Ein vergleichsweise großer Anteil entfällt ferner auf den Polizei- und den Justizvollzugsdienst (Bund-Länder-Projektgruppe 2002).

durchaus eine Rolle. Im Kern sind die Bemühungen aber darauf gerichtet, die Anreize für ein vorzeitiges Ausscheiden zu vermindern und die verfahrensmäßigen Hürden für frühzeitige Pensionierungen zu erhöhen. Man sucht die Ursache der Probleme mithin primär in Kontrolldefiziten und durch das Versorgungsrecht bedingten Fehlsteuerungen. In der unspezifischen, ganz unterschiedliche Berufsgruppen einbeziehenden Vorgehensweise werden besondere gesundheitliche Belastungen von Lehrkräften und Möglichkeiten einer ursachengerechten Reaktion kaum thematisiert: Welches sind die Gründe dafür, dass – neben einigen anderen Berufsgruppen – gerade Lehrer gesundheitlich besonders belastet sind? Gibt es innerhalb der Lehrerschaft regionale, zeit- oder tätigkeitsbedingte Unterschiede? Was lässt sich aus Unterschieden für die Möglichkeit zielgerichteter Intervention lernen?[2] Ist die gegebene Situation wirklich hinzunehmen oder lässt sie sich aktiv gestalten? In Wahrheit geht es nicht um eine Verringerung der Zahl von Frühpensionierungen, sondern um die Erhaltung der Leistungsfähigkeit von Lehrern. Eines bedingt das andere. Dafür reicht ein lediglich symbolisches Handeln auf der Basis oberflächlicher Ursachenzuschreibungen nicht.

---

2 Anstöz (1989) fand z. B. in einer Untersuchung bei Geistigbehindertenpädagogen, anders als bei Lehrkräften anderer Schulformen, kaum Burnout-Erscheinungen. Interessant könnte es sein, die Zusammenhänge durch internationale Vergleiche zu erkunden. Treten Burnout-Erscheinungen in allen Ländern in gleicher Häufigkeit auf? Welche Faktoren könnten eventuelle Unterschiede erklären? Zu bedenken ist dabei insbesondere, inwieweit Belastungserleben und -verarbeitung kulturell eingebettet sind (Rudow 1994, S. 141). Ähnliche Fragen werfen die Befunde von Schaarschmidt und Fischer (2001, S. 151) zu regional unterschiedlichen Ausprägungen von Persönlichkeitsmerkmalen und Bewältigungsstrategien in der Zusammensetzung der Lehrerschaft auf.

3 Einen Überblick über unterschiedliche Ansätze der Lehrerbelastungsforschung und die ihnen zugrunde liegenden theoretischen Rahmenkonzepte gibt Krause (2003).

Intervention innerhalb gegebener Strukturen und durch Veränderung der Strukturen

Überlegungen zu den Möglichkeiten, berufsbedingte gesundheitliche Risiken von Lehrern zu reduzieren, gehen – vereinfacht gesprochen – zumeist von der Annahme aus, dass aufgaben- und kontextbedingte Belastungen einerseits sowie die Ressourcen der Belastungsbewältigung andererseits in eine Balance gebracht werden müssen. Wo diese Balance gestört ist, muss auf der einen oder der anderen Seite interveniert werden. Im Rahmen eines derartigen Modells lassen sich die als Belastungsfaktoren verstandenen Aufgaben und die Rahmenbedingungen ihrer Erledigung weiter ausdifferenzieren. Rudow (1994) unterscheidet z. B. zwischen Arbeitsaufgaben bzw. schulorganisatorischen Bedingungen, schulhygienischen, sozialen und gesellschaftlich-kulturellen Bedingungen. Dass sich diese als Belastungs- und damit unter bestimmtem Voraussetzungen auch als Risikofaktoren darstellen können, ist plausibel. In welchem Umfang dies bei isolierter Betrachtung für jeden einzelnen Faktor gilt, ist dennoch offen. Deshalb ist es nicht einfach, Handlungsprogramme zur Verminderung gesundheitlicher Risiken zu konzipieren. Nicht jede Belastung wird negativ erlebt; die Bewältigung von Belastungen kann als Kompetenzerweiterung wahrgenommen werden und die Arbeitszufriedenheit steigern. „Objektive" Faktoren werden erst im Horizont der jeweiligen subjektiven Wahrnehmung und der individuell unterschiedlichen Möglichkeiten ihrer Bewältigung zur risikobehafteten Beanspruchung (Schönwälder 1997, S. 196). Dabei sind keine einfachen bivariaten Zusammenhänge und leicht bestimmbare kausale Ursachen-Wirkungs-Zusammenhänge, sondern komplexe Wechselwirkungen im Rahmen vielfältiger Systembeziehungen anzunehmen.[3]

Die Interventionsvorschläge zur Bewältigung von berufsbedingten Belastungen konzentrieren sich derzeit auf Maßnahmen des Coachings, des Stressmanagements, der Supervision sowie auf eine Verringerung der Pflichtstundendeputate für Lehrkräfte. Zu Letzterem wird darauf verwiesen, dass die vorliegenden Untersuchungen zur Arbeitsbelastung von Lehrern weitgehend übereinstimmend wöchentliche Arbeitszeiten oberhalb der generellen Regelarbeitszeit im öffentlichen Dienst ergeben haben (Schönwälder 1993; 2001; Klemm 1996). Zugleich zeigt sich eine erhebliche Streubreite der individuellen Arbeitszeit. Diese ist nicht allein Reflex objektiv unterschiedlicher Anforderungen, sondern auch Ausdruck individuell unterschiedlich ausgeprägter Fähigkeiten und Gewohnheiten, die eigene Arbeit zu organisieren. Lehrerarbeit ist nur schwer in den Referenzrahmen der Regelarbeitszeit des öffentlichen Dienstes einzupassen. Die Regelarbeitszeit gilt im Grundsatz für Arbeitsformen, die mit Präsenzverpflichtungen, der Einbindung in einen festen organisatorischen Rahmen und einer hohen Kontrolldichte verbunden sind. Diese Bedingungen betreffen nur einen Teil der Lehrerarbeit. In anderer Hinsicht ist diese eher einem freien Beruf zu vergleichen. Darin liegen positive, durchaus als Privileg empfundene, ebenso wie stark belastende negative Aspekte. Zu konstatieren sind ein hohes Maß individueller Gestaltungsfreiheit hinsichtlich der zeitlichen Disposition über die eigene Arbeit, eine vergleichsweise geringe formale Kontrolldichte, aber auch Schwierigkeiten des Zeitmanagements, eine diskontinuierliche Arbeitsorganisation, eine ungleichmäßige Verteilung der Arbeitslast im Zeitverlauf unter Einbeziehung von Arbeit am Wochenende und Tendenzen einer Selbstausbeutung. Eine Optimierung, welche die positiven Aspekte erhält und nur die negativen vermeidet, ist schwer möglich. Deshalb ist es durchaus fraglich, welchen Beitrag die Herabsetzung von Pflichtstundendeputaten zur Lösung der anstehenden Probleme leisten kann[4], solange der strukturelle Rahmen für die Organisation der Lehrerarbeit selbst unverändert bleibt.

Veränderungen der Arbeitsorganisation sind leichter möglich, wenn sie sich im Rahmen der Grundstrukturen des gegebenen Systems halten oder diese nur marginal verändern. Indessen reicht es zur Lösung von Problemen oft nicht, „im System" zu arbeiten, es muss auch „am System" gearbeitet werden. Die Frage nach Möglichkeiten der Arbeit am System wird in den folgenden Überlegungen in doppelter Weise zugespitzt. Es geht zum einen um Veränderungen des Grundmusters eines „gespaltenen Arbeitsplatzes", zum anderen um Veränderungen berufsbiographischer Verläufe von Lehrkräften. Im letzteren Sinne ist die Systemfrage bereits von Terhart (1995, S. 233) aufgeworfen worden: „Angesichts der Ergebnisse der Forschung zur Belastung von Lehrkräften wie auch zu berufsbiographischen Konfliktlagen und Entwicklungsmustern drängt sich die Frage auf, ob der Lehrerberuf in Zukunft bei evtl. zunehmenden Herausforderungen und Belastungen überhaupt noch als ein lebenslänglicher Beruf betrachtet bzw. ausgeübt werden kann." Ebenso sind Zweifel angebracht, ob sich die beruflichen Belastungen von Lehrern in Zukunft noch angemessen im Rahmen der organisatorischen Grundstruktur der Halbtagsschule als einer besonders belastungsintensiven Form der Arbeitsorganisation bewältigen lassen. Antworten hierauf werden in absehbarer Zeit nicht ähnlich zugespitzt gegeben werden, wie die Fragen gestellt werden. Dennoch

---

4   Nach einer Untersuchung in der Schweiz ist der Umfang der wöchentlichen Arbeitszeit von Lehrkräften offenbar weitgehend unabhängig von Stundendeputaten (Landert 1999). Auch Teilzeitkräfte arbeiten in der Regel mehr, als ihrer reduzierten Stundenverpflichtung entspricht (Hübner u. Werle 1997). Dabei ist allerdings zu berücksichtigen, dass bei verringerten Stundenverpflichtungen der Aufwand an Arbeitszeit, welcher aus der Gesamtorganisation der Schule (Konferenzen, Elternarbeit, Ausflüge etc.) entspringt, üblicherweise nicht reduziert wird.

haben diese Fragen eine wichtige heuristische Funktion. Sie zeigen nämlich, wie tief auf der Suche nach schlüssigen Antworten zu bohren ist. Veränderungen bezüglich der angesprochenen Strukturelemente werden die Probleme nicht schon ohne weiteres beseitigen. Aber es könnte sein, dass ohne derartige Veränderungen wesentliche Fortschritte in der Bearbeitung der Probleme nicht zu erreichen sind. Deshalb können Überlegungen zu Möglichkeiten, wie Lehrkräfte gesundheitliche Beanspruchungen bewältigen können, nicht allein auf individueller Ebene ansetzen. Angesprochen sind vielmehr auch die für Bildungspolitik und Schulorganisation verantwortlichen Akteure sowie die Interessenvertretungen von Lehrern. An alle ist der Appell zu richten, pädagogische Entwicklungen, wie sie derzeit mit der Einrichtung von Ganztagsschulen und einer Neuordnung der Lehrerbildung ohnehin auf der Agenda stehen, konsequent auch für bessere Lösungen des Problems der Lehrergesundheit zu nutzen.

Plädoyer für eine neue Arbeitsorganisation

Neben dem Verhalten von Schülern, der Erledigung als aufgabenfremd empfundener Verwaltungstätigkeiten, Rollenkonflikten und der zeitlichen Beanspruchung durch die Vor- und Nachbereitung von Unterricht ist es die Vorstellung, niemals mit der Arbeit fertig zu sein und nicht genug getan zu haben, welche von Lehrkräften als besonders belastend empfunden wird. Combe (1997) hat diese Situation mit dem Bild des „Lehrers als Sisyphos" plastisch beschrieben. Lehrkräfte arbeiten im Hinblick auf ein Ziel, dessen Erreichung bei aller Anstrengung nie ausreichend und nie dauerhaft gesichert zu sein scheint. In einer solchen Situation ist das Bestimmen der Norm eines angemessenen Arbeitseinsatzes besonders notwendig, aber auch besonders schwierig. Einer Orientierung bedürfen vor allem diejenigen Lehrkräfte, die nach ihren Persönlichkeitsmerkmalen besondere Probleme in der Bewältigung beruflicher Belastungen haben (hohe Verausgabungsbereitschaft, geringe Distanzierungsfähigkeit, Resignationstendenz, Mangel an offensiver Problembewältigung etc.).

Für den Umgang mit beruflichen Belastungen haben soziale Unterstützung und die Kooperation zwischen Lehrkräften zentrale Bedeutung (Schröder u. Schmitt 1998; Bauer u. Kopka 1996). Die Opportunitätsstrukturen für soziale Unterstützung und kollegiale Kooperation sind freilich im Rahmen einer Halbtagsschule denkbar ungünstig. Lehrkräfte erledigen einen wesentlichen Teil ihrer Arbeit im Rahmen ihrer privaten Häuslichkeit. Sie müssen die damit verbundenen Belastungen gewissermaßen mit sich selbst abmachen, leiden unter der unklaren Abgrenzung von Beruf und Privatsphäre und tragen selbst in ihrer Freizeit in Anbetracht der noch zu erledigenden Arbeit einen latenten Schuldkomplex mit sich herum. Dabei wäre für sie nichts förderlicher als soziale Kommunikation und ein Freizeitverhalten, das der emotionalen Distanzierung vom Schulalltag dient. Das Organisationsschema der Halbtagsschule zwingt zudem dazu, den durch Unterrichtsstunden definierten Teil der Arbeitszeit innerhalb eines zeitlich begrenzten Rahmens in einer raschen Abfolge belastungsintensiver Phasen ohne den nötigen Wechsel von Anspannung und Entspannung abzuleisten (zu „Körper-Rhythmen" in der Schulorganisation s.a. Rittelmeyer 2001). Die Pausen zwischen den Stunden können für die Lehrkräfte sogar besonders belastend sein (Tiesler et al. 2002a). Nicht selten wollen Lehrkräfte auch die zu gebenden Stunden auf einen möglichst kurzen Zeitraum der Anwesenheit in der Schule zusammendrängen. Dies alles ist nicht nur arbeitsmedizinisch höchst problematisch. Es macht die Organisation sozialer Unterstützung, wenn sie überhaupt gesucht wird, kaum möglich. Eine Durchbrechung dieses Teufelskreises dürfte ohne eine grundlegende Veränderung des organisatorischen Grundschemas von Schulen nicht gelingen.

Bisher wurden die positiven Aspekte der tradierten Formen der Arbeitsorganisation von Lehrern offenbar so hoch eingeschätzt, dass Veränderungen der organisatorischen Grundstruktur der Halbtagsschule, die dieses Muster bedingt, kaum ernsthaft durchsetzbar erschienen. Im Kontext der Reaktionen auf die für Deutschland ernüchternden Ergebnisse der internationalen Schülerleistungs-Vergleichsuntersuchungen steht indessen mittlerweile die vermehrte Einführung von Ganztagsschulen auf der bildungspolitischen Agenda[5]. Ein Schritt auf diesem Wege ist die zunehmende Einführung der „verlässlichen Halbtagsschule" im Grundschulbereich. Es wäre deshalb vernünftig, diese Formen nicht nur unter dem Aspekt verbesserter Lernmöglichkeiten für Schüler zu konzipieren, sondern die darin liegenden Potenziale auch für bessere Lösungen zur Arbeitsplatzgestaltung von Lehrern zu nutzen und auf diese Weise pädagogische und arbeitsmedizinische Reformstrategien zusammenzuführen.

Um Freizeit als Freisein von Verpflichtungen erfahren zu können, bedarf die Arbeit eines organisatorischen Rahmens, welcher Arbeit und Privatsphäre möglichst klar voneinander trennt. Dies gelingt nur, wenn die Arbeit im Rahmen von Präsenzmodellen in einem möglichst großen Umfang in die Schule hinein verlegt werden kann. Ein zuverlässiger Zeitrahmen für die Arbeitsorganisation schafft bessere Möglichkeiten einer arbeitsmedizinisch sinnvollen Rhythmisierung der Arbeit im Tages- wie im Wochenverlauf. Zugleich lassen sich bessere Opportunitäten für die soziale Unterstützung von Lehrkräften schaffen. Gerade sperrige Probleme wie das Gefühl permanenter zeitlicher wie sachlicher Überforderung, Rollenkonflikte und Rollenambiguität oder der Umgang mit schwierigen Schülern ließen sich in diesem organisatorischen Rahmen leichter bearbeiten. Es würde möglich, in gemeinsamer Reflexion realistische Maßstäbe für Arbeitsleistung und Erfolg zu definieren, den Umgang mit strukturimmanenten Widersprüchen zu erlernen oder sich durch die Erkenntnis zu entlasten, dass die eigenen Grenzen auch von anderen als Grenzen erfahren werden, statt die eigenen Erfahrungen als individuelles Scheitern zu verinnerlichen.

Die erforderlichen Veränderungen sind freilich mehr als eine organisatorische Äußerlichkeit. Zu überwinden ist der „aus der Isolation am Arbeitsplatz resultierende Lehrerindividualismus", welcher sich bisher als eines der besonders bestandsfesten Elemente in der Berufskultur der Lehrerschaft erwiesen hat (Terhart 1995, S. 240). Baumert spricht von der „zellulären Grundstruktur" einer Schule, die ihre Wurzel in einer Gleichheitsphilosophie von Lehrkräften habe. Der „Mythos der Gleichheit" behindert das Lernen der Schule als Organisation, er erschwert eine Strukturbildung in Kollegien ebenso wie Spezialisierungen (Krainz-Dürr 1999). Gerade diese wären Voraussetzung dafür, die unterschiedlichen Kompetenzen der beteiligten Lehrkräfte zu einer Gesamtleistung zusammenzuführen, um unterschiedliche Stärken zu kombinieren und unterschiedliche Schwächen zu kompensieren. Schulen sind soziale Organisationen, die nur dann Erfolg haben können, wenn sie gemeinsame Zielsetzungen verfolgen, diese in von allen geteilte Verhaltenserwartungen an Schüler wie an Lehrkräfte umsetzen und entsprechend konsistent handeln. Schulentwicklung ist auch hier ein Schlüssel für die Lösung der Probleme. Sie erfordert freilich die Bereitschaft, sich ein wenig in die Karten schauen zu lassen und ein Stück sozialer Kontrolle zu akzeptieren. Das ist nicht leicht. Kollegiale Kooperation will geübt sein, soll sie sich nicht ihrerseits als Belastungsfaktor auswirken. Sie wird wenig helfen, wenn sie der wechselseitigen Verstärkung des individuellen Belastungs-

---

5   Zu nennen ist insbesondere die Leistungsuntersuchung „PISA" (Project for International Student Assessment; zu den Ergebnissen vergl. Deutsches PISA-Konsortium 2001).

empfindens dient oder wenn Lehrer mit Kommunikationsschwierigkeiten den Umgang mit Kollegen und Leitungskräften selbst als angstbesetzt empfinden und sich scheuen, eigene Schwierigkeiten zu offenbaren.

Konsequent zu Ende gedacht, eröffnet eine Ganztagsschule bessere Möglichkeiten eines interindividuellen Belastungsausgleichs. Die formale Regelung der Arbeitszeiten über Pflichtstundendeputate kann einen solchen Belastungsausgleich nicht sichern. Die Unterrichtsbelastung ist nach Fächern und nach den jeweils von den Lehrkräften verfolgten spezifischen Zielsetzungen durchaus verschieden. Unterschiedlich ist vor allem die von den Lehrkräften gezeigte Bereitschaft, sich an den außerunterrichtlichen (fachlichen wie überfachlichen) Aktivitäten der Schule zu beteiligen. Die bestehenden Arbeitszeitregelungen geben kaum Raum, diesen unterschiedlichen Belastungen Rechnung zu tragen. Dass dies bisher nicht oder allenfalls ansatzweise möglich ist, scheitert freilich nicht allein an bestehenden formalen Regelungen. Stabilisierend sind kulturelle und soziale Faktoren wie die Überzeugung von der Gleichrangigkeit der Fächer, die Furcht, durch die Übertragung weniger belastender, aber geringer eingestufter Arbeiten disqualifiziert zu werden, oder die These, dass das Maß zumutbarer Belastung für alle bereits erreicht sei. Jeder weiß, dass derartige Annahmen als Prinzipien ihre Gültigkeit haben, in der Realität aber jeweils nur begrenzt umgesetzt sind, aber jeder scheut den Tabubruch.

Rekrutierungsmuster, Berufsbiographien und Dienstrecht

Bisher werden Entscheidungen über Einstellungen in den Schuldienst weitgehend aufgrund von Noten über erbrachte Ausbildungsleistungen getroffen. Ein eigenes „Assessment" im Übergang von der Ausbildung in den Beruf, welches die prognostische Sicherheit derartiger Entscheidungen im Hinblick auf die Fähigkeit der Bewerber erhöhen könnte, die mit beruflichen Anforderungen verbundenen Belastungen zu bewältigen, findet nicht statt. Als Filter wirkt nur die Selbsteinschätzung potenzieller Lehramtskandidaten, welche ihre Berufswahlentscheidung rechtzeitig aus eigener Initiative aufgrund ihrer in der Ausbildung gemachten Erfahrungen korrigieren. Dabei sind „Fehlentscheidungen" bei der Einstellung von Lehrkräften im Rahmen der gegebenen Systembedingungen schwer zu revidieren. Aus der Sicht des Dienstherren bieten kurze Probezeiten, Verbeamtung und kaum entwickelte Formen der Personalbegleitung und -beobachtung wenig Handhabe, um korrigierend einzugreifen. Aus der Sicht des Betroffenen ist ein Wechsel in andere Beschäftigungsbereiche angesichts der durch Dienstrecht und Versorgungssystem geförderten Tendenz einer „Abschottung" zwischen dem öffentlichen und dem privaten Beschäftigungssektor („Versäulung") und der häufig schon in der Ausbildung angelegten Vorstellung, nur für den Lehrerberuf und nichts anderes vorbereitet zu sein, ebenso wenig vorstellbar. Innerhalb des Systems Schule gibt es schließlich wenig Möglichkeiten, geringer (oder im Zuge ihrer Lebensgeschichte in abnehmendem Maße) belastbaren Personen weniger belastende Aufgaben zuzuweisen. Unterricht ist Unterricht. Hier kann sich niemand verstecken. Es fehlt an Möglichkeiten einer „Diversifikation" der Berufstätigkeiten, auf deren Basis man dem durchaus nicht singulären Wunsch von Lehrkräften, ihre Tätigkeit zu verändern, Rechnung tragen könnte. Umgekehrt sind auch die Karrieremöglichkeiten innerhalb des Berufs wenig entwickelt. Schulen verfügen damit kaum über die Möglichkeiten, die anderen Großorganisationen zur Verfügung stehen, um auf vergleichbare Probleme reagieren zu können. Sie müssen mit der Erwartung zurechtkommen, dass einmal eingestellte Lehrkräfte bis zum Erreichen der allgemeinen Altersgrenze eine weitgehend gleiche Tätigkeit auszuüben haben. Gleich ist diese Tätigkeit freilich nur formal – insofern, als sie sich stets auf das Unterrichten und Erziehen von Schülern bezieht. Veränderungen in den inhaltlichen Anforderungen dieser Tätigkeit und den Kontexten ihrer Erledigung werden häufig nicht als motivierende Anreicherung, sondern als Belastung empfunden. Dabei ist es weitgehend unerforscht, welche Bedeutung das Älterwerden von Lehrkräften für die Fähigkeit hat, die mit dem Lehrberuf verbundenen Belastungen zu verarbeiten und insbesondere auch auf die Bedingungen einer veränderten Kindheit und Jugend in Wertemustern und Verhaltensweisen zu reagieren.

Neuere Empfehlungen zur Reform der Lehrerausbildung verstehen den Bildungsprozess von Lehrkräften als eine Entwicklung, die bereits vor dem Studium einsetzt und die sich über die zweite Phase der Ausbildung (Referendariat) hinweg in den Beruf hinein fortsetzt (Terhart 2000b; Wissenschaftsrat 2001). Sie verfolgen damit einen „berufsbiographischen Ansatz". Denkt man in dieser Richtung weiter, so verweist dies auf die Möglichkeiten,

- Entscheidungen über die Einstellung neuer Lehrkräfte im Hinblick auf Berufserfolg und berufliche Belastbarkeit prognostisch besser abzusichern,
- die Lehrkräfte in der Bewältigung beruflichen Lernens und beruflicher Krisen besser zu unterstützen,
- durch eine Karrierisierung des Lehrerberufs Möglichkeiten zu schaffen, Ziele der persönlichen Entwicklung auch über die Bewältigung aktueller Belastungen hinaus in übergreifende Lebensentwürfe einzuordnen, sowie
- Lehrkräften, die den Anforderungen ihres Berufs nicht mehr gewachsen sind, beim

---

6 Aus England wird über „escape committees" berichtet, die Lehrkräften bei einem Berufsausstieg helfen sollen. Zu den „Berufsflüchtlingen" zählen dabei auch Erfolgreiche, die lange Zeit gute Arbeit geleistet haben (Bauer und Kopka 1996).

Ausstieg[6] und einem Wechsel des Tätigkeitsfeldes zu helfen.

Die hier denkbaren Lösungen sind bisher noch nicht konkretisiert. Der „berufsbiographische Ansatz" deutet aber an, in welche Richtung zu denken ist.

Personalrekrutierung und Einstellungsentscheidungen

Überlegungen zu veränderten Verfahren bei der Einstellung neuer Lehrkräfte gehen von der Annahme aus, dass deren beruflicher Erfolg nicht nur von den (in Examensnoten abgebildeten) unterrichtsfachlichen Kompetenzen abhängig ist, sondern auch von personalen Hintergrundvariablen, welche das Lernen im Beruf begünstigen oder erschweren und die zugleich Indikatoren für die individuell unterschiedlichen Möglichkeiten der Verarbeitung berufsbedingter Belastungen darstellen. Vorausgesetzt wird zugleich, dass die insoweit relevanten Persönlichkeitsdimensionen frühzeitig und mit hinreichender prognostischer Sicherheit zu erfassen sind. Anknüpfungspunkte für derartige Überlegungen bieten z. B. die Untersuchungsergebnisse von Urban (2000), wonach Lehrkräfte, welche sich im Beruf als nicht erfolgreich erwiesen, bereits im Studium eine ausgeprägte Ich-Schwäche, verbunden mit anderen Neurotizismen, Misserfolgsängstlichkeit und wenig Kontakt zu Mitstudierenden zeigten. Belastungsreaktionen treffen vielfach mit ungeeigneten Bewältigungsstrategien zusammen (soziale Isolierung, Resignation, irrationale Problembewältigung, passives Verhalten). In eine ähnliche Richtung deuten Untersuchungen zu Persönlichkeitsmustern von Lehrkräften (Schaarschmidt u. Fischer 2001; Kap. 6 S. 97 ff. in diesem Band). Hinzuweisen ist auch auf Untersuchungen zu unterschiedlichen „kognitiven Landschaften" von Lehrkräften in Bezug auf das Erleben von Unterrichtssituationen, Ursachenzuschreibungen und Bewältigungsstrategien (Grimm 1996).

Es liegt nahe, die Ergebnisse derartiger Diagnosen zum Ausgangspunkt einer effektiven Berufs- und Studienberatung zu machen (Urban 2000; Mayr 2000). Weitergehend stellt sich auch die Frage, ob derartige Diagnosen nicht zur besseren Fundierung von Einstellungsentscheidungen genutzt werden müssen[7]. Die Entscheidung hierüber ist nach dem gegenwärtigen Forschungs- und Diskussionsstand kaum möglich. Sie setzt voraus, dass die Diagnoseinstrumente hinreichend valide und trennscharf ausgearbeitet sind und dass eine Verständigung darüber erfolgt ist, welche Art Lehrer man einstellen will. Nur Bewerber zu berücksichtigen, die sowohl gesundheitlich stabil als auch fachlich hoch kompetent und motiviert sind, also nur Personen des „Typs G" im Sinne von Schaarschmidt und Fischer (2001) oder „Profis" im Sinne von Grimm (1996), ist kein realistisches Szenario. Man muss auch Bewerber mit anderen Persönlichkeitsprofilen einbeziehen, schon weil sonst der Lehrerbedarf kaum zu decken wäre. Nach welchen Kriterien aber wäre die Auswahl zu treffen? Wo wäre die Grenze zu ziehen? Diese Hinweise werfen schwierige berufsethische Fragen auf: Darf man Personen mit einer speziellen Disposition generell von bestimmten Berufen ausschließen? Lassen sich die Probleme durch geeignete Fördermaßnahmen bearbeiten oder mindestens soweit begrenzen, dass sie getragen werden können? Welches Maß an Intensität der Diagnostik ist mit dem unverzichtbaren Recht eines Menschen vereinbar, wenigstens ein Stück des Geheimnisses seiner Person zu wahren? Hierüber ist der Diskurs zu führen. Es wird freilich der Zeitpunkt kommen, wo man sich der Frage stellen muss, ob der Staat als Arbeitgeber zum Verzicht auf bestimmte Handlungsalternativen gezwungen werden kann, mit denen er das Risiko von Fehlentscheidungen – nicht zuletzt im Interesse der Kinder und Jugendlichen, um deren Bildung es geht – reduzieren könnte.[8]

In die Verlegenheit der Entscheidung hierüber kommt man freilich nur, wenn ausreichend geeignete Bewerber zur Sicherstellung der Lehrerversorgung zur Verfügung stehen. Es ist bekannt, dass das Image eines Beschäftigungsbereichs Einfluss darauf hat, wer sich als Bewerber für diesen Bereich interessiert („Selbstselektivität", vgl. Mayntz 1997). Welche Mechanismen wirken hinsichtlich der Selbstselektivität von Lehrern? Entscheidend ist dabei nicht, wie man die Einstellung „falscher" Bewerber verhindern kann, sondern wie man die „richtigen" bekommt. Ohne eine Steigerung der Attraktivität des Lehrerberufs wird dies nicht gelingen. Dies ist nicht primär eine Frage der Bezahlung. Im internationalen Vergleich werden deutsche Lehrer sehr gut bezahlt (OECD 1997). Es geht vielmehr um das gesellschaftliche Ansehen eines Berufsstandes, dessen Erfolg für die Zukunft der nachwachsenden Generationen von zentraler Bedeutung ist. Zu korrigieren sind vor allem die öffentlich geäußerten Urteile über Schulen und Lehrertätigkeit, aber auch die Selbstdarstellung dieses Bereichs, welche diesen bisher für tatkräftige junge Leute mit dem Ehrgeiz eines beruflichen Fortkommens nicht unbedingt attraktiv erscheinen lassen.

---

7 „Stressresistenzuntersuchungen" im Rahmen von Einstellungsverfahren erwägt auch die Bund-Länder-Projektgruppe „Eindämmung von Frühpensionierungen" (2002).

8 Ein Ausschluss derjenigen Bewerber vom Lehramtsstudium, bei denen sich das Risiko einer nur geringen Belastungsresistenz zeigt, wäre nicht zu rechtfertigen. Die obligatorische Teilnahme an „Belastbarkeitstests" als Voraussetzung der Zulassung zum Studium oder seiner Fortsetzung wäre rechtlich nicht durchsetzbar. Zudem ist es nicht möglich, die Wirkungen einer für einen bestimmten beruflichen Einsatz relevanten Entscheidung bereits auf den Qualifizierungsprozess zu beziehen. Das Lehramtsstudium eröffnet ungeachtet seiner Orientierung an einem bestimmten Berufsfeld vielfältige Möglichkeiten, im Rahmen der gewählten Disziplinen (Wissenschaft, Verlagswesen, andere Bildungseinrichtungen) wie in disziplinferneren Feldern tätig zu sein.

Begleitung während des Berufs

Bei Berufen mit psychosozialer Beanspruchung hängt es in hohem Maße von den persönlichen Ressourcen ab, wie berufliche Belastungen verarbeitet werden. Von zentraler Bedeutung ist es deshalb, die persönlichen Ressourcen für eine angemessene Bearbeitung beruflicher Belastungen zu stärken. Eine verpflichtende Fortbildung gehört seit langem zu den Standardforderungen der Diskussion um die Schulreform. Unter dem Aspekt der Lehrergesundheit geht es weniger um eine fachliche Fortbildung als vielmehr um das gesamte Spektrum der Maßnahmen zur Personalentwicklung und zur Erhöhung der Ressourcen für die Bewältigung beruflicher Belastungssituationen. Von Bedeutung ist eine Qualifizierung bereits in den ersten Jahren des Berufs, einer Phase, in der die entscheidenden Weichenstellungen für den Umgang mit beruflichen Problemen erfolgen. Deshalb legen die bereits erwähnten Empfehlungen zur Neuordnung der Lehrerbildung großes Gewicht auf die Unterstützung der Prozesse beruflichen Lernens in der Berufseingangsphase. Für Qualifizierungsmaßnahmen in diesem Rahmen hat Kramis-Aebischer (1996) sorgfältig evaluierte Beispiele gegeben (Kurse zur günstigeren Belastungsbewältigung, Junglehrer- und Kollegiumsberatung). Das Spektrum derartiger Ansätze, die auf Prävention und Rehabilitation zielen, lässt sich ausweiten (vgl. z. B. Schaarschmidt u. Fischer 2001; Rudow 1997). Dazu müssen klare Handlungsziele formuliert und ein „Controlling" der Maßnahmen vorgesehen werden. Dies alles wird einen beträchtlichen Aufwand erfordern, den man sich – so scheint es – in Zeiten fiskalischer Enge nicht leisten kann. Freilich kann man sich erschöpfte und nur eingeschränkt leistungsfähige Lehrer noch weniger leisten. In diesem Zusammenhang gehören Überlegungen, durch eine Karrierisierung des Lehrerberufs berufliche Verläufe zu strukturieren, Wechsel in den ausgeübten Tätigkeiten zu fördern, Anreize für einen beruflichen Aufstieg zu schaffen und das Image des Berufsfeldes in einer Weise zu verändern, die die Mechanismen der Selbstrekrutierung von Lehrern günstig beeinflusst.

Ausstieg aus dem Beruf

Die Frage nach der Tragfähigkeit von Einstellungsentscheidungen wird dadurch zugespitzt, dass Fehlentscheidungen im weiteren Verlauf der Berufsbiographien von Lehrkräften schwer zu korrigieren sind. Dabei ist ein Teil der Lehrkräfte bereit, den Beruf zu wechseln, nicht wenige sogar unter Inkaufnahme von Gehaltsverlusten (Terhart et al. 1994). Der Wunsch nach einem Berufswechsel entspringt unterschiedlichen Motiven. Er ist nicht selten eine Reaktion auf beginnende oder bereits fortgeschrittene Erschöpfungszustände. Einige Lehrkräfte werden den Wechsel aus eigener Initiative vollziehen. Andere sehen nur die Möglichkeit auszuharren, solange es geht, und gegebenenfalls eine vorzeitige Pensionierung wegen Dienstunfähigkeit zu beantragen. Eine solche Entscheidung wird nur getroffen, wenn sich die Dinge krisenhaft zugespitzt haben. Um dieses zu dokumentieren, müssen der Betroffene wie auch seine berufliche und private Umgebung in der Regel einen langen Leidensweg zurücklegen. Dieser wird nicht selten von dem Verdacht des Missbrauchs oder einer unangemessenen Überempfindlichkeit begleitet. Hier ist eine Erweiterung des Handlungsrepertoires erforderlich. Die Dinge treiben zu lassen, bis es nur noch die Entscheidungsalternative der vorzeitigen Pensionierung gibt, ist nicht vernünftig.

Vor diesem Hintergrund muss gezielt nach Möglichkeiten gesucht werden, anderweitige Tätigkeiten innerhalb des öffentlichen Dienstes an Lehrkräfte zu übertragen, die den Belastungen des Unterrichts nicht mehr gewachsen sind. Ansatzpunkte gibt es in einigen Ländern (Personal-Service-Centers: Saarland; Stellenpools: Nordrhein-Westfalen; Umsetzung teildienstfähiger Kräfte innerhalb des betroffenen Ressorts oder ressortübergreifend: Rheinland-Pfalz und Hamburg). Sie sind zum Teil mit Anreizen für die aufnehmenden Ressorts verbunden, von demjenigen Teil der Bezüge entlastet zu werden, der bei einer Pensionierung als Ruhegehalt zu zahlen wäre (Bund-Länder-Projektgruppe 2002). Angesichts der Größenordnung der zu lösenden Probleme muss auch ein Wechsel in Beschäftigungsbereiche außerhalb des öffentlichen Dienstes für diejenigen ermöglicht werden, die nach verlässlichem medizinischen Urteil in ihrem erlernten Beruf nicht mehr tätig sein können. Dies erscheint aus heutiger Sicht als eine wenig realitätsnahe Vision. Sie wäre im Zeichen eines expandierenden Arbeitsmarktes und expandierender Stellenpläne leichter zu realisieren als bei engen öffentlichen Haushalten und einem Personalabbau in vielen Beschäftigungssektoren. Indessen liegt ein solcher Denkansatz nicht nur im Interesse eines humanen Umgangs mit den Betroffenen, er ist auch volkswirtschaftlich sinnvoll. Die Betroffenen können oft an anderer Stelle nützliche Arbeit leisten, statt unproduktiv „in Rente" zu gehen. Als strukturelles Hemmnis erweisen sich dabei die unterschiedlichen Systeme der Bezahlung und der Versorgung, welche Beschäftigte des öffentlichen Dienstes zögern lassen, an einen Wechsel in Tätigkeiten außerhalb dieses Bereichs zu denken. Dieses Problem ist im Rahmen des Dienstrechts und der sozialen Sicherungssysteme zu lösen.

Personalarbeit als Auftrag zum Handeln

Hiermit ist der Handlungsrahmen abgesteckt: Die Anforderungen des Lehrerberufs sind nicht als eine Bedrohung hinzunehmen, sondern als eine Herausforderung zu begreifen. Zu handeln ist in unterschiedlichen Horizonten. Es geht um Reformstrategien großer Reichweite, die die Bedingungen der Arbeitsorganisation (Stichworte: Ganztagsschulen und Präsenzmodelle) und berufliche Karrieremuster (Stichworte: Mechanismen der Selbstselektivität und der Personalauswahl, systematische Qualifizierungsstrategien während des Berufes, Karrierisierung, Wechsel zwischen unterschiedlichen Berufsfeldern) verändern sollen und die entsprechend langfristig angelegt sein müssen. Dabei sind die bildungspolitischen Akteure der Makroebene angesprochen (überregionale Organisationen, Kultusministerien, Interessenverbände). Aber es geht auch um die Nutzung von Möglichkeiten im Rahmen der gegebenen Struktur. Akteure sind hier vor allem die Organe der einzelnen Schulen (Schulleitungen und Kollegien) sowie die Schulaufsicht (untere Schulaufsichtsbehörde, Schulräte). Hilfe sollte nicht nur im Einzelfall gegeben werden. Im Rahmen der Entwicklung der Schulen ist vielmehr ein allgemeiner Wandel der Berufskultur einzuleiten, durch den die Isolation von Lehrern schrittweise aufgehoben und die Bewältigung beruflicher Belastungen durch soziale Unterstützung und kollegiale Kooperation gefördert werden kann. Dazu genügt es nicht zu wissen, was man tun könnte. Man muss sich auch darin üben, es wirklich und stetig zu tun.

Zu handeln ist nicht erst im, sondern schon vor dem Beruf. Dies kann damit beginnen, die Berufswahlentscheidung durch geeignete Möglichkeiten der Selbsterfahrung und Beratungsangebote sicherer zu machen, berufliche Belastungen und Formen der Belastungsbewältigung in den ersten Abschnitten der Ausbildung zu thematisieren sowie Möglichkeiten einer Bearbeitung dieser Problematik durch ein frühzeitiges Training anzubieten. In diesem Rahmen sind Akteure vor allem die Institutionen der Aus- und Fortbildung von Lehrkräften (Hochschulen, Studienseminare, Landesinstitute und Institute der Lehrerfortbildung). Angehende Lehrkräfte müssen vor oder in der Ausbildung genügend Gelegenheiten der Selbsterfahrung in praxisnahen Situationen erhalten, die die beruflichen Anforderungen hinreichend realistisch abbilden und

Möglichkeiten geben, die Belastbarkeit der Berufswahl zu prüfen.

Hinter diesen Überlegungen steht ein Verständnis von Personalarbeit, welches die Sorge für die Bewältigung von Belastungen und die damit verbundene Sorge für die physische und insbesondere psychische Gesundheit von Lehrkräften nicht allein als deren individuelles Problem, sondern als einen verpflichtenden Auftrag an das Gesamtsystem und seine Organe auf den verschiedenen Ebenen ansieht. Koordiniertes Handeln in diesem Sinne setzt ein Verständnis von Schulen als Organisationen mit einer entsprechenden Führungskultur voraus. Ein solches Verständnis ist bisher wenig ausgeprägt. Neue Anforderungen ergeben sich insbesondere für das Rollenverständnis und die Kompetenz von Leitungskräften in Schulen. Diese haben Verantwortung für eine Arbeitsorganisation, welche die in den jeweiligen Strukturen liegenden Opportunitäten für die Bewältigung beruflicher Belastungen systematisch entfaltet und nutzt, und sie haben die insofern notwendigen Verhaltensnormen durchzusetzen. Dies wird nur möglich sein, wenn alle Mitglieder der Organisation in die Formulierung der für alle Beteiligten verbindlichen Regeln einbezogen sind. Wesentlicher Teil der Führungsverantwortung ist die Sorge für einen belastungsgerechten Personaleinsatz. Dazu gehört auch

die rechtzeitige Intervention bei erkannten Problemen. Die Initiative für einen Wechsel der Beschäftigung muss beispielsweise nicht allein bei dem Betroffenen liegen. Es ist auch Sache der „Vorgesetzten", zu intervenieren, wenn die Dinge sich ungünstig entwickeln. Wichtig ist rechtzeitiges Handeln. Haben die erschöpfungsbedingten Krankheitszustände ein fortgeschrittenes Stadium erreicht, ist auch der Aufwand für Rehabilitation und die Vorbereitung eines beruflichen Wechsels beträchtlich, soweit diese überhaupt noch möglich sind. Umsetzungen dürfen nicht als Notlösung zur Unterbringung von Problemfällen dienen. Es geht um die Suche nach angemessenen Beschäftigungen für arbeitsfähige Menschen. All dies stellt erhebliche Anforderungen an personalwirtschaftlichen Einfallsreichtum und die Fähigkeit innerbetrieblicher Konsensfindung und Konfliktaustragung.

Ob sich die Hoffnung auf Fortschritte in der Verringerung von gesundheitlichen Risiken bei Lehrern erfüllen wird, ist offen. Klärung können nur kontrolliertes Handeln und systematische Evaluation bringen. Dabei wäre es wichtig, Strategien im Rahmen von Modellversuchen zu entwickeln und durch arbeitsmedizinische, pädagogische und organisationswissenschaftliche Forschung zu begleiten. Zeigen sich Erfolge, werden diese eine eigene Dynamik auslösen.

Teil IV

Prävention und Therapie

14

Präventive Selbsthilfe von Lehrern: Stressmanagement, Zeitmanagement, berufsbezogene Supervision

Rudolf Kretschmann

Einführung

In psychosomatischen Fachkliniken stellen Lehrer die größte Berufsgruppe. Mit dieser Beobachtung korrespondiert die Tatsache, dass Lehrer, vor allem weibliche Lehrkräfte, ihre berufliche Tätigkeit weitaus häufiger wegen Krankheit vorzeitig beenden als andere Landesbeamte, wobei in etwa der Hälfte der Fälle psychische und neuronale Erkrankungen zu der Dienstunfähigkeit führen. Aktuelle Zahlen liefert der zweite Versorgungsbericht der Deutschen Bundesregierung 2001 (Deutscher Bundestag 2001):

- 48 Prozent der Landesbeamten scheiden wegen Dienstunfähigkeit vorzeitig aus dem Beruf.
- Bei **männlichen Lehrkräften** beträgt die Quote 55 % und
- bei den **Lehrerinnen** liegt sie bei 72 %.
- Richter, männlich, an Bildung und Einkommen den Lehrkräften vergleichbar, beenden nur zu 23 % ihre berufliche Laufbahn krankheitsbedingt.

Hillert et al. (2001a, S. 75) werfen die Frage auf, ob man dem Personenkreis durch einen berufsgruppenbezogenen Therapieansatz gerecht werden kann: „Ungeachtet der materiellen, sozialen und biographischen Dimensionen, die der Beruf für jeden Patienten hat, wurde dies bislang konzeptuell wie therapeutisch nur am Rande berücksichtigt". Gleichzeitig äußern sie sich skeptisch, weil nach ihren Erfahrungen viele Lehrer, die eine psychosomatische Behandlung aufnehmen, bereits eine Richtungsentscheidung getroffen haben und die Behandlung als „Einstieg in den Ausstieg" verstehen. Dennoch verdient der Gedanke weiter verfolgt zu werden. Die Arbeit, die eine Person verrichtet, die damit einhergehenden Anforderungen, Herausforderungen, Kontakte und wirtschaftlichen Möglichkeiten, aber auch damit verbundene mögliche Zielkonflikte, Überforderungen und Zwänge beeinflussen jeweils individuell das psychische und physische Wohlbefinden und erfordern je eigene Bewältigungsstrategien. Der Gedanke, für Sozialarbeiter, Bankangestellte, wirtschaftliche Führungskräfte oder eben auch Lehrer ein differenzierendes Angebot nach einem Muster „Fundamentum und Additum" bereitzuhalten, entbehrt nicht eines gewissen Charmes.

- Zu einem **Fundamentum**, d. h. für alle Berufsgruppen ähnlichen Angebot könnte das Arbeiten an Diskrepanzen zwischen Lebensrealität und Lebenszielen gehören, die Förderung kommunikativer und sozialer Kompetenzen oder auch die Vermittlung von Strategien der Gefühlsregulierung.

• Zu einem **Additum** könnte ein Bewusstmachen der Belastungen und der Risiken gehören, welche die jeweilige Arbeit bereithält – welche Beanspruchungen und Überbeanspruchungen daraus resultieren können, wie durch mehr oder weniger zweckmäßige individuelle Bewältigungsstrategien die Beanspruchungen gesteigert oder abgemildert werden können – sowie die Suche nach und das Training von entlastenden Bewältigungsstrategien.

Lehrer, um auf unsere Zielgruppe zurückzukommen, sollten dann entsprechende Angebote – als Therapie oder als persönlichkeitsstärkendes und kompetenzerweiterndes Training – wahrnehmen können, *bevor* sie ihre „Richtungsentscheidung" getroffen haben. Soziale und pädagogische Berufe werden häufig aus innerer Überzeugung und einem Bewusstsein gesellschaftlicher und sozialer Verantwortung getroffen. Vorzeitig aus dem Beruf auszuscheiden wird dann als ein Bruch mit inneren Überzeugungen und Lebensleitlinien erlebt. Dem Eingeständnis, den beruflichen (und den eigenen moralischen) Anforderungen nicht mehr genügen zu können, gehen oft lange Phasen innerer Kämpfe und Beeinträchtigungen des subjektiven Wohlbefindens einher.

Es wäre zu überprüfen, ob auf die speziellen Anforderungen schulischer Lehrtätigkeit ausgerichtete Trainings- oder Therapieprogramme dazu beitragen können,

• die aus den unvermeidbaren Belastungen der beruflichen Tätigkeit resultierenden Beanspruchungen in erträglichen Grenzen zu halten sowie womöglich aus einem mit den Beanspruchungen einhergehenden Wirksamkeitserleben Selbstwertgefühl und Lebensfreude zu beziehen,

• diejenigen, die in ihrer Richtungsentscheidung noch ambivalent sind, zu ermutigen, den doch sehr häufig aus Überzeugung gewählten Beruf weiter auszuüben, und

• diejenigen, die sich bereits zum Ausstieg entschieden haben, zu veranlassen, diese Entscheidung zu revidieren.

Last but not least ist auch zu bedenken, dass gestresste und überforderte Lehrer ihrerseits „Stressoren" für die von ihnen unterrichteten Schüler sein können. Wer selbst zu seiner Schulzeit überforderte, verbitterte und unzufriedene Lehrer erlebt hat, wird anderen Schülern solche Erfahrungen ersparen wollen, ganz abgesehen davon, dass Angebote zum Erhalt der Leistungsfähigkeit und Berufszufriedenheit von Lehrkräften auch zu einer größeren Effizienz des Bildungswesens beitragen könnten.

Die Konzeption berufsbezogener Therapie- und Präventionsangebote erfordert ein Wissen sowohl um die berufstypischen Belastungen als auch um ein für die Berufsgruppe charakteristisches psychisches Coping-Verhalten, insbesondere um unzweckmäßige, gesundheitsgefährdende und damit therapeutisch zu bearbeitende Bewältigungsstrategien. Angesichts einschlägiger Beiträge in diesem Band sollen die Ausführungen an dieser Stelle kurz gehalten werden. Einige der wichtigsten Phänomene müssen jedoch benannt werden, um die an späterer Stelle auszuführenden Präventions- und Interventionsangebote zu begründen.

Belastungen und Belastungsverarbeitung

Soweit es Lehrer betrifft, gibt es mehrere Hauptbereiche von Belastungen und potenzieller Überbeanspruchung:

• Arbeitsbedingungen
• Lebensumstände und physische Befindlichkeit
• individuelle Bewältigungsstrategien (Coping)

Manche Lehrer sind in der Lage, durch zweckmäßiges Bewältigungsverhalten Belastungen, die aus den Arbeitsbedingungen resultieren, *abzufedern*. Unzweckmäßige Bewältigungsstrategien dagegen können dazu beitragen, den durch die Arbeitsbedingungen ausgelösten Stress noch zu verstärken. Ebenso können schwierige Lebensumstände oder eine angegriffene Gesundheit es Lehrern erschweren, die Arbeitsbelastungen zu ertragen. Tabelle 14-1 zeigt eine Auswahl von Belastungsmomenten.

Manche der belastenden Bedingungen stehen miteinander in einer Wechselwirkung:

- Eine angegriffene Gesundheit mag dazu führen, auf belastende Arbeitsbedingungen überempfindlich zu reagieren.
- Die dadurch wiederholt und vielleicht chronisch ausgelösten Stressreaktionen wiederum belasten den Organismus.

Was die mittlere Spalte betrifft, so handelt es sich um Bedingungen, die *jeden* Arbeitnehmer betreffen können. Sie sind nicht typisch für den Lehrerberuf, erhöhen aber, wenn vorhanden, die Gesamtmenge der Belastungen. Unzweckmäßige Bewältigungsstrategien sind ebenfalls überall anzutreffen, allerdings gibt es Bedingungen im Lehrerberuf, die besonders hohe Anforderungen an das Coping-Verhalten stellen:

- die Vielfalt und die Menge der zu erledigenden Arbeiten
- das hohe Konfliktpotenzial, das aus der täglichen Zusammenarbeit mit vielen Personen unterschiedlicher Interessenlagen resultiert
- der Spagat zwischen zwei Arbeitsplätzen, da in unserem Schulsystem die Vor- und Nachbereitung des Unterrichts nicht in der

Tab. 14-1 Berufliche und private Belastungen von Lehrern.

Belastende Arbeitsbedingungen	Schwierige Lebensumstände, physische Befindlichkeit	Unzweckmäßige Bewältigungsstrategien
große Klassen	gestörte Familien- bzw. Partnerbeziehung	unzweckmäßiges Konfliktmanagement
hohe Stundendeputate	finanzielle Probleme	Rollenunsicherheit im Umgang mit Schülern
Zeit raubende Korrekturarbeiten		
Fachlehrer mit geringen Stundenanteilen in vielen Klassen	Abhängigkeit von Alkohol und Betäubungsmitteln	unterrichtsmethodische „Kunstfehler"
Pendeln zwischen verschiedenen Einsatzorten	chronische Krankheiten, labiler Gesundheitszustand	emotionale Überreaktionen
ungeeignete Räume	soziale Isolation	mentale Dauerbeschäftigung mit beruflichen Problemen
unzulängliche Ausstattung		
unrealistische Lehrplanvorgaben		unrealistische Erwartungen, die eigene berufliche Wirksamkeit betreffend
schwierige Schüler		
schwierige Eltern		unzweckmäßige Arbeitsorganisation, unzweckmäßiges Zeitmanagement
Konflikte mit der Schulleitung		
Konflikte im Kollegium		ungenügende Regeneration
fehlende fachliche und soziale Unterstützung		

Schule, sondern in der Regel zu Hause erfolgt

- als Folge davon Zielkonflikte zwischen Familien-, Freizeit- und beruflichen Aktivitäten und damit verbunden hohe Anforderungen an Selbststeuerung und Selbstmanagement
- idealistisch überhöhte Erwartungen der Gesellschaft an den Lehrerberuf mit der Gefahr eines Angreifbarkeits-Überforderungs-Dilemmas: Versuchen Lehrerinnen und Lehrer allen Forderungen nachzukommen, überfordern sie sich. Beschränken sie ihre Bemühungen in Art und Umfang auf ein psychisch und physisch erträgliches Niveau, laufen sie Gefahr, hinter ihren eigenen beruflichen Ansprüchen zurückzubleiben, oder sie machen sich angreifbar.

Schaarschmidt (2002) zufolge gibt es im Hinblick auf das Bewältigungsverhalten zwei gesundheitsgefährdende „Risikomuster":

- **Risikomuster A:** Diese Lehrkräfte sind hochengagiert, nehmen sich berufliche Ereignisse sehr zu Herzen, haben dabei aber das Gefühl, sich zu verausgaben, ohne Erfolge zu sehen.
- **Risikomuster B:** Diese Lehrkräfte sind wenig engagiert, haben wenig beruflichen Ehrgeiz, sind jedoch sehr empfindlich gegenüber beruflichen Problemsituationen und sie haben an ihrer Arbeit wenig Freude.

Es ist durchaus denkbar, dass es sich bei beiden Risikotypen um dieselben Personen handelt – zu unterschiedlichen Zeitpunkten ihres beruflichen Werdegangs:

- Die Burnout-Forschung zeigt, dass Lehrer des Typs A in hohem Maß burnoutgefährdet sind, wenn sie ihre berufliche Tätigkeit mit idealistisch überhöhten Erwartungen beginnen. Es sind die Lehrkräfte, die sich zu Beginn ihrer Tätigkeit bedenkenlos in die Arbeit stürzen – und sich oft schon nach wenigen Berufsjahren enttäuscht und erschöpft zurückziehen, weil sie das Gefühl

haben, ihre Anstrengungen würden nicht belohnt.

- Beim Risikotyp B handelt es sich möglicherweise um Personen, die schon in diesem beruflichen Entwicklungsstadium *sind*, resigniert haben und in der Arbeit nichts weiter sehen als einen frustrierenden und lästigen Broterwerb.

Solche Untersuchungsergebnisse sind eine Warnung an alle Ausbildungskonzepte, die erreichen wollen, dass Lehrer vor Idealismus glühen. Um einem raschen Verglühen vorzubeugen, ist eher ein optimistischer Realismus zu empfehlen.

Wie Lehrer sich vor Überbeanspruchung schützen

Ohne Zweifel ist ein hohes Maß an beruflicher Kompetenz ein wirksamer Schutz gegen Überbeanspruchung und Stress. Dabei ist zur Professionalität die Fähigkeit zu rechnen, Augenmaß zu bewahren, d. h. die Möglichkeiten und die Grenzen wirksamen Handelns realistisch einschätzen zu können. Um die beruflichen Kompetenzen zu verbessern, werden für gewöhnlich Fortbildungsveranstaltung zu Fragen von Methodik und Didaktik und zu den wissenschaftlichen Grundlagen der unterrichteten Schulfächer angeboten. Erst seit wenigen Jahren und wesentlich seltener gibt es Angebote zur Auseinandersetzung mit der Berufsrolle, zur Schulung der emotionalen und sozialen Kompetenzen oder zu Möglichkeiten einer pädagogischen Supervision.

Uns interessierte in unseren eigenen Fortbildungsveranstaltungen, was Lehrer jenseits fachlicher und methodisch-didaktischer Qualifizierung von sich aus tun, um ihr körperliches und seelisches Gleichgewicht zu erhalten. Diesen Fragen sind wir mittels Fragebogenerhebungen nachgegangen. Die folgenden Antworten stammen von insgesamt 365 Personen. Es handelt sich um Lehrer unterschiedlicher Schulformen, wobei die anfallende Stichprobe nicht auf Repräsentativität geprüft wurde. Dennoch glauben wir, aus den Antworten eine Tendenz herauslesen zu können.

Die Fragestellung mit verschiedenen Vorgaben lautete: „Außerhalb der Schule beziehe ich meine Lebensenergien aus..." Die Befrag-

ten konnten sich entscheiden zwischen vier Antwortmöglichkeiten auf einer Skala von „sehr stark" bis „kaum/nie". In Tabelle 14-2 sind die Werte als prozentuale Häufigkeiten angegeben. Die am häufigsten gewählten Antwortalternativen sind dunkelgrau unterlegt.

Spitzenplätze nehmen unter den protektiven Faktoren bzw. den entlastenden Bewältigungsstrategien die Erholungszeiten ein, die Ferien und die Wochenenden. Nahezu gleich-

Tab. 14-2 Protektive Faktoren und von Lehrern zum Erhalt des körperlichen und seelischen Gleichgewichts gewähltes Bewältigungsverhalten (Angaben in %).

Außerhalb der Schule beziehe ich meine Lebensenergien aus...	sehr stark	stark	gelegentlich	kaum/ nie
den Schulferien	57	36	7	0
Familie bzw. Partnerschaft	44	36	16	4
den Wochenenden	28	49	21	2
meinem persönlichen Freundeskreis	17	44	36	3
gesunder Ernährung/gesunder Lebensführung	16	44	33	8
Reisen	20	20	44	6
Hobbys	16	36	40	8
ausdauerndem Nachtschlaf	14	34	42	11
Mußestunden zwischendurch	11	29	53	7
regelmäßigen Sport- und Fitnessübungen	14	30	39	16
dem Besuch von Fortbildungsveranstaltungen	2	12	64	22
regelmäßigem Mittagsschlaf	20	15	25	41
regelmäßigen Entspannungsübungen	4	11	30	55
Nebentätigkeiten, Ehrenämtern außerhalb der Schule	3	7	22	68
Tätigkeit in Vereinen, Gewerkschaft oder Politik	3	7	20	70
meinem Glauben bzw. meiner Religion	3	8	17	72
gelegentlichem Konsum von „Stimmungsaufhellern"	1	5	28	66
Supervisions- und Selbsterfahrungsgruppen	2	2	23	71
Esoterik	1	3	12	84

auf rangiert das „soziale Netz" in Form von Familie, Partnerschaft und Freunden.

Bei den aktiv zu betreibenden Präventions- und Bewältigungsstrategien wird nur die „gesunde Ernährung/gesunde Lebensführung" von einer größeren Zahl von Befragten als Ausgleichsstrategie benannt und mit einigem Abstand „regelmäßige Sport- und Fitnessübungen". Entspannungsübungen werden kaum genutzt.

Von ihrem Glauben oder in der Spiritualität („Esoterik") erfahren nur wenige Lehrer eine Entlastung. Auch kompensatorische oder ergänzende Aktivitäten wie Ehrenämter oder Nebentätigkeiten werden nicht wahrgenommen oder nicht als entlastend erlebt. Der Mittagsschlaf wird seltener benannt, als dies nach landläufigen Vorurteilen zu erwarten wäre. Möglicherweise haben die befragten Lehrer diese Ressource seltener angegeben, als sie von ihr Gebrauch machen, um den oben aufgeführten Stereotypen nicht weitere Nahrung zu geben. Immerhin finden sich in unserer Stichprobe 20% „bekennende Mittagsschläfer" bei einer zweigipfligen (!) Antwortverteilung.

Der Besuch von Fortbildungsveranstaltungen wird entweder nur wenig nachgefragt oder die Fortbildungsveranstaltungen werden nicht als Möglichkeiten zum Erhalt der körperlich-seelischen Balance erlebt. Und ganz offensichtlich macht nur eine verschwindend geringe Zahl der Lehrkräfte von Supervisionsangeboten Gebrauch.

Möglichkeiten professionell initiierter und begleiteter Prävention

Basierend auf den drei verschiedenen Ursachenbereichen gibt es mehrere Möglichkeiten, psychischer und physischer Überbeanspruchung entgegenzuwirken oder ihr vorzubeugen:

- eine Verbesserung der Arbeitsbedingungen
- die Ausbildung zweckmäßigerer Bewältigungsstrategien

Es versteht sich von selbst, dass eine Entlastung auch durch eine Stabilisierung der häuslichen Verhältnisse oder durch eine Wiederherstellung der physischen Gesundheit erreicht werden kann, soweit dies der Schädigungsgrad des Organismus zulässt. Letzteres gilt aber nicht nur für Lehrer, sondern für alle Arbeitnehmer, daher soll hier auf diesen Aspekt einer Gesundheitsvorsorge nicht weiter eingegangen werden.

Zur Ausbildung zweckmäßigerer Bewältigungsstrategien haben wir für Lehrer ein Trainingsprogramm mit verschiedenen Bausteinen entwickelt. Dieses Programm wurde u. a. 3 Jahre lang in Bremen im Auftrag des Senators für Bildung und Wissenschaft weiterentwickelt und erprobt. Es enthält

- Vorschläge, was jeder Lehrer *auf sich gestellt* unternehmen kann, um die beruflichen Anforderungen besser bewältigen zu können;
- Anregungen, was Lehrkräfte tun können, um ihre Arbeit besser zu organisieren und berufliche Anforderungen, gesundheitliche Erfordernisse, Familie und Privatleben in eine sinnvolle Balance zu bringen;
- Hinweise, wie es gelingen kann, beruflichen Zielen und Idealen treu zu bleiben, ohne täglich aufs Neue von den Unzulänglichkeiten der Wirklichkeit enttäuscht zu sein;
- Konzepte, wie gemeinsam mit den Schülern im Unterricht eine stressarme Arbeitsatmosphäre hergestellt werden kann.
- Ebenso umfasst es Vorschläge, was Lehrer eines Kollegiums *gemeinsam* unternehmen können, um das Stresspotenzial an ihren Schulen zu senken – für Kollegien, die eine humane und gesunde Schule verwirklichen wollen, praktisch schon die Skizze eines Schulprogramms.

Tab. 14-3 Stressmanagement für Lehrer – Trainingsbausteine.

1. Stress, was bedeutet das für Sie?

2. Belastungen und Belastungsfolgen im Lehrerberuf
- Arbeitszeiten
- Belastungsempfinden
- Krankheitsrisiko und vorzeitiger Ruhestand
- Was belastet, was wird als belastend erlebt?
- Spagat zwischen zwei Arbeitsplätzen
- Angreifbarkeits-Überforderungs-Dilemma
- Im Lehrerberuf älter werden
- Belastung ist nicht gleichzusetzen mit Berufsunzufriedenheit

3. Stress – was ist das?
- Klassische Stresstheorie
- Transaktionale Stresstheorie
- Persönlichkeitsspezifische Reaktionsmuster
- Teufelskreise und Möglichkeiten, sie zu durchbrechen

4. Die Belastungen eines Schultages – wie man sie übersteht und wie man sie verringern kann
- Das Stressgeschehen an einem Schulvormittag
- Den Schultag gesammelt und gelassen beginnen
- Das Setzen von Unterbrechungen – schon im Laufe des Vormittags
- Den Schulvormittag „innerlich" beenden und sich nach einem Schulvormittag regenerieren
- Maßnahmen gegen das Grübeln
- Entspannung, Blitzentspannung und Autosuggestion

5. Stressabbau durch Arbeitsorganisation und Zeitmanagement
- Das Zeitproblem im Lehrerberuf
- Anmerkungen zum häuslichen Arbeitsplatz
- Ist meine Arbeitsorganisation verbesserungsbedürftig?
- Auf der Suche nach der verlorenen Zeit
- Klassenarbeiten korrigieren – die ungeliebte Tätigkeit

6. Stressreduzierende Maßnahmen in der Schule
- Betriebsklima und Arbeitsorganisation
- Entlastung durch gemeinsames Tun

- Entlastung durch geglückte Kommunikation
- Zukunftswerkstatt – ein Kollegium macht sich auf den Weg
- Die gesundheitsfördernde Schule

7. Stressprävention im Unterricht
- Reizzufuhr und Informationsaufnahme – Übungen zum Sammeln, Beruhigen, Aktivieren
- Vom Nutzen der Regelhaftigkeit – Regeln und Rituale
- Lehren, Lernen und das Bedürfnis nach Selbstwirksamkeit
- Methodenvariation im Unterricht
- Lernen an Stationen

8. Respektieren und respektiert werden
- Situationskontrolle und Kontrollverlust
- Lächerliche, respektierte und gefürchtete Lehrer
- Sicherheit durch Rollensicherheit
- Deeskalierendes Verhalten in Konfliktsituationen

9. Mentale Unterrichtsvorbereitung
- Sich selbst wahrnehmen
- Sich auf die Schüler/innen einstellen
- Sich der Ziele und Anforderungen bewusst werden
- Die eigene Lehrerinnen-/Lehrerrolle überdenken

10. Stressprävention durch professionelles Selbstverständnis
- Lehrerarbeit – eine semiprofessionelle Tätigkeit?
- Stress als Folge unrealistischer Wünsche und Erwartungen

11. Sich gegenseitig stützen
- Vom „Jammerkränzchen" zur professionellen Kooperation
- Lösungen finden durch kollegiale Supervision

12. Stressabbau durch Lebensfreude
- Ressourcen
- Die Gefahr, in sozialen Berufen zu vereinsamen oder die Notwendigkeit, Beziehungen zu pflegen
- Balance von Arbeit und Regeneration
- Ich möchte mal wieder... 20 Vorschläge, Leben zu erleben

Ein großer Teil der Erfahrungen und Vorschläge ist in der Publikation „Stressmanagement für Lehrerinnen und Lehrer" (Kretschmann 2000) zusammengefasst. Das Programm befindet sich in einer ständigen Weiterentwicklung. So sind wir im Begriff, die Angebote zu ergänzen um die Bausteine „Sich gegenseitig stützen – Möglichkeiten kollegialer Supervision" (Tab. 14-3, Nr. 11) und „Respektieren und respektiert werden" (Tab. 14-3, Nr. 8). Es geht dabei um Anregungen, Kontrollverlust vor allem in Unterrichtssituationen vorzubeugen. Tabelle 14-3 zeigt die Angebote im Überblick. In der Entwicklung befinden sich darüber hinaus spezifische Trainingsbausteine für Schulleiter. Entsprechende Angebote werden in letzter Zeit verstärkt nachgefragt.

Die theoretische Grundlage des Programms bilden das transaktionale Stresskonzept nach Lazarus (1966; 1981) bzw. Lazarus und Launier (1978), die rational-emotive Therapie nach Ellis (1979), konstruktivistische Ansätze, z. B. nach Maturana und Varela (1987), Glasersfeld (1985), sowie die Kommunikationstheorie nach Watzlawick et al. (1971). Die aus diesen Ansätzen ableitbaren Bewältigungsstrategien werden systematisch auf typische Probleme und Arbeitszusammenhänge von Lehrkräften projiziert.

Die Angebote werden in den beiden folgenden Abschnitten an ausgewählten Beispielen erläutert. Die geneigten Leser mögen sich dabei in die Rolle von Lehrern versetzen, deren Zeitbudget niemals ausreicht oder die eine beständige Diskrepanz erleben zwischen den angestrebten Zielen und dem Erreichbaren; oder sie mögen, wenn sie selbst Lehrer sind, die Denkanstöße und Anregungen probeweise auf sich beziehen. Wir wählen dafür in diesen Abschnitten das Stilmittel der persönlichen Ansprache.

Beispiel 1: Stressprävention durch eine verbesserte Arbeitsorganisation

Lehrer arbeiten während der Schulzeit im statistischen Durchschnitt 45–55 Stunden in der Woche (vgl. Schönwälder 2001). Auch die Wochenenden sind für viele Lehrkräfte Arbeitstage. Es bleibt oft nicht genügend Zeit für Muße und Regeneration und viele sind hin- und hergerissen zwischen ihren beruflichen Pflichten, der Sorge um die Familie und dem Wunsch, auch einmal Freizeit zu haben. In dem Baustein sollen Möglichkeiten vorgestellt werden,

- Zeit zu gewinnen durch eine durchdachte Arbeitsorganisation,
- sich persönliche Freiräume zu schaffen bzw.
- Beruf, Familie und Freizeit/Regeneration in eine sinnvolle Balance zu bringen.

Es sind vor allem drei Befindlichkeiten, die belasten und denen es entgegenzuwirken gilt:

- das Gefühl, **nie fertig zu sein**, wie sehr man sich auch angestrengt und verausgabt hat,
- das Gefühl **„alles auf einmal"**, das sich vorzugsweise am Beginn einer neuen Arbeitswoche einstellt, und
- das **Gespaltensein zwischen Pflicht und Neigung** oder verschiedenen Pflichten, welches einerseits ein energisches Vorankommen verhindert und andererseits auch nicht als erholsames Nichtstun genossen werden kann.

Möglichkeiten, zu befriedigenderen Gefühlszuständen zu kommen, bieten

- eine planvolle Arbeitsorganisation,
- eine zweckmäßige Einrichtung des häuslichen Arbeitsplatzes und
- eine durchdachte Zeiteinteilung.

Eine zweckmäßige Arbeitsorganisation beginnt mit einem **Ablagesystem**. Bitte überprüfen Sie sich selbst:

- *Aktenordner oder Zeitschriftenboxen* sind geeignet *für umfangreiche Materialsammlungen*: z. B. „Mathematik, drittes Schuljahr", „Geographie, Mittelstufe".
- Problematisch sind Artikel, Aufzeichnungen, Zeitungsausschnitte, die nicht eindeutig zu einem Themenkomplex passen. Unsortiert in Aktenordner und Zeitschriftenboxen eingelagert verschwinden sie auf Nimmerwiedersehen. Dann vertun Sie viel Zeit mit nutzloser Suche. Sie sind verärgert, wenn Sie das Papier nicht finden. Und es begleitet Sie nach mehreren derart frustrierenden Erfahrungen die Sorge, beim nächsten Mal wieder erfolglos zu sein. In der Psychologie bezeichnet man das als Kontrollverlust – das Gefühl, die Belange des täglichen Lebens nicht mehr richtig managen zu können. Das ist in diesem Fall wahrscheinlich nicht sehr ausgeprägt, aber es ist ein kleiner Dämpfer für die Lebensfreude, der sich mit anderen kleinen Dämpfern zu einer großen Last addieren kann.
- Was tun mit „kleinen" Vorgängen? Wir empfehlen *für kleine Vorgänge Hängetaschen oder Hängeordner* und – wenn Sie es ganz komfortabel haben – wollen einen Hängeschrank. Hängeordner sind dünn genug, um einen einzigen Vorgang aufzunehmen. Selbst wenn Sie kein weiteres Ordnungssystem haben, sind 30 Hängeordner schnell durchsucht.

Das beste Ablagesystem nutzt wenig, wenn Sie es nicht nutzen und Ihre Papiere und sonstigen Materialien auf dem Schreibtisch, auf dem Fußboden, in Regalen, im Keller oder auf dem Dachboden stapeln. Aufräumen und Ablegen ist wenig lustvoll und man nimmt diese Tätigkeiten im Allgemeinen auch nicht so wichtig. Man schiebt sie auf, um vermeintlich Wichtigeres oder Interessanteres zu erledigen. Damit wird das Ordnen der Unterlagen für die Arbeitseffizienz und die Lebensqualität bei weitem unterschätzt. Sie verlieren Zeit mit Suchen. Sie verlieren Zeit, weil Sie des Öfteren gezwungen sind, Ausarbeitungen, die Sie bereits angefertigt haben, zu rekonstruieren. Daher empfehlen wir, sich zum Ende der Woche 1–2 Stunden Zeit zu nehmen (und zwar nach Möglichkeit immer am gleichen Tag zur gleichen Stunde), um „die Woche aufzuräumen", um alles, was in der Zeit angefallen ist, einzuheften oder wegzuwerfen. Wir empfehlen darüber hinaus wenigstens einmal im Schuljahr ein „Großreinemachen" – sich in den Ferien die Zeit zu nehmen, zu sichten und zu ordnen, was sich in einem Jahr, in einem Halbjahr angesammelt hat. Dies ist natürlich umso leichter, wenn Sie regelmäßig vorsortiert haben. Es beruhigt – und das passiert beim Aufräumen automatisch –, sich immer wieder einmal einen Überblick zu verschaffen über seine Bestände. Verlieben Sie sich doch einmal in die Vorstellung, Sie könnten das, was Sie an Unterlagen haben, mit einem Griff finden! Und noch eines: Üben Sie sich im Loslassen. Trennen Sie sich von Unterlagen, die Sie schon jahrelang nicht mehr gebraucht haben. Und sammeln Sie erst gar nicht Papiere und Materialien, die sie mit großer Wahrscheinlichkeit doch nicht verwenden werden.

Ein besonderes Kapitel sind **unangenehme Vorgänge**. Lästige Briefe, die zu beantworten sind, ein überflüssiges Protokoll, das zu schreiben ist, eine Klassenarbeit, die der Korrektur harrt. Sie schieben den Vorgang von einer Seite des Schreibtischs zu anderen. Sie türmen Unterlagen aufeinander. Je länger Sie umsortieren, desto mehr geraten Ihre Unterlagen durcheinander. Je länger Sie aufschieben, desto unangenehmer wird die Aufgabe. Natürlich muss man sich in kniffligen Angelegenheiten einmal Bedenkzeit gönnen. Im Allgemeinen aber gilt die Faustregel: gleich handeln. Mit etwas Selbstüberwindung die Sachen erledigen, abheften, wegwerfen. Was Sie hinter sich gelassen haben, beschäftigt Sie nicht mehr und verursacht daher auch keinen Stress.

Vielleicht haben Sie auch schon oft den Satz gehört – oder selbst ausgesprochen: „Ich vergesse so viel, ich glaube, mein **Gedächtnis** lässt nach." Wir glauben, dass dem nicht so ist.

Tab. 14-4 Arbeitsblatt „Anregungen für eine bessere Arbeitsorganisation".

Vorschläge	Das mache ich schon	Das will ich noch konsequenter tun	Das will ich versuchen	Damit kann ich mich nicht anfreunden
Ich lege an meinem häuslichen Arbeitsplatz ein sinnvolles Ordnungssystem an. Ordner für umfangreiche Themen, Hängeordner für thematisch schwer zuzuordnende Einzelvorgänge.				
Ich nehme mir wenigstens einmal in der Woche Zeit, um alles, was sich angesammelt hat, auszusortieren oder abzuheften.				
Ich nehme mir in jeden Ferien wenigstens einen Tag Zeit, um auszusortieren (im Kalender eintragen!).				
Ich nehme jeden Vorgang nur einmal in die Hand – erledigen, ablegen oder wegwerfen, aber nicht herumschieben.				
Ich schreibe grundsätzlich alles auf, was ich zu erledigen habe.				
Ich nehme mir jeden Tag 5 Minuten Zeit, um auf einem Extrazettel/Tagesplaner aufzuschreiben, was ich am nächsten Tag erledigen will oder muss.				
Ich setze Prioritäten (nummerieren, drei Sterne). Ich überlege und entscheide, was am kommenden Tag, in der kommenden Woche am dringlichsten ist.				
Ich streiche jeden Tag von meiner Liste, was ich bereits erledigt habe.				
Wenn ich nicht den Anfang finde, arbeite ich meine Liste „stur" von oben nach unten ab!				
Ich schütze mich selbst vor Ablenkung, indem ich meine Tür schließe und Bescheid gebe, dass ich jetzt bis... Uhr ungestört arbeiten möchte.				
Wenn ich nicht gestört werden will, blocke ich eingehende Telefonanrufe ab, indem ich das Telefon umstelle oder den Anrufbeantworter einschalte.				
Ich versuche, meinen Anforderungen um wenigstens 1–2 Tage voraus zu sein.				

Tab. 14-4 Fortsetzung

Vorschläge	Das mache ich schon	Das will ich noch konse- quenter tun	Das will ich ver- suchen	Damit kann ich mich nicht anfreun- den
Ich plane mehr Zeit für nicht vorhersehbare Ereignisse und notwendige Unterbrechungen ein.				
Ich lege alles, was ich am nächsten Tag benötige, am Vortag/Vorabend zurecht.				
Ich sage auch einmal „nein", wenn alles zu viel wird oder ich das Gefühl habe, ausgenutzt zu werden.				
Ich mache nicht alles allein, sondern verschaffe mir Arbeitserleichterung durch gemeinsame Vorbereitung von Unterrichtsvorhaben mit Kollegen.				
Ich engagiere eine Hilfe für den Haushalt.				
Ich nehme mir Zeit für mich – Zeiten, in denen ich mich erhole, nachdenke, meinen Interessen nachgehe etc.				
Als Erstes versuche ich, die folgenden Vorschläge zu realisieren:				
Damit habe ich bereits gute Erfahrungen gemacht:				

Die Vielfalt der zu erledigenden Aufgaben im Lehrerberuf und die Zunahme der Verpflichtungen überfordern mit der Zeit selbst das leistungsfähigste Gedächtnis und man kommt irgendwann ohne einen „externen Speicher" nicht mehr aus. Viele Zeitgenossen schwören auf ein Notebook, einen elektronischen Datenspeicher. Es geht aber auch einfacher:

- Schreiben Sie grundsätzlich alles auf, was Sie zu erledigen haben.
- Nehmen Sie sich jeden Tag 5 Minuten Zeit, um auf einem Extrazettel aufzuschreiben, was Sie am nächsten Tag erledigen wollen oder müssen.
- Streichen Sie in dieser Zeit auch von Ihrer Liste, was Sie bereits erledigt haben.

- Setzen Sie dabei *Prioritäten* (Nummerieren, ein, zwei oder drei Sterne).
- Überlegen und entscheiden Sie jeweils, z. B. für die kommende Woche oder auch täglich, nach Dringlichkeit und Wichtigkeit.
- Und wenn Sie nicht den Anfang finden – arbeiten Sie Ihre Liste „stur" von oben nach unten ab!

Wir sprachen eingangs von dem belastenden Gefühl „alles auf einmal", das sich einstellen kann, wenn man einen unsortierten Wust von Pflichten mit sich herumträgt, und zusätzlich von der Sorge, man könne irgend etwas Wichtiges übersehen oder vergessen haben. Das

Aufschreiben befreit von diesem Gefühl. Es verschafft Übersicht – und Übersicht schafft Ruhe.

Mit dem Arbeitsblatt „**Anregungen für eine bessere Arbeitsorganisation**" (Tab. 14-4) haben Sie die Möglichkeit, sich selbst zu überprüfen, wie konsequent Sie bei Ihrer Arbeitsorganisation sind – und wo Sie noch effizienter werden können.

Sicher sind einige dieser Vorschläge Ihnen selbstverständlich und vertraut. *Vermeidbaren* Stress erzeugt, wer sich ihrer *nicht* konsequent bedient.

- Ein wichtiges Dokument nicht zu finden, kann Ihnen einen ganzen Arbeitstag vergällen.
- Nicht zu wissen, wo man eine Serie Arbeitsblätter abgelegt hat, kann einem die Nachtruhe kosten.
- Wegen eines vergessenen Buchs nochmals in die Stadt oder noch einmal in die Schule zu fahren, kostet *wertvolle Zeit.*

Eine einfache Liste, wenn man sie konsequent führt,
- gibt das beruhigende Gefühl, nichts vergessen zu haben,
- übersetzt das „alles auf einmal" in ein entlastendes „eins nach dem anderen".

Darüber hinaus ist es ein *Hochgenuss*, erledigte Positionen von der Liste zu streichen, weil es uns die Gewissheit gibt, *die Dinge unter Kontrolle zu haben.*

Beispiel 2: Stressimmunisierung durch Ausbildung realistischer Vorstellungen und Erwartungen

special[1]: Frau A., Sie haben 23 Jahre als Lehrerin gearbeitet. Vor rund zwölf Monaten mussten Sie Ihren Beruf aus gesundheitlichen Gründen aufgeben und wurden frühpensioniert. Was war geschehen?

A.: Ich war nervlich völlig am Ende, konnte einfach nicht mehr unterrichten. Zum Schluss war ich fast ein Jahr krankgeschrieben. Ich fühlte mich total überlastet und litt unter chronischer Erschöpfung. Die Ärzte diagnostizierten eine neurotische Depression.

special: War die Krankheit überraschend gekommen?

A.: Nein, über zehn Jahre hinweg hatten die Schwierigkeiten in der Schule zugenommen. Ich musste zweimal in eine Klinik für psychosomatische Erkrankungen. Mein ganzes Leben stand in Frage.

special: Warum kamen Sie mit der Arbeit an der Schule nicht mehr zurecht?

A.: Ich konnte meinen eigenen Ansprüchen nicht genügen, die waren viel zu hoch. Ich wollte für die Schüler immer alles perfekt machen. Zum Teil gebe ich mir selbst die Schuld an meinem Scheitern, wobei ich heute noch der Überzeugung bin, dass ich keinen schlechten Unterricht gemacht habe.

---

1 Interview mit einer aus Krankheitsgründen frühpensionierten Lehrerin. Veröffentlicht im SPIEGEL-special „Kinder-Kinder", 1995

Stress wird nicht nur durch äußere Ereignisse erzeugt. Er kann auch durch **innere Einstellungen** ausgelöst werden: durch überhöhte Erwartungen, oder – wie in dem oben angeführten Fall – durch Perfektionismus, durch unerfüllbare Wünsche und unzutreffende Annahmen (*„irrational beliefs"*), so Ellis (1979). Im Alltagsleben können dies Erwartungshaltungen sein wie:

- „Ich will von allen geliebt werden."
- „Ich will in allem perfekt sein."
- „Ich will allen anderen überlegen sein."
- „Ich will immer gerecht behandelt werden."

Im Lehrerberuf handelt es sich um Wünsche und Erwartungen wie:

- „Ich *muss* als Lehrer *immer* ausgeglichen sein."
- „Ich *muss* für *alle* Schüler *immer* positive Gefühle entwickeln."
- „Ich *muss* mit *allen* Kollegen gut auskommen."
- „Ich *muss* auf *allen* Gebieten perfekt sein, als Lehrerin, als Hausfrau und Mutter."

Unrealistisch sind solche Wünsche, weil niemand vollkommen sein kann und die Menschen zu verschieden sind, als dass eine Person für ihr Handeln immer und überall mit Akzeptanz, Beifall oder gar Bewunderung rechnen könnte. Menschen mit derart unrealistischen oder überhöhten Ansprüchen leiden dauernd, weil die kleinste Nichtbeachtung, die kleinste Zurücksetzung, der kleinste Misserfolg von ihnen als eine Katastrophe und als eine persönliche Niederlage erlebt wird. Im Berufsleben ist dies sehr häufig das Zurückbleiben hinter den selbst gewählten Zielen und Ansprüchen – oder hinter den zum Teil grenzenlosen gesellschaftlichen Erwartungen, sofern sie internalisiert wurden. Bekanntlich sind idealistisch überhöhte Erwartungen an die eigenen beruflichen Wirkungsmöglichkeiten die erste Stufe des beruflichen Burnouts (vgl. Freudenberger 1974, Edelwich und Brodsky 1984, Barth 1992). In fortgeschrittenen Entwicklungsstadien des Burnouts, in den Phasen der „Desillusionierung" und „Dehumanisierung", kann eine idealistische Anfangsbegeisterung auch in das krasse Gegenteil umschlagen. Anfängliche Sympathien für die Klientel können umschlagen in Verachtung, übertriebene Hoffnungen in ein Gefühl der Ausweglosigkeit, was sich dann in Äußerungen niederschlägt wie: „Es ist ja alles Schrott, was heute in den Schulen heranwächst." Auch solche Einstellungen und Erwartungshaltungen sind belastend, weil bei dieser Grundeinstellung infolge selektiver Wahrnehmung nur noch Missstände und Unzulänglichkeiten registriert werden.

Leben ist Entwicklung, Entwicklung auf ein Ziel. Daher ist es wichtig, dass man berufliche Ziele, Leitbilder und Ansprüche hat. Belastend werden Ansprüche dann, wenn sie – wie in den o.a. Beispielsätzen – den Charakter der *Unbedingtheit* haben; wenn die Leitsätze die Wörter **„muss"**, **„alle"** oder **„immer"** enthalten. Um an Idealen festzuhalten und dennoch in sozialen Berufen „überleben" zu können, bedarf es der Kunst des Relativierens, d. h. des In-Beziehung-Setzens zu den realen Möglichkeiten an der Schule, im Kollegium und – last but not least – zur Endlichkeit der eigenen Schaffenskraft. Ergänzend sei bemerkt, dass viele Instanzen in der beruflichen Sozialisation Lehrer darin bestärken, unrealistisch idealistische Einstellungen auszubilden und zu kultivieren. Es ist klar, welche Absichten dahinter stehen: Lehrer sollen dadurch motiviert werden, zeitlebens ein hohes berufliches Engagement zu zeigen. Bei Kollegen, die sich durch solche Einstellungen über lange Zeit selbst überfordern oder die ständig die Diskrepanz zwischen ihren Zielen und den realen Möglichkeiten erleben, wird das genaue Gegenteil erreicht: ein frühes Ermüden, innere Distanzierung, nicht selten Krankheit und vorzeitiges Ausscheiden aus dem Beruf.

Die Tabelle 14-5 enthält in der linken Spalte Aussagen, die nach dem Konzept von Ellis als *„irrational beliefs"*, unzutreffende

Tab. 14-5 Realitätsgehalt pädagogischer Grundannahmen.

	Schülerinnen und Schüler verbringen nicht alle Lebenszeit in der Schule. Sie leben z.T. in anderen Wertegemeinschaften, sie haben andere Sozialisationshintergründe und Interessen, daher...
Alle Schüler lernen gerne und freudig, wenn man ihnen die richtigen Angebote macht.	... wird es immer Schüler geben, für die das jeweilige Angebot ohne persönliche Bedeutung ist.
Wenn ich die Schüler respektiere, dann werden sie auch mich respektieren.	... wird es immer Schüler geben, deren negative Erfahrungen mit Erwachsenen auf mich als Lehrperson übertragen werden und die ich nur langsam abbauen kann.
Ein guter Lehrer hat keine Probleme.	... wird auch der kompetenteste Pädagoge immer wieder vor unlösbaren Aufgaben stehen.
Informationen, die ich an Kinder weitergebe, werden von diesen aufgenommen und dauerhaft behalten.	Selektion und Vergessen von Informationen sind biologische Mechanismen, daher ist ein „Schwund" bei der Informationsvermittlung unvermeidlich und vorhersehbar.

Annahmen, einzustufen wären, und in der rechten Spalte ihre relativierten Pendants.

Haltungen und Einstellungen, wie sie in der rechten Spalte zu finden sind, helfen an beruflichen Zielen festzuhalten, sie weiterhin zu verfolgen und dennoch mit den kleineren oder größeren Unzulänglichkeiten des Alltags und der Begrenztheit der eigenen Möglichkeiten zu leben.

In den Seminaren haben die Teilnehmer Gelegenheit, in Gruppen zu 3–5 Personen
- unrealistische Leitvorstellungen zu identifizieren,
- idealistisch überhöhte Leitvorstellungen durch optimistisch-realistische zu ersetzen und ggf. auch
- negativistische Vorstellungen durch optimistisch-realistische.

Diese Angebote werden verbunden mit der Aufforderung, sich die optimistisch-realistischen Sichtweisen so oft und so lange ins Bewusstsein zu rufen, bis sie die früheren, belastenden Dogmen verdrängen.

Viele Lehrer weisen es zunächst mehr oder weniger vehement von sich, nach 15, 20 oder 25 Berufsjahren noch idealistisch überhöhte Leitbilder zu haben. Viele erleben zu ihrer eigenen Überraschung,
- wie sehr sie sich von unerfüllbaren Wunschvorstellungen leiten lassen,
- wie viel Enttäuschung und Entmutigung und letztendlich Stress sie sich damit selbst zufügen und
- dass nicht nur sie sich mit Selbstzweifeln und Versagensängsten quälen, sondern dass es vielen – wenn nicht gar fast allen – genauso geht.

Dies ist in der Regel eine der intensivsten Phasen innerhalb unserer Seminare zur Stressprävention.

Die Probleme, die hier berührt und angesprochen werden, sind im pädagogischen Alltag häufig Tabuthemen. Das verbirgt man, darüber spricht man nicht. Wir hatten mit Kollegien zu tun, in denen die Lehrer vergleichsweise intensiv miteinander kommunizierten. Doch auch in diesen Kollegien äußerten Teilnehmer: „Ich dachte immer, nur ich hätte solche Probleme" und „Mir ist ein ganzer Steinbruch vom Herzen gefallen".

Supervision als fortführendes Angebot

Der eingangs vorgestellten Erhebung zufolge wird Supervision als Möglichkeit der Vorbeugung und Entlastung bisher nur von sehr wenigen Lehrkräften wahrgenommen. Das wird sich ändern, denn immer mehr wird auch in schulpädagogischen Arbeitsfeldern erkannt, dass Lehrer unter anderem durch Supervision befähigt werden, kritische berufliche Situationen besser und professioneller zu meistern sowie ihre psychische und physische Gesundheit zu stabilisieren. Daraus resultieren sowohl eine Ausweitung der Angebote wie auch eine gesteigerte Nachfrage. Während der oben bereits erwähnten bremischen Erprobungsphase haben wir für interessierte Teilnehmer Supervision als vertiefendes Angebot vorgehalten. Das Supervisionsangebot bestand zu der Zeit aus jeweils sechs dreistündigen Sitzungen. Davon haben etwa 10 % der Teilnehmer Gebrauch gemacht.

Die Supervisionsangebote haben drei Schwerpunkte:

- Bearbeitung von Beziehungsproblemen mit dem Ziel der Klärung, inwieweit die Konflikte oder Kooperationsprobleme durch persönliche Eigenheiten (der eigenen oder der anderen) bzw. durch eine missverständliche Kommunikation heraufbeschworen werden, und der Perspektive, durch diese Klärung zu Lösungen zu gelangen.
- Klärung der eigenen Ziele und der eigenen Rolle, um Beanspruchungen zu reduzieren, die sich aus unklaren Positionen oder überhöhten Ansprüchen an sich selbst und andere ergeben.
- Der dritte Aspekt betrifft die Anwendung der Organisationspsychologie auf das System Schule. Lehrer kennen genau die Situation, vieles gut geplant zu haben, dann aber doch vor Unvorhersehbarem zu stehen. Hier kann Supervision ebenfalls unterstützen, den Bezug zwischen der eigenen Person und den Widersprüchen der schulischen Organisation als nicht vorhersagbarem sozialen System besser einschätzen zu können.

Eine ausführliche Darstellung des Vorgehens sowie der Möglichkeiten und Grenzen findet sich bei Lange-Schmidt (1992). Die Supervisionsangebote wurden von den Teilnehmern vor allem als eine Möglichkeit geschätzt, Probleme, auf die sie in den Trainingsseminaren aufmerksam wurden, vertiefend zu behandeln und einer Lösung zuzuführen. In unseren Workshops machen wir die Teilnehmer auch mit Formen kollegialer Supervision und kollegialer Beratung bekannt, um ihnen Gelegenheit zu geben, auch ohne professionelle Anleitung gemeinsam zu befriedigenden Problemlösungen zu gelangen (vgl. Schlee und Mutzeck 1966, Mutzeck 1996).

Abläufe und Erfahrungen

Das Trainingsprogramm wurde im Verlauf der letzten 10 Jahre entwickelt und wiederholt mit Kollegien, Teilkollegien oder mit Lehrern verschiedener Schulen durchgeführt. Die Seminare haben eine Dauer von 1–3 Tagen, wobei in kürzeren Seminaren nicht alle Inhalte behandelt werden.

Die Trainingsangebote bestehen aus einem methodischen Wechsel von Impulsreferaten, Gruppenarbeit und -austausch, Rollenspielen und Übungen zur Entspannung und Aktivierung. Bei den Entspannungs- und Aktivierungsübungen wurden mit Bedacht zahlreiche Angebote einbezogen, welche Lehrer auch mit Schülern durchführen können, um eine optimale Lehr-Lern-Situation zu schaffen.

Bei den Teilnehmern ist unseren subjektiven Eindrücken zufolge das „Risikomuster A" nach Schaarschmidt (2002) besonders stark vertreten: hoch engagierte Lehrkräfte, denen schulische Ereignisse sehr nahe gehen, die sich überfordern und dennoch kaum jemals das Gefühl haben, genug getan zu haben. Teilnehmer mit dem Risikomuster B – wenig engagierte Lehrkräfte mit geringer Berufszufriedenheit – scheinen in unseren Kursen seltener zu sein.

In der Regel verlaufen die Anfangsphasen angespannt, weil sich die Teilnehmer die durchaus berechtigte Frage stellen, ob sich der Zeitaufwand wohl lohnen wird. Diese Anspannung macht jedoch sehr schnell einer befreiten und motivierten Mitarbeit Platz, und zwar hauptsächlich durch die Erfahrung, dass wesentliche Probleme berührt und Möglichkeiten der Entlastung aufgezeigt werden.

Die Teilnehmer erhalten am Ende des ersten Sitzungstags Gelegenheit zu „punkten", welche Themen sie bevorzugt behandelt wissen wollen. Häufig gewählt werden die Bausteine „Zeitmanagement" und „Störungen am Arbeitsplatz Schule". Der Baustein „Stressreduktion durch Ausbildung eines professionellen Selbstverständnisses" wird von uns „gesetzt", weil die eigenen Zielsetzungen und Ansprüche zunächst nicht als Stressursachen wahrgenommen werden.

Besonders hohe Akzeptanz finden Angebote, bei denen es gelingt, die Probleme durch ein kurzes Impulsreferat auf den Punkt zu bringen, und dann aber reichlich Zeit besteht, in Gruppen Erfahrungen auszutauschen und Lösungsansätze beizusteuern. Die Teilnehmer schätzen Gelegenheiten zum Austausch. Die durchaus positiv gemeinte Aussage einer Teilnehmerin: „Ich habe mich hier gefühlt wie in einer Selbsthilfegruppe", mag den Wert solcher Klärungsprozesse verdeutlichen.

Fazit

Wir haben unseren Beitrag eingeleitet mit der von Hillert u. a. (2001a) aufgeworfenen Frage, ob man den verbreiteten psychischen Problemen von Lehrern durch einen berufsgruppenbezogenen Therapieansatz gerecht werden könne. Die von uns entwickelten und durchgeführten Angebote erheben nicht den Anspruch einer Psychotherapie. Sie sind als ein Vorbeugungsprogramm gedacht, um zu verhindern, dass Lehrer therapiebedürftig werden. Nach unseren Erfahrungen kann damit nicht früh genug begonnen werden. In Bremen wird das Programm inzwischen am „Landesinstitut für Schule" für Referendare als Wahlpflichtangebot vorgehalten. Nicht wenige der Trainingsbausteine sind jedoch abgeleitet aus psychotherapeutischen Kontexten, insbesondere der **rational-emotiven Therapie** nach ELLIS. Daher bedürfte es nur geringfügiger Abwandlungen oder Vertiefungen, um daraus für Lehrer einen berufsgruppenspezifischen Therapieansatz zu entwickeln oder Teile des Programms zumindest zur Ergänzung und Erweiterung psychotherapeutischer Angebote zu nutzen.

15

Lehrergesundheit – eine Herausforderung für Schulen und Schuladministration[1]

Helmut Heyse

Im Jahr 2001 wurde von dem in Rheinland-Pfalz für die Schulen zuständigen Ministerium für Bildung, Frauen und Jugend an der Aufsichts- und Dienstleistungsdirektion (ADD) in Trier – u. a. die Schulaufsichtsbehörde für Rheinland-Pfalz – das *Projekt Lehrergesundheit* eingerichtet.

Der primäre Anlass war die hohe Zahl von Lehrkräften, die in den Jahren 1999 und 2000 aus gesundheitlichen Gründen vorzeitig in den Ruhestand versetzt werden mussten. Auch die Umsetzung des Arbeitschutzgesetzes von 1998 war ein Motiv für die Gründung. Das Projekt ist befristet bis Mitte 2004; über eine Fortführung ist noch nicht entschieden.

Das *Projekt Lehrergesundheit* soll Maßnahmen zur individuellen, kollegialen und schulaufsichtlichen Prävention und Intervention entwickeln sowie Lehrkräfte, Schulleitungen, Kollegien und Schulaufsicht bei Bemühungen um die Gesundheitsförderung unterstützen. Vorrangiges Ziel ist, die Sorge um den Erhalt und die Förderung von Gesundheit, Arbeitszufriedenheit und Leistungsfähigkeit in die schulinterne und schuladministrative Diskussion und Auseinandersetzung zu transportieren. Langfristig sollen die Belastungen von Lehrkräften und Schulleitungen reduziert werden – auch mit dem Ziel, dass weniger Lehrpersonen für nur noch begrenzt dienstfähig[2] erklärt oder in den vorzeitigen Ruhestand versetzt werden müssen (siehe Kasten S. 224).

Organisatorisch ist das Projekt dem Präsidenten der ADD unterstellt; es verfügt über ein eigenes Budget für Sachkosten.

Die personelle Ausstattung besteht aus zwei berufserfahrenen Diplompsychologen und einer vorübergehend aus dem Schuldienst abgeordneten Lehrkraft. Der Leiter des Projekts war zuvor in leitender Funktion im schulpsychologischen Dienst tätig und ist mit der Situation der Schulen und der Schulaufsicht in Rheinland-Pfalz vertraut.

Dem Projekt ist ein Beratergremium zugeordnet, das weitere Sichtweisen und Interessen in die Arbeit einbringen soll: Personalvertretung, Schulaufsicht, Dienstrecht, Schwerbehinderte und Schulpraxis.

---

1 Der Beitrag gibt den Arbeitsstand des „Projektes Lehrergesundheit" vom Mai 2003 wieder.

2 Gemäß § 56a des Landesbeamtengesetzes Rheinland-Pfalz liegt eine begrenzte Dienstfähigkeit dann vor, wenn der Beamte unter Beibehaltung seines Amtes seine Dienstpflichten noch während mindestens der Hälfte der regelmäßigen Arbeitszeit erfüllen kann. Die Bezüge werden anteilig gekürzt, maximal bis zur Höhe der Ruhestandsbezüge bei Dienstunfähigkeit.

**Der Auftrag des
„Projektes Lehrergesundheit":**

- Beobachtung, Darstellung und Analyse der Entwicklung und Häufung von vorübergehend verminderter Dienstfähigkeit und vor allem von Ruhestandsversetzungen wegen Dienstunfähigkeit
- Entwicklung und Umsetzung präventiver Maßnahmen zur Erkennung und Vorbeugung drohender Dienstunfähigkeit, verstärkter individueller ärztlicher, psychologischer und psychotherapeutischer, aber auch praktischer pädagogischer Hilfen; Erhöhung der Attraktivität des aktiven Dienstes
- diesbezügliche Beratung der Schulbehörden allgemein, aber auch bei Entscheidungen in Einzelfällen, ggf. im Kontakt mit den Betroffenen und mit den Amtsärzten, sowie Zusammenarbeit mit dem IFB[3] und Mitarbeit bei entsprechenden Fortbildungsmaßnahmen

---

3 IFB = Institut für schulische Fortbildung und schulpsychologische Beratung des Landes Rheinland-Pfalz (IFB). Bei diesem Institut ist eine vor allem auf Lehrerfortbildung ausgerichtete Projektgruppe eingerichtet, die sich um die „Berufszufriedenheit und Gesundheit im Lehrberuf" bemüht.

Frühpensionierung von Lehrerinnen und Lehrern im Licht der Statistik

Aus Tabelle 15-1 geht hervor, dass im Jahre 2000 – auf dem Höhepunkt der Frühpensionierungen in Rheinland-Pfalz – 756 Lehrkräfte wegen Dienstunfähigkeit vorzeitig in den Ruhestand versetzt wurden. Dies entspricht 74.2 % aller Ruhestandsversetzungen von Lehrkräften (N = 1019). Vergleichbare Anteile erreichen mit 67.9 % nur die Angehörigen des einfachen und mittleren Dienstes der allgemeinen Verwaltung; deren absolute Zahl liegt jedoch mit N = 89 weit unterhalb der Lehrerschaft.

Von 2000 bis 2002 sind die vorzeitigen Ruhestandsversetzungen wegen Dienstunfähigkeit erheblich zurückgegangen. Im Jahre 2002 waren noch 224 Lehrkräfte betroffen; dies entspricht knapp 33 % der Ruhestandsversetzungen. Besonders deutlich ist der Rückgang bei den Lehrern. Allerdings dürfte dieser Rückgang weniger auf einen verbesserten Gesundheitszustand zurückzuführen sein als vielmehr auf die Kürzung der Ruhestandsbezüge bei vorzeitiger Pensionierung und auf die Altersteilzeit.

Interessant ist auch die Verteilung der Ruhestandsversetzungen wegen Dienstunfähig-

Tab. 15-1 Ruhestandsversetzungen wegen Dienstunfähigkeit in Rheinland-Pfalz.

Ruhestands-versetzung	Ruhestandsversetzungen insgesamt*			davon wegen Dienstunfähigkeit			Anteil Dienstunfähigkeit in %		
Lehrkräfte	männl.	weibl.	gesamt	männl.	weibl.	gesamt	männl.	weibl.	gesamt
2000**	553	466	1019	383	373	756	69.3	80.0	74.2
2002***	373	310	683	82	142	224	22.0	45.8	32.7

*   Altersruhestand, vorgezogener Ruhestand und Ruhestandsversetzung wegen Dienstunfähigkeit
** Quelle: ZBV Rheinland-Pfalz
*** Quelle: Aufsichts- und Dienstleistungsdirektion Trier

Tab. 15-2 Ruhestandsversetzungen im Jahre 2002 bezogen auf Schularten

Schulart	Landesanteil[1]	Ruhestand[2] N = 683	Dienstunfähigkeit[3] N = 224 (33 %)
Grund- und Hauptschulen	40 %	45 %	55 %
Berufsbildende Schulen	13 %	12 %	9 %
Gymnasien	21 %	24 %	14 %
Sonderschulen	7 %	4 %	5 %
Realschulen	10 %	10 %	10 %
Integrierte Schularten[4]	9 %	5 %	6 %

[1] Anteil der Lehrer dieser Schulart an der Lehrerschaft des Landes Rheinland-Pfalz
[2] Anteil der Schulart an den Ruhestandsversetzungen insgesamt
[3] Anteil der Schulart an den Ruhestandsversetzungen wegen Dienstunfähigkeit
[4] schulformübergreifende Schularten, z. B. regionale Schulen (Hauptschule und Realschule), IGS usw.

keit auf die Schularten. Tabelle 15-2 zeigt die Situation für das Jahr 2002. Während die Ruhestandsversetzungen insgesamt im Wesentlichen den Anteilen der Lehrerschaft der jeweiligen Schulart an der Gesamtlehrerschaft des Landes entsprechen (Spalten 2 und 3), sind bei den Anteilen der dienstunfähigen Lehrkräfte (Spalte 4) größere Abweichungen zu verzeichnen, vor allem bei Grund- und Hauptschulen sowie Gymnasien. Daraus könnte vorsichtig der Schluss gezogen werden, dass die Belastung der Lehrer im Bereich Grund- und Hauptschulen besonders hoch ist. Abbildung 15-1 veranschaulicht die Angaben aus Tabelle 15-2 als Diagramm.

In den Jahren 2001/2002 führte das *Projekt Lehrergesundheit* eine Befragung von Lehrkräften durch, die zwischen 1998 und 2001 frühpensioniert wurden.[4] Daraus geht hervor, dass die Lehrer nach durchschnittlich 32,7 Dienstjahren im Alter von 58,1 Jahren in den Ruhestand versetzt wurden (Heyse 2003). Tabelle 15-3 zeigt Einzelheiten.

Aus der Totalerhebung der Dienstunfähigkeitsuntersuchungen in Bayern 1996 bis 1999 (vgl. Kap. 1 S. 32 ff. in diesem Band) wissen wir, dass die Gründe für die vorzeitige Dienstunfähigkeit hauptsächlich in psychischen Erkrankungen zu suchen sind. Zu ähnlichen Ergebnissen kommt die Befragung frühpensionierter Lehrkräfte in Rheinland-Pfalz (Tab. 15-4).

Obwohl unmittelbare berufsspezifische Krankheiten von Lehrern bisher nicht nachgewiesen sind, zeigen diese Ergebnisse, dass im Lehrberuf ganz offensichtlich psychomentale und psychosoziale Belastungen im Vordergrund stehen (vgl. Kap. 6 S. 97 ff. in diesem Band).

---

4 Befragt wurden 768 Lehrkräfte, die in den Jahren 1998 bis 2001 aus gesundheitlichen Gründen vorzeitig in den Ruhestand versetzt worden waren. Der Rücklauf betrug 55 %. Diese Befragung wurde 2003 ergänzt durch eine gleichartige Umfrage bei Alterspensionären.

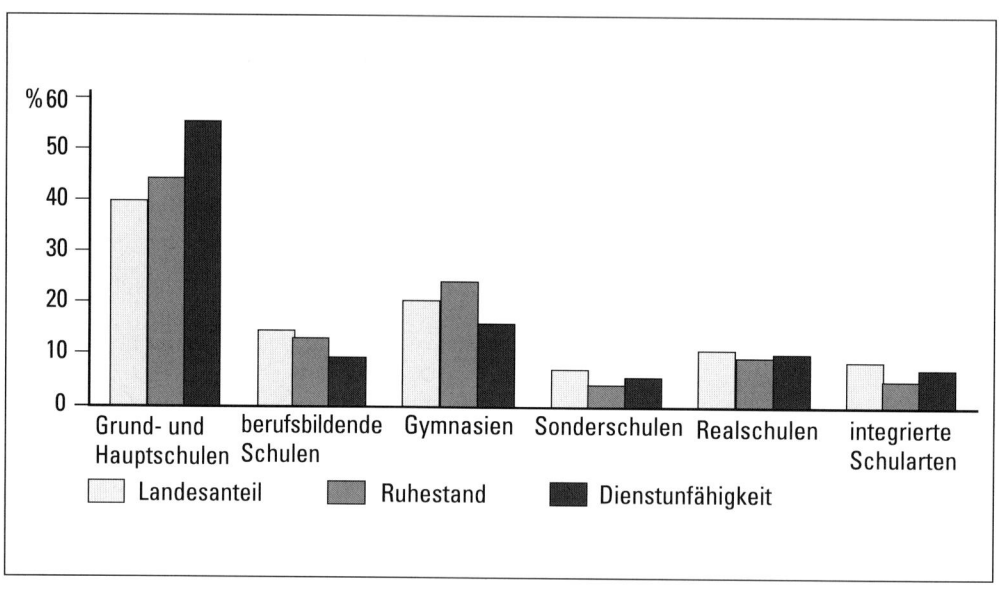

Abb. 15-1 Ruhestandsversetzungen im Jahr 2002 in Rheinland-Pfalz.

Tab. 15-3 Alter und Dienstjahre bei Versetzung in den Ruhestand.

Lehrkräfte	gesamt N = 383*	männlich n = 201	weiblich n = 179
Dienstjahre	32.7	33	32.5
Alter	58.1	58.8	57.4

* Bei drei Rückläufen konnte keine Zuordnung zum Geschlecht vorgenommen werden.

Tab. 15-4 Art der Beschwerden (N = 383).

Art der Beschwerden	gesamt	männlich	weiblich
körperlich	76.60 %	70.90 %	82.80 %
psychisch, emotional	31.40 %	27.10 %	35.10 %
psychosomatisch	41.50 %	41.20 %	39.10 %

Aktivitäten im „Projekt Lehrergesundheit"

Die Aktivitäten konzentrierten sich zunächst darauf, über das Anliegen des Projekts und das Themenfeld Lehrergesundheit zu informieren sowie mit potenziellen Kooperationspartnern Kontakt aufzunehmen. Im Einzelnen wurden folgende Maßnahmen ergriffen:

- Informationsveranstaltungen für
  - Personalvertretungen auf Bezirks- und Landesebene
  - Angehörige der Schulaufsicht in den Schulaufsichtsbezirken
  - Abteilungsleiter der ADD und des Ministeriums für Bildung, Frauen und Jugend
  - Funktionäre von Lehrerverbänden
  - Mitglieder von Lehrerverbänden
  - Landeselternbeirat
- Fortbildungsveranstaltungen für
  - örtliche Personalräte
  - Schulleitungen (auch Dienstbesprechungen)
  - Lehrkräfte
  - Kollegien (z. B. als Studientage)
- Beteiligung an Fachkongressen
- Textbeiträge für die Periodika der Lehrerverbände und Gewerkschaften sowie für pädagogische Zeitschriften
- Herausgabe einer **Zeitung für Kollegien und Schulleitungen**. Diese „Zeitung"[5], die in unregelmäßigen Abständen drei- bis viermal jährlich erscheint, enthält Nachrichten aus dem Projekt, Fachbeiträge aus dem Themenfeld Lehrergesundheit sowie Anregungen für den kollegialen und individuellen Umgang mit Anforderungen und Belastungen.
- Halbjährliche Zusammenstellung der Fortbildungsveranstaltungen des IFB zum Er-

halt und zur Förderung von Gesundheit, Arbeitszufriedenheit und Leistungsfähigkeit[6]. Der Kasten auf Seite 228 zeigt beispielhaft die Themen im ersten Halbjahr 2003. Die Akzeptanz dieser Angebote schwankt im Verlauf des Schuljahres und ist abhängig von konkurrierenden aktuellen Themen in der Schule. Im ersten Halbjahr 2003 fanden z. B. nahezu alle Veranstaltungen statt.

- Durchführung eines Lehrertags „Belastung und Gesundheit" im April 2003 mit 27 Workshops für über 430 Teilnehmer[7] in Kooperation mit Institutionen in Rheinland-Pfalz, insbesondere mit dem IFB.

Besondere Bedeutung kommt im *Projekt Lehrergesundheit* der Beratung zu, die eine positive Resonanz für die Schulaufsicht bewirkt.

Alle Lehrkräfte, die zur Überprüfung der Dienstfähigkeit zur amtsärztlichen Untersuchung geschickt werden, erhalten das Angebot, sich mit den Diplompsychologen im *Projekt Lehrergesundheit* zu beraten; dabei wird besonders auf deren Schweigepflicht hingewiesen. In einem persönlichen oder telefonischen Gespräch soll eruiert werden, ob und wie weit der Lehrkraft durch Information, Beratung oder Vermittlung von Hilfe eine Unterstützung zum Erhalt, zur Förderung oder Wiederherstellung ihrer Gesundheit, Arbeitszufriedenheit und Leistungsfähigkeit geboten

---

5 Es handelt sich um eine 6-seitige Veröffentlichung, die an alle Schulen und Personalvertretungen geschickt wird und auf der Internetseite des *Projektes Lehrergesundheit* zum Download steht.

6 Im IFB wird seit Jahren Fortbildung für Lehrer und Schulleiter zu Themen aus dem Bereich Lehrergesundheit angeboten, schwerpunktmäßig durch Angehörige des schulpsychologischen Dienstes und auch durch das *Projekt Lehrergesundheit*. Es handelt sich sowohl um Kurse als auch regionale Arbeitsgemeinschaften, Tagungen, schulinterne Veranstaltungen und Supervisionsgruppen. Die Zusammenstellung wird als Sonderprospekt allen Schulen zugesandt. Sie enthält darüber hinaus Fachbeiträge zur Lehrergesundheit.

7 Weiteren ca. 100 Interessenten musste wegen Überfüllung der Workshops abgesagt werden, obwohl die Kurse bis zu viermal wiederholt wurden.

werden kann. Etwa 50 % der Lehrkräfte machen von diesem freiwilligen Beratungsangebot Gebrauch. Einer großen Zahl tut allein schon ein ausführliches Gespräch wohl, wenn auch z. B. bei schweren körperlichen Erkrankungen seitens des *Projektes Lehrergesundheit* kaum Hilfe gegeben werden kann. In anderen Fällen kann beispielsweise der Hinweis auf Supervisionsmöglichkeiten Anstoß geben, Kompetenzen für den Umgang mit belastenden Situation oder Konflikten zu stärken, und vielfach kommt dem Berater eine Vermittlerfunktion zwischen Schulaufsicht und Lehrkraft zu. Auch das Personalreferat der Schulaufsicht wendet sich in unklaren Fällen von Dienstunfähigkeit und bei dem Bemühen, jüngere Lehrkräfte zur Vermeidung von Ruhestandsversetzungen anderweitig zu einzusetzen, an das *Projekt Lehrergesundheit.*

Darüber hinaus wird Beratung nachgefragt

- von einzelnen Lehrern, auch Schulleitern, die sich – unabhängig von Problemen mit der Dienstfähigkeit – in Fragen zum Erhalt ihrer Gesundheit, Arbeitszufriedenheit und Leistungsfähigkeit an das Projekt wenden,
- von Schulleitungen, die sich in Bezug auf die Belastungssituation von Lehrkräften an ihrer Schule oder im Zusammenhang mit Schulentwicklung Rat und Hilfe erhoffen,
- von der Schulaufsicht bei Konflikten zwischen Schulleitern und einzelnen Lehrkräften oder dem Kollegium, z. B. in Form des „runden Tisches".

Insgesamt hat sich inzwischen sich bei Lehrern, Schulleitern und in der Schuladministration das Bewusstsein entwickelt, dass Lehrergesundheit eine wichtige Voraussetzung für eine gute Schule ist.

Angebote zur Fortbildung und Beratung für Lehrkräfte und Schulleitungen durch das Institut für schulische Fortbildung und schulpsychologische Beratung des Landes Rheinland-Pfalz (IFB) im ersten Halbjahr 2003 zum Themenfeld „Lehrergesundheit"

Fortbildung für Schulleitungen

- Mitarbeitergespräch und -beurteilung
- Schulleitung und Gesundheit: Lehrergesundheit – Herausforderung für Kollegien und Schulleitungen
- Selbstevaluation und Feedback-Methoden
- Qualifizierung für neu ernannte Schulleitungsmitglieder/7. Durchlauf

Fortbildung für Lehrkräfte

- Hilfen für Berufseinsteiger, Berufseinsteigerinnen
- Interventives Training für Lehrkräfte in den letzten Berufsjahren
- Stress und Stressbewältigung im Lehrerberuf
- Mein persönliches Gesundheitskonzept
- Den Schulalltag gestalten
- Supervision – Informationsveranstaltung
- Wegorientierungen – persönlich bedeutsame Wegweiser in Beruf und Alltag
- Erweiterung der Kompetenzen von Lehrerinnen und Lehrern – Lernen in heterogenen Gruppen
- Moderation in Kollegien/Gesundheitszirkel/Gesundheitsberatung
- Entspannung durch Bewegung – auch der Körper gehört dazu
- Mehr Erfolg im Team durch Teamfähigkeit oder fähige Teams? Soziales Lernen in der BBS
- Schüler und Lehrer arbeiten im Team
- Problemlösung im Team – gemeinsam statt einsam
- Entlastung im Unterricht: kreative Ruhe – kreativer Unterricht
- Unterrichtsstörungen als gemeinsame Aufgabe: die kollegiale Beratung
- „Darf der Tiger aus dem Tank?" Wege zum konstruktiven Umgang mit Aggressionen an der Schule
- Kreativität und konstruktive Konfliktbearbeitung

Konzeptuelle Eckpunkte des „Projektes Lehrergesundheit"

Im Folgenden wird die konzeptuelle Grundlage des *Projektes Lehrergesundheit* skizziert.

Ansatzpunkte zur Gesundheitsförderung von Lehrkräften

Grundsätzlich können gesundheitsförderliche Maßnahmen an zumindest drei Punkten ansetzen:
- am Verhalten einzelner Personen
- an den Arbeitsbedingungen innerhalb der einzelnen Schule
- an den Rahmenbedingungen des Schulsystems

Beide Seiten müssen in den Blick genommen werden: die individuelle Verantwortung für die eigene Gesundheit (Verhaltensmanagement) und die Verantwortung des Dienstherrn bzw. seiner Vertreter für die Gestaltung zumindest nicht gesundheitsschädigender Arbeitsbedingungen (Verhältnismanagement). In diesem Sinne fordert das Arbeitsschutzgesetz von 1996 bzw. 1998: „Die Arbeit ist so zu gestalten, dass eine Gefährdung für Leben und Gesundheit möglichst vermieden und die verbleibende Gefährdung möglichst gering gehalten wird [...]" (ArbSchG § 4 Abs. 1).
Weder dürfen systemische Überforderungen individualisiert und damit die Opfer zu Mitschuldigen gemacht werden, noch ist allerdings die Beseitigung jeglicher psychischer Belastung durch bildungspolitische und schuladministrative Maßnahmen zu erwarten – etwa durch die Reduzierung von Klassenfrequenzen und der Unterrichtsverpflichtung, wie es zumeist gefordert wird.

Verhaltensmanagement und Verhältnismanagement

Verhaltensmanagement bedeutet, eigene Fähigkeiten und Verhaltensweisen zu entwickeln, zu üben oder zu erwerben, um die „normalen" beruflichen Anforderungen erfüllen zu können und unvermeidliche berufliche Belastungen gesundheitsförderlich zu bewältigen. Dies betrifft die Sicherung der notwendigen fachlichen, pädagogischen und sozialen Kompetenzen, erstreckt sich aber auch auf die Selbstkompetenz, z. B.:
- die Sorge um den Erhalt der beruflichen Motivation mit realistischen Zielsetzungen
- das Bemühen um ein positives Selbstbild und Selbstkonzept
- die aktive und konstruktive Bewältigung von physischen und psychischen Belastungen
- den Einsatz für ein lebens- und liebenswertes persönliches und berufliches Umfeld
- das Streben nach Balance von Anspannung/Engagement und Erholung/Reflexion
- die Suche nach sozialer Unterstützung und Offenheit für Rückmeldungen von anderen, um frühzeitig auf Entwicklungsbedarf und gesundheitliche Risiken aufmerksam zu werden

Regelmäßige Supervision kann z. B. eine wirkungsvolle Unterstützung für das eigene Verhaltensmanagement bieten (Heyse et al. 2000).
Verhältnismanagement bezeichnet Bemühungen, die Arbeitsbedingungen so zu gestalten, dass die Erfüllung des beruflichen Auftrags möglichst wenig durch Hindernisse, Beeinträchtigungen, Überforderungen und andere Formen der Belastung eingeschränkt wird. Weiterhin können Ausbildung und Auswahl des Personals, Personalentwicklung, Personalpflege, aber auch Personalführung und Angebote zur Identifizierung mit der Schule Bewältigungspotenziale freisetzen. Die Veränderung der Verhältnisse obliegt in

erster Linie denjenigen, die Einfluss auf die Gestaltung der Arbeitsbedingungen haben; das sind vor allem vorgesetzte Personen und Behörden.

Darüber hinaus ist die individuelle Entwicklungsverantwortung und -anstrengung (Verhaltensmanagement) für die Stärkung von Ressourcen, für Prävention und Intervention unbedingt mit gleichgerichteten institutionellen Maßnahmen (Verhältnismanagement) zu unterstützen.

Der Zusammenhang von Verhaltens-
management und Verhältnismanagement

Beide Ansatzpunkte sind nicht als Gegensatz zu verstehen, sondern stehen eher in einer antinomischen Beziehung: Potenziell entlastende, gesundheitsförderliche Änderungen der Verhältnisse zeigen erst dann ihre Wirkung, wenn die Menschen ihr Verhalten entsprechend modifizieren. Sofern z. B. die Verringerung der Klassenfrequenz nicht mit einem veränderten Unterrichtsstil einhergeht, werden die Chancen kleinerer Gruppen etwa in Richtung einer entspannteren Lernsituation, stärkeren Individualisierung und gelasseneren Reaktionen auf Störungen nicht genutzt. Der Entlastungseffekt erstreckt sich dann vielleicht nur darauf, dass weniger Klassenarbeiten korrigiert werden müssen.

Diese Zusammenhänge gelten auch in gegenläufiger Richtung, wie aus therapeutischen Kontexten hinlänglich bekannt ist. Wenn es z. B. gelingt, den Führungsstil einer Schulleitung in Richtung Partizipation, Transparenz und Wertschätzung zu verändern (= Verhaltensmanagement für die Schulleitung), kann

dies eine Verbesserung der innerschulischen Arbeitssituation bedeuten (= Verhältnismanagement für das Kollegium), durch die ein hohes Maß täglicher Enttäuschung, Verärgerung und Demotivierung entfällt. Wenn allerdings das Kollegium einen veränderten Führungsstil nicht akzeptiert, sondern den Schulleiter in seinem früheren Rollenverhalten festhält, kann sich seine Verhaltensänderung schwerlich auswirken.

Vorbeugen oder heilen? – Zielrichtungen von Maßnahmen

Unabhängig von der Frage nach Verhaltensmanagement oder Verhältnismanagement können Maßnahmen zur Lehrergesundheit verschiedene Zielrichtungen haben. Das *Projekt Lehrergesundheit* differenziert zwischen Stärkung von Ressourcen, Prävention und Intervention. Die Abgrenzung zwischen den Kategorien ist fließend.

- Stärkung von Ressourcen steht für die Entwicklung und Aktivierung von fachlichen, pädagogischen, sozialen und persönlichen Kompetenzen zur Erfüllung des beruflichen Auftrags – noch bevor etwas „passiert" ist (Salutogenese im Sinne von Antonovsky 1987).
- Prävention bedeutet die Beseitigung oder Reduzierung von individuellen bzw. institutionellen Risikofaktoren für die psychische und physische Gesundheit.
- Intervention zielt auf die Wiederherstellung von Gesundheit und Dienstfähigkeit.

Anforderungen – Belastungen – Beanspruchung

Das *Projekt Lehrergesundheit* unterscheidet im Einklang mit arbeitspsychologischen Konzepten zwischen „Anforderungen einer Berufsausübung bzw. -ausbildung", „psychischen Belastungen" und „psychischer Beanspruchung".

Anforderungen

Anforderungen beschreiben die in einem Beruf auszuführenden Aufgaben und Tätigkeiten, Merkmale des Arbeitsplatzes sowie für eine erfolgreiche und zufrieden stellende Berufsausübung notwendige Personmerkmale (Heyse u. Kersting 2003). Für den Lehrberuf können die Anforderungen aus dem Bildungs- und Erziehungsauftrag (Schulgesetz), aus Lehrplänen, rechtlichen Vorgaben und anderem abgeleitet werden. Auch die KMK-Vereinbarung „Aufgaben von Lehrerinnen und Lehrern heute – Fachleute für das Lernen"[8] ist hier zu nennen.

Belastungen

Belastungen beeinträchtigen, erschweren oder behindern die Erfüllung des beruflichen Auftrages, z. B. durch ungünstige materielle, soziale oder organisatorische Arbeitsbedingungen (hierzu z. B. Oesterreich u. Volpert 1999).

---

8 Aufgaben von Lehrerinnen und Lehrern heute – Fachleute für das Lernen. Gemeinsame Erklärung des Präsidenten der KMK und der Vorsitzenden der Bildungs- und Lehrergewerkschaften sowie ihrer Spitzenorganisationen. Beschluss der Kultusministerkonferenz vom 05.10.2000.

Sie können durch allgemeine Rahmenvorgaben für die Schule wie z. B. Klassengröße, Unterrichtsverpflichtung und Schulorganisation entstehen. Belastend kann sich aber auch die Arbeitssituation auswirken, die an einer bestimmten Schule besteht, z. B. durch die dort anwesenden Personen (Lehrkräfte, Schüler, Eltern usw.), ihre persönlichen Kompetenzen und ihre Beziehungen zueinander. Ebenso sind bauliche Gegebenheiten zu berücksichtigen.

Psychische Beanspruchung

Der Begriff „psychische Beanspruchung" bezeichnet nach der EN/ISO-Norm 10075-2000 die unmittelbaren „Auswirkungen der psychischen Belastung im Individuum" (DIN). Psychische Beanspruchung kann aber auch durch die Anforderungen bedingt sein, sei es, dass die Anforderungen zu hoch sind und das zumutbare Maß übersteigen, oder dass die persönlichen Kompetenzen für die Erfüllung der Anforderungen nicht ausreichen.

Das Konzept der „psychischen Beanspruchung" zielt auf die Subjektivität im Erleben von Anforderungen und Belastungen. Die Erfahrung zeigt, dass in Kollegien nicht alle gleichermaßen unter den an einer Schule herrschenden Verhältnissen leiden. Ob bestimmte Arbeitsbedingungen als Herausforderung, Beeinträchtigung oder gar Bedrohung empfunden werden, hängt ab von der subjektiven Wahrnehmung und Bewertung von Ereignissen sowie von „überdauernden und augenblicklichen Voraussetzungen [der Person] einschließlich der individuellen Bewältigungsstrategien" (DIN). Insofern sind bestimmte Ereignisse immer nur mit einer gewissen Wahrscheinlichkeit stressauslösend und belastend. Die Verwandtschaft zum transaktionalen Modell von Lazarus (1966; in diesem Sinne z. B. bei Rudow 1994) ist unverkennbar.

Lehrergesundheit zwischen Sollen, Wollen und Können

Nachfolgend wird ein Modell vorgeschlagen, das die konzeptionellen Grundlagen des *Projektes Lehrergesundheit* zusammenführt (Abb. 15-2). Es verdeutlicht, inwiefern Menschen von objektiv gleichen Belastungen subjektiv sehr unterschiedlich beansprucht sein können.

Das Modell besitzt darüber hinaus eine heuristische Funktion: Es dient der Strukturierung und dem Aufspüren von Ansatzpunkten für Maßnahmen auf individueller, kollegialer und schuladministrativer bzw. bildungspolitischer Ebene, die geeignet sind, Gesundheit, Arbeitszufriedenheit und Leistungsfähigkeit von Lehrkräften und Schulleitungen zu erhalten und zu fördern.

Das Modell verbindet

- den beruflichen Auftrag mit seinen Anforderungen, Belastungen und Arbeitsbedingungen als „Sollen",
- Kompetenzen, Leistungsfähigkeit und persönliche Ressourcen als „Können". Einbegriffen ist das unter den jeweiligen Umständen durch eigenes Tun Erreichbare/Bewirkbare (Selbstwirksamkeit),
- persönliche Zielsetzungen und Ansprüche an sich selbst und andere als „Wollen".

Leitsatz: Für eine langfristig stabile psychische und physische Gesundheit sollte das Verhältnis von Sollen, Wollen und

Können ausgeglichen sein. Bei gravierenden, andauernden Ungleichgewichten kann es zu gesundheitlichen Beeinträchtigungen kommen.

Zum Verhältnis von Sollen und Können

Eine gute Passung zwischen Sollen und Können wird gemeinhin als „**Eignung**" bezeichnet. Wenn jemand die Anforderungen eines Berufes erfüllt und mit den beruflichen Belastungen konstruktiv umgehen kann, dabei auch noch zufrieden ist (Wollen), bildet dies eine gute Voraussetzung für Erfolg, psychische Gesundheit und Arbeitszufriedenheit.

Ein dauerhaftes Missverhältnis von Sollen und Können hat jedoch negative Folgen. Überforderung und Unterforderung gefährden nicht nur die sachgerechte Erfüllung des beruflichen Auftrags, sondern auch die psychische Gesundheit des Betreffenden und wirken sich negativ auf sein berufliches Verhalten aus.

Überforderung

Mehrere Konstellationen können zu einer Situation der Überforderung führen, bei der das Sollen das Können übersteigt.

Überforderung kann das Ergebnis einer von Beginn an **unzureichenden Eignung** für die Tätigkeit als Lehrkraft oder Schulleiter sein,

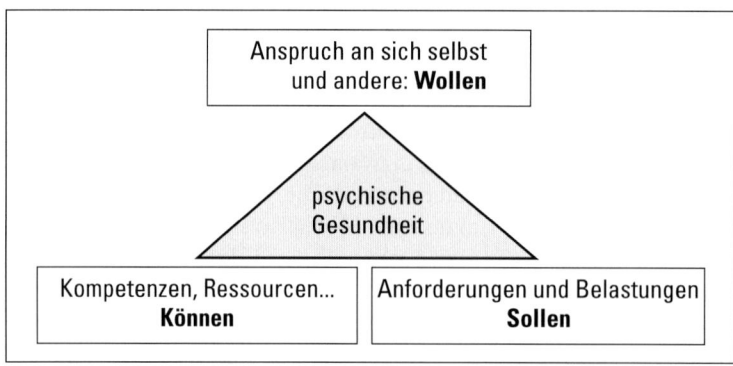

Abb. 15-2 Modell: Psychische Gesundheit zwischen Sollen, Wollen und Können.

weil z. B. die mangelnde Qualifikation wegen unadäquater Einstellungsverfahren nicht rechtzeitig erkannt oder erst durch das Fehlen bestimmter Voraussetzungen in der Praxis deutlich wurde. In der Regel wird die Eignungsfrage vor allem an den Anforderungen geprüft, nicht aber an der Kompetenz, schwierige Situationen und Belastungen zu bewältigen. Vielfach ist Lehramtsbewerbern nicht hinreichend bekannt, was sie im Alltag des Lehrberufs erwartet – und diese falschen Vorstellungen wurden weder während des Lehramtsstudiums noch während der Seminarzeit korrigiert.

Eine Diskrepanz zwischen Sollen und Können kann sich auch **schleichend** ergeben, wenn die persönliche Entwicklung nicht Schritt hält mit den Veränderungen im beruflichen Feld und ein allmählicher Kompetenzverlust eintritt.

Gleichermaßen können überhöhte oder allmählich zunehmende Anforderungen Menschen selbst bei grundsätzlicher Eignung überfordern – insbesondere wenn sie verbunden sind mit quantitativen und qualitativen, fachlichen, sozialen, organisatorischen oder zeitlichen Belastungen, die das verkraftbare Maß übersteigen.

Überforderungen kann schließlich eintreten, wenn sich die Anforderungen und/oder Belastungen durch Veränderungen am Arbeitsplatz inhaltlich **drastisch wandeln** (z. B. durch computerunterstützte Lehrformen) und dem Berufsausübenden nicht ausreichend Gelegenheit gegeben wird, sich dem anzupassen.

Unterforderung

Unterforderung ist ebenso wie Überforderung ein Risikofaktor für die psychische Gesundheit. Zu Unterforderung kann es kommen, wenn das Können das Sollen gänzlich oder in Teilbereichen überschreitet, z. B. durch eine von Anfang an bestehende oder durch die persönliche Weiterentwicklung entstehende **Überqualifizierung**.

Passung zwischen Sollen und Können

Wie lässt sich Passung zwischen Sollen und Können (wieder)herstellen?

Unabdingbar sind angemessene Vorstellungen über den Beruf des Lehrers bereits bei der Studien- und Berufswahl sowie eine sowohl auf die Anforderungen als auch auf die Belastungen des Lehrberufs zugeschnittene Ausbildung und Eignungsbeurteilung.

Weitere Maßnahmen können danach unterschieden werden, ob sie die (Wieder-)Annäherung von Sollen und Können mehr durch Verhältnismanagement oder mehr durch Verhaltensmanagement anstreben:

Verhältnismanagement

Zum Verhältnismanagement zählen z. B.:

- Veränderung der Rahmenbedingungen für Unterricht und Schule mit dem Ziel, physische und psychische Gesundheitsgefährdungen zu vermeiden bzw. zu reduzieren
- Anpassung der Anforderungen und Belastungen an die Möglichkeiten des Individuums, z. B. durch gezielte Zuweisung oder Versetzung an geeignete Schulen, Zuteilung anderer Funktionen, Umstrukturierung der Arbeit
- Einrichtung systematischer Fortbildung bzw. Weiterbildung, ggf. mit Teilnahmeverpflichtung

Der Dienstherr selbst hat am ehesten Einfluss auf die Anforderungen und Belastungen durch Schule. Lehrkräfte haben jedoch ebenfalls Möglichkeiten, an den Arbeitsbedingungen „vor Ort" mitzuwirken. Die Schulverfassung in Rheinland-Pfalz – wie in den meisten Bundesländern – räumt der Gesamtkonferenz die Entscheidung über die Erziehungs- und Unterrichtsarbeit an der Schule ein (SchulG Rheinland-Pfalz §§ 22 und 23). Damit haben es Kollegien zum Teil selbst in der Hand, die Arbeitssituation an der Schule zu gestalten – sofern sie sich darüber einig sind und nicht gegen grundsätzliche Rahmenvorgaben verstoßen. Kooperative Arbeitsformen können den Einzelnen entlasten, soziale Unterstützung bereithalten und Kräfte bündeln, um Probleme und schwierige Situationen, die alle betreffen, gemeinsam zu bewältigen. Dies schont die psychischen Energien der einzelnen Lehrkräfte.

Zusätzlich ist es Schulen in Rheinland-Pfalz, die an dem **Projekt Erweiterte Selbstständigkeit (PES)** teilnehmen, möglich, zur vorübergehenden Entlastung gesundheitlich angeschlagener oder gefährdeter Lehrkräfte Vertretungspersonal einzustellen, um eine Krankheit oder Dienstunfähigkeit zu vermeiden.

Qualitäts- oder Gesundheitszirkel sind ein sehr gut geeignetes Instrument für die Prävention und Intervention bei Belastungen. Es handelt sich dabei um eine schulinterne Arbeitsgruppe, zusammengesetzt aus Lehrkräften, Mitgliedern der Schulleitung, Sicherheitsbeauftragten, Personalvertretern und Vertretern anderer wichtiger Gruppen im Kollegium. Mit Unterstützung eines externen Moderators oder selbstgesteuert untersuchen sie die Schule systematisch und kontinuierlich daraufhin, wo gesundheitsbelastende Arbeitsbedingungen positiv verändert und wo gesundheitsförderliche Bedingungen geschaffen oder erweitert werden könnten. Ihr Erfolg hängt allerdings davon ab, welche Veränderungen kollegial vereinbart werden können und welche Einflussmöglichkeiten gegenüber Vorgesetzten oder vorgesetzten Behörden bestehen.

Leider wird dieses Instrument zu wenig genutzt. Im Zusammenhang mit dem Qualitätsmanagement in der Schule und der Schulentwicklung gewinnt es an Bedeutung. So müssen „Maßnahmen zur Stärkung der Kooperation in den Kollegien und Fachgruppen (bei Unterrichtsvorbereitung, Unterrichtsdurchführung, Leistungsmessung, Problembewältigung etc.)" Bestandteil jedes Qualitätsprogramms an Schulen in Rheinland-Pfalz sein. Empfohlen wird darüber hinaus „kollegialer Austausch über schulinterne Regelungen oder Gegebenheiten für Einzelne oder das

Kollegium als Ganzes zur Erhöhung der Arbeitszufriedenheit im Lehrberuf"[9].

An Schulen, die sich auf diesen Weg gemacht haben, findet man z. B.:

- feste Zeiten für Kooperation und Kommunikation (jour fixe)
- Lehrerteams mit Verantwortungs- und Entscheidungsräumen z. B. in Bezug auf Vertretungsregelungen, Evaluation, Stundenplan, Klassenkonferenzen, Elternarbeit
- kollegiale Beratung für schwierige Situationen in der Schule
- Vereinbarungen über Leistungs- und Verhaltensforderungen gegenüber Schülern, z. B. zur Stärkung der Eigenverantwortlichkeit für das Lernen

Kollegiale Absprachen können zudem Entlastungsmöglichkeiten in den Blick bringen, die eher dem Bereich Organisation zuzuordnen sind, z. B.:

- Entschleunigung des Schulbetriebs: Lernen braucht Zeit
- Organisation von fächerverbindendem, projekthaftem Arbeiten
- Epochalunterricht für Fächer mit wenig Stunden pro Woche
- Ausbau von musisch-künstlerischen und sportlichen Aktivitäten
- ausgewogene Vertretungs- und Aufsichtsregelung

Wünschenswert wäre auch der Einsatz von Hilfspersonal, um die auf die einzelne Lehrkraft entfallende Verwaltungs- und Schreibarbeit, EDV-Anwendungen usw. zu reduzieren.

Schule bedeutet für Lehrpersonen ebenso wie für Schüler Arbeitsplatz und Lebensraum; immerhin verbringen Vollzeitlehrkräfte dort mehr als 25 Stunden in der Woche. Daher sollte der Frage der Gestaltung des Arbeitsumfeldes und der Arbeitsabläufe unter dem Ge-

---

9 Ministerium für Bildung, Frauen und Jugend Rheinland-Pfalz: Qualitätsentwicklung an Schulen in Rheinland-Pfalz. Rundschreiben vom 16.9.2002

sichtspunkt der Psychohygiene und Lehrergesundheit einige Aufmerksamkeit gewidmet werden. Die nachfolgenden Ideen sind Beispiele, die in Schulen bereits realisiert werden:

- kommunikative Gestaltung des Lehrerzimmers
- Einrichtung von Lehrer-Arbeitsplätzen
- ungestörte Pausen für Lehrkräfte
- Diskurs mit Eltern zur Erziehungsverantwortung
- lernanregende Gestaltung der Klassenräume
- Maßnahmen zur Lärmeindämmung, z. B. Einrichtung von Ruhezonen; Rituale

Auch Farbe, Dekoration, ansprechendes Mobiliar, Sauberkeit und Licht haben Einfluss darauf, ob Schüler und Lehrer sich in der Schule wohl fühlen und dort gern aufhalten. Es beeinträchtigt die psychische Befindlichkeit, wenn man sich aus ästhetischen Gründen überwinden muss, die Schule oder bestimmte Räume zu betreten oder sich dort länger aufzuhalten.

Verhaltensmanagement

Dem individuellen Verhaltensmanagement bei **Überforderung** sind z. B. zuzurechnen:

- Erwerb oder Verbesserung von Kompetenzen, die zur Erfüllung der Anforderungen oder zur Bewältigung der Belastungen erforderlich sind[10]
- Verringerung des Anforderungs- und Belastungsdrucks durch eigene Aktivitäten bzw. Initiativen, z. B. Reduzierung oder Veränderung der Arbeitszeit
- Wechsel der Funktion, der Tätigkeit oder des Arbeitsplatzes – schulintern oder außerhalb von Schule – mit einer der eigenen

Leistungsfähigkeit angemesseneren Anforderungs- und Belastungsstruktur

- Kompensation von Funktionsbeeinträchtigungen oder Behinderungen (z. B. der Sinnesorgane, des Bewegungsapparates) durch technische Hilfsmittel

Auch für den Fall der **Unterforderung** gibt es individuelle Wege, die Passung wiederherzustellen. Man kann sich erhöhte, veränderte oder zusätzliche Anforderungen suchen, z. B. durch weitere Lehrverpflichtungen, neue Unterrichtsformen u. Ä., oder sich durch die Übernahme von Aufgaben und Ämtern (Schulleitung, Schulaufsicht etc.) innerhalb und außerhalb der Schule neuen Herausforderungen stellen.

Insofern sind Sollen-Vorgaben nicht unabänderlich; sie können – in Grenzen – individuell variiert werden, um Unterforderung oder Überforderung zu vermeiden. Allerdings sind der Annäherung des Sollens an das Können unter Umständen organisatorische, finanzielle, strukturelle oder personelle Grenzen gesetzt; auch ist eine völlig stress- und belastungsfreie Arbeitssituation kaum denkbar.

Zum Verhältnis von Wollen und Können

Für eine den Einzelnen und den Dienstherrn zufrieden stellende Arbeitssituation ist neben der Passung von Sollen und Können auch die Frage von Bedeutung, ob jemand will, was er kann, und kann was er will. Das Verhältnis von Wollen und Können betrifft Aspekte der **Motivation**.

Die Balance zwischen Wollen und Können ist eine wichtige Voraussetzung für die psychische Gesundheit. Dazu tragen u. a. bei

- eine realistische Einschätzung der eigenen Fähigkeiten und Ressourcen
- angemessene Vorstellungen über die Veränderbarkeit von Situationen und Verhaltensweisen von Personen

---

10 Die Ergebnisse der Befragung frühpensionierter Lehrkräfte im *Projekt Lehrergesundheit* enthalten eindeutige Hinweise darauf, dass die Coping-Strategie frühpensionierter Lehrkräfte hauptsächlich die emotionale Reaktion „Wut, Ärger, Angst" umfasst, während die Alterspensionäre vorrangig „aktive Problemlösung" betreiben.

- zu den eigenen Fähigkeiten passende Ansprüche und Erwartungen an sich selbst, verbunden mit gesundheitsdienlichen Maßstäben für Erfolg und Selbstwirksamkeit
- Selbstdisziplin bei der Übernahme von zusätzlichen Aufgaben und Verpflichtungen

Auch hier lassen sich zwei Risikokonstellationen ausmachen: Selbstüberforderung und Selbstverwöhnung.

Selbstüberforderung

Selbstüberforderung bedeutet: Jemand will ständig körperlich oder psychisch mehr leisten und erreichen, als es aufgrund seiner Fähigkeiten oder angesichts der Verhältnisse möglich ist (vgl. Muster A in Kap. 6 S. 101).

Sofern mit einer solchen Diskrepanz konstruktiv-offensiv umgegangen werden kann und sie als **positive Herausforderung** im Sinne von „Hoffnung auf Erfolg" betrachtet wird, könnte sie Antrieb für eine kontinuierliche Weiterentwicklung der Kompetenzen sein. Gleichwohl besteht die Gefahr einer Selbstüberforderung mit physischen und/oder psychischen Gesundheitsrisiken.

Ein nicht dem Wollen adäquates Können oder Gelingen kann jedoch auch als **persönliches Versagen** erlebt werden. Wenn der Betreffende trotz der immer wieder erfahrenen Misserfolge seine Ziele nicht ändert, sondern sich an seinem Ungenügen bzw. sich an den von ihm nicht zu verändernden Personen oder „Umständen" aufreibt und verzweifelt, verschleißt er sich auf Dauer selbst.

Insbesondere bei sozialen Berufen besteht die Gefahr des Überengagements und der Aufopferungsbereitschaft für andere Menschen. Der Bildungs- und Erziehungsauftrag ist „nach oben offen" (Schönwälder 1997, S. 190); die Grenze muss jede Lehrkraft für sich selbst ziehen. Zudem ist der Erfolg von Bemühungen, zum Wohl anderer Menschen wirksam zu sein, von der Mitwirkung ebendieser

Menschen abhängig; ein Klempner ist nicht darauf angewiesen, dass das Wasserrohr mit ihm zusammenarbeitet. Menschen hingegen entscheiden in eigener Verantwortung und nach eigenen Interessen; ihre Reaktionen sind nur begrenzt planbar, voraussehbar oder berechenbar. Wer dies als Lehrkraft nicht in seine beruflichen Zielvorstellungen, sein Berufsbild einbezieht und die Erwartungen an seine Selbstwirksamkeit entsprechend beschränkt, läuft Gefahr, sich zu erschöpfen und auszubrennen (vgl. Kap. 3 S. 51 ff. in diesem Band).

Eine besondere Rolle im Kontext von Selbstüberforderung spielen die so genannten **inneren Antreiber**. Damit sind Grundhaltungen oder „Glaubenssätze" gemeint, deren wir uns selten bewusst werden; wir haben sie durch Erziehung, über Modellpersonen oder aufgrund eigener Erfahrungen internalisiert. Solche inneren Antreiber sind z. B.

- Fehler machen ist schlimm: Sei perfekt!
- Zeit ist kostbar: Mach schnell!
- Schwächen zeigt man nicht: Sei stark!
- Du bist nur was, wenn du was leistest: Arbeite!
- Lass dich nicht hängen: Reiß dich zusammen!
- Alle sollen dich mögen: Mach es allen recht!
- Lass dir nichts gefallen: Wehr dich!

Daneben sind auch berufsspezifische irrationale Leitsätze verbreitet, z. B. „Ein Lehrer muss alle Schüler gleich gern haben" oder „Ein guter Lehrer kommt mit allen Schülern zurecht". Sie wirken in die alltäglichen Handlungen hinein, setzen Prioritäten, bilden Maßstäbe für die Bewertung des eigenen Verhaltens und des Verhaltens anderer Personen. Aufgrund ihrer Allgemeingültigkeit und Unbegrenztheit bergen sie ein ständiges Risikopotenzial für Selbstüberforderung einerseits und für Enttäuschungen und Erfahrungen von Misserfolg und Unzulänglichkeit andererseits.

Selbstverwöhnung

Selbstverwöhnung bedeutet: Ich könnte eigentlich mehr leisten als ich möchte.

Zu Selbstverwöhnung kann es z. B. durch mangelndes Vertrauen in die eigenen Fähigkeiten kommen oder wenn sich durch negative Erfahrungen Angst vor Versagen entwickelt hat, nach dem Motto: „Nimm dir nichts vor, dann geht dir auch nichts schief." Die **ängstliche Vermeidung von Fehlern und Misserfolgen** stellt eine psychische Beanspruchung dar, die langfristig zu gesundheitlichen Beeinträchtigungen führen kann. Dieses Grundmuster verhindert zudem zuverlässig Freude und Befriedigung über Erfolge, insbesondere wenn positive Ereignisse nicht der eigenen Person, sondern dem Zufall oder Glück zugeschrieben werden.

Selbstverwöhnung kann auch auf eine Einstellung hinweisen, die auf Schonung und Minimalismus gegenüber Anstrengung und Leistung bedacht ist (vgl. Muster S in Kap. 6 S. 100 f.). Möglicherweise liegen ihr Erfahrungen zugrunde, sich für Erfolg und Anerkennung nicht besonders anstrengen zu müssen; vielleicht ist die persönliche Wertehierarchie auch stärker auf Genießen und Lust als auf Leistung und Erfolg orientiert. Sofern diese Einstellung keine nachteiligen Konsequenzen durch Vorgesetzte, Kollegenschaft oder „Kunden" hat, stellt sie wohl kein gesundheitsgefährdendes Risiko dar; ob sie zu Berufszufriedenheit führt, sei dahingestellt.

Ratschläge zur besseren Abstimmung zwischen Wollen und Können entsprechen den Empfehlungen von Schaarschmidt für die Risikomuster A und B (siehe Kap. 6 S. 101 ff. in diesem Band).

Zum Verhältnis von Wollen und Sollen

Wollen und Sollen handeln von einem anderen Motivationsaspekt: der **Identifikation mit dem Arbeitsauftrag** und den Bedingungen, unter denen er ausgeführt werden soll. Selbst bei ausgewogenem Verhältnis von Sollen und Können bzw. Können und Wollen müssen Wollen und Sollen nicht unbedingt übereinstimmen.

Zwar sollte man grundsätzlich davon ausgehen können, dass jemand will, was er soll, wenn er einen bestimmten Beruf oder Arbeitsplatz gewählt hat; dennoch kann es – insbesondere über längere Zeitspannen hinweg – zu unterschiedlichen Entwicklungsverläufen von Sollen und Wollen kommen, z. B. durch

- mangelnde Vorinformation über die Quantität und Qualität der Anforderungen und Belastungen
- inhaltliche Änderungen im Berufsbild
- unüberbrückbare Spannungen mit Vorgesetzten, der Kollegenschaft und – im Falle des Lehrberufs – auch der Schüler- und Elternschaft
- unterschiedliche Interpretation des Bildungs- und Erziehungsauftrags, etwa hinsichtlich des Stellenwerts von Erziehung und Wissensvermittlung
- Diskrepanzen zwischen institutionellen und individuellen Wertvorstellungen
- unerfüllte Erwartungen in Bezug auf Unterstützung oder durch Handlungseinschränkungen („Nicht-Dürfen") bei der Erfüllung des beruflichen Auftrages durch den Dienstherrn oder durch Vorgesetzte (vgl. Kap. 4 S. 69 ff. in diesem Band).

Je nach Reaktion des Dienstherrn kann ein Auseinanderklaffen von Wollen und Sollen psychische Belastung und Beanspruchung bedeuten.

Mehr Wollen als Sollen: Soll-Übererfüllung

Belastungen und Unzufriedenheit mit der Folge von gesundheitsschädigender Beanspruchung können auch dann entstehen, wenn jemand mehr will und tut, als er soll – und dafür Unverständnis und sogar Undank erntet. Dazu kann es z. B. kommen, wenn die Erwartungen an den Auftragnehmer nicht klar definiert sind und dieser zur Vermeidung von Unannehmlichkeiten über den geforderten Einsatz hinausgeht oder wenn das eigene Berufsethos zu selbstüberforderndem Engagement und zu unkritischer Verantwortungsübernahme führt (vgl. Wollen/Können).

Eine Lehrerin beispielsweise, die sich über das verlangte Maß hinaus für schwierige Schüler engagiert, kann in ihrer Enttäuschung über undankbare oder gar ansprüchliche Reaktionen seitens der Schüler, Kollegen, Eltern, Vorgesetzten verbittert werden – es sei denn, sie bekommt von dritter Seite soziale Unterstützung oder kann auf andere Energiequellen und Anreize zurückgreifen, z. B. auf die Erfüllung humanitärer, religiöser Werte.

Zur Harmonisierung von Wollen und Sollen

Das Sollen lässt sich wie dargestellt – zumindest in Grenzen – beeinflussen und verändern; auch hier ist Verhältnismanagement gefragt.

Dass man dem eigenen Wollen nicht hilflos ausgeliefert ist, muss nicht betont werden.

Aber auch der Dienstherr und seine Repräsentanten können auf das Wollen der Lehrer einwirken: Personalentwicklung und Personalpflege, z. B. durch Anerkennung und Wertschätzung für erfolgreiche Arbeit, Anreize und Gratifikationen, Förderung und Beförderung sind Möglichkeiten, die Motivation zu erhalten und die Identifikation zu stärken. In analoger Weise können auch Kollegien eine positive oder negative Funktion in Bezug auf das Wollen des Einzelnen haben.

Abschließende Bemerkung

Die Frage, in welchem Maß und ob überhaupt eine ungünstige Relation von Sollen – Wollen – Können zu einer psychischen Beanspruchung führt, wird entscheidend davon beeinflusst, welche Beziehungen zwischen den beteiligten Personen bestehen. In einem wohlwollenden Klima zwischen Vorgesetzen und Mitarbeitern wird sich etwa eine Überforderungssituation psychisch weniger belastend auswirken als in einem auf Misstrauen

und Fehlersuche begründeten Arbeitsverhältnis – und wo soziale Unterstützung zwischen Kollegen herrscht, werden positive Selbstwirksamkeitserfahrungen häufiger auftreten und die Gefahr von Burnout verringert.

Zusammenfassung

Die Einrichtung des *Projektes Lehrergesundheit* mit dem Schwerpunkt auf der Prävention erweist sich zunehmend als geglückter Versuch, das Bewusstsein von Lehrkräften, Schulleitungen und Angehörigen der Schulaufsicht hinsichtlich Erhalt und Förderung von Gesundheit, Arbeitszufriedenheit und Leistungsfähigkeit in ihrem Verantwortungsbereich sowie für sich selbst zu schärfen. Dass das *Projekt Lehrergesundheit* an der Schulaufsicht angesiedelt ist, betont den amtlichen Charakter der Maßnahmen und vereinfacht die Kommunikation innerhalb der Schuladministration.

Allerdings ist es für die Akzeptanz eines solchen Projektes unerlässlich, dass es nicht nur auf Verhaltensmanagement setzt, sondern gleichermaßen die Notwendigkeit von Veränderungen auf der Ebene der Einzelschule und im System hervorhebt. Letzteres ist angesichts der Finanzlage kaum realisierbar, muss aber immer wieder in Erinnerung gebracht werden. Ein größerer Veränderungsspielraum besteht für das Kollegium und die Schulleitung einer einzelnen Schule.

Kollegien setzen sich zunehmend mit ihrer schulinternen Arbeitssituation auseinander und räumen der Lehrergesundheit einen wichtigen Stellenwert ein. Auch die hohe Motivation zur Teilnahme an dem erwähnten Lehrertag „Belastung und Gesundheit" zeigt dies. Wie wir aus den schriftlichen Rückmeldungen von mehr als 50 % der Teilnehmer wissen, haben sie zu gleichen Anteilen nach Hilfe für die individuelle Belastungssituation und nach Anregungen und Informationen für die schulinterne Auseinandersetzung mit der Thematik gesucht, sei es als Lehrkraft, als Schulleiter oder Personalvertreter.

Eine Schule mit hohen Qualitätsstandards leistet einen unverzichtbaren Beitrag zur psychischen Gesundheit nicht nur der Lehrkräfte, sondern auch der Schüler und der Schulleitung. Ein didaktisch und methodisch fundierter, lernanregender Unterricht, Kooperation mit Eltern, soziale Unterstützung im Kolle-gium, menschenfreundlicher Führungsstil und Umgangston, gepflegte Klassenzimmer, interkulturelle Bildung, ein gemeinsames Schulethos – dies alles sind Elemente, die zur Reduzierung von Belastungen und zum Erhalt sowie zur Förderung von Gesundheit, Arbeitszufriedenheit und Leistungsfähigkeit notwendig sind und in der Regie der Einzelschule realisiert werden können.

16

Lehrer in ambulanter psychotherapeutischer Behandlung

Carl Thora

Einleitung

Nachstehend wird die Situation von Lehrern in der ambulanten Psychotherapie aus der Perspektive eines niedergelassenen Psychotherapeuten geschildert. Der Autor des Kapitels ist Facharzt für Psychotherapeutische Medizin mit der Ausrichtung Verhaltenstherapie und betreibt im Rahmen eines Tinnitus-Beratungszentrums eine psychotherapeutische Praxis im Großstadtmilieu. Der inhaltliche Schwerpunkt der Praxis liegt auf der Behandlung von Patienten mit chronischen Ohrgeräuschen, dem so genannten Tinnitus. Entsprechend dieser selektiven Perspektive kann kein Anspruch auf repräsentative und umfassende Darstellung der Thematik erhoben werden. Systematische Erhebungen zur Problematik ambulant psychotherapeutisch behandelter Lehrkräfte gab es bislang – ungeachtet der Brisanz des Themas – nicht, was den hier vorgenommenen exemplarischen Ansatz rechtfertigt.

In meiner Praxis sind Lehrer mit einem Anteil von 15–20 % vertreten, in der Regel älter als 50 Jahre. Verglichen sowohl mit dem Anteil an der Gesamtbevölkerung als auch mit dem Berufsspektrum der übrigen Patienten sind Lehrer damit in der Praxis deutlich überrepräsentiert. Relativ zu Patienten anderer Berufsgruppen imponieren Lehrer hinsichtlich folgender Aspekte: Zum einen fällt auf, dass der Beruf überdurchschnittlich häufig, meist spontan, als auslösender Faktor für die Entwicklung der Symptomatik genannt wird und in der Therapie dann eine entscheidende Rolle spielt. Zum anderen beschreiben diese Lehrer nahezu durchgängig, dass im Verlauf der letzten Jahre die Situation an den Schulen zunehmend schwieriger geworden sei. Hier wird der deutlich steigende Anteil an fremdsprachigen Schülern genannt, zusätzlich häufen sich Schüler, bei denen die sozialen Verhältnisse und sozialen Fertigkeiten auffällig schlecht seien. Als letzter Punkt wird ein gesteigertes Anspruchsniveau seitens der Eltern aufgeführt.

Wie kommen die Lehrer in die Praxis?

In Deutschland besteht (noch) das Prinzip der freien Arztwahl. In besonderem Maße gilt dies für Lehrer, die in der Regel eine private Krankenversicherung haben. Prinzipiell können die Patienten sich also ihre Behandler selbst aussuchen; dies geschieht jedoch eher selten. In den meisten Fällen kommen die Patienten auf Empfehlung von Kollegen oder sie werden von Ärzten anderer Fachrichtungen mit der Bitte um Weiterbehandlung überwiesen, wenn die therapeutischen Mittel der anderen Fachrichtungen ausgeschöpft sind bzw. wenn eine klare psychische Komponente bei den Beschwerden sichtbar wird.

Ein Problem hierbei ist der „schlechte Ruf" von Psychotherapie in Deutschland. Im Gegensatz zum angelsächsischen Sprachraum bestehen gerade in Deutschland zwar meist unbegründete, jedoch in der Regel massive Vorbehalte gegen eine Psychotherapie. Patienten schildern, dass die Erwähnung einer Psychotherapie noch zur Stigmatisierung im Kollegenkreis führt; daher verschweigen die meisten eine psychotherapeutische Behandlung. Auch bei Lehrern ist dieses häufig, wenn auch tendenziell vielleicht etwas geringer ausgeprägt als bei den übrigen Patienten. Soweit es die Patienten selbst betrifft, lassen sich Vorurteile gegenüber der Psychotherapie zumeist im Laufe der Behandlung schnell auflösen.

Worunter leiden in der psychotherapeutischen Praxis behandelte Lehrer?

In der Psychiatrie bzw. Psychotherapie ist es – entsprechend den Grundlagen der ICD-10 (HInternationale Klassifikation der Krankheiten – siehe auch S. 16 ff. in diesem Band) – üblich, Diagnosen auf symptomatischer Ebene zu stellen. Das bedeutet, dass eine Diagnosestellung rein aufgrund der Beschreibung der vorliegenden Symptome erfolgt. Da der Schwerpunkt meiner Praxis in der Behandlung des Tinnitus liegt, steht dieser an erster Stelle der Diagnosen. Es wird allerdings nicht der Tinnitus als solcher behandelt, sondern die durch ihn hervorgerufenen psychischen Symptome, wie Depressionen, Angststörungen und Schlafstörungen. Seitens der psychiatrischen Diagnosen stehen bei den Lehrer-Patienten depressive Störungen im Vordergrund, die je nach Ausprägung entweder als depressive Anpassungsstörungen, Dysthymie oder als depressive Episode diag-

nostiziert werden. Häufig sind auch so genannte somatoforme Störungen. Dies sind Störungen, bei denen über körperliche Beschwerden geklagt wird, für die sich bei körperlichen Untersuchungen keine resp. keine die Problematik hinreichend erklärenden organischen Befunde finden lassen, etwa Schmerzsymptome sowie verschiedene körperliche Symptome (im Sinne von somatoformen oder anderen funktionellen Störungen, etwa Reizdarm u. a.). Wiederholt finden sich auch die so genannten Anpassungsstörungen. Das sind Störungen, die als Folge einer fehlerhaften Anpassung auf belastende Ereignisse auftreten (etwa berufliche Konflikte – hier ist als Stichwort „Mobbing" zu nennen) und die sich in der Regel mit einer ängstlichen bzw. depressiven Symptomatik äußern, welche jedoch nicht schwer genug ausgeprägt ist, um die Diagnose einer Angst- oder depressiven Störung zu geben.

Die Diagnose nach ICD-10 sagt jedoch noch nichts darüber aus, wie es dazu gekommen ist, also auf welchem Hintergrund es zur Entwicklung einer Symptomatik gekommen ist. Für das Verständnis sinnvoll ist hier ein alter Lehrsatz aus der Tiefenpsychologie, der sinngemäß sagt: *Eine psychische Störung ist der unteroptimale Versuch der Bewältigung eines Konfliktes.* Das bedeutet: Eine gewisse Konstellation, sei es aus äußeren Umständen oder aus inneren Einstellungen, führt zu einem Konflikt, der die Lösungsmöglichkeiten des Betroffenen übersteigt. Um aus der akuten Konfliktsituation herauszukommen, folgt die Entwicklung psychischer Symptome. Ein Beispiel für eine solche Situation ist die – bei Lehrern häufig anzutreffende – fatale Kombination aus einer leistungsorientiert-perfektionistischen Grundhaltung und einer beruflichen Überlastungssituation. Jemand mit einer solchen Grundhaltung wird eher nicht in der Lage sein, sich eine Überforderung einzugestehen, sondern versuchen, diese durch Mehrarbeit zu bewältigen. Dies geht nur bis zu einem gewissen Punkt und ändert dauerhaft nichts an der Situation. Somit steht die Person in einer permanenten Überforderungssituation, aus der ein Herauskommen oft nur durch Krankheit möglich ist.

Im Verlauf der letzten Jahre haben sich biopsychosoziale Störungsmodelle durchgesetzt. Hier wird neben der Symptomatik auch eine Betrachtung der biologischen und psychischen Grundvoraussetzungen und des sozialen Umfeld des Patienten in die Überlegungen mit einbezogen. Hiervon ausgehend kann eine funktionale, das Bedingungsgefüge der Störung berücksichtigende Analyse der Problematik vorgenommen werden. Diesbezüglich finden sich bei den erkrankten Lehrern typische Konstellationen:

Zum einen solche, bei denen die bereits erwähnte **leistungsorientierte Grundhaltung** im Mittelpunkt steht. Abgesehen davon, dass die Leistungsorientierung aktuell in der Gesellschaft erheblich überbetont wird, dient diese Haltung dem Einzelnen häufig zur Stabilisierung seines Selbstwertgefühles. Dies lässt sich in der Regel lerngeschichtlich herleiten. Vereinfacht gesagt erfahren leistungsorientierte Personen häufig eine „Verstärkung" (also positive Zuwendung und Lob) für gute Leistungen und Ablehnung für schlechte oder durchschnittliche Leistungen. Die Person erlebt sich somit vor allem aufgrund ihrer Leistung bewertet. Dies kann wiederum dazu führen, dass das Selbstwertgefühl nur – oder fast ausschließlich – über Leistung definiert wird. Im täglichen Leben funktioniert dies so lange, wie man in der Lage ist, die Leistung zu erbringen. Aber was geschieht, wenn man in eine Überlastungssituation gerät?

Im Lehrerberuf sind Überlastungssituationen systemimmanent vorprogrammiert: Lehrer haben ja neben der reinen Vermittlung der Lerninhalte unter anderem die Aufgabe, ihre Schüler auf das Leben vorzubereiten und an der Persönlichkeitsgestaltung mitzuwirken („*non scholae, sed vitae discimus*"). Gerade die beiden letzten Bereiche sind nicht klar definierbar und abgrenzbar, was bei entsprechender perfektionistischer Anspruchshaltung der Lehrer an sich selbst – wobei auch die von

der Gesellschaft an die Lehrer herangetragenen Erwartungen einen Beitrag leisten – Überlastung vorprogrammiert.

Verwandt hiermit sind Konstellationen, die durch **mangelnde Abgrenzungsfähigkeit** zu charakterisieren und bei Lehrern in der psychotherapeutischen Praxis ebenfalls überdurchschnittlich häufig zu beobachten sind. Den betreffenden Personen fällt es schwer, eine klare Grenze zu ziehen, sowohl auf emotionaler Ebene als auch im Kontext äußerer Anforderungen. Die Übernahme von Aufgaben ist meist mit sozialer Anerkennung, zumindest aber dem Vermeiden von Konflikten verbunden. Aufgaben abzulehnen birgt umgekehrt die Gefahr atmosphärischer Belastungen, was einerseits Selbstsicherheit und soziale Kompetenzen erfordert, um diese Differenzen zu klären, und andererseits dazu führen kann, dass man von anderen für egoistisch gehalten wird. Gehen die Betreffenden diesen Problemen – mit unterschiedlichen individuellen Akzenten – aus dem Wege, führt dies längerfristig zu einer Anhäufung von Aufgaben und Überforderung. Bezüglich der emotionalen Abgrenzung ist es im Lehrerberuf schwer, eine „richtige" Balance zwischen Mitgefühl, Anteilnahme und auch Verantwortungsübernahme einerseits sowie emotionaler Abgrenzung bis zur Abschottung andererseits zu finden.

Zusammenfassend ist festzustellen, dass bei Lehrern Überlastungen (aufgabenspezifisch oder emotional) häufig sind, die sich in der Regel über viele Jahre entwickeln und oft von dysfunktionalen Grundüberzeugungen getragen werden. Oft besteht gleichzeitig eine mangelnde Wahrnehmungsfähigkeit bezüglich der eigenen Person, ihrer Bedürfnisse und vor allem ihrer Grenzen. Symptome wie Kopfschmerzen, Magen-Darm-Probleme oder Antriebsmangel und Erschöpfung finden sich meist lange Zeit vor dem manifesten Ausbruch der psychischen Störung; auffällig ist eine geradezu hartnäckige Weigerung, auf den eigenen Körper und dessen Signale zu achten.

Der Ablauf der Behandlung

Formal gibt es im Rahmen der **Verhaltenstherapie** zwei Möglichkeiten der Behandlung:

1. die so genannte Kurzzeittherapie mit (gemäß den Beihilfevorschriften) maximal 10 Therapiestunden, was zusammen mit den probatorischen Sitzungen insgesamt 15 Therapiestunden ergibt,
2. die so genannte Langzeittherapie mit 40 Therapiestunden; mit den probatorischen Sitzungen somit insgesamt 45 Stunden.

Als probatorische Sitzungen werden die ersten 5 Therapiestunden bezeichnet. Wie aus dem Namen ersichtlich geht es um die „Probephase", in der geklärt wird, ob und inwieweit eine Psychotherapie indiziert ist, ob das gegebene Behandlungsverfahren Erfolg versprechend ist und ob eine tragfähige therapeutische Beziehung zwischen Patient und Therapeut etabliert werden kann.

In der Regel erfolgen die Therapiegespräche im wöchentlichen Abstand, sodass eine Kurzzeittherapie sich auf ca. 4 Monate und eine Langzeittherapie auf ca. 1 Jahr beläuft. Zusätzlich besteht die Möglichkeit, eine Kurzzeittherapie in eine Langzeittherapie umzuwandeln und eventuell eine Verlängerung um 20 Stunden zu beantragen. In Fällen, in denen die Symptomatik sehr stark ausgeprägt ist, wird eine Einweisung zu einer stationären Behandlung, z. B. in eine psychosomatische Fachklinik, beantragt.

In Deutschland gibt es das so genannte **Gutachterverfahren.** Das bedeutet, der Therapeut muss einen Antrag auf Kostenerstattung für die Therapie (sowohl für den ambulanten als auch für den stationären Bereich) stellen. Dieser Antrag wird von der Krankenkasse bzw. der Beihilfestelle an einen Fachgutachter weitergeleitet, der dann gegebenenfalls die Therapie genehmigt.

Die **Behandlung** läuft in mehreren aufeinander aufbauenden Stufen ab: Zu Beginn stehen die Anamneseerhebung, also die Krank-heitsgeschichte und die Diagnosestellung. Dann wird die funktionelle Analyse der Symptomatik und der Lebensumstände durchgeführt. Aus dieser leitet sich eine Zielvereinbarung ab mit Absprache der konkret zu erreichenden Therapieziele. Die eigentliche Behandlung erfolgt dann mittels dezidierter Strategien, die unter anderem eine Reflexion der eigenen, die jeweilige Problematik begünstigenden Verhaltensmuster und die Konzeption sowie Umsetzung alternativer Möglichkeiten beinhalten können. Vielfach stehen Schritte zur Symptom- und/oder Konfliktbewältigung im Mittelpunkt. Den Abschluss bildet eine Wirksamkeitsüberprüfung, die auch therapiebegleitend durchgeführt wird und dann gegebenenfalls Anlass zu Korrekturen gibt.

Bei Lehrern ist aus therapeutischer Sicht die – auf entsprechenden Antrag hin – meist unproblematische stufenweise berufliche Wiedereingliederung günstig. Dies hat sich vor allem bei schwer Betroffenen mit längerer Krankschreibung bewährt. Bei mehreren meiner Patienten, die aufgrund unterschiedlicher Störungen über einen Zeitraum von mehr als 6 Monaten krankgeschrieben waren und für die ein übergangsloser Wiedereinstieg ins Berufsleben eine Überforderung dargestellt hätte, konnte durch eine stufenweise Eingliederung ein erfolgreicher Wiedereinstieg gesichert werden.

Der „schlechte Ruf" der Lehrer

Im Gespräch ambulanter Therapeuten untereinander eilt Lehrern häufig ein eher schlechter Ruf voraus. Dieser begründet sich vor allem darin, dass meistens ein erheblicher Teil der Problematik auf den Grundeinstellungen (Leistungsorientierung, Perfektionismus) beruht, die dann in der Therapie unter Umständen in hohem Anspruchsniveau und schlechter Beeinflussbarkeit zum Tragen kommen, und dass die Lehrer – bedingt durch die pädagogisch-psychologischen Anteile ihrer Ausbildung – häufig eine Tendenz zum „Besser-Wissen" aufweisen. Zudem kommen Lehrer in der Regel erst dann zur Behandlung, wenn das Störungsbild bereits in erheblichem Maß chronifiziert ist. Je länger eine Störung besteht, desto schwieriger ist sie üblicherweise therapeutisch zu beeinflussen. Auf der anderen Seite ist hierdurch jedoch der Leidensdruck in der Regel so groß, dass die Betroffenen über eine hohe Therapiemotivation verfügen. Nach meiner Erfahrung mit den Patienten ist dieser „schlechte Ruf" zumeist unbegründet und die skizzierten Problemaspekte durch ein strukturiertes Vorgehen zu umgehen, bei dem die Patienten aktiv in die Zielgestaltung eingebunden werden.

Demgegenüber gibt es eine ganze Reihe von Vorteilen bei der ambulanten Behandlung von Lehrern. Oft sind diese – relativ zu Vertretern anderer Berufe – hinsichtlich ihrer Introspektionsfähigkeit sehr differenziert. Das könnte wohl durch die psychologisch-pädagogischen Ausbildungsbestandteile mit bedingt sein. Die Terminvergabe ist meist einfach, da die hauptsächliche Unterrichtstätigkeit am Vormittag liegt. Da Lehrer durch den Beamtenstatus über eine gute soziale Absicherung verfügen, kann bei schwerer Betroffenen in der Regel eine Reduktion der Unterrichtsstunden und somit der beruflichen Belastung erreicht werden. Auch die Möglichkeiten für eine stufenweise Wiedereingliederung (s.o.) sind im Vergleich zu anderen Berufsgruppen zumeist gut. Ein deutlicher Vorteil für die ambulanten Therapeuten liegt zudem im Versicherungsstatus der Lehrer, die ja in der Regel über die Beihilfe und privat krankenversichert sind. Gegenüber den gesetzlich Versicherten bedeutet dies finanzielle Vorteile von etwa 30–50 Prozent je Therapiestunde (vgl. Zepf et al. 2003).

Behandlungsergebnisse

Auf der Basis von Fällen einer einzelnen Praxis kann keine repräsentative Darstellung von ambulanten Therapieverläufen psychosomatisch erkrankter Lehrpersonen gegeben werden. Zusätzlich muss berücksichtigt werden, nach welchen Kriterien eine Besserung beurteilt wird, da zum einen das Ausmaß der Störungen nicht unbedingt mit der subjektiven Beeinträchtigung korreliert und sich zum anderen die Frage stellt, ob es als ein „guter Therapieverlauf" zu werten ist, wenn ein belasteter Lehrer in Frühpension geht und dabei subjektiv eine Linderung seiner Beschwerden erlebt.

Auf der **Symptomebene** lassen sich schätzungsweise bei über 80 % der Lehrer deutliche Verbesserungen erzielen. Hinsichtlich der **Berufstätigkeit** ergeben sich folgende Verläufe: Insgesamt sind die Störungen bei einem Drittel der Patienten so gelagert, dass eine berufliche Wiedereingliederung nicht gelingt und eine Frühpensionierung angestrebt wird. Bei einem weiteren Drittel kommt es zu einer dauerhaften Reduktion der Unterrichtsstunden. Ein letztes Drittel ist – mit oder ohne stufenweise Wiedereingliederung – schließlich in der Lage, der Berufstätigkeit wieder in vollem Umfang nachzugehen.

Die Gefahren der Frühpensionierung

Lehrer, die eine Frühpensionierung anstreben, legen nicht selten die ganze Hoffnung auf ihre Pensionszeit („wenn die Schule erst einmal vorbei ist, dann wird alles gut"). Findet die Pensionierung dann statt, tritt für eine relativ kurze Phase von einigen Monaten tatsächlich eine enorme Erleichterung durch den Fortfall der Belastung ein. Allerdings kommt es sehr häufig nach diesen ersten Monaten zu einer erneuten Verschlechterung, vor allem bei den Lehrern mit einer ausgeprägten leistungsorientierten Grundhaltung. Dies erklärt sich daraus, dass durch den Fortfall der beruflichen Belastung zwar eine Erleichterung erreicht wird, aber gleichzeitig auch die so genannten positiven Verstärker wegfallen, was zu teilweise erheblichen Einbrüchen im Selbstwertgefühl führt. Zudem gilt gemeinhin: Eine berentete Neurose ist inkurabel. Dies bedeutet, dass die Beschwerden, die ja als Grund für die Pensionierung angesehen werden, sozusagen unbewusst aufrechterhalten werden müssen, da ansonsten der Grund und die innere Rechtfertigung für die Pensionierung entfällt. Diese Aspekte sollten im Rahmen der Therapie frühzeitig angesprochen werden.

Fallbeispiele

Patientin A ist eine 28-jährige Lehrerin an einer Gehörlosenschule, im zweiten Berufsjahr nach Abschluss des Referendariats. Sie lebt mit ihrem Partner in München, ist kürzlich zugezogen und hat sich aus einem sehr positiv beschriebenen Elternhaus gelöst; es besteht zudem eine gute soziale Einbindung in München. Die Patientin berichtet über ein Überforderungsgefühl im Umgang mit den behinderten Kindern, wobei sie zusammen mit den Eltern sehr in die erzieherische Tätigkeit eingebunden ist. Auf der Symptomebene beschreibt sie eine ausgeprägte depressive Symptomatik mit Antriebs- und Interessenverlust, massiver Grübelneigung sowie der Unfähigkeit, abschalten zu können. Ein vorbestehender Tinnitus wurde im Verlauf des letzten Jahres zunehmend schlimmer und führte zu Schlafstörungen, die wiederum das Gefühl der Erschöpftheit im Sinne eines Teufelskreises steigerten.

Dahinter findet sich eine ausgesprochene leistungsorientierte Grundhaltung mit massiv überzogenen Ansprüchen an sich selbst, die zur Kompensation von Defiziten in der sozialen Kompetenz und im Selbstwertgefühl dienen.

Im Rahmen der funktionellen Analyse wurden diese Zusammenhänge mit der Patientin besprochen. Auf Symptomebene erfolgte zudem eine antidepressive Therapie. Bezüglich der Hintergrundbedingungen wurde am Selbstwertgefühl der Patientin gearbeitet, einerseits über ein strukturiertes Training der sozialen Kompetenzen, andererseits über den Aufbau von positiven Verstärkern außerhalb des beruflichen Umfelds. Parallel wurde ein strukturiertes Programm zur Tinnitusbewältigung durchgeführt. Nach einer Therapiedauer von einem Jahr mit wöchentlichen Sitzungen ist die depressive Symptomatik der Patientin nahezu vollständig verschwunden, der Tinnitus ist in den Hintergrund getreten und wird als kompensiert eingeschätzt und die Patientin hat ein deutlich gesteigertes Selbstwertgefühl. Die Patientin hat gelernt, ihr überzogenes Anspruchsniveau zu reduzieren, was sowohl ihr selbst als auch ihren Schülern zugute kommt. Insgesamt ein als optimal zu bezeichnendes Therapieergebnis.

Patientin B, eine 58-jährige Realschullehrerin, wird seit 10 Jahren als mobile Reserve eingesetzt. Nach mehreren Bandscheibenvorfällen klagt sie über eine ausgeprägte Schmerzsymptomatik im Bereich der Rückens und der Extremitäten, die nur mit stärksten Schmerzmitteln zu lindern sind. Die Patientin ist bereits seit mehreren Monaten arbeitsunfähig. Zusätzlich besteht eine ausgeprägte depressive Symptomatik. Bezüglich der Hintergrundbedingungen wurde auch hier deutlich, dass die Patientin nahezu ihr gesamtes Selbstwertgefühl aus ihrer Leistung als Lehrerin bezog; außerdem bestand seit mehreren Jahren ein schwelender Partnerschaftskonflikt mit dem Ehemann, der aber von dem Ehepaar nicht erkannt wurde.

Die Symptomatik war derart ausgeprägt, dass eine ambulante Behandlung allein nicht ausreichte; daher wurde zunächst eine stationäre Therapie in einer psychosomatischen Fachklinik durchgeführt. Im Rahmen dieser stationären Behandlung konnten die Schmerzmittel abgesetzt und eine antidepressive Medikation angesetzt werden. Hierunter kam es zu einer leichten Besserung der Symptomatik. Insgesamt war die Störung jedoch so schwer, dass es bereits bei geringeren Belastungen zu einer Exazerbation der Beschwerden kam, sodass eine Berentung eingeleitet und durchgeführt wurde. Nach der Berentung zeigte sich zunächst eine Besserung, nach kurzer Zeit jedoch war der Verlust der positiven Verstärker deutlich zu bemerken. Gleichzeitig trat der Partnerschaftskonflikt in den Vordergrund, und zwar in einem solchen Ausmaß, dass sich das Ehepaar zu einer Paartherapie entschloss.

Diese zeigte sehr gute Wirkung, sodass sich die häusliche Situation deutlich entspannte. Nach wie vor problematisch war jedoch der Selbstwertverlust der Patientin, der nur sehr schwer zu kompensieren war und immer wieder zu Exazerbationen der depressiven Symptomatik führte. Die leistungsorientierte Grundhaltung konnte von der Patientin zwar auf rationaler Ebene durchaus hinterfragt werden, auf der emotionalen Ebene tat sich die Patientin mit einer Reduktion der Grundhaltung jedoch weiterhin sehr schwer. Erst durch die Aufnahme einer karitativen Tätigkeit konnte das Selbstwertgefühl der Patientin wieder stabilisiert werden. Hier besteht jedoch die Gefahr einer erneuten Übernahme von zuviel Verantwortung, sodass die langfristige Prognose nur eingeschränkt positiv zu beurteilen ist.

Patientin C ist eine 55-jährige Lehrerin an einer Sonderschule mit über 30 Jahren Berufserfahrung. Sie ist verheiratet, lebt gemeinsam mit dem Ehemann, der Pfarrer ist,

im Vorort einer Großstadt. Die soziale Einbindung ist sehr gut. Bedingt durch den Beruf des Ehemanns leidet die Patientin teilweise unter der Überlastung durch zu viele soziale Verpflichtungen. Nach einem Hörsturz mit bleibender einseitiger Hörminderung und der Entwicklung eines als quälend erlebten Tinnitus entwickelte sich schleichend eine psychische Symptomatik, die sich zunächst als Anpassungsstörung äußerte, im weiteren Verlauf jedoch verschlimmerte und zu einer massiven depressiven Symptomatik führte. Die Patientin beschrieb ein „totales Überforderungsgefühl" und litt – neben der depressiven Grundstimmung – vor allem unter deutlichen Antriebsstörungen, die jede Aktivität zur Qual werden ließen. Bezüglich der Hintergrundbedingungen fand sich auch hier eine deutliche leistungsorientierte Grundhaltung, gepaart mit der Unfähigkeit, eigene Emotionen wahrzunehmen und adäquat auszudrücken, sowie einer mangelnden Abgrenzungsfähigkeit gegenüber den Wünschen anderer und äußeren Anforderungen.

Die Patientin war über mehrere Monate hinweg krankgeschrieben. Aufgrund der Schwere der Symptomatik wurde zunächst ein 6-wöchiger stationärer Aufenthalt durchgeführt. Im Rahmen der stationären Behandlung besserten sich die depressive Symptomatik und die Beeinträchtigung durch den Tinnitus deutlich. In der anschließenden ambulanten Nachbetreuung lag der Schwerpunkt auf einer therapeutischen Beeinflussung der leistungsorientierten Grundhaltung und einem Ausbau der adäquaten Abgrenzungsfähigkeit im beruflichen und privaten Umfeld. Aufgrund der Schwere der Symptomatik und der Dauer der Krankschreibung wurde ein Antrag auf eine stufenweise Wiedereingliederung gestellt, der problemlos genehmigt wurde. Die Patientin arbeitete zunächst im reduzierten Kontingent mit 12 Wochenstunden für 3 Monate, anschließend erfolgte eine Erhöhung auf 17 Wochenstunden, ebenfalls für 3 Monate, danach die Vollbeschäftigung. Die Patientin stellte dann einen Antrag auf Altersteilzeitbeschäftigung ab dem 60. Lebensjahr.

Durch die langsame Wiedereingliederung konnten die in der Therapie erarbeiteten Fortschritte erfolgreich auch in das berufliche Umfeld übernommen werden.

17

Stationäre Behandlung psychosomatisch erkrankter Lehrer

Andreas Hillert, Dirk Lehr

Sind Lehrer unter psychosomatischen Patienten besonders häufig?

Zumindest bei vielen in psychosomatischen Kliniken arbeitenden Ärzten und Psychologen entsteht der Eindruck, dass Lehrer unter den Patienten überproportional vertreten sind. Ob Lehrpersonen tatsächlich relativ zu anderen Berufsgruppen öfter an psychosomatischen Störungen erkranken und/oder sich häufiger in ambulante und stationäre Therapiemaßnahmen begeben, lässt sich bislang allerdings kaum stichhaltig belegen. Wenn in der verhaltenstherapeutisch orientierten, medizinisch-psychosomatischen Klinik Roseneck (der einzigen Institution, die bislang diesbezügliche Zahlen veröffentlicht hat) aktuell pro Jahr mehr als 200 Lehrpersonen behandelt werden (Tab. 17-1), was knapp 10 % der Aufnahmen entspricht (Hillert et al. 2001a; 2001b; 2002), dann sagt diese Zahl für sich genommen wenig. Potenzielle Gründe, warum sich Lehrer in dieser oder einer anderen Einrichtung behandeln lassen, ließen sich viele finden. In jedem Falle zu viele, um aus den Dokumentationen einzelner Kliniken Aussagen allgemeiner Art ableiten zu können. Auch die Befunde von Weber (1998), wonach etwa die Hälfte aller Lehrpersonen, die in Bayern amtsärztlich zur Frage der Dienstfähigkeit begutachtet wurden, zuvor irgendeine Form einer stationären Behandlung durchgeführt hat, werfen kaum mehr als ein punktuelles Licht auf eine ansonsten weitgehend nebulöse Gesamtsituation. Neben privaten Krankenkassen wären es vor allem die Beihilfestellen, die aufgrund ihrer Zuständigkeit über ausreichendes Datenmaterial verfügen müssten, um diese Fragen zu beantworten. Soweit zu erfahren war, seien solche Statistiken jedoch bislang nicht erstellt worden; zum einen, weil dies aufgrund der Struktur der Datensätze nur mit hohem Aufwand möglich wäre, zum anderen, weil offenbar potenziell mit schwierigen Implikationen gerechnet wird. So bleibt nur zu hoffen, dass die mit solchen Statistiken argumentativ eng verknüpften gesundheitspolitischen Aspekte, die sehr direkt auch die Kostenträger selbst betreffen würden, diese zu einer berufsbezogenen Sichtung ihrer Daten motivieren.

Wenn man ausgehend von der eingangs formulierten Einschätzung postuliert, dass Lehrpersonen im Patientengut psychosomatischer Kliniken tatsächlich überrepräsentiert sind, stellt sich unmittelbar die Frage nach den Gründen. Neben den im Rahmen dieses Buches eingehend thematisierten schulischen Belastungen, die zu einer höheren Inzidenz von Erkrankungen führen könnten (vgl. Memorandum des BLLV 2002), bietet sich eine ganze Reihe möglicher (Teil-)Erklärungen für das Phänomen an. So könnten Menschen, die sich für den Lehrerberuf entscheiden, per se labiler und gegenüber psychosomatischen

Tab. 17-1 Stationäre Behandlung psychosomatisch erkrankter Lehrer in der medizinisch-psychosomatischen Klinik Roseneck, Prien, im Jahr 2002: soziodemographische Daten und Diagnosen.

	Insgesamt	Lehrerinnen	Lehrer
	206	133	73
		64.6%	35.4%
Alter (Jahre)	50,7±7,8	49,1±8,3	53,6±6,0*
in Vollzeit tätig	55.3%	45.1%	75.0%**
AU (Wochen/Jahr)	12,5±13,9	11,90±12,8	13,7±5.8
feste Partnerschaft	67.6%	62.5%	69.9%*
Globales Funktionsniveau (GAS) 0-100	58,4±11,3	58,3±11,8	58,6±10,4
Erstmanifestation vor... Jahren	7,0±8,1	7,8±8,7	5,7±6,8*
Erstdiagnosen (%) (ICD-10)			
Depression	67.1	67.1	67.1
Angststörung	9.2	8.5	10.9
Somatoforme Störung/Schmerzstörung	9.8	11.6	8.2
Essstörung	5.4	8.5	0.0
Andere	8.5	4.3	13.7
(Tinnitus)	(18.0)	(12.1)	(24.6)

* $p < 0.05$; p** < 0.01 (t-Test für unabhängige Stichproben)

Störungen anfälliger sein. Doch nicht nur die tatsächliche Häufigkeit an psychosomatischen Erkrankungen dürfte für die Inanspruchnahme psychotherapeutischer Angebote entscheidend sein. Erkennen die zunächst konsultierten Ärzte oder auch die Angehörigen der jeweils Betroffenen deren Problematik überhaupt als psychosomatisch bedingt, und wenn ja, unter welchen Voraussetzungen begibt sich der Betroffene dann in ambulante und schließlich in stationäre Behandlung? Die psychologische Vorbildung vieler Lehrer könnte mit einer höheren Sensibilität gegenüber psychischen Belastungen einhergehen. Dieses wiederum könnte bei ihnen in höherem Maße als bei anderen akademischen Berufsgruppen psychosomatisch ausgerichtete Krankheitsmodelle bedingen (vgl. Rudow 1994). Als Beamte sind Lehrer privat versichert und beihilfeberechtigt, was sie als Psychotherapiepatienten für Therapeuten finanziell attraktiv macht. Im Beruf unkündbar, dürfte es ihnen zudem leichter fallen, längere Ausfallzeiten für stationäre Behandlungen in Kauf zu nehmen, als in der freien Wirtschaft tätigen Personen. Der reale Stellenwert all dieser – und vieler anderer – Punkte, die sich in ihren Konsequenzen potenziell ergänzen und zumindest für sich betrachtet inhaltlich plausibel sind, bleibt derzeit offen. Systematische, berufsgruppenübergreifend angelegte Untersuchungen hierzu stehen aus.

Wie kommen Lehrpersonen in stationäre psychotherapeutische Behandlung?

Formale Voraussetzung für die stationäre Therapie ist die Einweisung respektive Attestierung (s.u.) durch einen Arzt, in der Regel einen Facharzt für Psychiatrie und Psychotherapie, psychotherapeutische Medizin oder der Nervenheilkunde (Tab. 17-2). Die Indikation wird meist dann gestellt, wenn bei einer schwer wiegenden psychischen Störung eine längere ambulante Behandlung nicht erfolgreich war und von deren Weiterführung keine neuen Akzente zu erwarten sind, oder aber wenn eine ambulante Behandlung von vornherein aussichtslos erscheint.

Die Einweisung in eine psychiatrische Akutklinik, etwa ein Bezirkskrankenhaus oder eine Universitätsklinik, erfolgt direkt mittels Ausstellung eines Einweisungsscheines. Bei psychosomatischen Fachkliniken, zumal wenn sie als „gemischte Krankenanstalten" auch Rehabilitationsbehandlungen (s.u.) anbieten, behalten sich die Kostenträger, Krankenkassen und Beihilfestellen, eine vorherige Prüfung vor. Der einweisende Arzt erstellt ein Attest, aus dem sich die Notwendigkeit der stationären psychosomatisch-psychotherapeutischen Behandlung ergibt. Dieses legt der Patient bei den Kostenträgern vor. Deren Gutachter nimmt dann zu dem Antrag Stellung. Unter Berücksichtigung dieses Votums geben schließlich die Kasse und die Beihilfestelle ihre Zusage oder verweigern sie (wobei Letzteres bei Beihilfestellen bislang höchst selten vorzukommen schien), entweder weil die Notwendigkeit der beantragten Maßnahme nicht überzeugte oder aber weil eine solche Behandlung im jeweiligen – von den Beiträgen her günstigeren – Versicherungstarif des Patienten ausgenommen war. Bei angestellten Lehrpersonen sind auch stationäre Rehabilitationsmaßnahmen in Betracht zu ziehen (s.u.). Gegen eine ablehnende Entscheidung des Kostenträgers ist Widerspruch, gegebenenfalls unter Vorlage ausführlicherer fachärztlicher Atteste, und letztlich juristische Klärung möglich.

So weit der formale Weg. Die **informellen Entscheidungsprozesse** dürften erheblich vielschichtiger sein. Gerade bei psychosomatischen Problemen ist die lineare Abfolge *„Arzt stellt Störung fest und verordnet stationäre Behandlung"* eher die Ausnahme. Viele Betroffene haben im Bekanntenkreis oder auch in den Medien von den Möglichkeiten einer stationären Behandlung gehört und selbst an verschiedenen Stellen Informationen eingeholt. Nicht selten sind es die Angehörigen, die Betroffene nachdrücklich zur stationären Behandlung motivieren bis drängen. In anderen – zumindest unter den in der Klinik Roseneck behandelten Lehrpersonen seltenen – Fällen gibt der Amtsarzt eine Anregung oder macht eine stationäre Behandlung zur Auflage im Sinne der (nicht immer glücklichen) „Rehabilitation vor Rente"-Setzung der Rentenversicherungsträger. Gelegentlich dürfte bei den Betroffenen die Entscheidung für eine stationäre Behandlung bereits mit Gedanken in Richtung Frühpensionierung verbunden sein, im Spektrum von „versuchen will ich es noch einmal" bis „dann hab ich schwarz auf weiß, dass bei mir nichts mehr geht". Entsprechend bewegt sich die Funktion der einweisenden Arztes zwischen einem Initiator und Motivator bis zum ausführenden Organ von Patientenanliegen. Solche komplex-interaktionellen Entscheidungsprozesse dürften – von der ersten Überlegung bis zur definitiven Antragstellung – in der Regel eher Monate denn Wochen dauern. Die Zahl der intervenierenden Variablen, wozu neben dem sozialen Kontext auch der jeweilige Versicherungstarif und die Existenz bzw. Nichtexistenz einer Krankenhaustagegeldversicherung gehören, ist beträchtlich. Tabelle 17-2 versucht hiervon zumindest einen Eindruck zu vermitteln. Die entsprechenden Angaben wurden jeweils bei Aufnahme anhand strukturierter Vorgaben er-

Tab. 17-2 Stationäre Behandlung psychosomatisch erkrankter Lehrer in der medizinisch-psychosomatischen Klinik Roseneck, Prien, im Jahr 2002: Zugangswege, organisatorische und versicherungstechnische Rahmenbedingungen.

	Lehrerinnen	Lehrer
Krankenhaustagegeldversicherung	48.1 %	52.9 %
Einweiser		
Hausarzt	36.1 %	21.9 %*
Facharzt	55.6 %	71.2 %*
Psychiater	17.3 %	19.2 %
sonstige	3.90 %	2.8 %
Vermittelt durch		
Einweiser	45.1 %	47.9 %
Niedergelassener Arzt	19.5 %	35.6 %*
Psychotherapeut	23.3 %	15.1 %*
sonstige	9.9 %	4.2 %
Aufmerksam auf Klinik R. geworden durch		
Hausarzt	12.6 %	9.6 %
Facharzt	33.9 %	41.1 %*
Psychotherapeut	22.0 %	13.7 %*
ehemalige Patienten	11.8 %	17.8 %
Medien	6.8 %	8.2 %
Internet	7.5 %	5.5 %
sonstige	15.9 %	21.8 %
Anzahl amb. Vorbehandler	2,4±4,1	1,7±1,6*

*p < 0.05 (t-Test für unabhängige Stichproben)

hoben. Hiernach fungiert der behandelnde Facharzt, zumeist aus dem Spektrum Psychiatrie – Psychotherapie – psychotherapeutische Medizin, gleichermaßen als Initiator der stationären Behandlung, als Vermittler und Einweiser. Hausärzte folgen hinsichtlich der Einweisung an zweiter Stelle. In mehr als der Hälfte dieser Fälle wussten die Lehrer-Patienten aber offenbar schon aus anderen Stellen über die Klinik Bescheid, der Hausarzt war hier gewissermaßen nur ausführendes Organ. Hinsichtlich einiger Punkte bestehen deutliche Unterschiede zwischen Lehrerinnen und Lehrern, wobei aber keine statistischen Korrekturrechnungen durchgeführt wurden und vergleichbare Daten anderer Institutionen fehlen. Demnach würden Lehrerinnen unter anderen etwas häufiger über den Hausarzt eingewiesen

und befänden sich häufiger in psychotherapeutischer Behandlung. Letzteres ließe sich
durch einen längeren Verlauf der Erkrankung
erklären, gegebenenfalls auch die höhere Zahl
von Vorbehandlern. Alle in diesem Absatz erwähnten Aspekte zusammengenommen –
auch wenn der jeweilige Stellenwert offen
bleibt – legen nahe, dass die schließlich in
psychosomatischen Kliniken aufgenommenen
Lehrpersonen hinsichtlich des Schweregrades
der Störung nicht zwangsläufig als die Spitze
des Eisberges, sondern eher als eine durch
komplexe Selektionsprozesse ausgefilterte
Gruppe anzusehen sind. Weiter gehende empirische Untersuchungen über die diese Prozesse realiter determinierenden Faktoren wä-

ren wichtig, um die an psychosomatisch erkrankten Lehrpersonen erhobenen Befunde
angemessen interpretieren zu können.

In der Klinik Roseneck spiegelt das Ge-
schlechterverhältnis der als Patienten aufgenommenen Lehrpersonen und deren Verteilung über die Schultypen in etwa die realen
Verhältnisse (Hillert et al. 1999). Im Vergleich
der erkrankten Gruppe mit einer nach Geschlecht, Alter und Schultyp parallelisierten
Gruppe gesunder Lehrpersonen fiel allerdings
auf, dass sozial weniger gut eingebundene,
ohne festen Partner lebende Lehrer unter den
Erkrankten überrepräsentiert sind (Tab. 17-3).
Bezüglich schulischer Parameter, wie Klassengröße, Schulort oder auch Berufsjahre re-

Tab. 17-3 Stationäre Behandlung psychosomatisch erkrankter Lehrer in der medizinisch-psychosomatischen Klinik Roseneck, Prien, im Jahr 2002: Lehrerpersonen ohne/mit fester Partnerschaft.

	Ohne festen Partner	Mit festem Partner
	66	138
Lehrerinnen	81.8%	56.5%**
Alter (Jahre)	49,0±9,7	51,6±6,7
Erstmanifestation vor... Jahren	7,2±7,9	6,9±8,3
Probleme mit..		
Beruf	63.6%	75.4%**
Bezugsgruppe/Freundeskreis	62.1%	60.9%
sozialem Umfeld/Familie	48.5%	26.8%**
Pensionierung beantragt oder beabsichtigt	7.6%	21.0%**
Entlassung als arbeitsfähig	57.8%	66.9%*
Leidensdruck (0 = keinerlei; 4 = sehr stark)		
Aufnahme	3,0±0,7	2,9±0,7
Entlassung	1,6±0,7	1,6±0,8
Prognose (0 = günstig; 4 = ungünstig)	1,5±0,8	1,4±0,8

*p < 0.05; p** < 0.01 (t-Test für unabhängige Stichproben)

spektive Erfahrung, fanden sich hingegen keine Unterschiede. Gleichzeitig wurde deutlich, wie heterogen die Gruppe der stationär behandelten Lehrpersonen hinsichtlich verschiedener Aspekte ist (vgl. Tab. 17-1 bis 17-4). Dies betrifft nicht nur die Diagnosen, sondern auch das Ausmaß der erlebten schulischen Belastungen (s. Tab. 17-4), die Bewältigungsstrategien und Persönlichkeitsprofile (s. Kap. 8, S. 120 ff. in diesem Band). Lehrpersonen, die diesbezüglich unbelastet sind und beispielsweise im AVEM als G(= gesunde)-Typen imponieren, sind deutlich in der Minderheit.

Zumindest prinzipiell decken psychiatrische Kliniken das gesamte psychotherapeutische Spektrum ab. Andererseits dürften die von Lehrpersonen nicht selten spontan geäußerten Befürchtungen, durch respektive nach einem Aufenthalt in der Psychiatrie in den Augen von Kollegen, Schülern und Eltern als „verrückt" zu gelten und damit stigmatisiert zu sein, vielfach noch beträchtlich sein – und dies unabhängig von der Frage, wie die Betreffenden selber psychisch Kranken gegenüber eingestellt sind respektive ob sie „Vorurteile" haben (vgl. Hillert et al. 1999).

Tab. 17-4 Stationäre Behandlung psychosomatisch erkrankter Lehrer in der medizinisch-psychosomatischen Klinik Roseneck, Prien, im Jahr 2002: Belastungsfaktoren.

	Insgesamt	Lehrerinnen	Lehrer
Belastungen (%)			
Beruf	71.8	69.2	76.7**
Familie/Bezugsgruppe	61.7	63.9	57.5*
Freundeskreis	34.0	32.3	37.5*
Finanzen	4.9	3.8	6.8

*p < 0.05
p** < 0.01 (t-Test für unabhängige Stichproben)

Untersuchungen zur Frage, inwieweit die Befürchtung einer Stigmatisierung durch stationäre psychiatrische und andererseits psychosomatisch-psychotherapeutische Behandlung berechtigt ist, wäre in mehrfacher Hinsicht aufschlussreich. Praktische Brisanz gewinnt dieser Punkt auch dann, wenn gelegentlich Krankenkassen die Kostenübernahme für eine stationäre medizinisch-psychosomatische Behandlung mit dem Argument verweigern, dass diese – wenn tatsächlich eine stationäre Behandlung nötig wäre – ja in einer psychiatrischen Klinik erfolgen könne.

Akutbehandlung oder Rehabilitation?

Unser Thema, die stationäre psychotherapeutische Behandlung von Personen, die insbesondere auch aufgrund beruflicher Belastungen erkranken und deren Einschränkungen sich überwiegend auf die Ausübung ebendieses Berufes auswirken, ist im Hinblick auf die Frage nach dem Kostenträger brisant. Auftrag der Krankenkassen ist per se die Behandlung von Krankheiten. Das schließt zwar nicht aus, in diesem Rahmen auch berufsbezogene Probleme anzusprechen, etwa das des Copings mit beruflichen Belastungen. Nach dem primären Verständnis der Krankenkassen hat jedoch „Akutbehandlung" erklärtermaßen ein anderes Ziel, nämlich die Beseitigung von Erkrankungen und damit die Wiederherstellung von Gesundheit. Um es pointiert auszudrücken: Unter der Voraussetzung, dass dieses zu ihrer unmittelbaren Gesundung führt, wäre es aus Sicht der Krankenkassen und Beihilfestellen schon im Sinne einer Kostenreduktion begrüßenswert, wenn alle schulisch wie psychosomatisch belasteten Lehrerpersonen unmittelbar in die Frühpension verabschiedet würden. Die Dienstherren, also die Kultusministerien, haben zwar die Pflicht, ihren Beitrag zur Gesunderhaltung der Lehrpersonen zu leisten, was unter anderem in Form von Weiterbildungsangeboten und arbeitsmedizinischen Betreuung geschieht. Sobald aber ein Lehrer tatsächlich langfristig erkrankt, fällt er „eher" (wobei dieses Wörtchen die Problematik sich inhaltlich überlappender Zuständigkeiten andeuten soll) in die Zuständigkeit von Gesundheits- oder auch Sozialministerien. Das konkret erkrankte Lehrer-Individuum erhält wiederum seine Leistungen über Beihilfestellen und Krankenkasse, also allesamt Institutionen, deren primäres Interesse es nicht ist, persönliche Strategien oder gar die pädagogischen Möglichkeiten der jeweiligen Lehrperson zu verbessern.

Für Nicht-Beamte, also für Arbeiter und Angestellte und damit auch für alle im Angestelltenverhältnis tätigen Lehrpersonen – was in den neuen Bundesländern der Regelfall ist –, wird neben der Akutbehandlung zur Wiederherstellung der Gesundheit die Rehabilitation angeboten, deren Ziel dezidiert auch eine verbesserte Bewältigung beruflicher Belastungen sein kann (etwa Haupt und Delbrück 1996). Die Zuständigkeit ist hier zweigeteilt. Krankenkassen und Rentenversicherungsträger stehen sich ergänzend gegenüber. Akutbehandlung ist Sache der Krankenkassen, während Rehabilitation einschließlich der berufsbezogenen Stabilisierung und Wiedereingliederung primär in die Zuständigkeit der Rentenversicherung fällt. In der Praxis ist diese Zweiteilung jedoch – gerade was den Bereich der psychosomatischen Störungen anbelangt – alles andere als glücklich. Unter zunehmendem Kostendruck werden die finanziellen Dimensionen des konzeptuellen „akut oder Reha"-Problems für die beteiligten Institutionen deutlich, eine einvernehmliche Regelung ist dabei nicht absehbar. Versuche, mit theoretischen Argumenten oder auch formalen Setzungen Klarheit zu schaffen, etwa: „die ersten zwei Wochen sind Akutbehandlung, die kommenden Rehabilitation", bleiben unbefriedigend und unendlich diskutierbar. Das

Grundproblem ist, dass auch hier weiterhin von einem traditionellen Krankheits- und Behandlungsmodell ausgegangen wird, wonach zunächst die Störung bzw. Erkrankung ausreichend (weg-)behandelt werden muss, um dann auf dieser Grundlage eine berufliche Rehabilitation durchführen zu können. Was für körperliche Erkrankungen, etwa den Zustand nach Implantation eines künstlichen Hüftgelenkes, einleuchtend sein mag, wird der Dynamik psychosomatischer Störungen in keiner Weise gerecht. Dies ließe sich anhand jeder beliebig ausgewählten Falldarstellung im Spannungsfeld beruflicher Belastungen, psychosomatischer Störung und potenzieller Frühpensionierung aufzeigen. Ist beispielsweise ein Lehrer, der seit Jahren angesichts einer Klasse kurzfristig unter großen Ängsten – mehr oder weniger – dekompensiert, zu Hause aber, solange er nicht an die Schule denkt, beschwerdefrei ist, nun „akut krank" oder ein „Rehabilitationsfall"? Je nachdem, wo man ihn gerade antrifft? Jede Psychotherapie, die – vom Anfang bis zum hoffentlich erfolgreichen Ende – auf eine soziale und berufliche Reintegration eines psychisch stabilen, lebenszufriedenen und damit auch im Sinne der WHO gesunden Menschen abzielt, läuft zwangsläufig auf eine inhaltliche Durchdringung von Symptombekämpfung (oder besser: Bewältigung) und den Aufbau von Kompetenzen, die auch unter Alltagsbedingungen einen Rückfall möglichst unwahrscheinlich machen, hinaus. Eine formale Aneinanderreihung dieser Kategorien liegt jenseits der Natur psychosomatischer Phänomene. Die Zuständigkeit unterschiedlicher, unabhängig entscheidender Kostenträger in diesem Bereich drängt die Konkretisierung therapeutischer Schritte bezüglich der beruflichen Problematik des Patienten, also einen zentralen Aspekt jeder psychosomatischen Behandlung, in eine versicherungstechnisch-juristische Grauzone. In den Kliniken war dies bislang für die konzeptuelle Entwicklung berufsbezogener Therapieangebote zumindest nicht förderlich.

Sanatoriumsbehandlung für Beamte – eine Alternative?

Für verbeamtete psychosomatisch erkrankte Lehrer ist eine medizinisch-therapeutische Rehabilitation, wie sie – wie dargelegt – von Rentenversicherungsträgern für Nicht-Beamte angeboten wird, überhaupt nicht vorgesehen. Das Beamtenrecht kennt den Begriff Rehabilitation praktisch nicht. Für Beamte, die nicht akut behandlungsbedürftig sind, wäre in unserem Kontext die Durchführung von Sanatoriumsbehandlungen zu erwägen. Diese fokussieren aber auf allgemeine körperlich-psychische Erholung und Regeneration. Eine private Krankenkasse formulierte dies im Jahr 2002 wie folgt:

„Für eine Sanatoriumsbehandlung ist typisch, dass der Patient entweder an einer chronischen Erkrankung leidet oder bereits einen Krankenhausaufenthalt [...] hinter sich hat. Der Patient bedarf einerseits keiner weiteren Krankenhausbehandlung, ist jedoch andererseits noch nicht völlig wiederhergestellt. Der Heilerfolg wird in erster Linie von einer geregelten Lebensweise, einer zweckmäßigen Diät, der Herausnahme aus der gewohnten Umgebung und der Fernhaltung störender Umwelteinflüsse erwartet [...] Speziell die physikalische Therapie (also Behandlung mit ‚natürlichen' Mitteln, Wasser, Wärme, Licht, Massagen, Heilgymnastik, Elektrotherapie) ist eine für Sanatoriumsbehandlung typische Heilmaßnahme."

Auch die geringen Beträge, die Kassen für eine Sanatoriumsbehandlung vorsehen (im Jahre 2002 waren dies unter anderem 22,00 € Tagegeld) belegen, dass hier keineswegs intensive (psycho)therapeutische Maßnahmen gemeint sein können. Entsprechend den Zielparametern von Sanatorium und Kur, der Erholung und Regeneration, sind diese Maßnahmen zudem im Grundsatz nicht auf eine Modifikation problembezogener Bewältigungsmuster hin ausgelegt. Auch die Therapiedichte wäre – allen vorliegenden Befunden und Erfahrungen nach – viel zu gering, um bezüglich im Beruf tragfähiger Verhaltensmodifikationen effektiver zu sein als beispielsweise ein längerer Urlaub. Dass beides für die Betroffenen angenehm ist, steht außer Zweifel. Gleichwohl fehlt bislang jede argumentative Basis oder auch Datenmaterial, das es rechtfertigen würde, Kur und Sanatoriumsbehandlungen im Kontext dezidierter therapeutischer Maßnahmen zu diskutieren respektive Lehrpersonen mit dezidierten berufsbezogenen Problemen und damit im Zusammenhang stehenden psychosomatischen Erkrankungen Sanatoriumsbehandlungen zu verordnen (vgl. Bayerisches Gesundheitsministerium 2003).

Konkret ergibt sich aus alldem das Dilemma, dass psychosomatisch erkrankte Lehrer, die einer intensiven stationären psychotherapeutischen Behandlung bedürfen, nach Definition der Kostenträger an einer akuten psychischen oder psychosomatischen Störung leiden müssen, oder aber eine solche Behandlung findet de facto nicht statt. Dass eine solche Konstellation gelegentlich zu argumentativen Verbiegungen führen muss respektive eine Frage des jeweiligen Standpunkts bleibt, kann wiederum der oben skizzierte exemplarische Fall verdeutlichen. Welche Behandlungsmöglichkeiten gibt es für einen Beamten, der sich in der Schule als von Ängsten zerrissen erlebt, zuhause aber leidlich zurechtkommt und trotz langer ambulanter Behandlung davon ausgeht, an seiner Situation nichts ändern zu können? Fälle dieser Art, natürlich in mannigfaltigen Akzentuierungen, sind häufig.

Einblicke in die stationäre Psychotherapielandschaft: theoretischer Teil

Als Anbieter stationärer psychotherapeutischer Behandlungen unter anderem für psychosomatisch erkrankte Lehrer bieten sich psychiatrische Kliniken, vor allem aber psychotherapeutische Fachkliniken an. Was erwartet den Lehrer-Patienten dort respektive was wird von ihm erwartet?

In Deutschland ist die Mehrzahl psychiatrischer Akutkliniken derzeit primär biologisch-psychiatrisch und in zweiter Linie sozial-psychiatrisch ausgerichtet. Die jeweils bestehenden Symptome, etwa Depressionen oder Ängste, werden – nach entsprechender diagnostischer Abklärung – zumeist mit Psychopharmaka behandelt und begleitend therapeutische Gespräche geführt. Diesbezügliche Grundlagen finden sich in jedem aktuellen psychiatrischen und psychopharmakologischen Lehrbuch. Darüber hinaus verfügt eine Reihe psychiatrischer Kliniken über psychotherapeutische Schwerpunktstationen, in denen – ähnlich psychosomatischen Kliniken – ein differenziertes einzel- und gruppenpsychotherapeutisches Behandlungsangebot besteht (etwa Hübner-Liebermann et al. 2002).

Psychosomatische Fachkliniken definieren sich, auch wenn zunehmend nach „integrativen" Konzepten gearbeitet wird, bislang üblicherweise durch eine entweder primär tiefenpsychologische oder aber eine verhaltenstherapeutische Ausrichtung. Grob vereinfacht heißt dies: Der Bearbeitung vornehmlich als frühkindlich geprägt angesehener „Neurosen" mit den Mitteln therapeutisch genutzter Übertragungen und Gegenübertragungen steht ein auf lernpsychologischen, kognitive wie emotionale Aspekte berücksichtigenden Modellen basiertes Arbeiten im „Hier und Jetzt" gegenüber. Aus tiefenpsychologischer Perspektive werden problematische Verhaltensweisen eines Patienten als Ausdruck zurückliegender,

unbewältigter Konstellationen verstanden, die im stationären Rahmen aus Therapeuten und Mitpatienten reaktualisiert und damit der Bearbeitung zugänglich werden. In der Verhaltenstherapie wird der Patient demgegenüber zum Experten in eigener Sache. Er lernt die seinen problematischen Muster zugrunde liegenden psychologischen Mechanismen kennen und kann hierauf aufbauend – natürlich mit therapeutischer Unterstützung – neue Strategien entwickeln und einüben, die ihn aus der problematischen, mit Angst, Depression, Zwang, Schmerz etc. einhergehenden Sackgasse herausführen. Auf eine weitergehende Rekapitulation und Diskussion der mannigfaltig abgewandelten Grundkonzeptionen kann an dieser Stelle verzichtet werden (Grawe et al. 1994; Grawe 1996; Senf u. Broda 2000; Ehlert 2003). Empirisch gesicherte Antworten auf die nahe liegende Frage, welcher Ansatz zum einen von erkrankten Lehrpersonen bevorzugt wird und welcher im Hinblick auf das Ergebnis – einschließlich der Bewältigung schulischer Belastungen – erfolgreicher ist, gibt es nicht. Eine inhaltliche Diskussion diesbezüglich kursierender Vorurteile, wonach etwa Verhaltenstherapie für differenzierte Menschen zu mechanistisch sei oder sich Tiefenpsychologie spekulativ in die biographischen Tiefen begebe, um dabei den Bezug zur Gegenwart zu verlieren, wäre an sich überflüssig. Gleichwohl dürften Argumente dieser Art im Alltag nicht selten für die Wahl eines Therapieverfahrens (mit)entscheidend sein. Unabhängig von der therapeutischen Ausrichtung galt bislang stationäre Psychotherapie nicht primär bestimmten Berufsgruppen und deren Belastungsmustern, sondern psychisch und psychosomatisch Kranken als Träger bestimmter Symptome, Diagnosen und/oder Neurosen. Die ärztlich-therapeutische Perspektive wurde und wird dabei vielfach von einem Krankheitsmodell bestimmt, in dem der Beruf der Patienten kaum vorkommt. Ausnahmen – etwa anerkannte Berufserkrankungen – bestätigen die Regel (vgl. S. 13 ff.).

Die in den letzten Jahren entwickelten berufsbezogenen Therapieangebote fokussieren somit zumeist auf berufsgruppenübergreifend relevante Themenbereiche wie „Mobbing" oder „Burnout" (s. Kap. 3 S. 51 ff. in diesem Band). Anzumerken bleibt, dass der in den Außendarstellungen psychotherapeutischer Kliniken zunehmend häufiger verwendete Begriff „integrativ" unspezifisch ist und in der Regel nicht auf berufliche Aspekte abzielt. Zumeist meint er auch keine Fokussierung auf empirisch gesicherte elementare Wirkfaktoren von Psychotherapie (Grawe et al. 1994), sondern eine wie auch immer geartete Annäherung von Aspekten der verschiedenen therapeutischen Richtungen, vergleichbar dem ebenfalls unverbindlichen Anspruch auf „Ganzheitlichkeit", in dem eine eher intuitive Kombination verschiedenster psychotherapeutischer, körperbezogener und kunsttherapeutischer Ansätze, ergänzt durch Entspannungsverfahren, Ernährungsmanagement etc. subsumierbar ist. Auch wenn dies die Akzeptanz bei den Patienten zweifellos erhöht, erscheinen solche Konstrukte schwierig. Wenn schon die Wirksamkeit der Einzelangebote unzureichend evaluiert ist, kann die der Kombinationen schlicht nur spekulativ sein.

Real existierende stationäre Psychotherapie am verhaltenstherapeutischen Beispiel

Jeder Patient hat einen Bezugstherapeuten, der Arzt oder Diplompsychologe ist. In mehrmals wöchentlich angebotenen Einzelgesprächen werden biographische Aspekte besprochen, die Therapie geplant und koordiniert. Im Mittelpunkt der Therapie stehen daneben gruppentherapeutische Angebote. Eine mehrmals wöchentlich jeweils 90 Minuten stattfindende allgemeine Gruppentherapie bietet einen Rahmen, in dem die vom jeweiligen Bezugstherapeuten betreuten Patienten zusammenkommen, um aktuell anstehende respektive aktualisierte Problembereiche zu reflektieren. Hierzu können auch Aspekte aus dem beruflichen Bereich gehören. Ein Schwerpunkt der Behandlung liegt in den symptombezogenen Indikativgruppen, in denen die jeweils Betroffenen entsprechend den Grundsätzen der kognitiven Verhaltenstherapie unter anderem Depressions-, Angst-, Schmerz- oder auch Tinnitusbewältigung erlernen und üben (Goebel et al. 1992; Kröner-Herwig 1997; Goebel 2001). Je nach Konstellation können Patienten an einer Gruppentherapie zum Ausbau sozialer Kompetenz teilnehmen. Hier ist es möglich, angesichts eines Spektrums, das von sehr ängstlichem bis zu aggressivem Verhalten reicht, über elementare Aspekte angemessener Kommunikationsmuster sowie im schulisch-realen Kontext potenziell günstigere Verhaltensmuster zu reflektieren und diese in Rollenspielen zu üben (vgl. Hinsch und Pfingsten 2002, S. 274–279). In der Regel wird im Rahmen einer weiteren Gruppentherapie das Erlernen eines Entspannungsverfahrens, zumeist progressive Muskelrelaxation nach Jacobsen, oder auch autogenes Training angeboten (etwa Brenner 2002). Ergänzt wird das Behandlungsangebot durch ein weites Spektrum bewegungs- und gestaltungstherapeutischer Möglichkeiten. Insgesamt ergeben sich um die 30 Therapiestunden pro Patient und Woche sowie eine durchschnittliche Therapiedauer zwischen 4 und 6 Wochen. Die therapeutischen Abläufe in tiefenpsychologischen Kliniken sind ähnlich, wobei es keine symptombezogenen Indikativgruppen gibt, zumindest keine, die (primär) auf lernpsychologischen Konzepten aufgebaut sind. Es wird deutlich, dass – wie bereits gesagt – Schule respektive spezifische berufliche Problemkonstellationen zwar je nach Fokus des jeweiligen Therapeuten und des Patienten an verschiedenen Stellen anklingen können, aber keineswegs müssen.

Schulbezogene Ergebnisse stationärer Psychotherapie bei Lehrern

In unserem Zusammenhang interessiert vor allem, inwieweit die derzeit üblichen primär symptomorientierten Therapieprogramme für erkrankte Lehrer positive Auswirkungen auf deren Bewältigung schulischer Probleme und Belastungen haben. Dieser Frage wurde im Rahmen des Priener Lehrerprojektes nachgegangen. Im betreffenden Teil der Untersuchung wurden 116 stationär behandelte Lehrkräfte mit einem Durchschnittsalter um 50 Jahre, knapp 63 % davon Frauen, von denen insgesamt 69 % unter einer depressiven Symptomatik (nach ICD-10) litten, etwa 6 Wochen stationär behandelt und dann unter anderem 6 Monate nach Entlassung postalisch befragt. Zu diesem Zeitpunkt waren noch bzw. wieder knapp 80 % im Beruf tätig. Retrospektiv teil-

ten die meisten die Überzeugung, dass der Aufenthalt für sie insgesamt und vor allem hinsichtlich einer Verbesserung der Symptomatik sehr hilfreich war. In Bezug auf die Bewältigung privater Probleme und Belastungen wurde die Behandlung als etwas weniger durchschlagend angesehen. Tendenziell zwar auch noch als „hilfreich", relativ aber am schwächsten, wurde ein Effekt auf die Bewältigung beruflicher Belastungen erlebt (Tab. 17-5). Konkret befragt, welche Therapieangebote sich bezüglich der Bewältigung beruflicher Probleme und Belastungen als hilfreich erwiesen hatten, stand Tinnitusbewältigung an erster Stelle, gefolgt von „informellen Gesprächen unter Mitpatienten" (!) (Tab. 17-6). Stressbewältigung, Einzeltherapie und Depressionsbewältigung folgten auf den nächsten Plätzen, die allgemeine Gruppentherapie lag diesbezüglich weit abgeschlagen.

Auch wenn dies nur die subjektive Einschätzung der Befragten spiegelt, muss konstatiert werden, dass die Verbesserungen be-

Tab. 17-5 Subjektiv eingeschätzter Behandlungserfolg 6 Monate nach Entlassung bei 147 konsekutiv aufgenommenen Lehrern, Klinik Roseneck 2000.

Frage: Die Behandlung war für mich... 1 = gar nicht hilfreich bis 6 = sehr hilfreich	Mittelwert
insgesamt	$4,65 \pm 1,14$
in Bezug auf meine Symptomatik	$4,20 \pm 1,22$
hinsichtlich der Bewältigung privater Probleme/Belastungen	$3,76 \pm 1,46$
hinsichtlich der Bewältigung beruflicher Probleme/ Belastungen	$3,59 \pm 1,39$

Tab. 17-6 Therapiebausteine und ihr Stellenwert bei der Bewältigung beruflicher Probleme bei 147 konsekutiv aufgenommenen Lehrerinnen und Lehrern, Klinik Roseneck 2000.

Frage: Bezogen auf die Bewältigung beruflicher Probleme und Belastungen waren... 1 = gar nicht hilfreich bis 6 = sehr hilfreich	Mittelwert
Tinnitusbewältigung	$4,5 \pm 1,4$
informelle Gespräche unter Mitpatienten	$4,4 \pm 1,4$
Stressbewältigung	$4,2 \pm 1,3$
Einzeltherapie	$4,2 \pm 1,5$
Depressionsbewältigung	$4,1 \pm 1,5$
Beratung durch Sozialpädagogen	$4,1 \pm 1,8$
allgemeine Gruppentherapie	$3,5 \pm 1,5$

ruflicher Probleme eher gering bleiben. Darin spiegelt sich neben den Verhältnissen in dem Schulen (vgl. etwa Kap. 10 S. 161 ff. in diesem Band) zum einen das oben dargelegte, bezüglich schulspezifischer Belastungsmuster unspezifische Therapieangebot. Zum anderen wird die naive Annahme, eine symptombezogene Behandlung allein führe zu einer parallelen Verbesserung in allen Lebensbereichen, nachdrücklich infrage gestellt. Das Optimierungspotenzial in diesem Bereich ist in jedem Falle noch erheblich. Aber wünschen erkrankte Lehrer dies überhaupt? Schließlich sind viele von ihnen, wenn sie frisch in der Klinik angekommen sind, froh, die leidige Schule vorerst hinter sich gelassen zu haben. Wie hoch ist vor einem solchen Hintergrund das potenzielle Interesse an berufsbezogenen Therapieangeboten – und damit deren Erfolgsaussichten?

Auch dieses wurde im Rahmen der oben dargelegten Befragung 6 Monate nach Entlassung erfragt. Das Ergebnis überrascht durch seine Eindeutigkeit. So räumen die Betroffenen dezidierten berufsbezogenen Therapiegruppen (auf einer Skala von 1 = „sicher nicht" bis 4 = „ja", in hohem Maße mit einem Wert von 3,3±0,7) eine recht hohe Erfolgswahrscheinlichkeit ein. In noch höherem Maße habe man selber Interesse, an einem solchen Angebot teilzunehmen (3,7±0,7). Einschränkend muss betont werden, dass hier Lehrpersonen, die mehrheitlich bereits wieder mit dem Schulalltag konfrontiert sind, retrospektiv Interesse und hohe Bereitschaft zur Teilnahme an solchen Angeboten bekunden. Unmittelbar nach Aufnahme in der Klinik wäre dies vermutlich weniger deutlich ausgefallen. Im klinischen Alltag entspricht dies einem vielfach zu beobachtenden Prozess, der von einer Eingewöhnungsphase, die etwa eine Woche dauert und den Wunsch, „anzukommen" respektive von zuhause „abzuschalten", geprägt ist, in eine Phase überleitet, in denen die Belastungsfaktoren offensiver angegangen werden. In diesem Kontext ist dann offenbar durchaus mit einer hohen Bereitschaft von

Lehrern zu rechnen, auch beruflich heiße Eisen zu thematisieren. Sie tun dies, wie Tab. 17-5 zeigt, auch außerhalb der eigentlichen therapeutischen Angebote. Informelle Gruppen betroffener Lehrer, jenseits der mitunter als schwierig erlebten Strukturen der heimatlichen Schulen, geraten hier unversehens zu einem Forum, dem erhebliche unterstützend-hilfreiche Qualitäten zugemessen werden. All dies stimmt zuversichtlich, dass berufsbezogene Therapieangebote bei der Mehrzahl psychosomatisch belasteter Lehrpersonen – gegebenenfalls nach kleineren Anlaufschwierigkeiten – offene Türen einrennen würden.

Berufsbezogene Therapieangebote für Lehrer

Voraussetzung zur Teilnahme an berufsbezogenen Therapieangeboten ist zunächst eine ausreichende Stabilisierung hinsichtlich der Symptomatik, die zur Aufnahme geführt hat, etwa von Depression und/oder Ängsten. Eine vollständige Remission oder gar Heilung ist jedoch keine Vorbedingung und in Fällen, wo berufliche Belastungen im Kontext unangemessener Bewältigungsstrategien zur Symptomatik beitrugen, kaum zu erwarten.

Als konzeptionelle Basis von berufsbezogenen Therapieangeboten bietet sich eine Kombination aus Grundkonzepten der Psychotherapie, empirisch gesicherten Befunden, – in unserem Falle – der Lehrerbelastungsforschung und dem dezidierten Interesse erkrankter Lehrpersonen selbst an:

- **Psychotherapie:** Therapieschulübergreifend kann davon ausgegangen werden, dass wirksame psychotherapeutische Interventionen grundlegende Wirkprinzipien der Problembewältigung, Klärung, Ressourcenaktivierung und Problemaktualisierung beinhalten (Grawe 1996). Diese Aspekte bieten sich als Orientierungspfeiler bei der Auswahl therapeutischer Vorgehensweise an.

● **Lehrerbelastungsforschung:** Ausgangspunkt für die Wahl konkreter Inhalte sind – neben den umfangreichen Untersuchungen zur Lehrerbelastung allgemein – die (wenigen) bereits vorliegenden Studien zum Zusammenhang von beruflichen Belastungen, deren Bewältigung und psychosomatischen Störungen (z. B. Schmitz et al. 2002b; Hillert et al. 2001a; Lehr 2001).

● Tabelle 17-7 zeigt exemplarisch berufsbezogene „Wunschthemen" von 142 psychosomatisch erkrankten, im Rahmen einer Halbjahreskatamnese befragter Lehrpersonen.

Ausgangspunkt jeder Psychotherapie ist zunächst das **subjektive Erleben der Betroffenen**. Eine strukturierte Erfassung von Belastungserleben und Bewältigungsmustern, etwa mit dem AVEM (siehe Kap. 6 S. 97 ff. in diesem Band), kann dabei den Einstieg erleichtern. Welche Erklärungen haben die Patienten bezüglich ihrer gesundheitlichen Probleme? Solche Erklärungen im Sinne eines individuellen Belastungs-, Krankheits- und/ oder Gesundheitsmodells bestimmen nicht zuletzt die Motive, die eigene Situation und das eigene Wohlbefinden in bestimmter Weise zu regulieren. So könnte etwa ein bildlich verstandenes Burnout-Selbstkonzept, verbunden mit der Vorstellung eines abgebrannten und kalten Lagerfeuers, jede Motivation abtöten, aktiv an einer Verbesserung der gesundheitlichen Belastungen zu arbeiten. In diesem Sinne dysfunktionale und inadäquate Modellvorstellungen gilt es in eine Richtung zu modifizieren, die Möglichkeiten für selbstständige Verbesserung eröffnen. Nur auf einer solchen Grundlage kann Veränderungsmotivation aufgebaut werden.

Im Einzelgespräch oder auch in Gruppen gilt es dementsprechend zunächst die subjektiven Annahmen der Betroffenen über den Zusammenhang von beruflicher Arbeit und psychischer Gesundheit zu explorieren und plastisch-modellhaft aufzuzeigen. Anknüpfend hieran erfolgt die Erarbeitung eines gleichermaßen plausiblen wie tragfähigen, gemeinsam geteilten Belastungs-Gesundheitsmodells. Aufseiten des Therapeuten ist hierzu ein angemessenes Wissen über die tatsächliche Situation in den Schulen nötig. Ein vom Lehrer-Patienten unreflektiert übernommener Fatalismus wäre perspektivisch genauso fatal wie ein blauäugiges, Realitäten verkennendes „das schaffen wir doch leicht".

In einem primär **psychoedukativen Teil** bietet es sich an, zur Systematisierung und Fundierung der am individuellen Fall explorierten Zusammenhänge die Grundlagen eines

Tab. 17-7 Wunschthemen für auf den Lehrerberuf bezogene Therapiebausteine bei 147 konsekutiv aufgenommenen Lehrerinnen und Lehrern, Klinik Roseneck 2000.

Welche Inhalte sollten Ihrer Ansicht nach im Rahmen eines speziellen therapeutischen Angebots für Lehrer unbedingt gehandelt werden? (1 = brauchen nicht behandelt zu werden bis 4 = sollten unbedingt behandelt werden)	Mittelwert
Optimierung der Zeiteinteilung/Time management	$3,2 \pm 0,8$
Strategien zur Trennung von Schule und Privatleben	$3,3 \pm 0,8$
Umgang mit eigenen pädagogischen Ansprüchen angesichts der Schulwirklichkeit	$3,5 \pm 0,6$
Erhöhung der eigenen Frustrationstoleranz	$3,5 \pm 0,7$
Strategien zum Umgang mit Disziplinproblemen der Schüler	$3,6 \pm 0,6$
Stressbewältigung für Lehrer	$3,9 \pm 0,4$

biopsychosozialen Krankheitsmodells zu vermitteln. Dies eröffnet für Betroffene die Möglichkeit, sich Auswirkungen des eigenen Erlebens und Verhaltens auf die psychische und physische Gesundheit zu erklären und vorhersehbar zu machen. Zudem ergeben sich, etwa wenn auf das Stressmodell von Lazarus und Folkman (1984) Bezug genommen wird, plastische Erklärungen über Wesen und Ursachen von Stress. Das Modell hat zwei zentrale Botschaften: Stress hängt (a) von der motivationalen Bedeutsamkeit persönlicher Ziele und (b) den individuellen Möglichkeiten zur Bewältigung von belastenden Situationen ab. Es betont die Möglichkeiten des Individuums, sein eigenes psychisches Wohlbefinden aktiv zum Positiven mitzugestalten. Aufbauend hierauf wird deutlich, dass die Bewältigung von Problemen prinzipiell durch die aktive Umgestaltung der belastenden Umwelt (problembezogene Bewältigung) und/oder durch eine Veränderung der eigenen Reaktion (Bewertung) oder Handlung in Bezug auf diese Belastungsfaktoren geschehen kann (reaktionsbzw. emotionsbezogene Bewältigung).

Um **konkrete Ansatzpunkte zur Belastungsreduktion** zu finden, bietet es sich an, eine individuelle Übersicht zu persönlich be- und entlastenden Bereichen zu erstellen. Diese Bereiche gilt es im Hinblick auf die Art und das Ausmaß des Veränderungswunsches zu analysieren und zu gewichten. Jeder Patient erstellt seine eigene Belastungshierarchie.

- Welche typischen Situationen werden im realen Schulalltag als belastend erlebt?
- Welchen Stellenwert haben diese?

Es erfolgt eine Differenzierung dieser für das Wohlbefinden bedeutsamen Faktoren nach dem Grad der persönlichen Beeinflussbarkeit. Bereiche, die außerhalb des eigenen Einflussbereiches liegen (z. B. Curriculum, Verordnungen), werden von solchen unterschieden, die teilweise (z. B. Umgang mit „schwierigen" Schülern, Freizeitgestaltung) oder vollständig unter persönlicher Kontrolle liegen (z. B. eigene Ziele und Ansprüche an den Beruf).

- Wo wäre der Betroffene auf andere Personen angewiesen, um eine Stressreduktion zu erreichen?
- An welchen Punkten hat er selbst Einfluss auf Stress oder Wohlbefinden?

Im Anschluss wird abgewogen, ob und in welchen Anteilen zur Reduktion dieser Belastungen eine problembezogene oder eine reaktionsbezogene Strategie günstiger und/oder realistischer ist.

Aktive Schritte zur Problembewältigung sind letztlich unabdingbar, um das persönliche Wohlbefinden zu steigern und die Situation perspektivisch zu verbessern. Hierbei kann es entscheidend sein, die konkreten Bewältigungsmöglichkeiten für den Umgang mit belastenden Konstellationen zu erweitern. Das Repertoire an Bewältigungsstrategien soll erhöht und die Flexibilität ihres Einsatzes erweitert werden. Das Erleben erfolgreicher Problembewältigung dient dem Aufbau erhöhter Selbstwirksamkeitserwartung.

Um neues Bewältigungsverhalten anzuregen, kann zunächst (z. B. in Rollenspielen) eine Freude am spielerischen Ausprobieren von Handlungsalternativen aufgebaut werden. Wenn beispielsweise ein Lehrer, der eine Klasse betritt, nicht mehr gegrüßt wird, leidet er – nachvollziehbarerweise – darunter. Betritt er dann die Klassen nur noch mit gesenktem Blick und geht so unmittelbarem Blickkontakt mit den Schülern aus dem Weg, trägt er seinen Teil zum Problem bei. Therapie könnte in diesem Fall ermutigen, verschiedene nonverbale Verhaltensweisen auszuprobieren und ihre Wirkung zu testen, wie z. B. direkten Blickkontakt oder eine aufrechte zugewandte Körperhaltung. Gerade solche Aspekte im nonverbalen Bereich sind den Betreffenden oftmals nicht bewusst.

Da die Schwierigkeiten im zwischenmenschlichen Umgang mit Kollegen und Schülern ein außerordentlich hohes Be- und Entlastungspotenzial besitzen, sind sie von besonderer Bedeutung. Missverständliche Kommunikation ist oft Ursache solcher konfliktbeladenen Beziehungen. Typische Fallen der Kommunikation können veranschaulicht und in Beziehung zur eigenen Kommunikationsfähigkeit gesetzt werden.

- Werden Appelle an die Kooperationsbereitschaft der Kollegen als solche angemessen gesendet oder verbergen sie sich als indirekte Andeutung hinter sachlichen Aussagen?
- Umgekehrt ist zu fragen, ob eine Neigung besteht, Aussagen des Gegenübers in einer bestimmten Richtung zu empfangen und zu interpretieren. Besteht z. B. eine Tendenz, in einer sachlichen Kritik oder in Verbesserungsvorschlägen von Eltern eine Gefährdung der persönlichen Beziehung zu diesen herauszuhören oder die eigene Kompetenz generell in Frage gestellt zu sehen?

Alternativen zu den konflikthaften Kommunikationsmustern können erarbeitet und – etwa im Rahen berufsbezogener Gruppentherapien – ausprobiert werden.

Wie verändert man Problemwahrnehmung und -bewertung?

Reaktionsbezogene Bewältigungsstrategien sind besonders dann angebracht, wenn Probleme außerhalb des persönlichen Einflussbereiches liegen. Sie richten sich primär auf die Veränderung eigener Gedankenmuster, Bewertungen und Emotionen. Zunächst geht es für den Betroffenen darum, zu verstehen, warum manche Situationen für sein Wohlbefinden von so besonderer Bedeutung sind. Dies liefert Ansatzpunkte zur Entwicklung entlastender Reaktionen. Klärung meint in diesem Kontext, die Bedeutung der eigenen bewussten und unbewussten Ziele, Werte und Überzeugungen hinsichtlich des Wohlbefindens zu erarbeiten. Belastung wird oft im Sinne einer globalen, undifferenzierbar negativen Befindlichkeit erlebt. Ein solches diffuses, negatives

Befinden kann durch die Identifikation von so genannten „Kernbeziehungsthemen" (Ärger, Angst, Scham usw.) verständlich und bearbeitbar gemacht werden (Lazarus 1991). Klärung kann in unterschiedlichen Bereichen initiiert werden. Weiterführende Fragen sind nachfolgend für verschiedene Bereiche beispielhaft skizziert:

- **Berufliche Biographie:** Eine Reflexion der eigenen beruflichen Biographie wird eingeleitet. Mit welchen Erwartungen und Zielen wurde der Lehrerberuf gewählt? Welche Wurzeln haben diese Motive in der eigenen Biographie, den Erwartungen der Eltern, Angehörigen und/oder eigenen Schulerfahrungen?
- **Schüler:** Ohne Zweifel sind unruhige, unaufmerksame oder renitente Schüler belastend. Auf einer sachlichen Ebene führt dies zu verzögertem Lernerfolg. Wie stark dies jedoch emotional als persönliche Missachtung oder Kränkung empfunden wird, liegt im Bewertungsspielraum des Lehrers.
- **Kollegen:** Welche Erwartungen bestehen an die Hilfsbereitschaft und das Engagement der Kollegen? Wie berechtigt sind diese Erwartungen? Stellen sie Übertragungen der eigenen (überhöhten) Ansprüche an den Beruf dar? Wie stehen solche Erwartungen mit Konflikten in Zusammenhang?
- **Eltern:** Wie bedeutsam ist es, von Eltern als kompetenter und engagierter Lehrer eingeschätzt zu werden? Welche Belastungen werden dafür freiwillig in Kauf genommen?

Allgemein geht es also um die Frage, welche Überzeugungen, Ziele und Werte dazu führen, dass bestimmte Situationen als belastend erlebt werden. Welche letztlich irrationalen Annahmen und dysfunktionalen Ansprüche liegen vor? Dies kann sich beispielsweise auf den Anspruch beziehen, durch die Arbeit als Lehrer „die Welt verbessern zu wollen", von den Kollegen eine zuvorkommende, freundliche und gerechte Behandlung zu erwarten, oder auf die Vorstellung, der persönliche Wert bestimme sich über Leistung oder Schwächen und Fehler seien schreckliche Dinge. Solche Überzeugungen könnten z. B. die Tendenz zum Einzelkämpfertum maßgeblich begünstigen. Persönliche Ziele und Selbstbewertungsstandards sind letztlich so umzugestalten, dass sie realistisch und damit prinzipiell erreichbar sind. Ziele werden dabei daraufhin überprüft, ob sie für die Ableitung konkreter Handlungsanweisungen nützlich sind. Es werden Kriterien formuliert, die Auskunft über die Zielerreichung geben können. Inhalt einer Intervention ist es somit, herauszuarbeiten, in welcher Form dysfunktionale Überzeugungen, Ziele und Werte derart modifiziert werden könnten, dass Situationen als weniger belastend erlebt werden. Natürlich bedeutet das Bewusstmachen solcher Mechanismen noch (lange) nicht die Lösung der damit verbundenen Dynamik und Problematik – zumal es ja nicht darum geht, berechtigten Wünschen etwa nach Anerkennung zu entsagen. Die Erarbeitung eines angemessenen Konzeptes über grundlegende Problemmuster, die die jeweiligen Schwierigkeiten aufrechterhalten und im Berufsleben – wie zumeist auch auf der Station – immer wieder reaktualisieren, ist jedoch oftmals ein erster, entscheidender Schritt, um Kapazitäten freizusetzen, die dann dort investiert werden können, wo eine Befriedigung von Bedürfnissen wahrscheinlicher ist. Dadurch können letztlich auch das berufliche Erfolgserleben und die Zufriedenheit gesteigert werden.

Bei vielen psychosomatisch belasteten Lehrpersonen – und zahlreichen anderen Erkrankten – besteht nicht selten die Tendenz, die Aufmerksamkeit auf eigene Defizite zu richten. Diese gelte es zu betrauern und zu beseitigen. Eine solche „defizitorientierte" und dabei oft depressive Brille hat Vorteile – zumindest den, nicht negativ überrascht werden zu können. Entlastender, aber anfangs durchaus gewöhnungsbedürftig wäre es dann, den Blick auf die „Haben-Seite" zu richten. Die „Befindlichkeitswaage" kann ja nicht nur durch die Reduktion von Belastungen in den

„grünen" Bereich bewegt werden, sondern auch durch eine Steigerung der Positiva. Diese gilt es zu erkennen und zu fördern. Als Hilfe zu einer bewussten Wahrnehmung positiver Erlebnisse wird eine euthyme Hierarchie entwickelt.

- Welche Situationen werden im Schulalltag positiv erlebt und sind Quelle von Erfolgserlebnissen?
- Wo befinden sich die angenehmen Lichtungen in einem sonst als düster empfundenen Arbeitsalltag?
- Welche Fähigkeiten habe ich, um erfolgreich mit schwierigen Situationen umzugehen?
- Welche Verhaltensweisen, Eigenschaften, Ziele und Werte können helfen, belastende Situationen leichter zu bewältigen?
- Welche Strategien haben sich bewährt, um für das eigene Wohlbefinden zu sorgen?

Problemaktualisierung

Man muss „das Eisen schmieden, solange es heiß ist". In der Therapie bezeichnet der Begriff der Problemaktualisierung genau dies. Es zeigt sich als förderlich, dass der Betroffene in der Therapie problematische Situationen (z. B. in Expositionstherapien) mit allen „heißen" Emotionen real erlebt, damit Veränderung eintreten und dem Alltag standhalten können. In diesem Punkt liegen Probleme, aber auch erhebliche Möglichkeiten der stationären Psychotherapie. Solange die Klinik primär als Ort der Entspannung („Kur"), also möglichst weit weg vom Alltag, erlebt wird, werden sich beruflich belastete Menschen zwar wohl fühlen, aber kaum alltagstaugliche Strategien erarbeiten können. Wegen der zeitlichen und räumlichen Nähe zu den belastenden Arbeitssituationen liegt an diesem Punkt ein Vorteil ambulanter Therapie. Durch eine intensive berufsbezogene Therapie, in deren Rahmen im Kreise erkrankter Kollegen gezielt – auch in Rollenspielen – an beruflichen Problemen gearbeitet wird, ist es zumeist möglich, den Erlebensanteil so zu erhöhen und zu dosieren, dass mit authentischen Emotionen gearbeitet werden kann. Über erlebnisaktivierende Maßnahmen, wie z. B. Rollenspiel, Gestalttechniken, Skulpturarbeiten, Psychodrama etc., hinaus böte sich zumindest prinzipiell die Durchführung beruflicher Belastungserprobungen an, also Praktika, in denen die Lehrer-Patienten stundenweise und mit dezidierter therapeutischer Zielsetzung (etwa Expositionen) an örtlichen Schulen eingesetzt werden (vgl. Hillert et al. 2002). Dieses wird jedoch in der Praxis durch die geringe Flexibilität der Institutionen und kaum hundertprozentig klärbare Verantwortungsfragen erschwert. Diesbezügliche Lösungen auf ministerieller Ebene sind wünschenswert.

Grenzen und Probleme berufsbezogener Therapieangebote

Es wäre unrealistisch, in solchen auf den Beruf bezogenen Therapieangeboten für erkrankte Lehrpersonen eine Patentlösung zur Bewältigung schulischer Überlastungen jeglicher Art zu erwarten. Mit Blick auf berufsbezogene Therapieangebote für andere Berufsgruppen erscheint es aber durchaus realistisch, dass hierdurch zumindest Teilgruppen soweit geholfen werden kann, dass eine befriedigende Ausübung des Berufes möglich wird, einhergehend mit einer Verringerung des Druckes, der zur Ausbildung psychosomatischer Symptome geführt hat. Einschränkend sei angemerkt, dass sich solche Angebote natürlich – auch wenn man sie so nennt – nicht per se auf die Berufsgruppe beziehen, sondern „nur" auf Personen, bei dem von einer relevanten Interaktion zwischen beruflichen Belastungen und Symptomatik auszugehen ist. Neben den bereits angesprochenen, noch weitgehend ungelösten Schwierigkeiten versicherungstechnischer Art sind eine Reihe von Einschrän-

kungen und zudem therapeutische Fallen auf unterschiedlichen Ebenen zu erwarten. Grundsätzlich bleibt die Heterogenität der jeweiligen Belastungs- und Bewältigungskonstellation der erkrankten Lehrer zu beachten (vgl. Tab. 17-1).

Die Symptomatik der aktuell zur stationären Aufnahme kommenden Lehrer ist in aller Regel langjährig chronifiziert, was potenziell Therapieverlauf und Erfolg belastet. Darüber hinaus hegen viele dieser Patienten mehr oder weniger dezidierte Pensionierungswünsche, was in der Psychotherapie allgemein als Negativprädiktor angenommen wird. Wenn bereits gesunde 40-jährige Lehrpersonen etwa zur Hälfte davon ausgehen, nicht bis zum regulären Pensionsalter zu arbeiten (etwa Terhart et al. 1994), liegt die Vermutung nahe, dass bei psychosomatisch Erkrankten ebensolche Überlegungen in Richtung Ausstieg – mit all seinen entlastenden Begleitaspekten – eher die Regel denn die Ausnahme sind. Neben einer relativ kleinen Gruppe erkrankter Lehrpersonen in der stationären Psychotherapie, die definitiv und entschieden bekunden, dass sie für sich eine Rückkehr in die Schule ausschließen (etwa 10 %), stehen viele dieser Frage aus strategischen, vielfach aber auch aus psychologischen Gründen abwartend-ambivalent gegenüber. Pensionierungswünsche konkret zu erfassen wird damit zur methodisch kaum lösbaren Aufgabe. Das Spektrum der für und gegen Frühpensionierung sprechenden Argumente ist weit, vom Wunsch nach Entlastung sowie Entschädigung für Belastungen und Kränkungen über positive Aspekte des Berufes („ich hänge an den Kindern") bis zu sozialen und finanziellen Erwägungen. Auch wenn dieses Thema für die Therapeuten und deren Beziehung zum Patienten potenziell schwierige Aspekte beinhaltet („Mein Hausarzt sagt, dass ich mir die Schule aus gesundheitlichen Gründen nicht mehr zumuten soll. Was sagen Sie dazu?"), ist es doch wichtig, bereits zu Beginn der Behandlung die individuellen Ziele der Lehrperson zumindest vorläufig zu klären. Der Rückzug auf ein „abwarten, ob mir die Behandlung hilft", wird unvermittelt zur therapeutischen Falle, wenn halbherzig an Veränderungen in schwierigen Bereichen gearbeitet werden soll. Gegebenenfalls ist – gerade wenn es um berufsbezogene Therapieangebote geht – einem Einstieg in Form einer systematischen Entscheidungsfindung, einer Bilanzierung der im individuellen Fall für oder gegen die Rückkehr in die Schule sprechenden Argumente, der Vorzug zu geben.

Dass dieses Thema den Kontakt zwischen dem Lehrer-Patienten und dem Therapeuten stark belasten kann, liegt insbesondere daran, dass Abschlussberichte der Kliniken, soweit es um die Frage der Dienstfähigkeit geht, im Rahmen des Verfahrens von den Amtsärzten angefordert werden. Diese Praxis macht aus behandelnden Therapeuten unversehens Gutachter. Auch wenn es „nur" um einen Bericht geht, ist in der Praxis realistischerweise davon auszugehen, dass darin getätigte Einschätzungen entscheidend sein können. Von Gutachtern wird üblicherweise eine neutrale Beziehung zum Begutachteten erwartet, was einer mit Nähe und Emotionalität arbeitenden therapeutischen Beziehung diametral entgegengesetzt ist. Entsprechend schwierig ist der Balanceakt zwischen Therapeut und Gutachter, zumal es eben in der Mehrzahl der psychosomatischen Fälle keine objektiv-harten Kriterien gibt, anhand derer sich die Frage der Dienstfähigkeit eindeutig beantworten lassen könnte. Wenn sich Lehrer durch die stationäre Behandlung einen Schritt in Richtung Frühpensionierung erhoffen, wird der therapeu-

tische Spielraum naturgemäß minimal. In der Praxis versucht man, Probleme dieser Art zu antizipieren und zu entschärfen, zumeist dadurch, dass dem Patienten Neutralität zugesichert wird. Man werde seine abschließende Bewertung („der Patient geht davon aus, dass er dem Schulalltag nicht mehr/weiterhin gewachsen ist") in den Bericht aufnehmen, objektive Befunde schildern und sich einer seinen Intentionen entgegenstehenden gutachterlichen Äußerung enthalten. In einem solchen Fall ist es sinnvoll, Therapieziele zu formulieren, die jenseits der Frage der Dienstfähigkeit stehen, etwa die Gestaltung eines lebenswerten Lebens nach der Schule. Letzteres ist nötig, um Spielraum für einen therapeutischen Prozess zu gewinnen. Berufsbezogene Therapieangebote – wie oben skizziert – erscheinen in solchen Fällen problematisch bis kontraindiziert.

Der hier am Beispiel der Lehrer diskutierte Ansatz berufsbezogener Therapieangebote ist unter psychotherapeutisch-konzeptionellen Gesichtspunkten – trotz aller andiskutierten Probleme – überaus spannend und perspektivisch vielversprechend. Schließlich wird damit eine im psychotherapeutischen Menschenbild bislang theoretisch wie praktisch als unbedeutend angesehene, zumeist sogar ausgeblendete Facette in ihrer Bedeutung fassbar. Die systematische Einbeziehung berufsspezifischer Aspekte beinhaltet die Chance, das psychotherapeutische Menschenbild ein Stück näher an die Realität heranzuführen. Die kann für Therapeuten wie Patienten letztlich nur von Vorteil sein.

Ausblick und Implikationen

18

Vom aktuellen Forschungsstand zur Lösung der Problematik psychosomatisch erkrankter Lehrpersonen

Andreas Hillert, Edgar Schmitz

In diesem Buch wurde versucht, die Problematik psychosomatischer Erkrankungen von Lehrkräften aus Sicht verschiedener Disziplinen darzustellen. Dem lag die Überlegung zugrunde, dass auf individueller ebenso wie auf systemischer Ebene angemessene Lösungen letztlich nur auf interdisziplinärer Basis möglich sind. Angesichts der Zusammenschau aller um die Thematik psychosomatischer Erkrankungen von Lehrkräften kreisenden Beiträge wird die enge Verflechtung individueller, administrativer, gesellschaftlicher und politischer Aspekte deutlich. Zudem wird exemplarisch nachvollziehbar, was die „soziale" Komponente im Kontext biopsychosozialer Krankheits- und Gesundheitsmodelle realiter umfassen kann. Die Interaktion individueller, gesellschaftlicher und politischer Faktoren imponiert dabei als derart eng, dass die in der tagtäglichen Diskussion immer wieder anklingende Frage, wer und was „schuld" sei, wenn Lehrkräfte psychosomatisch erkranken, respektive wer was dagegen zu tun habe, grundsätzlich nicht zu beantworten ist. Aus schulpolitischer Sicht wird angesichts finanzieller Engpässe der entscheidende Spielraum offenbar aufseiten der individuellen Belastungsbewältigung von Lehrkräften gesehen, was durch gezielte, kostengünstige Maßnahmen verbessert werden soll (s. Kap. 15 S. 223 ff. in diesem Band). Eine noch einfachere, aktuell von höchster politischer Ebene vorgeschla-

gene „Lösung" läge in einer weiteren Erhöhung von Pensionsabschlägen. Aus der Sicht betroffener Lehrpersonen dürften es eher die politischen Rahmenbedingungen und die finanziellen Ressourcen sein, die verändert werden müssten, wenn denn die Situation verbessert werden soll. Und in allen Köpfen sind noch die Ergebnisse der PISA-Studie präsent, einschließlich der Vision, die traditionelle Grundkonzeption von unterrichtendem Lehrer und lernendem Schüler etwa nach dem Vorbild Finnlands in ein Berater-Klienten-Verhältnis zu verändern (s. Kap. 13 S. 194 ff. in diesem Band). In Deutschland sind für ein solches Modell derzeit vermutlich weder Lehrer noch Schüler noch die Gesellschaft ausreichend vorbereitet. Eine Zerschlagung des gordischen Knotens der Lehrerbelastung ist somit kurzfristig – auf welche Weise auch immer – nicht zu erwarten. Jede Antwort bleibt zwangsläufig abhängig von eigenen Standpunkten und Interessen in einem neutrale Standpunkte ausschließenden System. Schließlich ist jeder irgendwie – und sei es als Steuerzahler – von der Problematik berührt.

Die Heterogenität der Beiträge dieses Buches betrifft aber nicht nur die Perspektive, aus der heraus die Problematik jeweils behandelt wurde. Vom Sprachstil, im Spektrum von erzählend-deskriptiv bis nüchtern-sachlich, über die Frage, ob sich die Argumentationen auf systematisch erhobene Daten, auf wissenschaftlich und/oder empirisch begründete Konzepte stützen, bis zu den verwendeten Begriffssystemen finden sich teils gravierende Unterschiede. Dies lässt sich gut an einigen – zumindest auf den ersten Blick – offensichtlichen inhaltlichen Widersprüchen aufzeigen. So gehen etwa Rolf van Dick und seine Kollegen (Kap. 2 S. 39 ff.) angesichts von umfangreichen Datensätzen aus schul- und organisationspsychologischer Perspektive davon aus, dass die höchst unterschiedlichen Krankenstände und Frühpensionierungsquoten zwischen unterschiedlichen Schulen vor allem auf interaktionelle Problemkonstellationen in den Kollegien schließen lassen. Martin Rothland (Kap. 10 S. 169 f.), deutlich näher an der schulinternen Sicht der Dinge, verweist demgegenüber auf eine Vielzahl potenzieller Erklärungsmöglichkeiten. Letztlich wäre diese Frage nur durch systematische Untersuchungen in den Kollegien der betreffenden Schulen zu klären. Dabei wäre zu befürchten, dass sich, je mehr man ins Detail geht, das Spektrum relevanter intervenierender Variablen verbreitert, das Gesamtbild realitätsnäher und gleichzeitig ungreifbarer wird. Ein anderer Punkt betrifft die Bewertung des Lehrers in der Öffentlichkeit, die laut den von Rolf van Dick und Kollegen skizzierten Befragungsergebnissen gar nicht so schlecht seien, wie dies Lehrer und Lehrervertreter mitunter empfinden (vgl. Dannhäuser 2001). Dies dürfte zum einen ein methodisch-demoskopisches Problem sein. Je nach Wortwahl und dem durch die Fragen implizierten Kontext ließe sich vermutlich ein weites Spektrum öffentlicher Meinungen vom Lehrerbild evaluieren. Zwar wäre es wünschenswert und im höheren, moralischen Sinn gerecht, wenn Lehrer in der Öffentlichkeit ein unzweideutig hohes Ansehen genießen würden. Entscheidender dürfte jedoch das Selbstbild der Lehrkräfte sein. Denn das Selbstwertgefühl einer Gruppe ist eben nicht das zwangsläufige Resultat gesellschaftlicher Bewertungen. So schneiden bei dem vom Institut für Demoskopie Allensbach langjährig replizierten Vergleich verschiede-

ner Berufsgruppen Politiker traditionell am schlechtesten ab, ohne dass diese sehr darunter zu leiden scheinen. Letztlich entscheidend wäre also, welches Image Lehrer selbst von sich haben und nach außen vertreten (zur „Schweigespirale" s. Noelle-Neumann 1989). Nicht wenige Lehrer dürften dies anders sehen.

Im Rahmen der Suche nach therapeutischen wie politischen Lösungen erscheint es wenig sinnvoll, dem spontanen Drang nachzugeben, die unterschiedlichen Standpunkte zur Thematik auszudiskutieren. Ein erster Schritt aus dem perspektivisch ansonsten unlösbaren Dilemma heraus dürfte vielmehr sein, die unterschiedlichen Herangehensweisen an die Thematik als solche zu konstatieren und als per se gleichberechtigt nebeneinander stehen zu lassen. Die Gefahr einer zwar interessanten, aber unverbindlichen Gegenüberstellung der Standpunkte – im Sinne einer wohlwollenden Kenntnisnahme der jeweils anderen Perspektive, um dann unbeirrt nach eigenem Muster weiter nach Lösungen zu suchen, Lehrer-Patienten zu therapieren, Forschung zu be- oder politische Lösungen voranzutreiben – dürfte nicht allzu groß sein. Nicht nur in einem Falle wird deutlich, auf welche Grenzen eine lineare Fortschreibung des jeweiligen Ansatzes entweder bereits gestoßen ist oder – auch angesichts begrenzter praktischer Ressourcen – in absehbarer Zeit stoßen wird. So könnten mit den bislang praktizierten Methoden vermutlich noch viele Lehrer zu ihrem Belastungserleben, zu Burnout, innerer Kündigung oder auch psychosomatischen Beschwerden befragt, amtsärztlich untersuchte Beamte dokumentiert, schulpolitische Lösungen konzeptionell ausgefeilt und ambulante wie stationäre Behandlungsangebote evaluiert werden, ohne einer praktikablen Lösung des Problems näher zu kommen. Die in den beiden ersten Teilen dargestellten Ansätze, Lehrerbelastung und den individuellen Umgang damit zu erfassen, können zwar jeweils den Anspruch erheben (und statistisch abgesichert dokumentieren), dass sie für die Erklärung des Gesamtphänomens relevante Teilantworten enthalten. Jeder Versuch, sie unmittelbar in Lösungen umzusetzen, relativiert sich jedoch angesichts der im dritten Teil zum System Schule skizzierten Komplexität der Verhältnisse. Einfache Hochrechnungen im Sinne etwa von Effektstärken der im vierten Teil zu Prävention und Therapie dargelegten Strategien sind vor diesem Hintergrund bislang nicht oder nur höchst vage möglich. Umgekehrt hat von politischer Seite der Versuch, das Wissen um Belastungserleben und Belastungsbewältigung von Lehrpersonen zusammenzufassen und zur Grundlage politischer Entscheidungen zu machen, eben erst begonnen. Anwendungsbezogene Interventionsstudien, zumal kontrollierte, gibt es bislang praktisch nicht.

Den gelegentlich in der politischen und verbandsinternen Diskussion geäußerten Optimismus (?), dass den aktuell um die 50 Jahre alten Lehrern sowieso nicht mehr zu helfen sei („spezifische Alt-68-er Problematik") und es dank Präventionsmaßnahmen später keine psychosomatisch erkrankten Lehrkräfte mehr geben werde, können die Herausgeber (s. auch das Zitat von Leo Burgerstein in der Einführung dieses Bandes) nicht teilen. Perspektivisch ist letztlich nur aus der Integration der unterschiedlichen Ansätze eine tragfähige Basis für Erfolg versprechende Lösungsstrategien zu erwarten. Dabei muss davon ausgegangen werden, dass jede praktische Umsetzung realiter an die etablierten, nur schrittweise zu modifizierenden Strukturen, Institutionen, Berufsgruppen und vor allem auch an die real existierenden Lehrkräfte mit ihren durch Ausbildung, Ideale, Berufsalltag und sozialen Einbindungen determinierten Möglichkeiten gebunden bleibt.

Von der interdisziplinären zur integrativen Forschung?

Im Rahmen der Thematik psychosomatisch erkrankter Lehrkräfte treffen – grob vereinfacht – zwei unterschiedliche wissenschaftliche Traditionen aufeinander, ohne sich dabei bislang intensiver begegnet zu sein. Die schul-, organisations- und gesundheitspsychologische Perspektive, die von der subjektiven Belastungswahrnehmung und Bewältigung durch das Individuum im beruflichen Kontext ausgeht, trifft auf eine medizinische Sichtweise, die Krankheiten bzw. psychische Störungen am Individuum diagnostiziert, zu verhindern und/oder zu behandeln sucht. Erstere versucht eine Annäherung an die Thematik zunächst durch Hypothesenbildung, um diese dann – meist unter Verwendung von gesicherten, den Testgütekriterien genügenden Skalen bzw. Tests und Fragebögen – an entsprechenden Stichproben zu falsifizieren bzw. zu verifizieren. Auf diese Weise gesicherte Konzepte können dann als System von Gesetzmäßigkeiten oder Regelhaftigkeiten psychischer Prozesse verstanden werden (Westermann 2000). Burnout oder innere Kündigung (s. Kap. 3 S. 51 ff. in diesem Band) sind Beispiele hierfür. Die medizinische Sicht geht demgegenüber von Diagnosekategorien aus, die im Falle von ICD-10 und DSM-IV definierte Symptomkonstellationen abbilden. Ätiologische Aspekte werden darin ausgeklammert oder nur am Rande berücksichtigt. Diagnosen sind dabei Konventionen, die das Ziel haben, bezüglich wesentlicher krankheitsrelevanter Aspekte möglichst homogene Patientengruppen zu definieren. Inwieweit sie dieses tatsächlich leisten, war und ist Thema umfangreicher Evaluationen. Diese Skizze klammert die gewissermaßen zwischen den Blöcken stehende Psychotherapie aus. Gleichwohl wird deutlich, welche Perspektiven und Herausforderungen sich für die medizinische wie für die psychologische Zugangsweise aus einer gegenseitigen Annäherung ergeben könnten.

Die den modernen psychiatrischen und psychosomatischen Klassifikationssystemen implizit zugrunde liegende Hoffnung, ausgehend von deskriptiven Kriterien auf Symptomebene hinsichtlich genetischer, neurophysiologischer und/oder neuroendokrinologischer Ebenen homogene Gruppen definieren zu können, erscheint nicht zuletzt angesichts aktueller neuroendokrinologischer Befunde (s. dazu Kap. 5 S. 90 ff. in diesem Band) zunehmend als unbegründet. Vielmehr ist davon auszugehen, dass vergleichbare Symptomkonstellationen auf höchst unterschiedlicher genetischer oder auch neurophysiologischer Grundlage möglich sind. Der diesbezügliche konzeptuelle Reiz berufsgruppenbezogener Ansätze, in Ergänzung und Relativierung der traditionellen medizinischen Paradigmen, spiegelt sich in mehreren Beiträgen dieses Buches. Untersuchungen von Personen, die unter vergleichbaren beruflichen Rahmenbedingungen arbeiten, lassen erheblich präzisere Aussagen etwa über den Stellenwert des individuellen Belastungsmanagements, neuroendokrinologischer Reaktionsmuster, der Ausbildung von Symptomen und der Frequentierung des medizinischen Systems zu, als dies – dann zwangsläufig retrospektiv – angesichts von Gruppen möglich wäre, die nach dem Kriterium der Diagnose zusammengestellt sind. Über den traditionellen arbeitspsychologischen Kontext hinausgehend (Karasek 1979) zeichnen sich hier „arbeits-psychosomatische" Fragestellungen ab, in denen persönliche Merkmale, Belastungsfaktoren, Bewältigungsstrategien und psychosomatische Symptome miteinander in Beziehung gesetzt werden können (etwa Schonfeld 1996; Mills u. Huebner 1998; Vincent u. Walker 2000; Tennant 2001). Als Beispiel können Forschungen zum Konzept der Gratifikationskrise (vgl. auch Siegrist 1998) dienen. Dabei geht es keineswegs darum, Konzepte wie Burnout, innere Kündigung oder „Workaholismus" (Scott et al. 1997; Burke 2000) unmittelbar mit psychosomatischen Diagnosen gleichzusetzen. Auch der Vorschlag, aus mehr oder weniger

für die jeweilige Berufsgruppe spezifischen Problemkonstellationen, etwa aus depressiv getöntem Rückzug infolge beruflicher Kränkungserlebnisse, neue medizinische Diagnosen abzuleiten (im skizzierten Falle die „posttraumatische Kränkungsstörung", Linden 2002) löst die konzeptuelle Problematik nicht. Natürlich bezeichnen auch Berufsgruppen keine homogene Entitäten. Ein hiervon ausgehender Ansatz kann jedoch dazu beitragen, die symptomorientierte Perspektive zu relativieren und so konzeptuelle Entwicklungsmöglichkeiten aufzuzeigen (vgl. Malik und Beutler 2002). Dies beinhaltet auch Konsequenzen für die Begutachtungspraxis und für das medizinische Versorgungssystem (s.u.).

Umgekehrt bietet es sich an, das Verhältnis psychologischer Konzepte (wie Burnout, innere Kündigung etc.) zu medizinischen Diagnosen dezidierter zu klären, als dies bislang geschehen ist. Edgar Schmitz hat dies am Beispiel des Burnouts in diesem Band dargelegt. So wird Burnout von einigen Autoren als Vorstufe psychischer Erkrankungen, von anderen als gleichrangige Diagnose verstanden. Untersuchungen an klinischen Populationen könnten hier einen wesentlichen Beitrag zur Klärung leisten. Der Stellenwert psychologischer Konzepte, die modellhaft Entstehung und Verlauf psychischer Erkrankungen erklären wollen, lässt sich letztlich nur bestimmen, wenn sie über Querschnittsstudien hinaus mit Verlaufsuntersuchungen, Fremdbeurteilungen und vor allem klinischen Daten abgesichert werden. Darüber hinaus stellt sich die Frage, inwiefern zwischenzeitlich überaus populäre Konzepte wie Burnout als Selbstkonzept Symptomwahrnehmung und Verhalten der betreffenden Personen beeinflussen.

Die meisten – auch die in diesem Buch besprochenen – Modelle sind defizitorientiert. Wenn berufliche Belastungen aufgrund bestimmter Defizite nicht angemessen bewältigt werden, können sich die jeweiligen Symptome manifestieren. Zur umgekehrten Perspektive, im salutogenetischen Sinn, liegen derzeit kaum Daten und Konzepte vor. Wie schaffen es beispielsweise erfolgreich und zufrieden den Altersruhestand erreichende Lehrer, dass ihnen eben dies gelingt? Dass diese schlicht die weniger sensiblen Lehrer mit dem „dicken Fell" sind, kann als widerlegt gelten (s. auch Schmitz et al. 2002b), worauf auch die Charakteristika des Gesundheits-Typs des AVEM verweisen (s. Kap. 6 S. 99 in diesem Band). Ungewissheitstoleranz zeichnet sich als ein weiter, potenziell positiver Belastungsbewältigung den Weg bahnender Persönlichkeitsstil ab (etwa Friedel u. Dalberg 2003). Hinter der Fähigkeit, bis zur Regelpensionierung gesund und – um in der Burnout-Terminologie zu bleiben – „entflammt" zu bleiben, stehen vermutlich Strategien, die sich im Sinne positiver berufsbezogener Konzepte erfassen, evaluieren und dann präventiv wie therapeutisch nutzen ließen (vgl. Nelson u. Simmons 2002).

Die in der schulpsychologischen Forschung bislang ausgesparte Gruppe manifest erkrankter Lehrpersonen bietet sich bei der Evaluation aller Konzepte im Bereich von Belastung, Beanspruchung und psychosomatischer Erkrankung als Probe aufs Exempel an.

Psychotherapeutisch tätige Ärzte und Psychologen

Ärzte und Therapeuten lesen dieses Buch in der berechtigten Erwartung, für den Umgang mit psychosomatisch erkrankten Lehrpersonen weiterführende Anregungen und Hilfen zu bekommen. Einschlägige Vorarbeiten zu berufsbezogenen therapeutischen Strategien fehlen. Im vorliegenden Buch werden konzeptuelle Vorüberlegungen und Basisdaten für auf den Lehrerberuf bezogene Therapiemanuale dargelegt. Diese fokussieren auf charakteristische Problemkonstellationen, unter denen bei weitem nicht alle (Lehrer ist eben keine Diagnose!), aber viele Lehrkräfte leiden und die mit hoher Wahrscheinlichkeit Einfluss auf

Genese, Symptomatik und Verlauf von psychosomatischen Störungen haben.

Grundvoraussetzung für jede angemessene therapeutische Berücksichtigung berufsbezogener Aspekte ist, dass Ärzte und Therapeuten ausreichend, also über die eigenen schulischen Erfahrungen und auch die vom jeweiligen Lehrer-Patienten gespiegelte Perspektive hinaus, über den Lehrerberuf und die Situation in den Schulen informiert sind. Natürlich kann kein Arzt über alle Berufsbilder substanziell informiert sein. Zu seiner Professionalität gehört es dann aber, sich dieser Kompetenzgrenzen bewusst zu sein und sie angemessen zu kommunizieren. Dies ist umso wichtiger, als jede ärztliche und/oder therapeutische Aussage und Maßnahme vom Patienten auch als Stellungnahme zu seiner beruflichen Situation verstanden werden muss. Bei Krankschreibungen (oder Nicht-Krankschreibungen) wird dieses offenkundig. Aber auch in jeder ex- oder impliziten Anmerkung hinsichtlich des Schweregrades relativ zum Berufsalltag („meiden Sie...") und allen intendierten Schritten im Sinne von Einstellungs- oder Verhaltensänderungen berufstätiger Personen liegen zwangsläufig Bewertungen der Therapeuten zugrunde. Dass diese nur auf der Grundlage fundierten Wissens erfolgen sollten, bedarf keiner weiter gehenden Begründung. Auch die Beiträge dieses Buches, die sich nicht direkt mit therapeutischen Themen beschäftigen, sind deshalb für Ärzten und Therapeuten wichtig.

Bereits bei der Anamnese sollten berufsbezogene Implikationen der Problematik direkter angesprochen werden, als dies bislang üblicherweise geschieht. Über Fragen nach der subjektiven Einschätzung des Patienten hinsichtlich seiner beruflichen Belastungen hinaus sind beispielhafte Schilderungen belastender Konstellationen einschließlich möglichst konkreter Darlegungen der dabei erlebten Auswirkungen auf die Symptomatik und schließlich Fragen nach den intendierten beruflichen Zielen und Perspektiven wichtig. Was erwartet die oder der Betreffende von einer Krankschreibung, was von der ambulanten oder stationären Behandlung? Wie realistisch ist dies? Auch angesichts der im Buch dargelegten Zahlen ist zumindest mit einiger Wahrscheinlichkeit davon auszugehen, dass bei Lehrern mit chronifizierten gesundheitlichen Problemen berufliche Einflüsse und/oder Auswirkungen relevant sind. Je früher, offener und konsequenter dies mit der betreffenden Person thematisiert wird, um so besser. Im Sinne einer konfliktfreien Arzt/Therapeut-Patienten-Beziehung liegt dabei natürlich zunächst die Übernahme der Patientenperspektive nahe, auch was berufliche Einschätzungen anbelangt. Wenn diese jedoch im Verlauf zu spät und/oder nicht hinreichend hinterfragt wird, bleibt jede noch so kompetente Therapie hinter ihren Möglichkeiten zurück. Wenn etwa der Therapeut einen Lehrer-Patienten durch wiederholte Krankschreibungen in seiner rein passiv-erleidenden Sicht der beruflichen Belastungen verstärkt, wird die Wahrscheinlichkeit einer konstruktiven Lösung geringer und die einer Chronifizierung der Problematik höher.

Soweit es um den therapeutischen Umgang mit berufsimmanenten Belastungen geht, sind – wie in den Beiträgen des vierten Teiles des Buches deutlich wurde – die Grenzen zwischen Prävention und Therapie inhaltlich fließend. Lehrer, die Informationen über Entspannungstechniken, Zeitmanagement, die Relativierung eigener Ansprüche oder auch alternativer Aspekte einer berufsbezogenen sozialen Kompetenz (vgl. Miller 1992 bis Kretschmann 2000) spontan umsetzen können, dürften jedoch unter den Psychotherapie-Patienten eher selten sein. Umgekehrt stellt sich bei vielen Patienten die Frage, warum problematische Verhaltensmuster trotz der Nachteile beibehalten wurden. Eine diesbezügliche Klärung dürfte in vielen Fällen als Grundlage für eine Modifikation der Strategien – und damit für eine erfolgreiche Therapie – unabdingbar sein.

Über die Sachkenntnisse hinaus ist für Ärzte und Therapeuten zudem eine dezidierte Reflexion der eigenen Einstellungen zu Lehrern unvermeidlich. Die Beiträge in diesem Buch können diesbezüglich auch als Anregungen für berufsgruppenbezogene Selbsterfahrung dienen. Welche Maßstäbe resultieren aus meiner eigenen beruflichen Sozialisation als Arzt oder Psychologe (vgl. etwa Lieb 1998)? Welche Motive spielen eine Rolle, wenn ich einen Lehrer-Patienten krankschreibe? Welchen Einfluss hat dies auf die Arzt-Patienten-Beziehung, das Krankheitsmodell des betroffenen Lehrers und die Dynamik der Problematik? Auch ohne sich an dieser Stelle in den Begriff der Übertragung zu vertiefen, erscheint es evident, das es keinem Therapeuten möglich ist, Lehrpersonen „neutral" zu begegnen. Alternativ ließe sich dies durch Ergebnisse der Wahrnehmungsforschung belegen (etwa Ciompi 1997). Als Probe aufs Exempel lässt sich der als Abbildung 18-1 abgedruckte „Therapeuten-Lehrer-Einstellungsfragebogen" verwenden, der – mit allen Vor- und Nachteilen von Polaritätenprofilen – eine individuelle Standortbestimmung ergibt. Jeder Arzt oder Psychologe hatte ehemals Lehrer und hat mit diesen gute bis schlechte Erfahrungen gemacht. Jeder Therapeut hat Gründe, warum er selbst nicht Lehrer geworden ist, der berufliche Belastungen und – den Ausbildungsrichtlinien entsprechend – langjährig auf eigene Kosten und in der Freizeit Supervisionen absolviert. Die Sicherheit des Beamtenstatus mag Außenstehenden beneidenswert erscheinen. Auch wer nie therapeutisch mit Lehrpersonen gearbeitet hat, kann vermutlich nachvollziehen, welche emotionalen Spannungen sich aus diesen Punkten ergeben können. Wenn unterschiedliche Berufskulturen aufeinander treffen, sind Missverständnisse unvermeidlich. Dieses im therapeutischen Kontext in seiner Tragweite zu realisieren, kann für die Therapie entscheidend sein. Angesichts dessen wäre es schlicht naiv, psychosomatische Störungen „berufneutral" behandeln zu wollen. Der Umgang mit den aus dieser Perspektive heraus überaus komplexen Konstellationen mag mitunter verwirrend und weit von

> Mehr als 700000 Lehrer und Lehrerinnen sind in Deutschland tätig, entsprechend häufig sind sie unter den Patienten von Therapeuten und Ärzten. Wie erleben Sie den/die „typischen" Lehrer(in)?

1. Behandeln Sie auch Lehrer?
   ○ nie   ○ selten   ○ gelegentlich
   ○ häufig   ○ sehr häufig

2. Sprechen diese Lehrer dabei berufliche Schwierigkeiten an?
   ○ sehr selten ○ selten   ○ gelegentlich
   ○ häufig   ○ sehr häufig

3. Sprechen diese Lehrer dabei private/ familiäre Schwierigkeiten an?
   ○ sehr selten ○ selten   ○ gelegentlich
   ○ häufig   ○ sehr häufig

4. Wie häufig sind berufliche Schwierigkeiten das Hauptproblem?
   ○ sehr selten ○ selten   ○ gelegentlich
   ○ häufig   ○ sehr häufig

5. Wie häufig sind private/familiäre Schwierigkeiten das Hauptproblem?
   ○ sehr selten ○ selten   ○ gelegentlich
   ○ häufig   ○ sehr häufig

6. Die von mir behandelten Lehrer sprechen das Thema Frühpensionierung an:
   ○ sehr selten ○ selten   ○ gelegentlich
   ○ häufig   ○ sehr häufig

7. Welchen Eindruck machen Lehrer als Patienten auf Sie

angenehm	3 – 2 – 1 – 0 – 1 – 2 – 3	unangenehm
interessant	3 – 2 – 1 – 0 – 1 – 2 – 3	uninteressant
kooperativ	3 – 2 – 1 – 0 – 1 – 2 – 3	unkooperativ
flexibel	3 – 2 – 1 – 0 – 1 – 2 – 3	unflexibel
empfindlich	3 – 2 – 1 – 0 – 1 – 2 – 3	unempfindlich
sympathisch	3 – 2 – 1 – 0 – 1 – 2 – 3	unsympathisch
modern	3 – 2 – 1 – 0 – 1 – 2 – 3	altmodisch
angepasst	3 – 2 – 1 – 0 – 1 – 2 – 3	opponierend
realistisch	3 – 2 – 1 – 0 – 1 – 2 – 3	idealistisch
perfektionistisch	3 – 2 – 1 – 0 – 1 – 2 – 3	nicht perfektionistisch
anspruchsvoll	3 – 2 – 1 – 0 – 1 – 2 – 3	anspruchslos
glücklich	3 – 2 – 1 – 0 – 1 – 2 – 3	unglücklich
aktiv	3 – 2 – 1 – 0 – 1 – 2 – 3	passiv
zufrieden	3 – 2 – 1 – 0 – 1 – 2 – 3	unzufrieden
depresssiv	3 – 2 – 1 – 0 – 1 – 2 – 3	heiter
frisch	3 – 2 – 1 – 0 – 1 – 2 – 3	erschöpft

8. Aktuell wird diskutiert, ob Lehrer Beamtenstatus haben sollten
   Meiner Meinung nach sollten
   ○ Lehrpersonen Beamte sein
   ○ nicht Beamte sein

9. Abschließend: Halten Sie Lehrerinnen und Lehrer für schwierige Patienten?
   ○ ja   ○ eher ja
   ○ eher nein ○ nein

Abb. 18-1 Therapeuten-Lehrer-Einstellungsfragebogen

der – vermeintlichen – Klarheit der Krankheits- bzw. Störungsmodelle entfernt sein, die den Beruf ausklammern. Ebendies macht eine Fokussierung auf berufliche Belastungskonstellationen therapeutisch spannend. Wissenschaftlich betrachtet, stehen auf die Belastungen des Lehrerberufes fokussierende Therapieangebote angesichts der bislang weitgehend ungesicherten Grundannahmen unter Legitimationsdruck. Systematische Evaluationen sowohl der ambulanten wie der stationären Angebote und Programme sind unbedingt notwendig. Dabei geht es vor allem um folgende Fragen:

1. Inwieweit gelingt es, im Rahmen der Therapie erarbeitete, auf Belastungsbewältigung hin angelegte Verhaltensmuster im beruflichen Kontext umzusetzen?
2. Wie stabil ist die im Rahmen des stationären Aufenthaltes erreichte Verbesserung der Symptomatik, wenn die Lehrer an ihren Arbeitsplatz zurückkehren?

Eine wissenschaftliche Absicherung ist umso dringender, als Lehrer als privat versicherte Klientel im ambulanten wie stationären Rahmen per se einen nicht zu unterschätzenden wirtschaftlichen Faktor darstellen. In diesem Kontext sind Kliniken, die sich mit wohlklingenden Programmen um Lehrpersonen als Klientel bemühen, mit Angeboten, die in demonstrativer Kundenorientierung zumeist nicht viel mehr als „Batterieaufladen in angenehmer Atmosphäre" beinhalten, besonders problematisch. Es besteht die Gefahr, dass Trittbrettfahrer und selbst ernannte „Lehrerzentren" dem diesem Buch zugrunde liegenden Anliegen einer differenzierten Bearbeitung der Thematik einen Bärendienst erweisen. Um dieses zu begrenzen, bietet sich – parallel zur Evaluation – die Entwicklung von dezidierten Qualitätskriterien für ambulante wie berufsbezogene Therapieangebote an (vgl. Staatsministerium für Gesundheit 2003).

Amtsärzte und Gutachter

Dass nicht zwangsläufig die kränksten Lehrpersonen in Frühpension gehen, ist mehr als eine Vermutung (vgl. Poole 1997). Auch die Daten stationär behandelter Lehrpersonen können als Hinweis darauf verstanden werden. Wenn die Frühpensionierungszahlen im Jahr 2002 geringer ausfielen als im Vorjahr, ist dies nicht auf eine plötzlich gestiegene gesundheitliche Stabilität von Lehrpersonen, sondern auf die zwischenzeitlich eingeführten finanziellen Abschläge zurückzuführen. Entsprechend muss postuliert werden, dass Frühpensionierung eher ein multifaktorielles denn ein eindimensional durch Symptomatik und Schweregrad determiniertes Phänomen ist. Verschiedene Variablen dürften dabei von Bedeutung sein. Neben den vorhandenen oder fehlenden Ressourcen des Betroffenen, mit seinen schulischen Belastungen respektive denen des Frühpensionierungsverfahrens umzugehen, dürften finanzielle und soziale Rahmenbedingungen ausschlaggebend sein. Eine systematische Erfassung einer repräsentativen Zahl frühpensionierter und nicht frühpensionierter Lehrpersonen wäre vergleichsweise einfach durchführbar. Bislang hatte jedoch keine der zuständigen Stellen nachdrücklicheres Interesse an solchen Daten. Vermutlich nicht zuletzt deshalb, weil sich im Falle der Bestätigung der eingangs formulierten Hypothese immenser sozialpolscher Sprengstoff ergeben und entzünden könnte. Es geht um einen Grundpfeiler des Sozialsystems, nämlich die Annahme, wonach eine amtsärztliche Begutachtung zur Feststellung der Dienst(un)fähigkeit zumindest prinzipiell einen objektiven und damit gerechten Maßstab bedeutet. Wenn dies hier hinterfragt wird, soll damit keineswegs die Kompetenz der begutachtenden Kollegen angezweifelt werden. Vielmehr geht es um die grundsätzliche Frage, welche Maßstäbe und Daten als Anhaltspunkte zur Verfügung stehen und herangezogen werden. Dies ist im Falle psychosomatisch belasteter

Lehrpersonen, wenn man über den Tellerrand der sich auch im gutachterlichen Alltag einstellenden Routine hinwegsieht, bislang ungeregelt und ungeklärt.

Jede Begutachtung beinhaltet zunächst eine elaborierte Erfassung der körperlichen und psychischen Symptomatik, der Anamnese und der sozialen wie beruflichen Situation. Aufgrund dieser Befunde und Informationen wird dann eine medizinische Diagnose gestellt, aktuell entsprechend den Kategorien des ICD-10. So weit ließen sich die Begutachtungen problemlos im Rahmen von Qualitätssicherungsprogrammen abbilden, etwa indem mit strukturierten Interviews die Diagnosen überprüft würden (Hiller et al. 1995). Die Stellung einer Diagnose bedeutet noch keineswegs eine Beantwortung der Frage nach Dienstfähigkeit. Letztere setzt einen Abgleich aus den krankheits- oder störungsbedingten, aktuellen wie antizipierten Einschränkungen mit den aktuellen und antizipierten beruflichen Belastungen voraus. In Extremfällen – an beiden Seiten des Schweregradspektrums – fallen Entscheidungen naturgemäß leichter. Hier ist eine hohe Übereinstimmung zwischen verschiedenen Gutachtern zu erwarten. Bei eher mittelschweren Konstellationen wird dieses vermutlich erheblich unschärfer. Dezidiert klingende Feststellungen wie „mit an Sicherheit grenzender Wahrscheinlichkeit ist davon auszugehen, dass Herr X auch zukünftig den beruflichen Belastungen gewachsen/nicht gewachsen sein wird" sollten darüber nicht hinwegtäuschen.

Bis heute werden amtsärztliche Entscheidungen de facto einzig aus der fachlichen und persönlichen Kompetenz des Gutachters heraus getroffen. Standardisierte Instrumente zur Darstellung des Schweregrades und der beruflichen Belastungssituation kommen dabei kaum zum Einsatz. Inwieweit hier normierte und teststatistisch gesicherte Skalen zum Belastungserleben und zu Persönlichkeitsstilen eine Hilfestellung geben könnten (vgl. Kap. 6 S. 97 ff. in diesem Band), bliebe zu prüfen. Am schwierigsten dürfte die prognostische Bewertung sein. Angesichts der potenziellen

Vielzahl dabei intervenierender Variablen erscheint – zumindest was den Bereich von Lehrern und Beamten anbelangt – das gänzliche Fehlen von systematisch erhobenen Verlaufsdaten als Bezugsgrößen problematisch. Wie entwickelt sich die Symptomatik bei Lehrpersonen, die mit bestimmten Diagnosen frühpensioniert respektive nicht frühpensioniert werden, tatsächlich? Jedem Arzt und Therapeuten sind Beispiele für Verläufe in jede Richtung bekannt, von Spontanheilungen bis zu depressiven Einbrüchen nach dem Verlassen der Schule. Welche Kriterien prädisponieren zum einen oder zum anderen? Dies ließe sich letztlich nur durch systematische Verlaufsuntersuchungen größerer Gruppen klären.

Neben dem Fehlen repräsentativer Verlaufsuntersuchungen bleibt der Gutachter letztlich auch allein, wenn es um die Frage der Bewertungsmaßstäbe geht. Was ist „zumutbar"? Zumutbarkeit imponiert, sokratisch hinterfragt, als ein höchst relatives Konstrukt, das die jeweiligen Maßstäbe spiegelt. Ist der Maßstab ein möglichst hohes momentanes subjektives Wohlbefinden, antizipierte medizinisch-psychische Probleme („wenn X weiter schulischen Belastungen ausgesetzt wird, ist eine weitere Zunahme des Hypertonus, der Erschöpfung etc. nicht auszuschließen/zu erwarten"), Gerechtigkeit im jeweiligen beruflichen Kontext (andere Kollegen, die jünger sind als der zu Begutachtende, gingen bereits in Pension und hatten zumindest für diesen keine erkennbaren medizinischen Probleme) oder die Gewährung von Kompensation für zurückliegende Belastungen und Kränkungen? In der Wahrnehmung der Betroffenen, mit geprägt durch die Kategorien des medizinischen Systems, verschmelzen diese Punkte oftmals zu einer nur noch theoretisch trennbaren Einheit („meine Depression, meine Konzentrationsstörungen" etc.). In der Praxis dürfte vielfach die Selbsteinschätzung des zu Begutachtenden zum prognostisch entscheidenden Parameter werden. Andererseits bleibt es Aufgabe des Gutachters, allgemein gültige Maßstäbe anzulegen. Diese zu definieren wäre eine eminent wichtige politisch-gesellschaftliche Aufgabe, die nicht stillschweigend an Gutachter delegierbar ist.

Es gibt zwar verschiedene Empfehlungen, die die Begutachtungspraxis regeln sollen (so wurde vom Bayerischen Staatsministerium der Finanzen 1996 eine „Allgemeine Anweisung an alle Dienstvorgesetzten zur Überprüfung der Dienstfähigkeit bei Ruhestandsversetzungen" herausgegeben; vgl. Poole et al. 1996). In juristischer Diktion gehalten weisen sie auf Aspekte hin, die sinnvollerweise und „umfassend" bei der Formulierung des Gutachtenauftrages in Betracht zu ziehen sind. Konkrete Anhaltspunkte für die eigentliche gutachterliche Bewertung (wobei die eigentliche Entscheidung der Dienstvorgesetzte trifft, in der Regel vermutlich dem Gutachten folgend) beinhalten sie nicht. Offenbar wird vorausgesetzt, dass Gutachter aufgrund ihrer nachgewiesenen Qualifikationen auch über objektive Bewertungsmaßstäbe verfügen. Zudem: Wer würde einem Lehrer, der sich seinen schulischen Belastungen nicht mehr gewachsen sieht (Burnout) mit Hinweis darauf, dass er bis dato nie Supervisionen in Anspruch nahm, einen Verstoß gegen die im Beamtenrecht formulierte Pflicht zur Gesunderhaltung[1] vorhalten? Der Ansatz, das (Massen-)Phänomen von Frühpensionierungen durch verbesserte medizinische Begutachtung „einzudämmen" – wobei Schritte zur Vereinheitlichung und Zentralisierung der Begutachtung, wie etwa in Bayern geschehen (Projektgruppe 2003, S. 25ff), zu begrüßen sind –, kann wohl als gescheitert gelten, wobei allerdings auch hier die Datenlage vage bleibt.

Fassen wir zusammen: Systematische Evaluationen von Lehrern, die hinsichtlich ihrer Dienstfähigkeit begutachtet werden, im Kontext repräsentativer Erhebungen der psychoso-

matischen Belastungen und Erkrankungen bei Lehrpersonen insgesamt existieren nicht. Daten dieser Art wären u. a. als Orientierungsgröße für Begutachtungen wünschenswert. Darüber hinaus sind die anzulegenden Entscheidungsmaßstäbe bislang nicht definiert (Was ist zumutbar?). Der Vorschlag einer operationalisierten Begutachtungspraxis ist natürlich mit erheblichen inhaltlichen, methodischen und politischen Problemen verbunden. Angesichts einer derzeit – auf berechtigte politische Forderung hin – alle Bereich der Medizin durchdringenden Entwicklung hin zur Qualitätssicherung ist jedoch nicht nachvollziehbar, warum dies nicht auch im Bereich der Begutachtung geschehen soll. Solange das System stabil war und mitunter jedem damit gedient sein konnte, dass es Graubereiche gab, fiel dieses Problem kaum auf. Im Einzelfall war ja nicht nur dem betreffenden Lehrer, sondern auch Schulleitern, Kollegen und Schülern gedient, wenn ein überlasteter und/oder „schwieriger" Pädagoge dienstunfähig in Vorruhestand verabschiedet wurde. De facto wurde Medizin hier für einen erheblichen Teil der betreffenden Personen zum einzig praktikablen, Kränkungen wie finanzielle Einbußen kalkulierbar machenden Ausweg aus systemisch angelegten Problemkonstellationen. Perspektivisch muss es darum gehen, dass Gutachter und gutachterlich tätige Amtsärzte nicht im schulpolitischen System als medizinisch-sachverständiges Alibi missbraucht und dringend erforderliche Regelungen auf administrativer Ebene aufgeschoben oder in ihrer Notwendigkeit bagatellisiert werden (vgl. Kap. 13 S. 194 ff. in diesem Band).

Lehrerinnen, Lehrer, Schulleiter

Es gibt in diesem Band keinen Beitrag, der nicht auf die Tatsache hinweist, dass nur ein Bruchteil der derzeit im Lehrerberuf Tätigen

---

[1] BayBG, Kommentar Weiss/Niedermaier/Summer/Zängl zu Art. 64, Erläuterung 7, S. 30ff, insb. 35ff sowie BayDisziplinarO, Kommentar Summer/Zängl, S. 104ff

das reguläre Pensionsalter erreicht und die Quote psychosomatischer Belastungen und Erkrankungen bei Lehrpersonen hoch ist. Dieses auch bei der Entscheidung für den Beruf, während der Ausbildung und vor allem im Rahmen berufsbegleitender präventiver „Psychohygiene" zur Kenntnis zu nehmen und regelmäßig hinsichtlich der eigenen Situation zu reflektieren, ist für alle Lehrer mehr als „empfehlenswert". Diesen Beruf professionell auszuüben bedeutet zwangsläufig, sich auch mit diesen Aspekten auseinanderzusetzen und von Studienbeginn an zu lernen, mit seinen Kräften zu haushalten und sich diesbezüglich günstige Strategien anzueignen. Per se ist dieses nicht neu (etwa Miller 1992; Ulich 1996a; Meidinger und Enders 1997; Schaefer 2001), wurde bislang aber offenbar nur von wenigen konsequent umgesetzt. Das zu erwartende, von Lehrern in Gesprächen regelmäßig vorgebrachte Gegenargument, wonach das Lehrersein eine Berufung mit karitativer Ausrichtung sei und die oder der Betreffende nicht auf das eigene Wohl, sondern ausschließlich auf das der Schüler zu achten habe, ist ehrenwert, aber greift in mehreren Hinsichten zu kurz. Nicht nur, weil der Beweis, wonach dieses Verhalten wirklich die glücklicheren, besseren und/oder im Leben erfolgreicheren Schüler zur Folge hat, nicht erbracht wurde. In der professionellen Psychotherapie, einer der Lehrtätigkeit zumindest partiell ähnlichen Tätigkeit, wäre eine solche Haltung widerlegt und anachronistisch (vgl. Grawe et al. 1994). Aber selbst wenn es so wäre, dann liefe ein im skizzierten Sinne selbstlos ausgeübter Lehrerberuf auf den Professionalisierungsgrad eines über Sportphysiologie bestens informierten, begnadeten, aber kaum trainierten Sportlers heraus, der bei einem Marathonlauf startet, um sich dann überrascht nach eher wenigen Kilometern mit der Tatsache konfrontiert zu sehen, dass er wegen konditioneller Schwierigkeiten das Ziel – einschließlich aller davor auf ihn wartender Anhänger – nicht erreichen wird. Konditionelle Schwierigkeiten sind der pädagogische Normalfall, mit dem es – siehe alle

Beiträge dieses Buches – zu rechnen gilt. Die glücklichen Kollegen, die niemals irgendwelche Probleme haben, sind beneidenswerte Ausnahmen, aber keine Leitbilder des Berufsstandes. Auch die notwendigen Schulreformen werden das Problem nicht lösen, sondern günstigstenfalls entschärfen. Lehrerbelastung gab es – siehe den Text von Leo Burgerstein in der Einführung (S. 4) – schon immer. Eine ehemals idealistische, durch systemischen Dauerfrust selbstentfremdete 68er-Ideologie kann das subjektive Belastungserleben sicher erheblich potenzieren. Dies bleibt aber nur eine neben vielen anderen Determinanten des Phänomens. Selbst wenn in Deutschland finnische Verhältnisse eingekehrt sein werden und Lehrer als Berater eigeninitiativ lernender Schüler etabliert sind, wird ein elementar kommunikativer Beruf wie der des Lehrers mit Belastungen, Frustrationen und eben auch psychosomatischen Beeinträchtigungen einhergehen – hoffentlich mit weniger. Dass aber auch der dahin führende Weg für viele, die nach den bisherigen Leitlinien ausgebildet worden sind, erhebliche Frustrationen bedeutet, sollte nicht übersehen werden.

Was heißt all dies für angehende wie gestandene Lehrer und Schulleiter? Auch wenn es schwer fällt, werden sie nicht an einer offeneren und offensiveren Thematisierung ihrer individuellen beruflichen Belastungen vorbeikommen. Die Etablierung einer Kommunikationsstruktur in deutschen Schulen, vor allem auch in den Lehrerzimmern, in der offen und frühzeitig über eigene Schwierigkeiten und Grenzen angesichts schwieriger Konstellationen gesprochen wird, ist überfällig. Ist sie auch utopisch (vgl. Kap. 10 S. 161 ff. in diesem Band)? So zumindest kommentieren es nicht wenige erkrankte Lehrer. Die Gefahr, dass der Schulleiter das Eingeständnis von Problemen in die (dann negative) Beurteilung einfließen lässt und zudem Kollegen hinter dem Rücken lästern, sei hoch, der daraus ergebende Nachteil beträchtlich. Diese Einschätzung ist derzeit in vielen Kollegien sicher realistisch, wird sich aber nur ändern, wenn irgendjemand (aber bitte die anderen?) den Anfang macht. Auch dies bleibt eine Frage der Professionalisierung: Solange das höchste Gut eine weiße, problemlose Weste ist, wird sich das Problem Lehrerbelastung nicht wirklich lösen lassen, auch nicht durch Initiativen vonseiten der Kultusministerien (Kap. 15 S.243 ff. in diesem Band). Es ist nicht weniger nötig als ein Paradigmenwechsel im Lehrerberuf, der sich gleichermaßen auf systemischer (s.u.) wie individueller Ebene vollziehen muss. Statt einem archaischen Selbstverständnis wie „ein guter Lehrer hat keine Probleme" gilt es eine Feedbackkultur zu fördern, in der Störungen (schon aus pädagogischen Gründen) Vorrang haben. Weiterbildung auch in dieser Hinsicht ist darin (selbst)verpflichtend. Ein elementarer Baustein davon ist Supervision, die neben fachlich-didaktischen Aspekten auch berufsbezogene Selbsterfahrung einschließt, wie auch immer man das Ganze nennt und organisiert (vgl. Ehinger und Hennig 1997). Beides ist nötig, damit berufliche Überlastung kein unausweichliches Schicksal wird. Anfängliche Verunsicherungen sind dabei vorprogrammiert. Aus alledem kann der Lehrerberuf eine Attraktivität gewinnen, die mit den traditionellen Attributen des Berufes nur noch wenige Gemeinsamkeiten haben dürfte.

Schulpolitik

Die hohe Quote krankheitsbedingter Frühpensionierungen von Lehrkräften bedeutet eine erhebliche politische Herausforderung. Mit dem programmatischen Ziel, diese „einzudämmen", ist eine Bund-Länder-Projektgruppe angetreten (Projektgruppe 2003). Neben einer Reihe von gesetzlichen Regelungen hat diese verschiedene Präventionsmaßnahmen vorgeschlagen. Bei aller darin anklingenden Sorge für das Wohl der einzelnen Lehrpersonen stimmt nachdenklich (vgl. Warbuton und Suiter 1996), dass der in den letzten Jahren zu beobachtende Rückgang der Frühpen-

sionierungen (im Jahr 2001 auf 39 %) wohl im Wesentlichen das Ergebnis der Einführung von Versorgungsabschlägen war. Es besteht die Gefahr, dass durch Druck dieser Art eine „Normalisierung" erzwungen wird und die Chance, die Krise zu einer konstruktiven Verbesserung des Berufsbildes insgesamt zu nutzen, vorübergeht.

Über die grundsätzliche Sinnhaftigkeit der meisten von der Arbeitsgruppe vorgeschlagenen Maßnahmen dürfte – auch angesichts der Beiträge dieses Buches – weitgehend Einigkeit bestehen:

- verbesserte Einstellungsuntersuchungen
- aktive Gesundheitsförderung
- systematische Personalentwicklung
- gezielte Wiedereingliederung nach längerfristiger Erkrankung
- bessere praktische Durchsetzung des Grundsatzes „Rehabilitation vor Versorgung"
- Bildung von amtsärztlichen Kompetenzzentren
- detaillierte Gutachtenaufträge
- stärkere Nutzung der Möglichkeiten zur Reaktivierung

Die Punkte zielen dabei auf drei Bereiche ab: zum einen die Auswahl von Lehramtsstudenten, zum anderen eine intensivierte Ausbildung und berufsbegleitende Weiterbildung und – worauf sich bezeichnenderweise die meisten der genannten Punkte beziehen – auf eine mit mehr Nachdruck und Kompetenz betriebene Behandlung und Rehabilitation erkrankter Lehrpersonen. Letzteres, eine intensive, dezidiert berufliche Belastungen thematisierende ambulante oder auch stationäre Behandlung ist inhaltlich gesehen ebenso notwendig wie unabdingbar. Diesbezügliche Qualitätskriterien sollten entwickelt und – etwa bei Gewährung der Kostenzusage – überprüft werden (vgl. Staatsministerium für Gesundheit 2003). Problematisch erscheint hingegen eine pauschale Übernahme der „Rehabilitation vor Rente"-Setzung der Rentenversicherungsträger. Alle Vorschläge zur intensivierten Rehabilitation und Reintegration von Lehrkräften berühren – wie bereits dargelegt (s. S. 253 ff.) – bislang ungeklärte versicherungstechnische Fragen. Für verbeamtete Lehrer ist Rehabilitation im Sinne einer intensiven therapeutischen Maßnahme bislang praktisch nicht vorgesehen! Angesichts finanzieller Engpässe auch bei den Krankenkassen und Beihilfestellen ist nicht zu erwarten, dass diese – zumindest aus ihrer Sicht – zusätzliche Aufgaben unentgeltlich übernehmen werden. Solange die Frage der Finanzierung ungeklärt ist, laufen alle Vorschläge zur Optimierung berufsbezogener Rehabilitationsangebote für Lehrkräfte Gefahr, theoretisch zu bleiben.

Was Auswahl und Ausbildung von Lehrkräften anbelangt, finden sich denen der Projektgruppe vergleichbare Vorschläge u. a. auch bei Sieland und Tacke (2000). Primäre Prävention ist demnach Teil der Lehrer-Professionalität und betrifft jeden Lehrer, also auch solche, die aktuell nicht gesundheitlich beeinträchtigt sind. Das System wie der Einzelne sind angehalten, die potenziell im Berufsbild verwurzelten Belastungsfaktoren und die Möglichkeit diesbezüglicher Überforderungen zu reflektieren. Hieraus ergeben sich zahlreiche Einzelvorschläge: frühzeitige Studienberatung, Auswahlgespräche einschließlich transparenter Potenzialanalysen zu Studienbeginn, offensive Konfrontation der Kandidaten – trotz Lehrermangels – mit den realistisch zu erwartenden Belastungsfaktoren, Konzentration auf Schlüsselqualifikationen in der Ausbildung – insbesondere berufsbezogene soziale Kompetenz, Reflexion eigener Werte und Ansprüche und vieles mehr. Eine bessere Abstimmung zwischen den Ausbildungsphasen ist ebenso nötig wie eine konsequente Qualitätssicherung der Lehrerausbildung. Schließlich gilt es, eine kontinuierliche berufsbegleitende Reflexion, verpflichtende Supervision (?!) und intensive diesbezügliche Ausbildungs- und Weiterbildungsangebote zu etablieren. Eine frühzeitige Erfassung von physischen und psychischen Risikofaktoren, etwa im Sinne von regelmäßigen Gesund-

heitschecks, sollte in Kooperation mit Arbeitsmedizinern durchgeführt werden. Dass alles dies gut und wünschenswert ist, dürfte unbestritten sein, womit allerdings über die wirtschaftliche Kosten-Nutzen-Analyse noch nichts gesagt ist.

Im Rahmen der aktuell in verschiedenen Bundesländern einberufenen Arbeitsgruppen zum Thema „Lehrergesundheit" wurde und wird versucht, aus Einzelmaßnahmen praktisch umsetzbare Modelle zu erarbeiten. Zwischenzeitlich dürften in vielen Bundesländern umfangreiche Schriften hierzu vorliegen. Problematisch daran ist, dass es diesbezüglich keine Abstimmung zu geben scheint. Mitunter erfahren die jeweiligen Arbeitsgruppen von den bereits vorliegenden Schriften der anderen eher zufällig. Eine bundesländerübergreifende Kooperation wäre wünschenswert. Bislang finden verschiedenen Pilotprojekte statt (vgl. Kap. 15 S. 243 ff. in diesem Band). Ob und in welchem Umfang die jeweiligen Vorschläge dann tatsächlich umgesetzt werden, ist in den meisten Fällen noch offen. Das schwerwiegendste Problem der Vorschläge liegt darin, dass sie zwar inhaltlich stimmig sein mögen, dass es aber hinsichtlich der Frage nach der Effektivität bezogen auf subjektive (u. a. Belastungswahrnehmung) wie objektive (Arbeitsunfähigkeitszeiten, Frühpensionierungsquoten) Parameter bislang keinerlei Daten gibt. Entscheidend dürfte sein, ob präventive und/oder gezielte therapeutische Angebote tatsächlich auch von psychisch labilen, an der Grenze der Dekompensation stehenden Lehrpersonen angenommen werden. Daten zur Nutzung und Effizienz könnten nur im Rahmen kontrollierter Projekte gewonnen werden, wobei eine Gruppe von Lehrern das Angebot erhält, eine andere nicht und systematisch alle potenziellen und realen Teilnehmer dokumentiert werden. Dieses ist zeitlich wie finanziell so aufwendig, dass es im Rahmen des aktuellen politischen Druckes näher liegend erscheinen könnte, auf Expertenmeinungen und die Ergebnisse mehr oder weniger improvisierter, nicht kontrollierter Projekte zu verweisen. Perspektivisch ist dieses jedoch hochgradig bedenklich. Denn selbstverständlich werden Teilnehmer zusätzlich angebotener Beratungstermine und Supervisionen sich zumeist positiv darüber äußern. Solange keine Informationen über Nichtteilnehmer und Vergleichsgruppen erhoben werden, sind solche Daten nicht aussagekräftig. Kollegen, die Pilotprojekte durchgeführt haben, berichten, dass in solchen auf Freiwilligkeit beruhenden Veranstaltungen gestandene, unter anderem an Selbstreflexion interessierte Lehrer, vielfach aber eben nicht Angehörige der potenziellen Problemgruppen saßen. Allein die Teilnahme an solchen Veranstaltungen wird von nicht wenigen als ein „Outen" vor dem Kollegium erlebt („Als ich mich angemeldet habe, fragte mein Schulleiter, ob ich so etwas denn nötig habe"). Natürlich ist es gut, wenn auch psychisch stabile Lehrpersonen über Stressbewältigung und die Prävention psychosomatischer Störungen weitergebildet werden. Auswirkungen auf die harten Daten, etwa Frühpensionierungsquoten, sind dabei allerdings nur bedingt und – wenn überhaupt – sehr langfristig zu erwarten. Zumindest hinter vorgehaltener Hand ist zudem von einigen Lehrern zu hören, dass solche Maßnahmen ja nur der Kosteneinsparung dienen sollen und Alibicharakter haben. Wie erleben Nichtteilnehmer solche Maßnahmen, was müsste geschehen, um diese auf freiwilliger Basis zu erreichen, oder ist eine Verpflichtung unumgänglich?

Als limitierende Faktoren aller Bemühungen sind die finanziellen Möglichkeiten und die im System verankerten Muster zu berücksichtigen. Kleinere Klassen oder verringerte Unterrichtsdeputate würden in jedem Bundesland zweistellige Millionensummen erfordern. Aber selbst kleine Schritte, etwa die überfällige Implementierung einer angemessenen arbeitsmedizinischen Versorgung von Lehrpersonen, kosten viele Millionen. Solang letztlich völlig offen ist, was solche Einzelaspekte – geschweige denn die von den Arbeitskreisen vorgeschlagenen Gesamtprogramme – tatsächlich „bringen", werden Entscheidungen dafür oder dagegen nur aus der momentanen politischen Situation heraus erfolgen. Die Veränderung langjährig etablierter Strukturen wird nur gegen den Widerstand zumindest eines Teils der Betroffenen möglich sein. Eine verpflichtende Einführung der Supervision, unabhängig davon, dass dies beispielsweise für Psychotherapeuten selbstverständlich ist, bedeutet für Lehrer eben auch eine Beschneidung von Freiheiten und kollidiert mit traditionellen Stereotypen, wonach „ein guter Lehrer keine Probleme hat". Inhaltlich ließe sich dies in qualifizierten Supervisionen durchaus gewinnbringend aufarbeiten, politisch kann es Wählerstimmen kosten. Auch die viel diskutierte wie – von außen betrachtet – nahe liegende Möglichkeit, im Schuldienst überforderte Lehrer in andere Tätigkeiten, etwa in den Verwaltungsbereich, zu übernehmen, stieß bislang (und wird es wohl weiterhin) sowohl bei den Verwaltungen noch bei Lehrern nicht auf Begeisterung. Auch Schulpolitiker sind nicht zu beneiden!

Dieses Buch ist erst der Anfang...

... entsprechend fehlen viele Aspekte, die im Kontext psychosomatischer Erkrankungen bei Lehrpersonen relevant wären, etwa das Problem von Suchterkrankungen und den Umgang damit im kollegial-schulischen System. Berufsbezogene Therapiemanuale wiederum setzen Evaluationen voraus, die erst auf der Basis des hier zusammengetragenen Materials angemessen realisierbar sein werden. Bei alledem ist das aktuell breite Interesse an den beruflichen Belastungen von Lehrern zu begrüßen und als treibende Kraft für konstruktive Lösungen auf diesem Gebiet unabdingbar. Wenn derzeit Ministerien, Fachbereiche verschiedener Universitäten, Lehrerverbände und Krankenkassen in der Entwicklung und Einführung von präventiven Angeboten, Lehrergesundheitstagen, Lehrer-Gesundheitsschecks und Problem-Hotlines konkurrieren, ist dieses prinzipiell ein gutes Zeichen. Mittelfristig wäre die Koordination der Maßnahmen sicher verbesserungsfähig, um einiges an Doppelarbeit einzusparen und die Maßnahmen damit effektiver zu gestalten. Dabei bleibt zu hoffen, dass über das – auch von den jeweiligen Interessen der verschiedenen Institutionen geprägte – Tagesgeschäft hinaus eine auf das Thema bezogene Grundlagenforschung nicht zu kurz kommt. Nur so kann langfristig aus einem aktuellen Problemthema ein für Therapie, Prävention, Politik und letztlich das Berufsbild Lehrer innovativer Schub werden.

Literatur

Abraham R (2000). Organizational cynicism: bases and consequences. Genetic, social, and general psychology monographs; 126: 269–292.

Akermann S (2002). Berufsunfähigkeit bei Presseberufen. Versicherungsmedizin; 54: 132–137.

Albrod M (2001). Bedeutung und Perspektiven der betrieblichen Arbeitsmedizin. Arbeitsmed Sozialmed Umweltmed; 36: 91–97.

Allgemeine Anweisung an alle Dienstvorgesetzten zur Überprüfung der Dienstfähigkeit bei Ruhestandsversetzungen. Gemeinsame Bekanntmachung der Bayerischen Staatskanzlei, der Bayerischen Staatsministerien, der Bayerischen Staatsministerien für Bundesangelegenheiten und des Bayerischen Obersten Rechnungshofes vom 18. Dezember 1997 (Nr. 21-P 1494 A – 7/117–651545).

Altrichter H, Salzgeber S. Mikropolitik der Schule. Schultheorie als Theorie der interaktionellen Konstituierung von Organisationen. In: Rolff HG (Hrsg) (1995). Zukunftsfelder von Schulforschung. Weinheim: Deutscher Studienverlag; 9–40.

Altrichter H, Salzgeber S. Zur Mikropolitik schulischer Innovation. In: Altrichter H, Posch P (Hrsg) (1996). Mikropolitik der Schulentwicklung. Förderliche und hemmende Bedingungen für Innovationen in der Schule. Innsbruck, Wien: Studien Verlag; 96–169.

Angevine JV, Cotman CW (1981). Principles of neuroanatomy. New York: Oxford University Press.

Anstöz C (1989). Wie „ausgebrannt" sind Geistigbehindertenpädagogen wirklich? Behindertenpädagogik; 26: 49–58.

Antonovsky A (1987). Unraveling the mystery of health. How people manage stress and stay well. San Francisco CA: Jossey-Bass.

Arold H, Schaarschmidt U. Interventionsmöglichkeiten bei Risikotypen. In: Ronginska T, Gaida W, Schaarschmidt U (Hrsg) (1998). Psychische Gesundheit im Lehrerberuf [Zdrowie psychiczne w zawodzie nauczycielskim]. Universität Potsdam; 55–60.

Aurin K (Hrsg) (1993). Auffassungen von Schule und pädagogischer Konsens: Fallstudien bei Lehrerkollegien, Eltern- und Schülerschaft von fünf Gymnasien. Stuttgart: M & P Verlag für Wissenschaft und Forschung.

Baerenz P, Grieshaber R, Marquardt E, Keim B (1994). Mentale Belastung am Arbeitsplatz. Heidelberg: Asanger.

Bakker AB, Schaufeli WB, Sixma HJ, Bosveld W, Van Dierendonck D (2000). Patient demands, lack of reciprocity, and burnout: A five-year longitudinal study among general practitioners. J Organiz Behav; 21, 425–441.

Ball St (1990). The micro-politics of the school. Towards a theory of school organization. London, New York: Routledge.

Bandura A (1997). Self-efficacy. The exercise of control. New York: Freeman.

Barnes JA (1954). Class and committees in a Norwegian island parish. Hum Relat; 7: 39–58.

Barth AR. Maslach Burnout Inventory – Deutsche Fassung. MBI-G. In: Lukesch H (Hrsg), PSYTKOM (1991). Datenbank psychologischer und pädagogischer Testverfahren. Köln: DIMDI.

Barth AR (1992). Burnout bei Lehrern. Göttingen: Hogrefe.

Bauer J, Brezing H, Wenig G, Müller U, Weirich W, Stürmlinger R (2001). Das Burnout-Syndrom und seine Prävention im Schulalltag. Lehren und Lernen; 27, 12: 27–32.

Bauer J, Häfner S, Kächele H, Wirsching M, Dahlbender R (2003). Burn-out und Wiedergewinnung seelischer Gesundheit am Arbeitsplatz. Psychother Psych Med 53: 213–222.

Bauer KO, Kopka A. Wenn Individualisten kooperieren. Blicke in die Zukunft der Lehrerarbeit. In: Rolff HG, Bauer KO, Klemm K, Pfeiffer H (Hrsg) (1996). Jahrb Schulentwickl Bd 9. Weinheim, München: Juventa; 143–186.

Baumann U, Laireiter AR, Reisenzein E (1992). SONET Version 4 I, Institut für Psychologie, Universität Salzburg.

Baumert J. Aspekte der Schulorganisation und Schulverwaltung. In: Max-Planck-Institut für Bildungsforschung (Hrsg) (1980). Bildung in der Bundesrepublik Deutschland. Daten und Analysen. Reinbek bei Hamburg: Rohwolt; 589–748.

Baumert J, Leschinsky A (1986a). Berufliches Selbstverständnis und Einflußmöglichkeiten von Schulleitern. In: Z Päd; 32(2): 247–266.

Baumert J, Leschinsky A (1986b). Zur Rolle des Schulleiters. Schulmanagement; 17(6): 18–24.

Bayerischer Lehrer- und Lehrerinnenverband (2002). Memorandum: Gesunde Lehrer – gesunde Schule! In: Bayerischer Lehrer- und Lehrerinnenverband (Hrsg). Arbeitsbelastung in der Schule; 5–8.

Bayerischer Oberster Rechnungshof (Hrsg) (1994). Vorzeitige Ruhestandseintritte wegen Dienstunfähigkeit. Jahresbericht des Bay ORH. München; 40–51.

Bayerisches Staatsministerium für Gesundheit, Ernährung und Verbraucherschutz (Hrsg) (2003). Empfehlungen zur Qualitätssicherung in der ambulanten und stationären Behandlung psychosomatisch erkrankter Lehrerinnen und Lehrer. Stand März 2003.

Beck AT (1978). Beck Depressions-Inventar. Bern: Huber.

Beck AT, Rush AJ, Shaw, BF, Emery, G (1992). Kognitive Therapie der Depression. München: Psychologie Verlags Union.

Behrens-Tönnies U, Tönnies S. Die Bedeutung des Kollegiums bei psychosozialer Belastung und Streß von Lehrern. In: Heyse H (Hrsg) (1986). Erziehung in der Schule – Eine Herausforderung für die Schulpsychologie. Bericht über die 7. Bundeskonferenz für Schulpsychologie und Bildungsberatung Trier 1985. Bonn: Deutscher Psychologenverlag; 146–152.

Berndt J, Ströver F, Gerdes N, Jäckel WH (1992). Indikatoren des Reha-Status (IRES) – Ein Patientenfragebogen zur Beurteilung von Rehabilitationsbedürftigkeit und -erfolg. Rehabil; 31: 73–79.

Beutler LE, Malik ML (eds) (2002). Rethinking the DSM. A psychological perspective. Washington DC: Amer Psychol Association.

Bielski S, Rosemann B (1999). Veränderungsbereitschaft von Lehrerkollegien und Schulentwicklungsmaßnahmen. Bildung und Erziehung; 52(1): 85–103.

Biener K (1990). Streß. Epidemiologie und Prävention. Bern: Huber.

Blase J (ed) (1991). The politics of life in schools. Power, conflict and cooperation. Newbury Park: Sage.

Böhmann M. Grenzerfahrung Referendariat – Wege, Tipps, Auswege. In: Daschner P, Drews U (Hrsg) (1997). Kursbuch Referendariat. Weinheim: Beltz; 52–56.

Böhringer C, Böhringer M (2001). Begleitung beim Berufseinstieg. J LehrerInnenbildung; 1. Innsbruck: Studienverlag; 58–67.

Bourne PG, Rose RM, Mason JW (1968). 17-OHCS levels in combat. Special forces A team under threat of attack. Arch Gen Psychiat; 19: 135–140.

Brandenburg H (1989). Das Buch der Sprüche, der Prediger und das Hohelied: die Weisheit und die Liebe. Gießen, Basel: Brunnen.

Brenner H (2002). Autogenes Training. Lengerich, Berlin, Bremen: Pabst.

Brodbeck F, Anderson N, West M (2000). Das Teamklima-Inventar: Handanweisung. Göttingen: Hogrefe.

Brouwers A, Tomic W (2000). A longitudinal study of teacher burnout and perceived self-efficacy in classroom management. Teaching Teacher Educ; 16: 647–664.

Brunner H, Mayr E, Schratz M, Wiesner I (Hrsg) (2002). Lehrerinnen- und Lehrerbildung braucht Qualität. Und wie!? Innsbruck: Studienverlag.

Bürger W (1997). Arbeit und medizinische Rehabilitation. Göttingen: Hogrefe und Huber.

Bürger W, Schulz H, Glier B, Rodewig K, Koch U (1997). Berufsbezogene Behandlungsangebote in der psychosomatischen Rehabilitation: Bedarf und Konzeption. Dtsch Rentenvers; 9/10: 548–574.

Büssing A, Perrar KM (1992). Die Messung von Burnout. Untersuchung einer Deutschen Fassung des Maslach Burnout Inventory (MBI-D). Diagnostica; 38: 328–353.

Bundesministerium des Inneren (BMI) (2001). Zweiter Versorgungsbericht. www.bmi.bund.de; Zugriff im Juni 2001.

Bundesministerium des Inneren (BMI) (2003). Entwurf des Berichtes der Bundes-Länder-Projektgruppe. „Eindämmung von Frühpensionierungen". D I 1–210 142/33b. Stand 24.01.2003.

Bundesministerium für Bildung und Forschung (BMBF) (2001). Grund- und Strukturdaten 2000/2001. Bonn.

Bund-Länder-Projektgruppe (2002). „Eindämmung von Frühpensionierungen". Unveröff. Berichtsentw. (Stand: Dezember 2002).

Burgerstein L (1906). Schulhygiene. Leipzig: Teubner.

Burisch M (1989). Das Burnout-Syndrom. Theorie der inneren Erschöpfung. Berlin: Springer.

Burisch M. In search of theory: Some ruminations on the nature and etiology of burnout. In: Schaufeli WB, Maslach C, Marek T (eds) (1993). Professional burnout: recent developments in theory and research. New York: Taylor & Francis; 75–94.

Burisch M (2002). A longitudinal study of burnout: the relative importance of dispositions and experiences. Work Stress; 16, 1: 1–17.

Burke RJ (2000). Workaholism in organizations: psychological and physical well-being consequences. Stress Medicine; 16: 11–16.

Burke RJ, Greenglass ER (1995). A longitudinal study of psychological burnout in teachers. Hum Relat; 48, 187–202.

Burke RJ, Greenglass ER, Schwarzer R (1996). Predicting teacher burnout over time: effects of work stress, social support, and self-doubts on burnout and its cosequences. Anxiety Stress Coping: IntJ; 9(3): 261–275.

Burke RJ, Richardson AM. Psychological burnout in organizations. In: Golembiewski RT (ed) (2000). Handbook of organizational behavior. 2nd edition. New York: Marcel Dekker; 327–368.

Buunk BP, Schaufeli WB. Burnout: A perspective from social comparison theory. In: Schaufeli WB, Maslach C, Marek T (eds) (1993). Professional burnout: recent developments in theory and research. Washington: Taylor & Francis; 53–69.

Byrne BM (1994). Burnout: Testing for the validity, replication, and invariance of causal structure across elementary, intermediate, and secondary teachers. Americ Educ Res J; 31: 645–673.

Byrne BM (2001). Structural equation modeling with AMOS: basic concepts, applications, and programming. Mahwah NJ, London: Erlbaum.

Caplan RD, Cobb S, French JR (1979). White collar work load and cortisol: disruption of a circadian rhythm by job stress? J Psychosom Res; 23(3): 181–192.

Carver CS, Scheier MF (2001). On the self-regulation of behavior. Cambridge: University Press.

Chang E, Rand KL, Strunk DR (2000). Optimism and risk for job burnout among working college students. Personality Indiv Diff; 29: 255–263.

Cherniss C (1980). Professional burnout in the human service organiszations. New York: Praeger.

Christ O (in Vorb.). Belastung und Beanspruchung im Referendariat – Ursachen, Folgen und Möglichkeiten der Prävention (Arbeitstitel). Diss. FB Psychologie, Philipps-Universität Marburg.

Ciompi L (1997). Die emotionalen Grundlagen des Denkens. Göttingen: Vandenhoeck.

Cohen S, Kamarack T, Mermelstein R (1983). A global measure of perceived stress. J Health Soc Behav; 24(12): 385–396.

Combe A. Der Lehrer als Sisyphos. In: Buchen S, Carle U, Döbrich P, Hoyer HD, Schönwälder HG (Hrsg) (1997). Jahrb Lehrerforsch, Bd 1. Weinheim, München: Juventa; 165–177.

Combe A, Buchen S (1996). Belastung von Lehrerinnen und Lehrern. Fallstudien zur Bedeutung alltäglicher Handlungsabläufe an unterschiedlichen Schulformen. Weinheim, München: Juventa.

Cordes CL, Dougherty TW, Blum M (1997). Patterns of burnout among managers and professionals: a comparison of models. J Organiz Behav; 18: 685–701.

Coyle-Shapiro J, Kessler I (2000). Consequences of the psychological contract for the employment relationship: a large scale survey. J Management Stud; 37: 903–930.

Cropley M, Steptoe A, Joekes K (1999). Job strain and psychiatric morbidity. Pychol Med; 29: 1411–1416.

Czerwenka K (1996). Belastungen im Lehrerberuf und ihre Bewältigung. In: Bildung und Erziehung; 49: 295–315.

Dallman MF (1993). Stress update: adaptation of the hypothalamic-pituitary-adrenal axis to chronic stress. Trends Endocrin Metabol; 4(2): 62–69.

Dallman MF. Akana SF, Scribner KA, Bradbury MJ, Walker CD, Strack AM, Cascio CS (1991). Stress, feedback and facilitation in the hypothalamo-pituitary-adrenal axis. J Neuroendocrin; 4(5): 517–526.

Dannhäuser A (2001). Schlüsselberuf Lehrerin/Lehrer. Plädoyer für die Anerkennung der pädagogischen Profession. München: Bayer Lehrer- und Lehrerinnenverband (BLLV).

Demitrack MA. Neuroendocrine research strategies in chronic fatigue syndrome. In: Goodnick PJ, Klimas NG (eds) (1993). Chronic fatigue and related immun defficiency syndromes. Progress in Psychiatry No. 40. Washington DC: American Psychiatric Press.

Densten IL (2001). Re-thinking burnout. J Organiz Behav; 22: 833–857

Deutscher Bundestag (2001). Zweiter Versorgungsbericht der Bundesregierung. Unterrichtung durch die Bundesregierung. Drucksache 14/7220, Berlin.

Deutsches PISA-Konsortium (Hrsg) (2001). PISA 2000. Basiskompetenzen von Schülerinnen und Schülern im internationalen Vergleich. Opladen: Leske & Budrich.

Diem-Wille G (1986). Zusammenarbeit im Lehrkörper. Modellstudie einer Organisationsberatung an einer Mittelschule. Wien: Böhlhaus.

Dilling H, Mombour M, Schmidt MH (Hrsg) (2000). Internationale Klassifikation psychischer Störungen. ICD-10 Kapitel V (F). Klinisch-diagnostische Leitlinien. 4. Aufl. Bern, Göttingen: Huber.

DIN (2000). Ergonomische Grundlagen bezüglich psychischer Arbeitsbelastung. Teil 1 „Allgemeines und Begriffe". EN ISO 10075-1: 2000. Berlin: Beuth.

Döbrich P, Plath I, Trierescheidt H (Hrsg) (1999). Arbeitsplatzuntersuchungen mit hessischen Schulen. Zwischenergebnisse 1998. Frankfurt/M: GFPF/DIPF.

Dutton LM, Smolensky MH, Leach CS, Lorimor R, Hsi BP (1978). Stress levels of ambulance paramedics and fire fighters. J Occupat Med; 20: 111–115.

Dworkin AG. Teacher burnout. In: Husen T, Postlethwaite TN (eds) (1994). The international encyclopedia of education. 2. ed. Vol. 10. New York: Pergamon; 5919–5925.

Dworkin AG, Haney CA, Dworkin RJ, Telschow RL (1990). Stress and illness behavior among urban public school teachers. Educ Admin Quart; 26(1): 60–72.

Echterhoff W, Poweleit D, Schindler U, Krenz A (1997). Innere Kündigung. Überwindung von Motivationsblockaden in Wirtschaft und Verwaltung. Z Führung Organisation; 66: 33–37.

Edelwich J, Brodsky A (1980). Burn-out: stages of disillusionment in the helping professions. New York: Human Science Press.

Edelwich J, Brodsky A (1984). Ausgebrannt. Das Burnout-Syndrom in den Sozialberufen. Salzburg: AVM Verlag.

Ehinger W, Hennig C (1997). Praxis der Lehrersupervision. Leitfaden für Lehrergruppen mit und ohne Supervisor. Weinheim: Beltz.

Ehlert U (Hrsg) (2003). Verhaltensmedizin. Berlin: Springer.

Ellis A, Grieger R (1979). Praxis der rational-emotiven Therapie. München: Pfeiffer.

Enzmann D, Schaufeli WB, Janssen P, Rozeman A (1998). Dimensionality and validity of the burnout measure. J Occup Organiz Psychol; 71(4): 331–351.

Eysenck HJ, Eysenck W, Barrett D (1985). Eysenck Personality Questionnaire – revised. London: Wolfe.

Fahrenberg J (1986). Die Freiburger Beschwerdenliste FBL. Diagnostica; 20: 79–96.

Fahrenberg J, Hampel R, Selg H (1994). Das Freiburger Persönlichkeitsinventar: FPI; revidierte Fassung FPI-R und teilweise geänderte Fassung FPI-A1. Göttingen: Hogrefe.

Faller M (1993). Innere Kündigung. Ursachen und Folgen. 2. Aufl. Mering: Hampp.

Fitzner KD (1982). Wie wünschst Du Dir einen Praktikanten? Pädagog Rundschau; 82(8): 139–157.

Fleischer G, Hoffmann E, Lang R, Müller R (1999). Tinnitus und Hörsturz bei Universitäts-Professoren und einigen anderen Gruppen. Umweltmed Forsch Prax; 4: 125–186.

Franco-Saenz R. Diseases of the adrenal cortex. In: Mulrow PJ (ed) (1986). The adrenal gland. New York: Elsevier; 247–323.

Franke GH (1995). SCL-90-R. Die Symptom-Checkliste von Derogatis. Göttingen: Beltz-Test.

Freudenberger HJ (1974). Staff-burn-out. J Soc Issues; 30(1): 159–165.

Freudenberger HJ, Richelson G (1980). Burn-out: how to beat the high cost of success. New York: Bantam Books.

Friedel A, Dalberg C (2003). Belastung und Bewältigung bei Grundschullehrerinnen. Die Auswirkungen einer Versetzung und der Einfluss der Ungewissheitstoleranz. Z pädagog Psychol 17,1, 55–56.

Friedman IA, Farber BA (1992). Professional self-concept as a predictor of teacher burnout. J Educ Res; 86: 29–35.

Friedman M, Rosenman RH (1974). Type A behavior and your heart. New York: Knopf.

Friedman SB, Mason JW, Hanburg DA (1963). Urinary 17-hydroxycorticosteroid levels in parents of children with neoplastic disease: a study of chronic psychological stress. Psychosom Med; 25: 364–376.

Gaab J, Huster D, Preisen R, Engert V, Heitz V, Schad T, Schurmeyer T, Ehlert U (2002a). Hypothalamic-pituirary-adrenal axis reactivity in chronic fatigue syndrome and health under psychological, physiological, and pharmacological stimulation. Psychosom Med; 64(6): 951–962.

Gaab J, Huster D, Preisen R, Engert V, Schad T, Schurmeyer T, Ehlert U (2002b). Low-dose dexamethasone suppression test in chronic fatigue syndrome and health. Psychosom Med; 64(2): 311–318.

Gaab J, Huster D, Preisen R, Engert V, Heitz V, Schad T, Schurmeyer T, Ehlert U (2003). Assessment of cortisol response with low-dose and high-dose ACTH in patients with chronic fatigue syndrome and healthy comparison subjects. Psychosomatics; 44(2): 113–119.

Gallagher BB (1987). Endocrine abnormalities in human temporal lobe epilepsy. Yale J Biol Med; 60(2): 93–97.

Gamsjäger E, Sauer J (1996). Burnout bei Lehrern: Eine empirische Untersuchung bei Hauptschullehrer/Innen in Österreich. Psychol Erzieh Unterricht; 43: 40–56.

Glasersfeld E v. Einführung in den radikalen Konstruktivismus. In: Watzlawick P (Hrsg) (1985). Die erfundene Wirklichkeit – Wie wissen wir, was wir zu wissen glauben? München: Piper; 16–38.

Glass D, McKnight JD (1996). Perceived control, depressive symptomatology, and professional burnout: a review of the evidence. Psychol Health; 11(1): 23–48.

Goebel G (Hrsg) (2001). Ohrgeräusche – Psychosomatische Aspekte des komplexen chronischen Tinnitus. München: Urban & Vogel.

Goebel G, Hiller W, Rief W, Fichter M. Integratives verhaltensmedizinisches stationäres Behandlungskonzept beim komplexen chronischen Tinnitus: Therapieevaluation und Langzeiteffekt. In: Goebel H (Hrsg) (1992). Ohrgeräusche: Psychosomatische Aspekte des komplexen chronischen Tinnitus. München: Quintessenz; 139–174.

Golembiewski R, Munzenrider RF (1988). Phases of burnout. New York, London: Praeger.

Grawe K. Umrisse einer zukünftigen Psychotherapie. In: Bents H, Frank R, Rey ER (Hrsg) (1996). Erfolg und Misserfolg in der Psychotherapie. Regensburg: Roderer.

Grawe K, Donati R, Bernauer F (1994). Psychotherapie im Wandel. Von der Konfession zur Profession. Göttingen: Hogrefe.

Greenglass E, Fiksenbaum L, Burke JB (1996). Components of social support, buffering effects, and burnout: implications for psychological functions. Anxiety, Stress and Coping; 9(3): 185–195.

Grimm MA (1993, 1996). Kognitive Landschaften von Lehrern. Berufszufriedenheit und Ursachenzuschreibung angenehmer und belastender Unterrichtssituationen. (1. Aufl. 1993, 2. Aufl. 1996) Frankfurt/Main: Lang.

Gusy B, Kleiber D. Burnout. In: Bamberg E, Ducki A, Meth AM (Hrsg) (1998). Handbuch Betriebliche Gesundheitsförderung. Göttingen: Verlag für angewandte Psychologie; 315–327.

Guthrie F (2000). Psychotherapy for patients with complex disorders and chronic symptoms. Br J Psychiat; 177: 131–137.

Hänsgen KD (1985). Berliner Verfahren zur Neurosendiagnostik – Selbstbeurteilung (BVND). Berlin: Psychodiagnostisches Zentrum.

Hargreaves A. Contrived collegiality. The micropolitics of teacher collaboration. In: Blase J (ed) (1991). The politics of life in schools. Power, conflict and cooperation. Newbury Park: Sage; 46–72.

Haupt E, Delbrück H. Grundlagen der Rehabilitation. In: Delbrück H, Haupt E (Hrsg) (1996). Rehabilitationsmedizin. München u. a.: Urban & Schwarzenberg; 15–24.

Hausotter W (2002). Begutachtung somatoformer und funktioneller Störungen. München, Jena: Urban & Fischer.

Hautzinger M. Affektive Störungen. In Hahlweg K, Ehlers A (Hrsg) (1997). Enzyklopädie der Psychologie. Bd 2. Psychische Störungen und ihre Behandlungen. Göttingen: Hogrefe; 155–239.

Havers N. Berufswahlmotive und berufliche Motilitätsbarrieren von Lehramtsstudenten. In: Sommer M (Hrsg) (1986). Lehrerarbeitslosigkeit und Lehrerausbildung. Opladen: Westdeutscher Verlag; 67–77.

Heim C, Ehlert U, Hellhammer DH (2000). The potential role of hypocortisolism in the pathophysiology of stress-related bodily disorders. Psychoneuroendocrinology; 25(1): 1–35.

Hempel CG (1977). Aspekte wissenschaftlicher Erklärung. Berlin: de Gruyter.

Hellhammer J (1990). Burnout bei Pflegepersonal – eine endokrinologische Untersuchung. University of Trier, Trier (unveröff. Diplomarbeit).

Hessel A, Heim E, Geyer M, Brähler E (2000). Krankheitsbewältigung in einer repräsentativen Bevölkerungsstichprobe. Psychother Psychosom med Psychol; 50: 311–321.

Heyse H (2003, in Vorbereitung). Befragung vorzeitig pensionierter Lehrkräfte zur Situation in der Schule – erste Ergebnisse. In: Kongressbericht der 15. Bundeskonferenz für Schulpsychologie. Bonn: DPV.

Heyse H, Kersting M. Anforderungen zum Prozess der Eignungsbeurteilung. In: Hornke L, Winterfeld U (2003). Eignungsuntersuchungen auf dem Prüfstand: DIN 33430 zur Qualitätssicherung. Heidelberg: Spektrum.

Heyse H, Kunigkeit HJ, Wichterich H. Berufszufriedenheit und Professionalisierung durch Steigerung der Selbstwirksamkeit. In: Smolka D (Hrsg) (2000). Motivation und Mitarbeiterführung in der Schule. Neuwied: Luchterhand, 212–222.

Hiller W, Zaudig M, Mombour W (1995). ICDL-Internationale Diagnosen Checklisten für ICD-10 und DSM-IV. Bern: Huber.

Hillert A, Kretschmer A, Lehr D (2003). Idealismus bis nichts mehr geht… psychosomatisch erkrankte LehrerInnen: Therapeutische Ansätze und konzeptuelle Konsequenzen. Tagungsband der 15. Bundeskonferenz für Schulpsychologie; 23.–29.9.03, Mainz (im Druck).

Hillert A, Lehr D, Pecho L. Berufsgruppenbezogene Therapieansätze? Zur Relativität therapeutischer Perspektiven am Beispiel psychosomatisch erkrankter LehrerInnen. In: Bassler M (Hrsg) (2001a). Störungsspezifische Behandlungsansätzen der stationären Psychotherapie. Gießen: Psychosozial-Verlag; 74–87.

Hillert A, Maasche B, Kretschmer A, Ehrig C, Schmitz E (1999a). Psychosomatische Erkrankungen bei LehrerInnen: sozialer Kontext, Inhalte und Perspektiven stationärer Behandlungen im Hinblick auf die Wiederherstellung der Arbeitsfähigkeit. PPmP; 49: 375–380.

Hillert A, Maasche B, Kretschmer A, Ehrig C, Schmitz E, Fichter MM. Psychosomatisch erkrankte LehrerInnen im poststationären Verlauf: Halbjahreskatamnese zum Priener Lehrerprojekt. In: Verband Deutscher Rentenversicherungsträger (Hrsg) (2000). 9. Rehabilitationswiss. Kolloquium vom 13.–15. März 2000 in Würzburg. DRV-Schriften, Bd. 20. Frankfurt/Main; 449–451.

Hillert A, Maasche B, Kretschmer A, Kellinghusen H, Ehrig C. Psychosomatische Erkrankungen bei Lehrern. Zum Einfluß berufsimmanenter Stressoren, subjektiver Bewertungsmuster und Bewältigungsstrategien auf Symptomatik und Verlauf. Erste Ergebnisse des Priener Lehrer-Projektes. In: Verband Deutscher Rentenversicherungsträger (Hrsg) (1999b). 8. Rehabilitationswiss. Kolloquium vom 8.–10. März 1999 auf Norderney. DRV-Schriften, Bd. 12. Frankfurt/Main; 349–350.

Hillert A, Maasche B, Kretschmer A, Schmitz E, Ehrig C, Fichter M (1999c). Pychosomatische Erkrankungen bei LehrerInnen: sozialer Kontext, Inhalte und Perspektiven stationärer Behandlungen im Hinblick auf die Wiederherstellung der Arbeitsfähigkeit. Psychother Psychosom med Psychol; 49: 375–380.

Hillert A, Maasche B, Kretschmer A, Staedtke D, Schmitz E. Geschlechtsspezifische Unterschiede von LehrerInnen in stationärer psychosomatischer Behandlung. In: Worringen U, Zwingmann, C (Hrsg) (2001b). Rehabilitation weiblich – männlich. Weinheim, München: Juventa; 127–150.

Hillert A, Sandmann J, Ehmig S, Weisbecker H, Kepplinger HM, Benkert O. The gerenal public's cognitive end emotional perception of mental illnesses: an alternative to attitude-research. In: Guimón J, Fischer W, Sartorius N (eds) (1999d). The image of madness. Basel, Freiburg, Paris: Karger; 56–71.

Hillert A, Staedtke D, Cuntz U (2001c). Bei welchen psychosomatischen Patienten sind berufsbezogene Therapiebausteine indiziert? Therapeutenentscheidung und operationalisierte Zuweisungskriterien im Vergleich. Rehabil; 40: 200–207.

Hillert A, Staedtke D, Cuntz U (2002). Die berufliche Belastungserprobung als integrierter Bestandteil der psychosomatischen Rehabilitation. Praxis Klin Verhaltensmed Rehabil; 58: 94–100.

Hinsch R, Pfingsten U (2002). Gruppentraining sozialer Kompetenz GSK. 4. Aufl. München: Beltz/PVU; 274–279.

Hirsch G (1990). Biographie und Identität des Lehrers. Eine typologische Studie über den Zusammenhang von Berufserfahrungen und beruflichem Selbstverständnis. Weinheim: Juventa.

Hirsch G (1996) Typen der Selbstdeutung von Lehrerinnen und Lehrern im Rückblick auf ihre berufliche Entwicklung. In: Bildung Erzieh; 49: 277–332.

Hobfoll SE, Freedy J. Conversation of resources: a gegenral stress theory applied to burnout. In: Schaufeli WB, Maslach C, Marek T (eds) (1993). Professional burnout: recent developments in theory and research. Washington: Taylor & Francis; 115–129.

Höhn R (1989). Die innere Kündigung in der öffentlichen Verwaltung: Ursachen – Folgen – Gegenmaßnahmen. Stuttgart: Moll.

Holt P, Fine MJ, Tollefson N (1987). Mediating stress: survival of the hardy. Psychology in the schools; 24: 51–58.

Horne R (1999). Patient's believes about treatment: the hidden determinant of treatment outcome? J Psychosom Res 47; 491–495.

Hotopf M, Wessely S (1997). Stress in the workplace: unfinished business. J Psychosom Res; 43: 1–6.

Houtman IL, Bakker FC (1991). Stress and coping in lecturing, and the stability of responses across practice. J Psychosom Res; 35(2–3): 323–333.

Houts AC. Discovery, invention, and the expansion of the modern Diagnostic and Statistical Manual of mental Disorders. In: Beutler, LE, Malik ML (eds) (2002). Rethinking the DSM: a psychological perspective. Washington: American Psychological Association; 17–68.

Hoyle E (1982). Micropolitics of educational organisations. Educ Management Admin; 10: 87–98.

Huber SG (1999). Effectiveness and improvement: Wirksamkeit und Verbesserung von Schule – eine Zusammenschau. schul-management; 30: 8–18.

Hübner P, Werle M. Arbeitszeit und Arbeitsbelastung Berliner Lehrerinnen und Lehrer. In: Buchen S, Carle U, Döbrich P, Hoyer HD, Schönwälder HG (Hrsg) (1997). Jahrb Lehrerforsch Bd. 1. Weinheim, München: Juventa; 203–226.

Hübner-Liebermann B, Spießl H, Cording C (2002). Psychotherapie in der psychiatrischen Klinik. Nervenarzt; 73: 1075–1081.

Huyse FJ, Lyons JS, Stiefel F, Slaets J, de Jonge P, Latour C (2001). Operationalizing the biopsychosocial model. The INTERMED. Psychosomatics; 42: 5–13.

Janssen PPM, Schaufeli, WB, Houkes, I (1999). Work-related and individual determinants of the three burnout dimensions. Work Stress; 13: 74–86.

Jaufmann D, Pfaff M (2000). Die neue Arbeitsmoral. Industrieländer im internationalen Vergleich. Frankfurt/M: Campus.

Jehle P. Berufsspezifische Belastungen von Lehrerinnen und Lehrern. Empirische Analysen und Folgerungen für den Schulalltag. In: Realschullehrerverband Nordrhein-Westfalen (Hrsg) (1997a). Lehrer sein im 21. Jahrhundert. Tagungsbericht zum 30. Mülheimer Kongress vom 29. Sept.–1. Okt. 1997. Krefeld, Schriftenreihe „Bildung real"; 41: 34–52.

Jehle P. Vorzeitige Pensionierung von Lehrerinnen und Lehrern – Befunde und Desiderate der Forschung. In: Buchen S, Carle U, Döbrich P, Hoyer HD, Schönwälder HG (Hrsg) (1997b). Jahrb Lehrerforsch Bd 1. Weinheim: Juventa; 247–275.

Jehle P, Gayler B, Essinger P, Seidel G (1998). Interviews zum Problemfeld der Dienstunfähigkeit bei Lehrkräften: Beobachtungen und Maßnahmen aus der Sicht von Schulleitern – Ergebnisse eine Vorstudie. Deutsches Institut für internationale pädagogische Forschung (unveröff. Manuskript).

Jehle P, Gayler B, Hillert A, Seidel G. Entstehende Dienstunfähigkeit von Lehrpersonen. Eine Befragung psychosomatisch erkrankter Lehrpersonen. In: Beetz-Rahm S, Denner L, Riecke-Baulecke T (Hrsg) (2002). Jahrb Lehrerforsch Bildungsarb Bd. 3. Weinheim, München: Juventa; 283–298.

Jehle P, Gayler B, Loebel HC, Hillert A, Maasche B (1999). Entstehende Dienstunfähigkeit von Lehrkräften. Ein interdisziplinäres und präventionsorientiertes Projekt. Kongressbericht der 13. Bundeskonferenz 1998 in Halle/Saale. Bonn: Deutscher Psychologenverband; 200–206.

Jehle P, Gayler B, Seidel G. Möglichkeiten und Voraussetzungen von Schulleiterinnen und Schulleitern zur Prävention gegen Dienstunfähigkeit von Lehrpersonen (in Vorbereitung).

Jerger G (1995). Kooperation und Konsens bei Lehrern. Eine Analyse der Vorstellungen von Lehrern über Organisation, Schulleitung und Kooperation. Frankfurt/M: Lang.

Jerusalem M (1990). Persönliche Ressourcen, Vulnerabilität und Streßerleben. Göttingen: Hogrefe.

Kaluza G (1996). Gelassen und sicher im Stress: psychologisches Programm zur Gesundheitsförderung. Berlin: Springer.

Karasek RA (1979). Job demand, job decision latitude and mental strain: implications for job redesign. Adm Q Sci; 24: 285–306.

Karger HJ (1981). Burnout as alienation. Soc Service Rev; 55: 270–283.

Kastner M, Vogt J (Hrsg) (2001). Strukturwandel in der Arbeitswelt und individuelle Bewältigung. Lengerich: Pabst.

Kentner M, Koerber B. Aspekte des Gesundheits- und Arbeitsschutzes bei Lehrerinnen und Lehrern. In: Bayerischer Lehrer- und Lehrerinnenverband d. h. (Hrsg) (2002). Arbeitsbelastung in der Schule – Ursachen, Präventionsmaßnahmen und Therapieangebote. Dorfen: Präbst Druck; 18–20.

Kieschke U (2002). Arbeit, Persönlichkeit und Gesundheit. Beiträge zu einer differentiellen Psychologie beruflichen Belastungsgeschehens. Dissertation, Universität Potsdam, Humanwiss. Fakultät (unveröff. Manuskript).

Kirschbaum C, Wolf OT, May M, Wippich W, Hellhammer DH (1996). Stress- and treatment-induced elevations of cortisol levels associated with impaired declarative memory in healthy adults. Life Sciences; 58(17): 1475–1483.

Klein D (1995). Der Einfluß chronischer Arbeitsbelastungen auf kardiovaskuläre und hormonelle Streßreaktivität unter standardisierter mentaler Belastung. Philipps-Universität, Marburg (unveröff. Diplomarbeit).

Klemm K. Zeit und Lehrerarbeit. In: Rolff HG, Bauer KO, Klemm K, Pfeiffer H (Hrsg) (1996). Jahrb Schulentwickl Bd 9. Weinheim, München: Juventa; 115–142.

Koh KB (1998). Emotion and immunity. J Psychosom Res; 45: 107–115.

Körner SC (2003). Das Phänomen Burnout am Arbeitsplatz. Berlin: Logos.

Krainz-Dürr M (1999). Wie kommt Lernen in die Schule? Zur Lernfähigkeit der Schule als Organisation. Innsbruck, Wien: Studien-Verlag.

Kramis-Aebischer K (1995). Streß, Belastungen und Belastungsverarbeitung im Lehrberuf. Bern: Haupt.

Krampen G (1991). Fragebogen zu Kompetenz- und Kontrollüberzeugungen (FKK). Göttingen: Hogrefe.

Krapp A (1985). Über die Auswirkungen des Organisationsklimas von Lehrerkollegien an großen und kleinen Schulen auf die Wahrnehmung des Lehrerverhaltens im Unterricht durch Schüler. Psychol Erzieh Unterr; 32(3): 201–214.

Krause A (2003). Lehrerbelastungsforschung – Erweiterun durch ein handlungspsychologisches Belastungskonzept. Z Pädagog; 49(2): 254–273.

Krenz A (1996). Messung von Innerer Kündigung. Bergische Universität Gesamthochschule Wuppertal. (Unveröff. Diplomarbeit).

Kretschmann R (Hrsg) (2000). Stressmanagement für Lehrerinnen und Lehrer. Ein Trainingsbuch mit Kopiervorlagen, Weinheim: Beltz.

Krieger D (1994). Einführung in die allgemeine Systemtheorie. München: Fink UTB.

Kröner-Herwig B (Hrsg) (1997). Psychologische Behandlung des chronischen Tinnitus. Weinheim: Beltz/PVU.

Krüger R (1983). Was tut der Rektor? Zum Berufsbild und Selbstverständnis des Schulleiters. In: Schulmanagement; 14(4): 32–36.

Krystek U, Becherer D, Deichelmann KH (1995). Innere Kündigung. Ursachen, Wirkungen und Lösungsansätze auf Basis einer empirischen Untersuchung. München, Mering: Hampp.

Landert C (1999). Die Arbeitszeit der Lehrpersonen in der Deutschschweiz. Ergebnisse einer einjährigen Erhebung bei 2500 Lehrerinnen und Lehrern verschiedener Schulstufen und Kantone. Zürich: LCH-Sekretariat.

Lange H (2002). PISA: Und was nun? Z Erziehungswiss; 3: 455–471.

Lange-Schmidt I (1992). Supervision in der Lehrerbildung. Bremen: Wissenschaftliches Institut für Schulpraxis.

Lauderdale M (1982). Burnout. Austin: Learning Concepts.

Lazarus RS (1966). Psychological stress and the coping process. New York: McGraw-Hill.

Lazarus RS. Streß und Streßbewältigung – ein Paradigma. In: Filipp SH (1981). Kritische Lebensereignisse. München: DVU; 198–232.

Lazarus RS (1991). Emotion and adaption. London: Oxford University Press.

Lazarus RS, Folkman S (1984). Stress, coping, and appraisal. New York: Springer.

Lazarus, RS, Launier R. Streßbezogene Transaktionen zwischen Person und Umwelt. In: Nitsch JR (Hrsg) (1978). Stress. Theorien, Ursachen, Maßnahmen. 213–259. Bern: Huber.

Lederer P. Begutachtungen für den öffentlichen Dienst. In: Gostomzyk J (Hrsg) (2000). Angewandte Sozialmedizin. Landsberg: Ecomed; VII-8, 1–18.

Lederer P, Schmid K, Weber A, Meixner U (1997). Sozialmedizinische Evaluation von Einstellungsuntersuchungen bei Beamtenanwärtern. Gesundheitswesen; 59: 302–306.

Lederer P, Weltle D, Weber A (2001). Sozialmedizinische Evaluation der Begutachtungen zur vorzeitigen Dienstunfähigkeit von Beamtinnen und Beamten. Gesundheitswesen; 63: 509–513.

Lederer P, Weltle D, Weber A (2003). Evaluation der Dienstunfähigkeit bei Beamtinnen und Beamten. Gesundheitswesen; 65: S1–S5.

Lee RT, Ashforth BE (1993). A longitudinal study of burnout among supervisors and managers: Comparison between the Leiter and Maslach (1988) and Golembiewski et al. (1986) models. Organiz Behav Hum Decision Process; 54: 369–398.

Lehr D (2001). Validierungsstudie zum Arbeitsbezogenen Verhaltens- und Erlebensmuster (AVEM). Psychosomatisch erkrankte Lehrerinnen und Lehrer im Vergleich zu einer nicht-klinischen Kontrollgruppe. Philipps-Universität Marburg (unveröff. Diplomarbeit).

Leithwood K (1994). Leadership for school restructuring. In: Educ Admin Quart; 30(4): 498–518.

Leithwood K, Menzies T, Jantzi D, Leithwood J (1996). School restructing, transformational leadership and the amelioration of teacher burnout. In: Anxiety, stress, and coping; 9: 199–215.

Leschinsky A (1986). Lehrerindividualismus und Schulverfassung. Z Pädag; 32(2): 225–246.

Lieb H (Hrsg) (1998). Selbsterfahrung für Psychotherapeuten. Göttingen: Verlag für Angewandte Psychologie.

Linden M (2002). The posttraumatic embitterment disorder. Psychother Psychosom; 72: 195–202.

Little JW. Teachers as colleagues. In: Richardson-Koehler V (ed) (1987). Educators handbook: a research perspective. New York: Longman; 491–518.

Locke EA, Latham GP (2002). Building a practically useful theory of goal setting and task motivation: A 35-year odyssey. In: Am Psychologist; 57(9): 705–717.

Loebel HC (1999). Die Dienstunfähigkeit des Beamten. Recht im Amt; (1): 19–30.

Löhnert W (1990). Innere Kündigung. Eine Analyse aus wirtschaftspsychologischer Perspektive. Frankfurt/M: Lang.

Lüders M (2001). Dispositionsspielräume im Bereich der Schülerbeurteilung. Auch ein Beitrag zur Professions- und Organisationsforschung. Z Pädag; 47(2): 217–234.

Lupien S, Gaudeau S, Tchiteya BM, Maheu F, Sharma S, Nair NPV, Hauger RL, McEwen BS, Menaey MJ (1997). Stress-induced declarative memory impairment in healthy elderly subjects: relationship to cortisol reactivity. J Clin Endocrinol Metab; 82(7): 2070–2075.

Lupien SJ, de Leon M, de Santi S, Convit A, Tarshish C, Nair NP, Thakur M, McEwen BS, Hauger RL, Meaney MJ (1998). Cortisol levels during human aging predict hippocampal atrophy and memory deficits. Nature Neurosci; 1(1): 69–73.

Mahoney M (1974). Cognition and behavior modification. Cambridge: Ballinger.

Malik ML, Beutler LE. The emergence of dissatisfaction with the DSM. In: Beutler LE, Malik ML (Hrsg) (2002). Rethinking the DSM. A psychological perspective. Washington: American Psychologic Association; 3–16.

Margraf J (1996). Lehrbuch der Verhaltenstherapie. Bd 1. Berlin: Springer.

Maslach C. Understanding burnout: definitional issues in analyzing a complex phenomenon. In: Paine WS (ed) (1982). Job, stress and burnout. Beverly Hills: Sage.

Maslach C. Burnout: a multidimensional perspective. In: Schaufeli WB, Maslach C, Marek T (eds) (1993). Professional burnout: recent developments in theory and research. Washington: Taylor & Francis; 19–32.

Maslach C, Jackson SE (1981). The measurement of experienced burnout. J Occupat Behav; 2: 99–113.

Maslach C, Jackson SE (1986). Maslach Burnout Inventory: manual and norm data. Palo Alto: Consulting Psychologists Press.

Maslach C, Leiter MP (1997). The truth about burnout: How organisations cause personal stress and what to do about it. San Francisco: Jossey-Bass (deutsch: Die Wahrheit über Burnout. Stress am Arbeitsplatz und was Sie dagegen tun können. Berlin u. a.: Springer; 2001a).

Maslach C, Schaufeli WB, Leiter MP (2001b). Job burnout. Ann Rev Psychol; 52: 397–422.

Mason JW (1968a). „Over-all" hormonal balance as a key to endocrine organization. Psychosom Med; 30(5) (Suppl): 791–808.

Mason JW (1968b). A review of psychoendocrine research on the pituitary-adrenal cortical system. Psychosom Med; 30(5) (Suppl): 576–607.

Maturana H, Varela F (1987). Der Baum der Erkenntnis. Bern: Scherz.

Mayntz R (1997). Soziologie der öffentlichen Verwaltung. 4. Aufl. Heidelberg: Müller.

Mayr J. LehrerstudentInnen – gestern, heute, morgen. Persönlichkeitsmerkmale im Institutionen- und Kohortenvergleich. In: Mayr J (Hrsg) (1994). Lehrer/in werden. Innsbruck: Studienverlag; 79–97.

Mayr J. Schriftliche Informationen, Selbsterkundungsverfahren und Tests als Hilfsmittel der Laufbahnberatung. In: Sieland B, Rißland B (Hrsg) (2000). Qualitätssicherung in der Lehrerbildung. Lehrerarbeit: Bedingungsfaktoren und Qualitätskriterien. Hamburg: Kovac; 233–265.

Mayr J. Persönlichkeitsfragebogen in der Lehrerforschung und Lehrerberatung. In: Samac K (Hrsg) (2003). Wissenschaftliches Forschen und Arbeiten in der Bewegungserziehung. Wien: BM für Bildung, Wissenschaft und Kultur (im Druck).

McEwen BS (1997). Possible mechanisms for atrophy of the human hippocampus. Molecular Psychiatry; 2: 255–262.

McEwen BS (2000). Protective and damaging effects of stress mediators: central role of the brain. Prog Brain Res; 122: 25–34.

McEwen BS (2002). Sex, stress and the hippocampus: allostasis, allostatic load and the aging process. Neurobiol Aging; 23(5): 921.

Meaney MJ, Diorio J, Francis D, Widdowson J, La Plante P, Caldji C, Sharma S, Seckl JR, Plotsky PM (1996). Early environmental regulation of forebrain glucocorticoid receptor gene expression: implications for adrenocortical responses to stress. Dev Neurosci; 18(1–2): 49–72.

Meidinger H, Enders C (1997). Burnout-Seminar für Lehrer. Neuwied: Luchterhand.

Meier ST (1983). Toward a theory of burnout. Hum Relat; 36: 899–910.

Meierjürgen R, Paulus P (2002). Kranke Lehrerinnen und Lehrer? – Eine Analyse von Arbeitsunfähigkeitsdaten aus Mecklenburg-Vorpommern. Gesundheitswesen; 64(11): 592–597.

Miller R (1990). Schilf-Wanderung. Wegweiser für die praktische Arbeit in der schulinternen Lehrerfortbildung. Weinheim: Beltz.

Miller R (1992). Sich in der Schule wohlfühlen. Wege für Lehrerinnen und Lehrer zur Entlastung im Schulalltag. 5. Aufl. Weinheim: Beltz.

Mills LB, Huebner ES (1998). A prospective study of personality characteristics, occupational stressors, and burnout among school psychology practitioners. J School Psychol; 36: 103–120.

Milstein MM, Golaszewski ThJ, Duquette RD (1984). Organizationally based stress: what bothers teachers. In: J Educ Res; 77(5): 293–297.

Mohren DCL, Swaen GMH, Borm PJA, Bast A, Galama JMD (2001). Psychological job demands as a risk factor for common cold in a Dutch working population. J Psychosom Res; 50: 21–27.

Müller-Limmroth W (Hrsg) (1980). Arbeitszeit – Arbeitsbelastung im Lehrerberuf. Frankfurt/M: Gewerkschaft Erziehung und Wissenschaft.

Munck A, Guyre PM, Holbrook NJ (1984). Physiological functions of glucocorticoids in stress and their relation to pharmacological actions. Endocrine Reviews; 5: 25–44.

Mutzeck W (1996). Kooperative Beratung. Grundlagen und Methoden der Beratung und Supervision im Berufsalltag. Weinheim: Beltz.

Nelson DL, Simmons BL. Health psychology and work stress: a more positive approach. In: Quick JC, Tetrick LE (eds) (2002). Handbook of occupational health psychology. Washington: American Psychological Association; 97–120.

Nerdinger FW (1995). Motivation und Handeln in Organisationen. Eine Einführung. Stuttgart: Kohlhammer.

Neubach B, Schmidt KH (2000) Gütekriterien einer deutschen Fassung des Maslach Burnout Inventory (MBI-D) – eine Replikationsstudie bei Altenpflegekräften. Z Arbeits Organisationspsychol; 44(3): 140–144.

Neuderth S, Vogel H (2000). Berufsbezogene Maßnahmen in der medizinischen Rehabilitation – bisherige Entwicklungen und aktuelle Perspektive. Bundesarbeitsgemeinschaft für Rehabilitation (Hrsg). Frankfurt/M.

Niedhammer I, Golberg M, Leclerc A, Bugel I, David S (1998). Psychosocial factors at work and subsequent depressive symptoms in the Gazel cohort. Scand J Work Environ Health; 24: 197–205

Nitschke G. Wie kann ich aus meiner Arbeit aussteigen? In: Bayerischer Lehrer- und Lehrerinnenverband d. h. (Hrsg) (2002). Arbeitsbelastung in Schulen – damit Schule nicht krank macht! Hilfe für Lehrer/innen. Dorfen: Präbst Druck; 30–35.

Noelle-Neumann E (1989). Öffentliche Meinung – die Entdeckung der Schweigespirale. Frankfurt/M, Berlin: Ullstein.

Nölle K (2002). Probleme der Form und des Erwerbs unterrichtsrelevanten pädagogischen Wissens. Pädagogik; 48(1): 48–67.

Nyklicek I, Vingerhoets AJJM, Heck GL, van Kamphuisen PL, Poppel JWMJ, van Limpt MCAM (1997). Blood pressure, self-reported symptoms and job-related problems in schoolteachers. J Psychosom Res; 42: 287–296.

OECD – Organisation für Wirtschaftliche Zusammenarbeit und Entwicklung (1997). Bildung auf einen Blick. OECD-Indikatoren. Paris.

Oesterreich D (1987). Vorschläge von Berufsanfängern für Veränderungen in der Lehrerausbildung. Z Pädag; 33, 771–786.

Oesterreich R, Volpert W (Hrsg) (1999). Psychologie gesundheitsgerechter Arbeitsbedingungen. Bern: Huber

Organ DW (1997). Organizational citizenship behaviour: it's construct clean-up time. Human Performance; 10: 85–97.

Otto B (1978). Der Lehrer als Kollege. Weinheim: Beltz.

Parsons T. The structure of social action. New York 1968. Zit. nach Klanfer J (1969). Die soziale Ausschließung. Wien, Frankfurt, Zürich: Europa Verlag; 114.

Peter R (2002). Berufliche Gratifikationskrise und Gesundheit. Psychotherapeut; 47: 386–398.

Pfennig B, Hüsch M (1994). Determinanten und Korrelate des Burnout-Syndroms: Eine meta-analytische Betrachtung. Berlin: Freie Universität.

Pieper A (1986). Verbesserung der Zusammenarbeit im Lehrerkollegium als Aufgabe einer systembezogenen schulpsychologischen Beratung. Entwicklung und Erprobung praktischer Formen von Organisationsentwicklung in der Schule. Frankfurt/M: Pieper.

Pines AM (1993). Burnout: An existential perspektive. Schaufeli WB, Maslach C, Marek T (eds) (1993). Professional burnout: recent development in theory and research. New York: Taylor & Francis; 33–52.

Pines AM, Aronson E, Kafry D (1992). Ausgebrannt. Vom Überdruß zur Selbstentfaltung. 7. Aufl. Stuttgart: Klett-Cotta.

Plassmann R, Schepank H (1998). Rentenentwicklungen und ihre psychosomatische Begutachtung. Rehabilitation; 37: 14–20.

Poole CJM (1997). Retirement on ground of ill health: cross sectional survey in six organisations in united kingdom. Br Med J; 31: 929–932.

Poole CJM, Baron CE, Gunnyeon WJ, O'Hanlon M, Raoof A, Robson S (1996). Ill health retirement – guidelines for occupational physicians. Occupational Medicine; 46: 402–406.

Projektgruppe (2003). Entwurf des Berichts der Bund-Länder-Projektgruppe „Eindämmung von Frühpensionierungen". Stand 24.01.2003.

Pruessner JC (1998). Freie Cortisolspiegel am Morgen: Untersuchungen zu Anstieg, Stabilität, soziodemographischen und psychologischen Variablen. Göttingen: Cuvillier.

Pruessner JC, Hellhammer DH, Kirschbaum C (1998). Low self-esteem, induced failure and the adrenocortical stress response. Personality Indiv Diff; 27(3): 477–489.

Pruessner JC, Hellhammer DH, Kirschbaum C (1999). Burnout, perceived stress, and cortisol responses to awakening. Psychosom Med; 61(2): 197–204.

Redeker S (1993). Belastungserleben im Lehrerberuf. Eine Untersuchung der Arbeitserfahrungen von LehrerInnen der Sekundarstufe II. Frankfurt/M: Lang.

Rheinberg F, Minsel M. Psychologie des Erziehers. In: Weidenmann B, Krapp A (Hrsg) (1996). Pädagogische Psychologie. München, Weinheim: Psychologie Verlags Union; 277–360.

Richter EA (2001). Gesundheit von Frauen – der kleine Unterschied. Dt Ärztebl; 98: C-705.

Richter G (1999). Innere Kündigung. Modellentwicklung und empirische Befunde aus einer Untersuchung im Bereich der öffentlichen Verwaltung. Z Personalforsch; 13: 113–138.

Richter P, Rudolf M, Schmidt CF (1996). Fragebogen zur Analyse belastungsrelevanter Anforderungsbewältigung (FABA). Frankfurt/M: Swets & Zeitlinger.

Richter P, Schmidt CF. Arbeitsanforderungen und Beanspruchungsbewältigung bei Herzinfarkt-Patienten – ein tätigkeitspsychologischer Diagnostikansatz. In: Schröder H, Guthke J (Hrsg) (1988). Fortschritte der klinischen Persönlichkeitspsychologie und klinischen Psychodiagnostik. Leipzig: Johann Ambrosius Barth.

Rißland B (2002a). Humor and the coping behavior of teachers. Universität Lüneburg (unveröff. Manuskript).

Rißland B (2002b). Humor und seine Bedeutung für den Lehrerberuf. Bad Heilbrunn: Klinkhardt.

Rißland B, Sieland B (2003). Lehrerbildung als diagnosegeleitete Personalentwicklung. Methoden der Personauswahl und bedarfsorientierter Förderung von Berufskompetenzen (im Druck).

Rittelmeyer C (2001). Körper-Rhythmen. Zur Bedeutung chronologischer Forschungen für die Schule. Dt Schule; 93(1): 30–45.

Rösing I (2003). Die ausgebrannte Burnoutforschung. Heidelberg: Asanger.

Rosmond R, Dallman M F, Bjorntorp P (1998). Stressrelated cortisol secretion in men: relationships with abdominal obesity and endocrine, metabolic and hemodynamic abnormalities. J Clin Endocrinol Metab; 83(6): 1853–1859.

Rothermund K, Brandtstädter J. Entwicklung und Bewältigung: Festhalten und Preisgeben von Zielen als Formen der Bewältigung von Entwicklungsproblemen. In: Tesch-Römer C, Salewski C, Schwarz G (Hrsg) (1997). Psychologie der Bewältigung. Weinheim: Beltz; 174–195.

Rothland M (2003). Magister magistri lupus? Mobbing am Arbeitsplatz Schule. Z Pädag; 49(2): 235–253.

Rotter JB (1966). Generalized expectancies for internal versus external control of reinforcement. Psychol Monographs; 80(1).

Rüdiger HW (2000). Arbeitsmedizin in der Arbeitswelt der Zukunft. Arbeitsmed Sozialmed Umweltmed; 35: 168–175.

Rudow B (1994). Die Arbeit des Lehrers. Zur Psychologie der Lehrtätigkeit, Lehrerbelastung und Lehrergesundheit. Bern: Huber.

Rudow B. Personalpflege im Lehrerberuf – Streß-managementkurse und Gesundheitszirkel. In: Buchen S, Carle U, Döbrich P, Hoyer HD, Schönwälder HG (Hrsg) (1997). Jahrb Lehrerforsch Bd 1. Weinheim: Juventa; 179–202.

Rudow B (1999). Der Arbeits- und Gesundheitsschutz im Lehrberuf. Ludwigsburg: Süddeutscher Pädagogischer Verlag.

Rüegg S (2000). Weiterbildung und Schulentwicklung. Eine empirische Studie zur Zusammenarbeit von Lehrerinnen und Lehrern. Frankfurt/M: Lang.

Sapolsky R (1998). Warum Zebras keine Migräne kriegen. München: Piper.

Sapolsky R, Krey LC, McEwen BS (1986). The neuroendocrinology of stress and aging: the glucocorticoid cascade hypothesis. Endocr Rev; 7(3): 284–301.

Saß H, Wittchen H, Zaudig M (Hrsg) (1996). Diagnostisches und statistisches Manual psychischer Störungen. DSM-IV. Göttingen: Hogrefe.

Schaarschmidt U (2002). Die Belastungssituation von Lehrerinnen und Lehrern. Ergebnisse und Schlussfolgerungen aus der Potsdamer Lehrerstudie. Pädagogik; 7–8: 8–13.

Schaarschmidt U, Fischer AW (1996/2003). AVEM – Arbeitsbezogenes Verhaltens- und Erlebensmuster. Frankfurt/M: Swets & Zeitlinger (1. bzw. 2. erw. Aufl). Computerversion im Rahmen des Wiener Testsystems. Mödling: Schuhfried GmbH.

Schaarschmidt U, Fischer AW (1999). Inventar zur Persönlichkeitsdiagnostik in Situationen (IPS). Frankfurt/M: Swets & Zeitlinger.

Schaarschmidt U, Fischer AW (2001). Bewältigungsmuster im Beruf: Persönlichkeitsunterschiede in der Auseinandersetzung mit der Arbeitsbelastung. Göttingen: Vandenhoeck & Ruprecht.

Schaarschmidt U, Kieschke U, Fischer AW (1999). Beanspruchungsmuster im Lehrerberuf. Psychol Erzieh Unterr; 46(1): 244–268.

Schaefer K (2001). So schaffen Sie den Schulalltag. 7. Aufl. Münster: Aschendorff.

Schaefers C, Koch S (2000). Neuere Veröffentlichungen zur Lehrerforschung. Eine Sammelrezension. Z Pädag; 46(4): 601–623.

Schäfer A, Vogel B (2000). Das Bild des Lehrers in der Öffentlichkeit. Universität Marburg (Unveröff). Semesterarbeit am FB Psychologie).

Schaufeli WB, Buunk BP. Professional burnout. In: Schabracq MJ, Winnubst JAM, Cooper CL (eds) (1996). Handbook of work and health psychology. New York: Wiley; 311–348.

Schaufeli WB, Enzmann D (1998). The burnout companion to study and practice. London: Taylor & Francis.

Schaufeli WB, Enzmann D, Girault N. The measurement of burnout: a review. In: Schaufeli WB, Maslach C, Marek T (eds) (1993). Professional burnout: recent developments in theory and research. Washington: Taylor & Francis.

Schaufeli WB, Van Dierendonck D (1993). The construct validity of two burnout measures. J Organiz Behav; 14: 631–647.

Schedensack PU (1995). Referendariat als persönliche Krise. Pädagogik; 12: 44–48.

Scheuch K, Vogel H, Haufe E (Hrsg) (1995). Entwicklung der Gesundheit von Lehrern und Erziehern in Ostdeutschland. Dresden: Selbstverlag TU Dresden.

Schlee J, Mutzeck W (1996). Kollegiale Supervision. Modelle zur Selbsthilfe für Lehrerinnen und Lehrer. Heidelberg: Schindele.

Schmidt K (1980). Gegenwärtige Schulprobleme – dargestellt am Wochenlauf eines Schulleiters. Bildung Erzieh; 6: 536–549.

Schmitz E (1996). Die Lehrperson zwischen Selbstkonstruktion und Burnout. Unterrichtswissenschaft; 24(4): 361–375.

Schmitz E (1998). Brennt wirklich aus, wer entflammt war? Eine LISREL-Analyse zum Burnout-Prozess bei Sozialberufen. Psychol Erzieh Unterr; 45: 129–142.

Schmitz E, Gayler B, Jehle P (2002a). Gütekriterien und Strukturanalyse zur inneren Kündigung. Z Personalforsch; 16(1): 39–61.

Schmitz E, Hauke G (1994). Burnout und Sinnverlust. Integrative Therapie; 20(3): 235–253.

Schmitz E, Hillert A, Lehr D, Pecho L, Deibl C (2002b). Risikofaktoren späterer Dienstunfähigkeit: zur möglichen prognostischen Bedeutung unrealistischer Ansprüche an den Lehrerberuf. Z Personalforsch; 16(2): 415–432.

Schmitz E, Leidl J (1999). Brennt wirklich aus, wer entflammt war? Studie II: Eine LISREL-Analyse zum Burnout-Prozess bei Lehrern. Psychol Erzieh Unterr; 46: 302–310.

Schmitz E, Voreck P, Herrmann K (zum Druck eingereicht). Schule im Spannungsfeld von Lehrer- und Schülererwartungen.

Schmitz G (2001). Kann Selbstwirksamkeitserwartung Lehrer vor Burnout schützen? Eine Längsschnittstudie in zehn Bundesländern. Psychol Erzieh Unterr; 48: 49–67.

Schmuck P (2000). Werte in der Psychologie und Psychotherapie. Verhaltenstherapie und Verhaltensmedizin; 21: 279–295.

Schneider W, Henningsen P, Rüger U (Hrsg) (2000). Sozialmedizinische Begutachtung in Psychosomatik und Psychotherapie. Bern: Huber.

Schonfeld IS (1996). Relation of negative affective to self-reports of job stressors and psychological outcome. J Occupat Health Psychol; 1: 397–412.

Schönknecht G (1997). Innovative Lehrerinnen und Lehrer. Berufliche Entwicklung und Berufsalltag. Weinheim: Deutscher Studienverlag.

Schönwälder HG. Belastungen im Lehrerberuf. Empirische Daten, Befunde, Aspekte. In: Gudjons H (Hrsg) (1993). Entlastung im Lehrerberuf. Hamburg: Bergmann + Helbig; 11–20.

Schönwälder HG. Dimensionen der Belastung im Lehrerberuf – Versuch einer Orientierung. In: Buchen S, Carle U, Döbrich P, Hoyer HD, Schönwälder HG (Hrsg) (1997). Jahrb Lehrerforsch Bd 1. Weinheim: Juventa; 179–202.

Schönwälder HG (2001). Die Arbeitslast der Lehrerinnen und Lehrer. Essen: Neue Deutsche Schule.

Schönwälder HG, Berndt J, Ströver F, Tiesler G (2002) Belastung und Beanspruchung von Lehrerinnen und Lehrern – Bericht über eine Untersuchung an berufsbildenden Schulen. Osterholz-Scharmbeck, Manuskriptdruck Universität Bremen.

Schröder A, Schmitt B. Soziale Unterstützung. In: Brüderl L (Hrsg) (1998). Theorien und Methoden der Bewältigungsforschung. Weinheim, München: Juventa; 149–159.

Schröder H (1992). Emotionen-Persönlichkeit-Gesundheitsrisiko. Psychomed; 4(2): 81–85.

Schulkin J, Gold PW, McEwen BS (1998). Induction of corticotropin-releasing hormone gene expression by glucocorticoids: implication for understanding the states of fear and anxiety and allostatic load. Psychoneuroendocrinology; 23(3): 219–243.

Schulkin J, McEwen B, Gold PW (1994). Allostasis, amygdala, and anticipatory angst. Neurosci Biobehav Rev; 18(3): 385–396.

Schulz P, Kirschbaum C, Pruessner JC, Hellhammer DH (1997). Increased free cortisol secretion after awakening in chronically stressed individuals due to work overload. Stress Med; 14: 91–97.

Schunk A (1992). Strukturelle Analyse von Schülerurteilen zu komplexen Lehr-Lern-Arrangements. Unterrichtswiss; 4: 325–342.

Schütz M (2002). Verlauf von Rentenentwicklungen in der Psychosomatik. Gesundheitswesen; 64: 639–644.

Schwab RL, Iwanicki EF (1982). Perceived role conflict, role ambiguity, and teacher burnout. Educ Admin Quart; 18(1): 60–74.

Schwarzer R (1993). Stress, Angst und Handlungsregulation. 3. Aufl. Stuttgart: Kohlhammer.

Schwarzer R (1997). Ressourcen aufbauen und Prozesse steuern: Gesundheitsförderung aus psychologischer Sicht. Unterrichtswiss, Themenheft Gesundheitsförderung; 25(2): 99–112.

Schwarzer R (1998). Self-Science: Das Trainingsprogramm zur Selbstführung von Lehrern. Unterrichtswiss; 26(2): 158–172.

Schwarzer R, Leppin A (1989). Sozialer Rückhalt und Gesundheit. Eine Meta-Analyse. Göttingen: Hogrefe.

Scott KS, Moore KS, Miceli MP (1997). An exploration of the meaning and consequences of workoholism. Hum Relat; 50: 287–314.

Seidman SA, Zager J (1987). The teacher burnout scale. Educ Res Quart; 11(1): 26–33.

Selye H (1936). A syndrome produced by diverse noxious agents. Nature; 138: 32–36.

Semmer N, Udris I. Bedeutung und Wirkung von Arbeit. In: Schuler H (Hrsg) (1995). Organisationspsychologie. Bern: Huber; 133–165.

Senf W, Broda M (2000). Praxis der Psychotherapie. Ein integratives Lehrbuch. 2. Aufl. Stuttgart, New York: Thieme.

Shirom A. Job-related burnout: a review. In: Quick JC, Tetrick LE (eds) (2002). Handbook of Occupational Health Psychology. Washington DC: American Psychol. Association; 245–264.

Siegrist J (1991). Contributions of sociology to the prediction of heart disease and their implications for public health. European Journal of Public Health; 1: 10–21.

Siegrist J (1997). Soziale Krisen und Gesundheit. Göttingen: Hogrefe.

Siegrist J (1998). Reciprocity in basic social exchange and health: can we reconcile person-based with popular-based pychosomatic research? J Psychosom Res; 45: 99–105.

Sieland B. Entwicklungs- und Problemberatung für LehrerInnen im Internet. In: Brunner H, Mayr E, Schratz M, Wieser I (Hrsg) (2002). Lehrerinnen- und Lehrerbildung braucht Qualität. Und wie!? Innsbruck: Studienverlag; 435–444.

Sieland B, Nieskens B (2001). Diagnosegeleitete Laufbahnberatung und Lehrerbildung. In: Berichte aus der Schulpsychologie. Kongressbericht der 14. Bundeskonferenz 2000 Berlin. Bonn: Deutscher Psychologen Verlag; 197–205.

Sieland B, Rißland B (Hrsg) (2000). Qualitätssicherung in der Lehrerbildung. Lehrerarbeit: Bedingungsfaktoren und Qualitätskriterien. Hamburg: Kovacs.

Sieland B, Tacke M (2000). Abschlußbericht zum Forschungsprojekt „Ansätze zur Förderung der Gesundheit und Leistungsfähigkeit dienstälterer Lehrkräfte in Niedersachsen". Institut für Psychologie, Universität Lüneburg.

Simmel G (1922). Soziologie. 2. Aufl. München: Duncker & Humblot.

Staatsministerium für Gesundheit (2003). Empfehlungen zur Qualitätssicherung in der ambulanten und stationären Behandlung psychosomatisch erkrankter Lehrerinnen und Lehrer. Bayerisches Staatsministerium für Gesundheit, Ernährung und Verbraucherschutz; Stand 25.4.2003.

Stansfeld SA, Fuhrer R, Shipley MJ, Marmot MG (1999). Work characteristics predict psychiatric disorder: prospective results from the Whitehall II study. Occup Environ Med; 56: 302–307.

Statistisches Bundesamt (2002). Pressemitteilung vom 14. November 2002, www.destatis.de.

Statistisches Bundesamt (2003). Versorgungszugänge – Beamte/Beamte im Schuldienst. Persönliche Mitteilung vom 15.01.2003.

Steffens U, Bargel T (1993). Erkundungen zur Qualität von Schule. Neuwied: Luchterhand.

Stout SC, Owens MJ, Nemeroff CB (2002). Regulation of corticotropin-releasing factor neuronal systems and hypothalamic-pituitary-adrenal axis activity by stress and chronic antidepressant treatment. J Pharmacol Exp Ther; 300(3): 1085–1092.

Stucki G, Ewert T, Cieza A (2002). Value and application of the ICF in rehabilitation medicine. Disability Rehabil; 24: 932–939.

Taris W, Schreurs PJG, Schaufeli WB (1999). Construct validity of the Maslach Burnout Inventory – general survey: a two sample examination of its factor structur and correlates. Work Stress; 13 (3): 223–237.

Tennant C (2001). Work-related stress and depressive disorders. J Psychosom Res; 51: 697–704.

Terhart E (1987). Kommunikation im Kollegium. Deutsche Schule; 79(4): 440–451.

Terhart E (1994). Zur Berufskultur der Lehrerschaft: Fremd- und Selbstdeutung. Erziehungswiss Beruf; 42(2): 132–144.

Terhart E. Lehrerprofessionalität. In: Rolff HG (Hrsg) (1995). Zukunftsfelder von Schulforschung. Weinheim: Dt. Studien-Verlag; 225–266.

Terhart E (2000a). Schüler beurteilen – Zensuren geben. Wie Lehrerinnen und Lehrer mit einem leidigen, aber unausweichlichen Element ihres Berufsalltags umgehen. In: Beutel SI, Vollstädt W (Hrsg): Leistung ermitteln und bewerten. 39–50. Hamburg: Bergmann + Helbig.

Terhart E (Hrsg) (2000b). Perspektiven der Lehrerbildung in Deutschland. Abschlußbericht der von der Kultusministerkonferenz eingesetzten Kommission. Weinheim, Basel: Beltz.

Terhart E (2002). Wie können die Ergebnisse von vergleichenden Leistungsstudien systematisch zur Qualitätsverbesserung in Schulen genutzt werden? Z Pädag; 48(1): 91–110.

Terhart E, Czerwenka K, Ehrich K, Jordan F, Schmidt HJ (1994). Berufsbiographien von Lehrern und Lehrerinnen. Frankfurt/M., Bern: Lang.

Theorell T, Karasek R (1996). Current methodological issues relating to psychosocial job strain and cardiovascular disease research. J Occup Health Psychol; 1: 9–26.

Tiedt G. Rechtliche Grundlagen der Rehabilitation. In: Delbrück H, Haupt E (Hrsg) (1996). Rehabilitationsmedizin. München, Wien, Baltimore: Urban & Schwarzenberg; 27–50.

Tiesler G. Ein gesunder Geist in einem gesunden Körper? Zur psychophysiologischen Verfassung von Lehrerinnen und Lehrern. In: Beetz-Rahm S, Denner L, Riecke-Baulecke, R (Hrsg) (2002). Jahrb Lehrerforsch Bildungsarb Bd 3. Weinheim: Juventa; 263–281.

Tiesler G, Berndt J, Ströver F, Schönwälder HG. Herzklopfen? Psychophysische Beanspruchung von Lehrerinnen und Lehrern durch Schularbeit. In: Beetz-Rahm S, Denner L, Riecke-Baulecke, R (Hrsg) (2002a). Jahrb Lehrerforsch Bildungsarb Bd 3. Weinheim: Juventa; 235–246.

Tiesler G, Berndt J, Ströver F, Schönwälder H-G. Laut = Lärm? Eine orientierende Untersuchung zu Lärm in Schulen. In: Beetz-Rahm S, Denner L, Riecke-Baulecke, R (Hrsg) (2002b). Jahrb Lehrerforsch Bildungsarb Bd 3. Weinheim: Juventa; 247–261.

Tillmann, KJ (1983). Erfahrung von Schülern in der 5. Klasse. Westermanns Pädagogikbeiträge; 35(12): 603–607.

Ueberschär I, Heipertz W (2002). Zur Leistungsfähigkeit älterer Arbeitnehmer aus arbeits- und sozialmedizinischer Sicht. Arbeitsmed Sozialmed Umweltmed; 37: 490–496

Ulich K (1996a). Beruf Lehrer/in. Arbeitsbelastungen, Beziehungskonflikte, Zufriedenheit. Weinheim: Beltz.

Ulich K (1996b). Lehrer/innen-Ausbildung im Urteil der Betroffenen. Ergebnisse und Folgerungen. Deutsche Schule; 88: 81–97.

Ulich K (2000). Traumberuf Lehrer/in? Berufsmotive und die (Un-)Sicherheit der Berufsentscheidung. Deutsche Schule; 92(1): 41–53.

Ullrich de Muynck R, Ullrich R. (1989). Das Assertiveness-Training-Programm ATP: Einübung von Selbstvertrauen und sozialer Kompetenz. 5. Aufl. München: Pfeiffer.

Urban W. Untersuchungen zu Netzwerken erlebter Belastungen bei künftigen Pflichtschullehrern. In: Sieland B, Rißland B. (Hrsg) (2000). Qualitätssicherung in der Lehrerbildung. Lehrerarbeit: Bedingungsfaktoren und Qualitätskriterien. Hamburg: Kovac; 93–137.

van Dick R (1999a). Streß und Arbeitszufriedenheit im Lehrerberuf. Marburg: Tectum.

van Dick R (1999b). Zwischen Engagement und Resignation. HLZ; 52: 34–35.

van Dick R, Wagner U, Petzel T, Lenke S, Sommer G (1999a). Arbeitsbelastung und soziale Unterstützung: erste Ergebnisse einer Untersuchung von Lehrerinnen und Lehrern. Psychol Erzieh Unterr; 46(1): 55–64.

van Dick R, Wagner U, Petzel T (1999b). Arbeitsbelastung und gesundheitliche Beschwerden von Lehrerinnen und Lehrern: Einflüsse von Kontrollüberzeugungen, Mobbing und sozialer Unterstützung. Psychol Erzieh Unterr; 46: 269–280.

van Dick R, Wagner U (2001a). Der AVEM im Lehrerberuf: Eine Validierungsstudie. Z Diff Diagn Psychol; 22: 267–278.

van Dick R, Wagner U (2001b). Stress and strain in teaching: a structural equation approach. Br J Educ Psychol; 71: 243–259.

van Dick R, Wagner U (2002). Social identification among school teachers: dimensions, foci, and correlates. Eur J Work Organiz Psychol; 11: 129–149.

Verband Deutscher Rentenversicherungsträger (Hrsg) (2001). Empfehlungen für die sozialmedizinische Beurteilung psychischer Störungen. Frankfurt/M: DRV-Schriften; Bd 30.

Verband Deutscher Rentenversicherungsträger (VDR) (2002). Rentenzugänge wegen Erwerbsminderung 2001. Persönliche Mitteilung vom 16.09.2002.

Vicennati V, Pasquali R (2000). Abnormalities of the hypothalamic-pituitary-adrenal axis in nondepressed women with abdominal obesity and relations with insulin resistance: evidence for a central and a peripheral alteration. J Clin Endocrin Metab; 85(11): 4093–4098.

Vincent NK, Walker JR (2000). Perfectionism and chronic insomnia. J Psychosom Res; 49: 349–354.

Wagner-Link A (1995). Verhaltenstraining zur Stressbewältigung. Arbeitsbuch für Therapeuten und Trainer. Stuttgart: Pfeiffer bei Klett-Cotta.

Waltz EM. Soziale Faktoren bei der Entstehung und Bewältigung von Krankheit – ein Überblick über die empirische Literatur. In: Badura B (Hrsg) (1981). Soziale Unterstützung und chronische Krankheit. Frankfurt/M: Suhrkamp; 40–119.

Warbuton DM, Suiter JI. The cost of job dissatisfaction. In: Warbuton DM, Sherwood N (eds) (1996). Pleasure and quality of life. Chichester, New York, Brisbane: Wiley; 13–27.

Watzlawick P, Beavin JH, Jackson DD (1971). Menschliche Kommunikation. Formen, Störungen, Paradoxien. Bern: Huber.

Weber A (1998). Sozialmedizinische Evaluation gesundheitlich bedingter Frühpensionierungen von Beamten des Freistaates Bayern. Stuttgart: Gentner.

Weber A (2002). Lehrergesundheit – Herausforderung für ein interdisziplinäres Präventionskonzept. Gesundheitswesen; 64: 120–124.

Weber A. Arbeitsmedizin im System der sozialen Sicherung. In: Triebig G, Kentner M, Schiele R (Hrsg) (2003). Arbeitsmedizin-Handbuch für Theorie und Praxis. Stuttgart: Gentner; 25–46.

Weber A, Kraus T (2000). Das Burnout-Syndrom – eine Berufskrankheit des 21. Jahrhunderts? Arbeitsmed Sozialmed Umweltmed; 35: 180–188.

Weber A, Lehnert G (1999) Sozialmedizin – warum eigentlich? Ein Plädoyer für die soziale Dimension in der Humanmedizin. Arbeitsmed Sozialmed Umweltmed; 34: 492–498.

Weber A, Weltle D, Lederer P (2001). Macht Schule krank? – Zur Problematik krankheitsbedingter Frühpensionierungen von Lehrkräften. Bayer Schule; 54: 214–215.

Weber A, Weltle D, Lederer P (2002). Zur Problematik krankheitsbedingter Frühpensionierungen von Gymnasiallehrkräften. Versicherungsmedizin; 54: 75–83.

Weick, K.E. (1976): Educational organizations as loosely coupled systems. Admin Sci Quart; 21: 1–19.

Weidenmann B. Psychische Belastung von Lehrern – ein kritischer Überblick über neuere empirische Arbeiten. In: Ingenkamp K (Hrsg) (1984). Sozialemotionales Verhalten in Lehr-Lern-Situationen. Landau: EWH; 140–153.

Weidner B (1994). Dienstunfähigkeit bei Beamten – eine Analyse der amtsärztlichen Untersuchungen zur Frage der Dienstunfähigkeit. Schriftlicher Teil der staatsärztlichen Prüfung. Berlin.

Weinert AB (1998). Lehrbuch der Organisationspsychologie. 4. Aufl. München: Psychologie Verlagsunion.

Wellenreuther M (2000). Bericht zur empirischen Evaluation des Lehramtsstudiengangs aus der Sicht der Studierenden. Universität Lüneburg. http://kirke.ub.uni-lueneburg.de/opus/volltexte/2003/215/, Download am 03.11.2003.

Wendt W (2001). Belastung von Lehrkräften. Fakten zu Schwerpunkten, Strukturen und Belastungstypen. Eine repräsentative Befragung von Berliner Lehrerinnen und Lehrern. Reihe Psychologie, Bd. 43. Landau: Verlag Empirische Pädagogik.

Westermann R (2000) Wissenschaftstheorie und Experimentalmethodik. Göttingen: Hogrefe.

Wissenschaftsrat (2001). Empfehlungen zur künftigen Struktur der Lehrerausbildung vom 16. November 2001. Köln. http://www.wissenschaftsrat.de/, Download am 09.12.2002.

Wittchen HU (1994). Klassifikation. In: Stieglitz RD, Baumann U (Hrsg) (1994). Psychodiagnostik psychischer Störungen. Stuttgart: Enke; 47–63.

Wolf OT, Convit A, de Leon MJ, Caraos C, Qadri SF (2002). Basal hypothalamo-pituitary-adrenal axis activity and corticotropin feedback in young and older men: relationships to magnetic resonance imaging-derived hippocampus and cingulate gyrus volumes. Neuroendocrinology; 75(4): 241–249.

Wolpin J, Burke RJ, Greenglass ER (1991). Is job satisfaction an antecedent or a consequence of psychological burnout? Hum Relat; 44: 193–209.

World Health Organisation (Hrsg) (2001). International classification of functioning, disability and health: ICF. Geneva.

Wulk J (1988). Lehrerbelastung. Qualitative und quantitative Aspekte der psychischen und physischen Belastung von Lehrern. Eine arbeitspsychologische Untersuchung an Lehrern beruflicher Schulen. Frankfurt/M: Lang.

Yehuda R (2000). Biology of posttraumatic stress disorder. J Clin Psychiatry; 61 (Suppl 7): 14–21.

Zapf D, Dormann C, Frese M (1996). Longitudinal studies in organizational stress research: a review of the literature with reference to methodological issues. J Occup Health Psychol; 1(2): 145–169.

Zepf S, Mengele U, Hartmann S (2003). Zum Stand der ambulanten psychotherapeutischen Versorgung der Erwachsenen in der Bundesrepublik Deutschland. Psychother Psych Med; 53: 152–162.

Sachverzeichnis

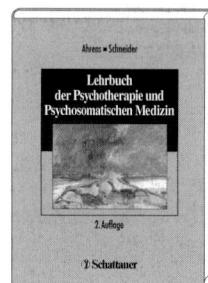

Ahrens/Schneider (Hrsg.)

Lehrbuch der Psychotherapie und Psychosomatischen Medizin

Mit diesem neuen Lehrbuch werden Brücken geschlagen: zwischen Psychoanalyse, psychodynamischer Psychotherapie, Verhaltens- und Gesprächstherapie und weiteren, in der Praxis bewährten Methoden. Gleichzeitig ist es das einzige Lehrbuch, an dem sowohl Lehrstuhlinhaber für Psychosomatik und Psychotherapie als auch eine bemerkenswerte Zahl psychiatrischer Ordinarien als Autoren beteiligt sind.

Das Buch ist ein Standardwerk für den Psychotherapieteil des psychiatrischen Facharztes und für die Aus- und Weiterbildung zum ärztlichen und psychologischen Psychotherapeuten. Es bietet ein ideales theoretisches und praktisches Fundament für die diagnostische Einordnung psychischer Störungen, für Indikationsstellung, Antragsverfahren und praktische Therapieplanung. Die differenzierte und umfassende Darstellung der einzelnen Krankheitsbilder im speziellen Teil berücksichtigt die für die jeweilige Störung bedeutsamen empirischen Befunde.

Ein praxisorientiertes Buch aus einem Guss auf der sicheren Basis einer theoretisch wie empirisch gut fundierten psychotherapeutischen Behandlungspraxis.

2., aktualisierte und erweiterte Auflage 2002.
704 Seiten, 37 Abbildungen, 44 Tabellen, geb.
€ 109,–/CHF 169,– · ISBN 3-7945-2070-X

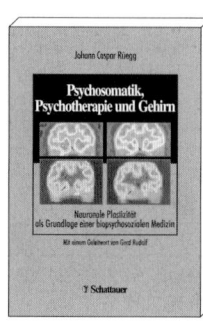

Rüegg

Psychosomatik, Psychotherapie und Gehirn
Neuronale Plastizität als Grundlage einer biopsychosozialen Medizin

Dieses äußerst aktuelle und wissenschaftlich fundierte Werk, das nun innerhalb kürzester Zeit in einer aktualisierten und erweiterten Neuauflage vorliegt, ist in einer fesselnden und sprachlich so eingängigen Form geschrieben, dass seine Leserinnen und Leser die neurophysiologischen und biochemischen Vorgänge und ihren Bezug zu bestimmten Verhaltensphänomenen und psychosomatischen Störungen leicht verstehen und nachvollziehen können.

„Dieses bemerkenswerte Plädoyer der ‚sprechenden Medizin' aus der Feder eines überzeugten Naturwissenschaftlers wird nachhaltige und hoffentlich fruchtbare Diskussionen auslösen ..."
Rhein-Neckar-Zeitung

Geleitwort von Gerd Rudolf

2., aktualisierte und erweiterte Auflage 2003.
213 Seiten, 14 Abbildungen, kart.
€ 29,95/CHF 47,90 · ISBN 3-7945-2150-1

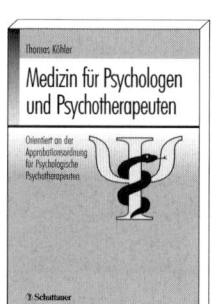

Köhler

Medizin für Psychologen und Psychotherapeuten
Orientiert an der Approbationsordnung für Psychologische Psychotherapeuten

Mit diesem Buch ist es dem Autor gelungen, kurz und prägnant die für Psychologen und Psychotherapeuten relevanten Themenkomplexe aus der Medizin vorzustellen. Orientiert an der Approbationsordnung für Psychologische Psychotherapeuten, setzt er Schwerpunkte unter anderem in den Bereichen:
- Anatomie und Physiologie des Nervensystems
- biologische Grundlagen und biologische Behandlung psychischer Störungen
- Wirkungen und Wirkungsmechanismen von psychotropen Substanzen (Rauschdrogen)
- Formen von körperlicher und geistiger Behinderung
- Biologie des Schmerzes
- Genetik

Dabei werden Krankheitsbilder aus der Inneren Medizin, Neurologie, Urologie, Gynäkologie und der Orthopädie dargestellt, sodass die Leser dabei eine leicht verständliche Einführung in die medizinische Fachterminologie bekommen.

2003. 335 Seiten, 11 Abbildungen,
21 Tabellen, kart.
€ 35,95/CHF 57,50 · ISBN 3-7945-2238-9

www.schattauer.de